UE1 Biochimie 1re année santé

5e édition

Simon Beaumont
Professeur de biochimie et biologie moléculaire en L1 santé au CAPPEC de Lille, professeur agrégé de chimie en classe préparatoire au lycée Sainte Marie de Beaucamps-Ligny

EdiScience

ISBN 978-2-10-076334-4

Table des matières

Avant propos XIV

Partie 1 : Les glucides

Chapitre 1
Représentation des monosaccharides 2

- **1. Représentations et formules des sucres 3**
- **2. Les formes linéaires 4**
- **3. L'épimérie 5**
- **Exercices et QCM corrigés 7**

Chapitre 2
Les formes cyclisées des sucres 12

- **1. Cyclisation des aldohexoses 13**
- **2. Cyclisation des cétohexoses 15**
- **3. Mutarotation des oses 15**
- **QCM corrigés 16**

Chapitre 3
Les dérivés des sucres 20

■ 1. Les osamines 20

■ 2. Les acides uroniques 21

■ 3. Les acides aldoniques provenant de l'oxydation de la fonction aldéhyde 21

■ 4. Les polyols 22

■ 5. Les acides sialiques (acides neuraminiques) 22

■ 6. Vitamine C (acide ascorbique) 23

■ 7. Acides muramiques 24

■ 8. Glucose phosphaté 24

■ QCM corrigés 25

Chapitre 4
Les disaccharides 29

■ Structures des principaux disaccharides 29

■ QCM corrigés 32

Chapitre 5
Les polyosides Les homoglycannes 35

■ Structures des homoglycannes 35

■ QCM corrigés 39

Chapitre 6
Les polyosides Les hétéroglycannes 43

■ 1. Les hétéroglycannes 43

■ 2. Les protéoglycannes 44

■ 3. Les liposaccharides 48

■ QCM corrigés 50

Partie 2 : Les lipides

Chapitre 7
Glycérides et acides gras 56

■ 1. Structure des lipides 56
■ 2. Les lipides énergétiques 57
■ 3. Les cires 64
■ QCM corrigés 65

Chapitre 8
Stockage et rôles des triglycérides 72

■ 1. Adipocytes blancs 72
■ 2. Adipocytes bruns 73
■ 3. Stockage énergétique sous forme de triglycérides 74
■ 4. Triglycérides et alimentation 75
■ 5. Triglycérides et savons 75
■ 6. Hydrolyse des triglycérides issus de l'alimentation 76
■ QCM corrigés 78

Chapitre 9
Les glycérophospholipides (GPL) et dérivés 85

■ 1. Les glycérophospholipides 85
■ 2. Dérivés des GPL 87
■ 3. Mode d'action des phospholipases 89
■ QCM 89

Chapitre 10
Les sphingolipides 90

■ 1. Structures générales 90

■ 2. Dégradation de certaines molécules. Pathologies 92

■ QCM corrigés 93

Chapitre 11
Le cholestérol 104

■ 1. Structures du cholestérol et de ses précurseurs 104

■ 2. Les sels biliaires 107

■ 3. Hormones stéroïdiennes 109

■ QCM corrigés 111

Chapitre 12
Lipides messagers Les dérivés du phosphatidyl inositol 116

■ 1. Schéma général 116

■ 2. Transmission de l'information par les récepteurs hormonaux 117

■ 3. Action des messagers secondaires dans la cellule 118

■ 4. Un exemple d'action : la coagulation sanguine 119

■ QCM corrigés 120

Chapitre 13
Lipides messagers Les éicosanoïdes 122

■ 1. Obtention de l'acide arachidonique 123

■ 2. Les prostaglandines (voie des cyclo-oxygénases ou Cox) 123

■ 3. Les leucotriènes (voie de la lipo-oxygénase) 125

■ 4. Mode d'action des anti-inflammatoires 126

■ QCM corrigés 127

Chapitre 14
Les lipides circulants 131

- 1. Les acides gras libres (AGL) 131
- 2. Les lipoprotéines 132
- QCM corrigés 135

Chapitre 15
Les vitamines apparentées aux lipides 140

- 1. Vitamine A (ou rétinol) 140
- 2. Vitamine E (ou α-tocophérol) 142
- 3. Vitamines D (ou calciférol) 143
- 4. Vitamines K (ou phylloquinone) 144
- QCM corrigés 146

Partie 3 : Acides aminés et protéines

Chapitre 16
Acides aminés 152

- 1. Caractéristiques physico-chimiques 153
- 2. Variétés des AA 153
- 3. Propriétés acido-basiques des AA 157
- 4. Propriétés spectroscopiques des AA 160
- 5. Séparation et identification des différents AA 161
- QCM corrigés 163

Chapitre 17
Dérivés des acides aminés 170

- 1. Histamine, dérivée de l'histidine 170
- 2. Catécolamines, dérivées de la phénylalanine 171

■ 3. Sérotonine, dérivée du Trp 172
■ 4. Mélatonine, dérivée du Trp 173
■ 5. Autre amine : éthanolamine, dérivée de la Ser 173
■ 6. Acétylcholine, dérivée de la Ser 174
■ 7. Autres neurotransmetteurs 174
■ 8. L'urée 175
■ 9. Créatine et ses dérivés 175
■ 10. Autres dérivés 175
■ QCM corrigés 177

Chapitre 18
Le monoxyde d'azote 179

■ 1. Réactivité chimique du NO : sa dégradation 179
■ 2. Synthèse du NO 180
■ 3. Action physiologique du NO 181
■ 4. Historique des médicaments, application médicale 183
■ QCM corrigés 184

Chapitre 19
Peptides 187

■ 1. Insuline (et glucagon) 188
■ 2. Le glutathion 189
■ 3. La pénicilline 190
■ 4. Les hormones peptidiques de l'antéhypophyse 190
■ 5. Autres peptides impliqués dans la régulation de la douleur 193
■ 6. Les peptides vasoactifs 194
■ 7. L'endothéline 196

■ 8. Peptide natriurétique ; ANF (*Atrial Natriurétique Factor*) 196

■ 9. Aspartame 196

■ 10. Ocytocine 197

■ 11. *Tyroid releasing factor* TRF ou TRH (Hormone), ou thyréolibérine 197

■ QCM corrigés 198

Chapitre 20
Structure tridimensionnelle des protéines 203

■ 1. Structure primaire 203

■ 2. Interactions intervenants dans le repliement des protéines 206

■ 3. Structure secondaire 207

■ 4. Structure supersecondaire 211

■ 5. Structure tertiaire ou tridimensionnelle 211

■ 6. Structure quaternaire 213

■ 7. Principaux types de protéines 213

■ QCM corrigés 218

Chapitre 21
Les hémoprotéines 229

■ 1. L'hème (groupement prosthétique) 230

■ 2. Les chaînes protéiques 230

■ 3. Les liaisons de coordination 231

■ 4. Formation de la sixième liaison de coordination 232

■ 5. Intoxication par le monoxyde de carbone CO (100 - 1 000 ppm) 233

■ 6. Couleur du sang 233

■ 7. Courbes d'oxygénation 233

■ 8. Restitution du dioxygène par l'Hb 235

■ 9. Phénomène de coopérativité positive 235

■ 10. Phénomène allostérique 235

■ 11. Les effecteurs allostériques 236

■ 12. Pathologies 237

■ 13. Modifications physiologiques de l'hémoglobine 238

■ QCM corrigés 240

Partie 4 : Les immunoglobulines

Chapitre 22
Les immunoglobulines 250

■ 1. Les immunoglobulines (Ig) 251

■ 2. Le complexe majeur d'histocompatibilité (CMH) 257

■ QCM corrigés 259

Partie 5 : Les enzymes

Chapitre 23
Étude thermodynamique du mode d'action 268

■ 1. Nomenclature 268

■ 2. Mécanisme moléculaire 269

■ 3. Aspect énergétique 270

■ QCM corrigés 272

Chapitre 24
Étude cinétique 278

■ 1. Rappel de la cinétique d'une réaction chimique catalysée 278

■ 2. Signification de V_{max} 280

■ 3. Signification de K_M 281

■ 4. Signification de k_3 281

■ 5. Signification de k_3/K_M 281

■ QCM corrigés 282

Chapitre 25
Les effecteurs 288

■ 1. Les effecteurs physiques 288

■ 2. Les effecteurs chimiques 290

■ Exercices et QCM corrigés 297

Chapitre 26
Régulation des enzymes 304

■ 1. Régulation par phosphorylation : la glycogène phosphorylase 304

■ 2. Contrôle par clivage protéolytique 306

■ 3. Les isoenzymes 306

■ QCM corrigés 308

Chapitre 27
Les enzymes allostériques 311

■ 1. Mode d'action 311

■ 2. Structure des enzymes allostériques 313

■ 3. Courbe de Hill 313

■ 4. Action des effecteurs allostériques 314

■ 5. Le modèle allostérique 314

■ 6. Exemple : cas de la glycogène phosphorylase 315

■ QCM corrigés 317

Chapitre 28
Les coenzymes 320

- 1. Coenzymes des oxydoréductases 321
- 2. Coenzymes des réactions d'hydroxylation 323
- 3. Coenzymes des transférases 324
- QCM corrigés 327

Partie 6 : Le métabolisme

Chapitre 29
La dégradation des glucides et la glycolyse 330

- 1. Digestion des glucides 330
- 2. Absorption des glucides 331
- 3. La glycolyse 333
- QCM corrigés 343

Chapitre 30
Néoglucogenèse 346

- 1. Formation du glucose à partir du pyruvate 346
- 2. Substrats de la néoglucogenèse 348
- QCM corrigés 351

Chapitre 31
Métabolisme du glycogène 353

- 1. Glycogénogenèse 353
- 2. Glycogénolyse 355
- QCM corrigés 356

Chapitre 32 Cycle de Krebs 359

- 1. Étude des différentes étapes du cycle 359
- 2. Bilan du cycle de Krebs 363
- 3. Interconnexions et régulations du cycle de Krebs 364
- QCM corrigés 367

Chapitre 33 Lipolyse et β-oxydation 371

- 1. La β-oxydation 371
- 2. Formation des acyls-CoA 372
- 3. Pénétration des acyls-CoA dans la mitochondrie 372
- 4. Les quatre étapes de la β-oxydation 373
- 5. Bilan énergétique de la β-oxydation 375
- QCM corrigés 377

Chapitre 34 Métabolisme des acides aminés et cycle de l'urée 379

- 1. Hydrolyse des protéines 379
- 2. Métabolisme des acides aminés 381
- 3. Les voies d'élimination de l'azote 390
- QCM corrigés 394

Index 397

Avant propos

La biochimie est à la frontière de plusieurs disciplines et nécessite de ce fait des connaissances tant générales que particulières ; c'est ce qui la rend à la fois intéressante et délicate à enseigner. Elle nécessite en effet de s'intéresser tant à la biologie, qu'à la chimie pure et à la chimie organique.

Cet ouvrage s'adresse aux étudiants préparant la PACES, puisqu'il reprend toutes les bases de la biochimie structurelle, avec quelques incursions dans la biochimie métabolique. Toutes les bases nécessaires, quelle que soit la faculté de médecine que l'étudiant fréquente, sont regroupées dans cet ouvrage et lui seront utiles et profitables.

Après des rappels de cours essentiels, des QCM corrigés permettent de tester la compréhension, mais également de se familiariser avec des pièges classiques de ce mode d'interrogation. Il ne faut donc pas tenter d'apprendre par cœur les réponses, mais au contraire de les comprendre, car un simple changement dans l'intitulé du QCM peut profondément modifier la réponse à apporter. Ces QCM sont d'ailleurs tirés d'annales de concours, pour la plupart de la faculté de médecine de Lille, pour les autres conçus pour balayer le plus largement possible le programme. L'étudiant trouvera ainsi près de 1 000 questions corrigées pour préparer le mieux possible son concours.

Des compléments de cours (annexes), regroupant surtout des notions d'atomistique, de chimie générale et organique ont été placés à la fin de l'ouvrage pour permettre d'approfondir les points les plus importants.

Dans cette nouvelle édition entièrement revue, l'accent a été porté sur les conseils méthodologiques concernant le concours de la PACES, ainsi que sur les pièges à éviter. Des figures et des compléments de cours ont également été ajoutés, ainsi qu'un bon nombre de QCM corrigés. Enfin, la présentation générale a été remaniée pour rendre les contenus encore plus lisibles.

Cet ouvrage sera également utile à toute personne désirant ouvrir la chimie pure et fondamentale au domaine de la biologie, et trouver ainsi des exemples pour illustrer des phénomènes et réactions souvent abstraites pour les étudiants.

J'espère enfin que cet ouvrage permettra au plus grand nombre la réussite dans leurs études, et leur souhaite bon courage.

Je tiens particulièrement à remercier les éditions Dunod pour leur aide et leurs conseils lors de la réalisation de cet ouvrage.

Simon Beaumont

Partie 1
Les glucides

Nous étudierons les sucres simples, appelés également *oses simples* ou *monosaccharides*, sous leur forme linéaire (Chap. 1), puis sous leur forme cyclique (Chap. 2). Ces sucres simples peuvent subir de nombreuses réactions dans l'organisme et former des molécules dérivées (Chap. 3). Ils peuvent également rentrer dans la composition de molécules plus complexes : les disaccharides (Chap. 4) et les polysaccharides (Chap. 5). Des molécules beaucoup plus complexes vont ensuite combiner ces sucres avec des protéines ou des lipides (Chap. 6).

1 Représentation des monosaccharides

Plan	Objectifs
1. Représentations et formules des sucres **2.** Les formes linéaires **3.** L'épimérie **Synthèse** **Exercices et QCM** **Corrigés**	• Connaître les deux familles de monosaccharides • Maîtriser la représentation de Fischer des sucres • Connaître les différentes formes d'isoméries liées aux sucres

De formule brute générale $C_n(H_2O)_n$, il existe plusieurs grandes variétés de sucres[1] :

- les sucres simples : monosaccharides ou oses ;
- les oligosaccharides : de 2 à plusieurs unités ;
- les polysaccharides de plusieurs milliers d'unités ;
- les hétérosaccharides constitués de molécules de sucre liées à d'autres types de molécules (protéines, lipides par exemple) ;
- les dérivés des oses qui correspondent souvent à des sucres ayant subi des réactions chimiques (oxydations, réductions) sur une de leur fonction.

Ce sont des molécules très hydrophiles (polaires) grâce aux fonctions alcools primaires et secondaires[2].

Les oses ont une fonction réductrice qui est une fonction carbonylée :

- aldéhydique : les sucres sont des aldoses ;
- cétonique : les sucres sont alors des cétoses.

Si un aldose et un cétose possèdent la même formule brute, ils sont alors isomères de fonction.

1. Cette formule brute explique que les sucres ont été longtemps appelés hydrates de carbone.
2. La classe d'une fonction s'identifie en observant le carbone porteur de la fonction et en comptant à combien d'autres atomes de carbone il est lié (par exemple, s'il est lié à deux carbones, le composé est secondaire).

1. Représentations et formules des sucres

La représentation des sucres utilise des conventions liées à la chimie, et d'autres spécifiques à la biochimie.

On dispose notamment de la représentation de Fischer qui permet de classer les oses en deux séries, D ou L.

Ces rappels seront faits sur le sucre le plus important, le glucose.

La représentation de Cram vue au lycée n'est utilisable que pour des molécules possédant une structure simple; or les oses étant constitués d'un squelette carboné de 3 à 6 atomes de carbone, cette représentation est beaucoup trop lourde.

Fischer a donc proposé une représentation simple, mais qui obéit à des règles précises (Fig. 1.1) :

- on place la molécule de sucre avec la fonction réductrice vers le haut;
- on place la chaîne carbonée de telle sorte qu'elle nous apparaisse convexe (sur la molécule II ci dessous, l'observateur doit observer la molécule depuis la droite);
- on écrase ensuite la molécule comme avec un rouleau à pâtisserie, et on obtient les fonctions hydroxyle réparties soit à droite, soit à gauche de la chaîne carbonée.

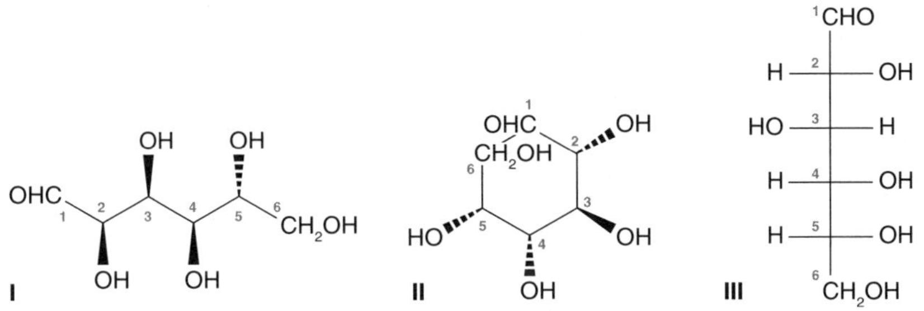

Figure 1.1 Représentations du glucose utilisant successivement la représentation de Cram (**I et II**), et la projection de Fischer (**III**).

On classe ensuite les sucres d'après la position de l'hydroxyle porté par l'avant-dernier carbone; vers la droite, le sucre est de série D, vers la gauche, le sucre est de série L. Il est à noter que la plupart des sucres naturels sont de la série D.[1]

Remarque

Nous verrons une autre représentation des sucres lorsque ceux-ci subissent une cyclisation.

1. Il ne faut pas confondre l'appartenance à la série D ou L, et le caractère dextrogyre ou lévogyre (c'est-à-dire la propriété que possède une molécule en suspension dans l'eau de faire dévier le plan de polarisation de la lumière polarisée) qui est une caractéristique expérimentale non prévisible et qui se représente par un signe (+) ou (–) précédent le nom du composé. Il existe par exemple des sucres de la série D aussi bien dextrogyres que lévogyres.

2. Les formes linéaires

2.1 Les aldoses

Attention

La plupart des oses naturels appartiennent à la série D.

Le chef de file des sucres de la série D est le D-glycéraldéhyde (Fig. 1.2). L'obtention des autres aldoses se fait en ajoutant un carbone juste après la fonction réductrice (Fig. 1.4).

Lorsque la molécule possède n C*[1], il existe 2^n isomères. Inclus parmi les 2^n, il y a les isomères de la série D et ceux de la série L (Fig. 1.5).

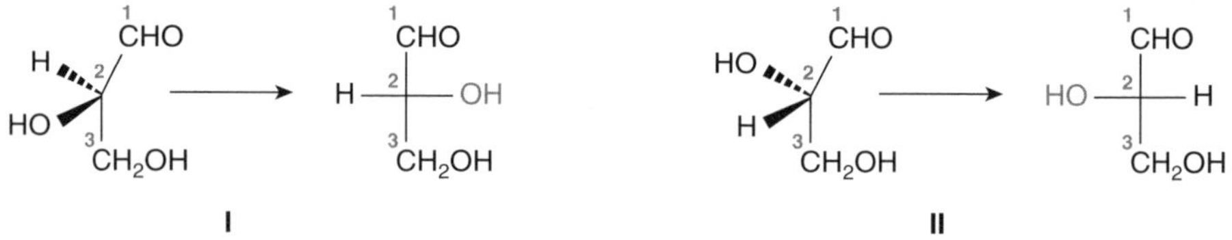

Figure 1.2 Représentations perspectives et de Fischer du D-glycéraldéhyde (I) et du L-glycéraldéhyde (II).

Les aldoses les plus importants sont les aldohexoses. Ils possèdent donc 4 carbones asymétriques, ce qui donne $2^4 = 16$ stéréoisomères. 8 sont de la série D, et 8 de la série L. Parmi les 8 stéréoisomères de la série D, l'un correspond au D-glucose.

Remarque
La synthèse de Kiliami Fischer permet de passer d'un ose à 1 carbone à un ose à $(n+1)$ carbone en utilisant l'acide cyanhydrique. Ainsi, à chaque étape, on ajoute un carbone asymétrique.

2.2 Les cétoses

Il y a un C* en moins. Quand` $n = 0$, il n'y a pas de fonction alcool secondaire ; il s'agit de la DHA (dihydroxyacétone). C'est un intermédiaire du métabolisme des sucres (molécule d'interconversion dans le métabolisme des sucres) (Fig. 1.5).

1. Un carbone asymétrique correspond à un atome de carbone relié à quatre groupements différents, ce qui entraîne l'existence de deux stéréo-isomères appelés énantiomères pour la molécule qui le contient.

Attention

La DHA n'est pas un sucre. Elle ne peut appartenir à une série, puisqu'elle ne possède pas de carbone asymétrique (C.Q.F.D.).

Comme pour les aldoses, les cétohexoses sont les plus importants. Ils possèdent 3 C asymétriques, ce qui donne $2^3 = 8$ stéréoisomères. 4 sont de la série D et 4 de la série L. Parmi les 4 de la série D, l'un correspond au D-fructose.

Ce sucre a la particularité d'être utilisé comme source d'énergie par les cellules gonadiques. On le trouve donc aussi bien dans les fruits que dans les spermatozoïdes.

3. L'épimérie

Lorsque deux sucres ne diffèrent que par la configuration d'un seul carbone asymétrique, c'est-à-dire par la position d'un hydroxyle, on dit que ces deux sucres sont des **épimères**. L'épimérie est donc une forme d'isomérie (Fig. 1.3).

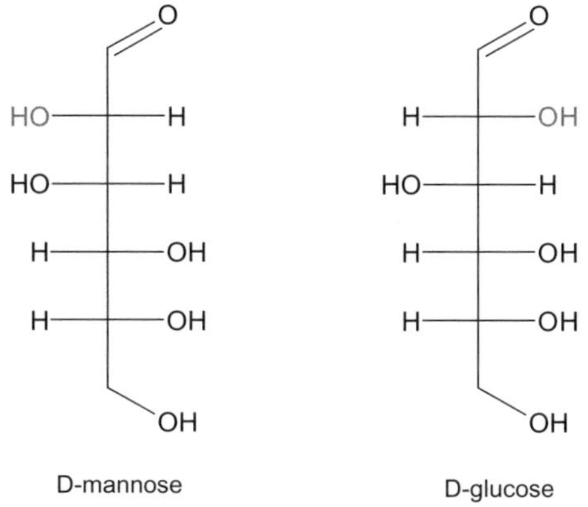

Figure 1.3 D-mannose et D-glucose, épimères sur le deuxième atome de carbone.

Remarque

La filiation des sucres s'arrête aux hexoses, mais on connaît des cas rares d'heptoses chez certains microorganismes bactériens, entrant dans la constitution de lipopolysacharides (cf. Chap. 6).

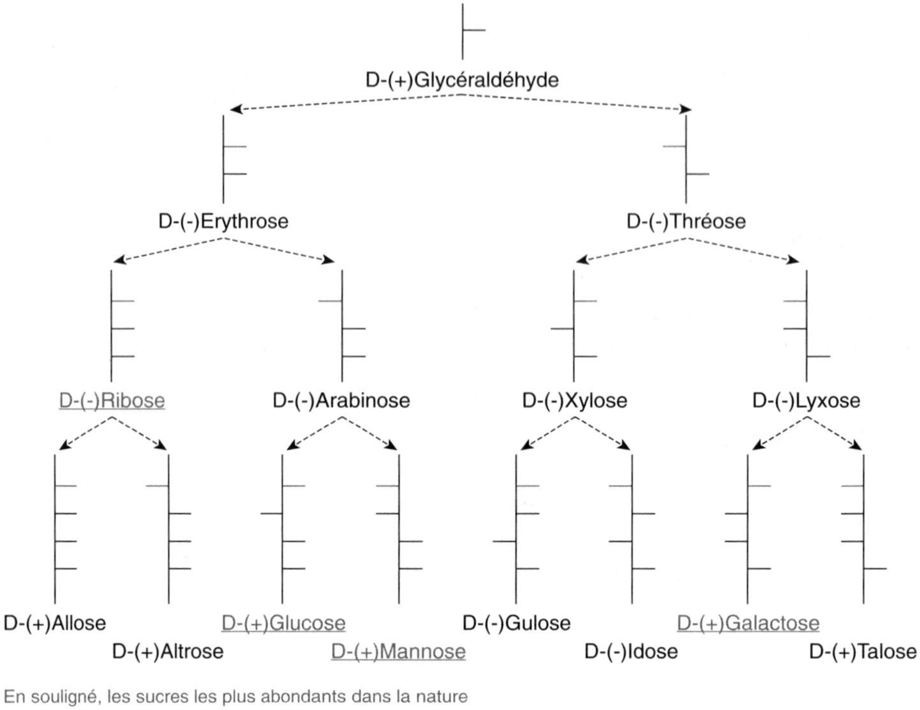

Figure 1.4 Filiation des aldoses de la série D.
La même filiation aurait pu être faite pour la série L.

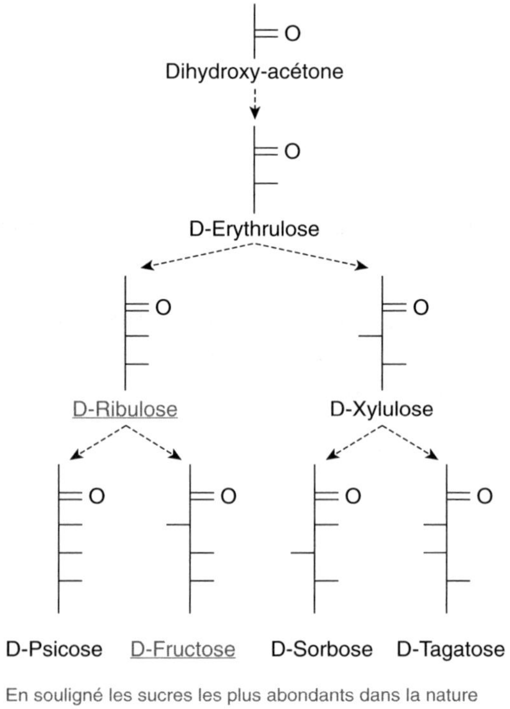

Figure 1.5 Filiation de la série D des cétoses.

Synthèse

Je sais définir

- Monosaccharide
- Aldoses et cétoses
- Carbone asymétrique
- Stéréoisomère
- Epimère

Je connais

- Les séries D et L des sucres
- Le nombre de stéréoisomères d'un sucre
- Les caractéristiques des aldohexoses et des cétohexoses
- Quelques sucres dont le glucose et le fructose

Je sais

- Calculer le nombre de stéréoisomères d'un sucre à partir de sa formule semi-développée
- Nommer un sucre à partir de sa formule de Fischer

Exercices et QCM

1 Le galactose et le mannose diffèrent l'un de l'autre par la position des hydroxyles alcooliques secondaires. Quels numéros portent-ils ?

2 Indiquez le nombre et le type de fonctions portées par une molécule de fructose.

3 Expliquez pourquoi les sucres sont des molécules très polaires. Quelle conséquence majeure présente cette caractéristique au niveau physiologique ?

4 Faites apparaître les carbones asymétriques sur la molécule de fructose et sur celle de glucose.

5 On sait qu'en présence de certaines bases, on peut procéder à une interconversion d'oses, c'est-à-dire transformer un aldose en cétose, et réciproquement. Si on traite par une solution alcaline de soude une solution aqueuse de fructose, quel(s) ose(s) sera(ont) formé(s) : mannose, galactose, tréhalose, fructose, psicose ?

6 Nommez les composés suivants :

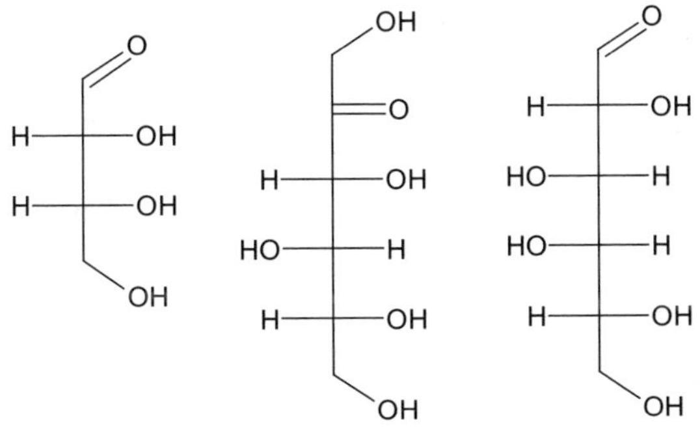

7 Parmi les propositions suivantes, laquelle (lesquelles) est (sont) exacte(s)?

❒ **a.** La plupart des oses naturels appartiennent à la série D.
❒ **b.** Le glycéraldéhyde possède deux fonctions alcool.
❒ **c.** Le L-ribose est un aldopentose.
❒ **d.** Le D-glucose et le D-galactose sont des isomères de fonction.
❒ **e.** Le glycéraldéhyde et la dihydroxyacétone entrent dans la composition des polysaccharides.

8 Laquelle (lesquelles) des affirmations suivantes relatives au glucose est (sont) exacte(s)?

❒ **a.** C'est un cétohexose.
❒ **b.** Il est le carburant essentiel des cellules animales.
❒ **c.** Il possède trois carbones asymétriques.
❒ **d.** Il possède une fonction acétalique.
❒ **e.** À l'état libre dans les cellules, il n'est jamais phosphorylé.
❒ **f.** Il est très soluble dans le sang.

9 Retrouvez la (les) propriété(s) du glucose.

❒ **a.** C'est un aldohexose.
❒ **b.** Il possède dix atomes d'hydrogène.
❒ **c.** Il existe naturellement sous la forme d'un isomère de la série D.
❒ **d.** Sa pénétration cellulaire est déclenchée par l'insuline.
❒ **e.** Il possède une masse molaire supérieure à 300 daltons.
❒ **f.** Il oxyde la liqueur de Fehling à chaud en donnant un précipité rouge brique.

10 Parmi les propositions suivantes, lesquelles sont exactes?

❒ **a.** Le glucose a un rôle essentiel de carburant cellulaire chez les végétaux.
❒ **b.** Le D-fructose est un isomère de fonction du D-mannose.
❒ **c.** Un aldohexose est constitué de cinq fonctions hydroxyles et d'une fonction réductrice.
❒ **d.** Le glucose et le galactose sont épimères en C2.
❒ **e.** Le glucose circule dans le sang sous forme phosphorylée.

11 Parmi les affirmations suivantes, lesquelles sont exactes?

❒ **a.** Un cétohexose est composé de six carbones hydroxylés et d'une fonction cétone.
❒ **b.** Un aldohexose est composé de quatre carbones hydroxylés et d'une fonction cétone.
❒ **c.** Un aldopentose est composé de cinq carbones hydroxylés et d'une fonction aldéhyde.

❒ **d.** Un cétotriose est composé de quatre carbones hydroxylés et d'une fonction cétone.

❒ **e.** Un cétohexose comporte quatre fonction alcools secondaires.

12 Parmi les propositions suivantes, laquelle (lesquelles) est (sont) exacte(s) ?

❒ **a.** Si le groupe carbonyle est à une extrémité de sa chaîne carbonée, le monosaccharide est une cétone et fait partie du groupe des cétoses.

❒ **b.** Les aldohexoses qui contiennent quatre carbones asymétriques, possèdent 16 stéréo-isomères.

❒ **c.** Dans tous les isomères D des monosaccharides, le carbone asymétrique le plus proche de l'atome de carbone du carbonyle possède la même configuration que le carbone asymétrique du D-glycéraldéhyde.

❒ **d.** Les monosaccharides les plus simples sont deux trioses à trois carbones : le glycéraldéhyde et la dihydroxyacétone.

❒ **e.** Les oses sont souvent non ramifiés.

13 Parmi les propositions suivantes, laquelle (lesquelles) est (sont) exacte(s) ?

❒ **a.** Le D-Gulose est un aldopentose.

❒ **b.** Le D-Talose est un cétohexose.

❒ **c.** Le D-Sorbose est un cétohexose.

❒ **d.** Le D-Ribose est un aldopentose.

❒ **e.** Le D-Allose est un aldohexose.

14 Parmi les propositions suivantes, laquelle (lesquelles) est (sont) exacte(s) ?

❒ **a.** Le glycéraldéhyde possède deux fonctions alcools.

❒ **b.** Le fructose et le sorbose sont deux épimères.

❒ **c.** La dihydroxyacétone existe sous deux isomères optiques.

❒ **d.** Les oses sont des molécules hydrophobes.

❒ **e.** Les oses possèdent toujours une fonction hémiacétalique.

❒ **f.** Les oses peuvent être classés en fonction du nombre d'atomes de carbone qui les constituent.

Corrigés

1 Les hydroxyles portés par les carbones 2 et 4.

2 Une fonction cétone sur le carbone 2, deux fonctions alcools primaires sur les carbones 1 et 6, trois fonctions alcools secondaires sur les carbones 3, 4 et 5. Cette question peut comporter un piège car nous verrons plus loin que les sucres peuvent se cycliser, et donc vont modifier les fonctions chimiques qui permettent la cyclisation ; c'est pourquoi si l'intitulé de la question parle de sucre cyclisé ou en solution aqueuse, il faudra tenir compte de ces modifications (Chap. 2).

3 De par la présence d'un grand nombre d'atomes d'oxygène très électronégatifs, les liaisons chimiques sont polarisées, ce qui entraîne la création d'une molécule polaire, c'est-à-dire avec des pôles positifs et négatifs au sein de la molécule. L'eau étant elle-même une molécule polaire, il en résulte que les sucres sont des composés très solubles dans tous les milieux aqueux (sang, liquide cytoplasmique).

4 Fructose : carbones 3, 4 et 5 ; Glucose : carbones 2, 3, 4 et 5.
Là encore, si les sucres sont cyclisés, nous verrons que le nombre d'atomes de carbone asymétriques est modifié (un de plus par rapport au sucre linéaire).

5 L'interconversion du fructose ne peut former que des isomères du fructose, qui de plus doivent être épimères sur le C2 (l'ancien carbone qui portait la fonction cétose du fructose), soit dans la liste proposée : le glucose et le mannose.

6 Il s'agit de trois sucres de la série D, dans l'ordre l'érythrose, le sorbose et le galactose.

7 **Bonne(s) réponse(s) : a., b. et c.**

a. Pour les oses naturels.

b. Car il possède une fonction alcool primaire et une secondaire, soit deux au total.

c. Cela est vrai aussi bien pour le L-ribose que pour le D-ribose.

d. Ils sont bien isomères, mais épimères. Pour être isomères de fonction, il aurait fallu par exemple que l'un soit un aldose et l'autre un cétose (2 fonctions chimiques différentes).

e. Ce sont les précurseurs des sucres à nombre d'atomes de carbones plus élevé, mais eux-mêmes ne peuvent entrer dans la composition d'un polysaccharide.

8 **Bonne(s) réponse(s) : b.**

a. C'est un aldohexose.

c. Il possède sous sa forme linéaire quatre carbones asymétriques.

d. Même cyclisé, la fonction nouvellement formée est une fonction hémi-acétalique (cf. Chap. 2).

e. Le glucose peut être phosphorylé ce qui augmente notamment sa réactivité pour certaines voies métaboliques.

f. C'est une molécule très polaire, donc très soluble dans le sang qui est un milieu aqueux.

9 **Bonne(s) réponse(s) : a., c. et d.**

b. Douze atomes d'hydrogène.

d. L'insuline possède une action hypoglycémiante.

e. Sa masse est de l'ordre de 180 daltons.

f. Il donne bien un précipité rouge brique avec la liqueur de Fehling à chaud, mais il s'agit d'une réduction.

10 **Bonne(s) réponse(s) : b. et c.**

a. Il s'agit du fructose.

b. Le premier est un cétohexose, le second un aldohexose.

d. Ils sont épimères en C4.

e. Il circule à l'état non phosphorylé dans le sang ; par contre il est phosphorylé dans la cellule ce qui lui permet de ne plus ressortir, mais également de rentrer dans les chaînes métaboliques.

11 **Aucune bonne réponse.**

a. Cinq carbones sont hydroxylés, un sixième porte la fonction cétone (le carbone 2).

b. Cinq carbones sont hydroxylés et la fonction est une fonction aldéhyde.

c. 4 carbones hydroxylés.

d. Un triose ne comporte que trois carbones.

e. Il y a cinq fonctions alcools, dont trois sont secondaires et deux primaires.

12 **Bonne(s) réponse(s) : b. et d.**

a. La fonction cétone ne peut être en bout de chaîne, car dans ce cas il s'agit d'une fonction aldéhyde, et le sucre fait alors partie du groupe des aldoses.

b. Les aldohexoses linéaires possèdent bien quatre carbones asymétriques, soit 2^4 stéréo-isomères.

c. L'atome de carbone qui possède la même configuration que celui du D-glycéraldéhyde est le plus éloigné de l'atome de carbone porteur du groupe carbonyle.

d. Il s'agit respectivement des précurseurs des aldoses et des cétoses.

Attention

> Attention cependant car au sens strict, la dihydroxyacétone n'est pas un sucre, bien que bon nombre d'auteurs l'indiquent comme telle.

e. Il n'y a pas d'oses simples ramifiés, ils sont donc toujours non ramifiés.

13 **Bonne(s) réponse(s) : c., d. et e.**

a. C'est un aldohexose.

b. C'est également un aldohexose.

14 **Bonne(s) réponse(s) : a. et f.**

b. Ils diffèrent par la configuration de deux carbones, et non pas d'un seul.

c. Elle n'a pas de carbone asymétrique.

d. Ces molécules sont parfaitement hydrophiles grâce à un nombre très important d'atomes d'oxygène.

e. D'une part, les oses ne sont pas tous cyclisés, et d'autre part, les cétoses se cyclisent en formant une fonction hémicétalique.

f. On peut par exemple parler des hexoses pour les oses à six carbones. On peut aussi classer les oses par leur fonction réductrice (aldoses ou cétoses).

2 Les formes cyclisées des sucres

Plan

1. Cyclisation des aldohexoses
2. Cyclisation des cétohexoses
3. Mutarotation des oses

Synthèse

QCM

Corrigés

Objectifs

- Comprendre la cyclisation des monosaccharides
- Associer à la cyclisation les modifications de nomenclature et d'isoméries
- Maîtriser la représentation de Haworth des sucres cyclisés

Les sucres étant porteurs de différents types de fonction chimique, il se produit une réaction entre la fonction réductrice et une des fonctions alcools. La création de cette nouvelle liaison entraîne donc la formation d'un cycle.

En solution, il s'établit un équilibre entre les formes linéaires et les formes cyclisées :

forme linéaire 0,1/100	⟶ ⟵	forme cyclique 99,9/100
	à pH physiologique	

Toutes les cyclisations sont possibles, mais pour des problèmes de contrainte de cycle notamment, la cyclisation se fait préférentiellement avec une fonction alcool plutôt qu'avec une autre (différente suivant les aldoses et les cétoses).

Le fait que les sucres se cyclisent entraîne la création d'une nouvelle représentation dite **représentation de Haworth**. Nous verrons sur la cyclisation des aldoses le principe de passage de la représentation de Fischer à celle de Haworth.

Attention

On dit parfois que la cyclisation entraîne la création de deux nouveaux isomères supplémentaires, mais vous devrez faire attention à la formulation du QCM, car en réalité, on crée une puissance de 2 supplémentaire, soit pour un aldohexose 16 isomères supplémentaires.

1. Cyclisation des aldohexoses

Il se forme un hémiacétal intramoléculaire (fonction pseudo-aldéhydique) suite à la réaction entre la fonction aldéhyde et une des fonctions alcools.

Les aldohexoses se cyclisent le plus souvent entre le C_1 et le C_5.

Attention

Aldéhyde + Alcool → Hémiacétal

Le C_1 devient asymétrique ; il est alors appelé **carbone anomérique**. Le carbone anomérique porte la fonction hémiacétalique qui conserve le caractère réducteur. Il y a donc deux isomères supplémentaires en solution aqueuse, α et β, qui sont dits **anomères**, soit au total 2^5 isomères (Fig. 2.1)[1].

Les formes spatiales de ces cyclisations montrent des contraintes stériques au niveau des cycles, et font apparaître des formes plus stables que les autres.

Pour les cycles à six atomes par exemple, la conformation la plus stable est celle dite « en chaise », car c'est sous cette forme que les interactions entre groupements sont les plus faibles, donc que l'énergie de la molécule est minimale.

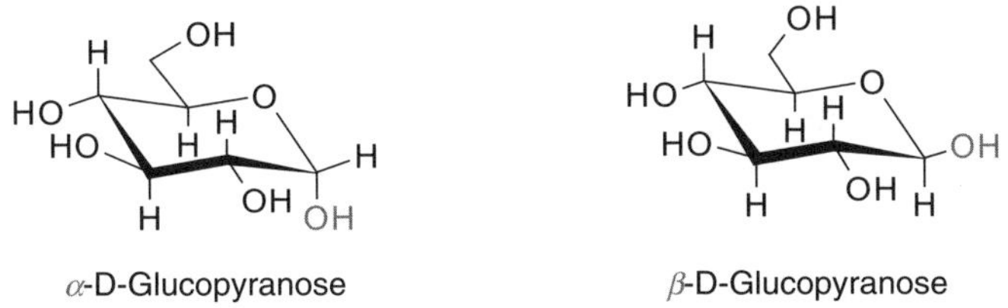

Figure 2.1 Structure spatiale des deux anomères du glucose sous forme pyrannique.

À noter

Parmi toutes les conformations possibles pour le glucose, une étude stérique montre que le β-D-glucopyranose est la forme la plus stable de toutes car tous les substituants se trouvent en position équatoriale par rapport au plan du cycle. Les positions équatoriales sont en effet plus stables que les positions axiales.

Nous allons voir le passage d'une représentation de Fischer pour un sucre linéaire, à celle pour un sucre cyclisé, puis la représentation de Haworth associée.

Suivant la fonction alcool qui permet la cyclisation, les sucres forment des cycles à six ou à cinq atomes qui sont dénommés par référence à deux molécules, le

1. Le décompte des isomères ne s'arrête théoriquement pas là, puisqu'il faudrait aussi tenir compte des différentes cyclisations possibles (furanniques ou pyranniques).

pyranne et le furanne ; on aura donc des cycles pyranniques ou furanniques, donc des pyranoses ou des furanoses (Fig. 2.2).

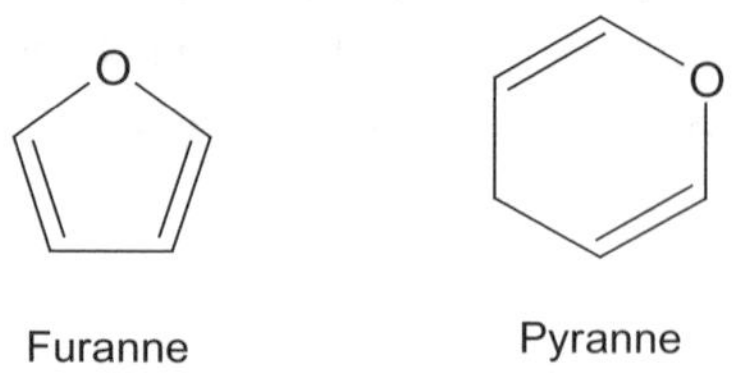

Figure 2.2 Représentations topologiques des molécules de furanne et de pyranne.

À noter

Vous pouvez utiliser le moyen mnémotechnique suivant : les fonctions à dr**o**ite en Fischer sont en dess**o**us du cycle de Haworth, les fonctions à g**au**che sont **au**-dessus.

L'anomère α en représentation de Haworth se repère par la position en opposé par rapport au plan du cycle de l'hydroxyle du carbone anomérique et de l'hydroxyle du carbone 6. Pour l'anomère β, ces deux groupements sont du même coté du plan du cycle (Fig. 2.3).

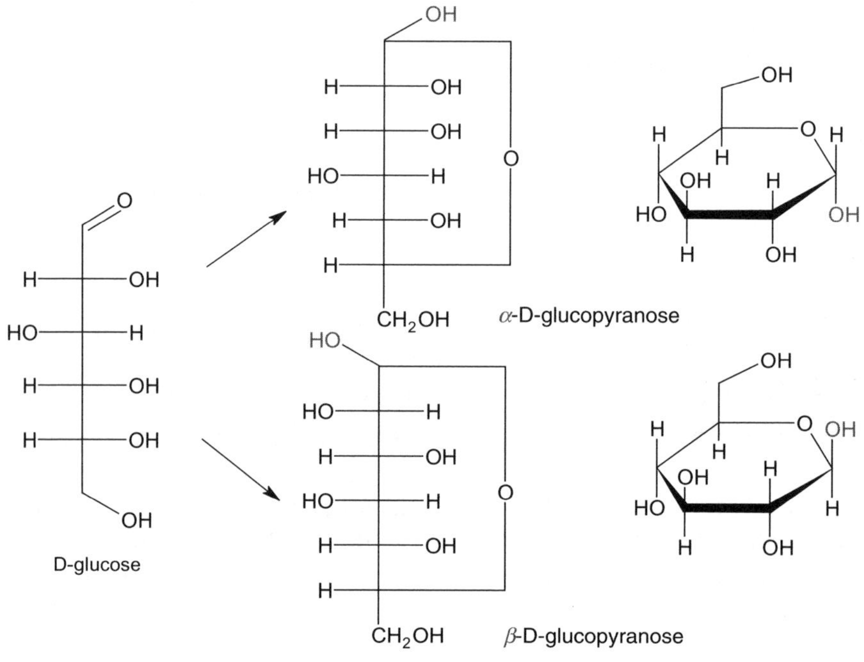

Figure 2.3 Passage d'une molécule de D-glucose linéaire en Fischer à une molécule cyclisée d'α ou de β D-glucopyranose et représentation de Haworth correspondante.

2. Cyclisation des cétohexoses

La cyclisation se fait préférentiellement entre la fonction cétone portée par le carbone 2 et le carbone 5, ce qui crée des cycles essentiellement furanniques. C'est donc le carbone 2 qui devient le carbone anomérique.

Il y a alors création d'une fonction hémicétal intramoléculaire.

Attention

Cétone + Alcool ⟶ Hémicétal

3. Mutarotation des oses

Il est naturellement possible de basculer d'un anomère à un autre en repassant très temporairement par la forme linéaire de l'ose. Ce phénomène est appelé la **mutarotation des oses**.

À noter

Le nom vient de ce que les deux anomères ont obligatoirement des pouvoirs rotatoires opposés, et que le passage de l'un à l'autre entraîne donc une « rotation » opposée du plan de polarisation de la lumière.

On obtient approximativement dans l'eau l'équilibre suivant :

$$\alpha\, 40\,\% \leftrightarrow \text{linéaire} \leftrightarrow \beta\, 60\,\%$$

Attention

Vous veillerez à l'indication du solvant car l'équilibre en dépend fortement. Il est ainsi de presque 100 % de forme β dans la pyridine, solvant aprotique (non-donneur de protons H^+).

Synthèse

Je sais définir
- Forme furannique et pyrannique
- Hémiacétal et hémicétal
- Anomères
- Mutarotation

Je connais
- La représentation de Haworth
- Les deux anomères des sucres cyclisés
- La conformation chaise des cycles hexagonaux

Je sais
- Reconnaître une fonction hémiacétal et une fonction hémicétal
- Tracer un sucre cyclisé à partir de sa formule linéaire
- Reconnaître un anomère α d'un anomère β

Questions à choix multiples

1 Indiquer les propositions exactes.

❒ **a.** Les cétoses et les hexoses possèdent tous au moins trois atomes de carbone et une fonction réductrice.

❒ **b.** La plupart des sucres sont de la série D, car présentant le caractère dextrogyre.

❒ **c.** La formation d'un cycle dans un sucre amène à former une fonction hémiacétalique.

❒ **d.** Le carbone anomérique du fructose cyclisé, portant la fonction hémiacétalique, correspond au carbone 2.

❒ **e.** Le fait qu'un sucre se cyclise entraîne la création de deux nouveaux isomères.

2 La mutarotation du glucose est-elle :

❒ **a.** Le passage d'un aldohexose à un cétohexose correspondant ?

❒ **b.** La réaction d'un aldéhyde avec un alcool ?

❒ **c.** Le passage d'un isomère à un autre ?

❒ **d.** Le passage de l'isomère D à l'isomère L ?

❒ **e.** Le changement de pouvoir rotatoire ?

3 Parmi les propositions suivantes, laquelle (lesquelles) est (sont) exacte(s) ?

❒ **a.** Les formes α-D-glucopyranose et β-D-glucopyranose sont des anomères.

❒ **b.** La conformation chaise du noyau pyranose de l'α-D-glucopyranose est la plus stable.

❒ **c.** Le carbone 1 de l'α-D-glucopyranose porte un groupe acétalique.

❒ **d.** Dans le β-D-fructofuranose, le pont oxydique réunit les atomes de carbone 1 et 5.

❒ **e.** La cyclisation des aldoses s'explique par la formation d'acétals intramoléculaires.

4 Parmi les propositions suivantes, laquelle (lesquelles) est (sont) exacte(s) ?

❒ **a.** En solution aqueuse, les oses sont exclusivement cyclisés.

❒ **b.** Le β-D-fructofuranose est un hémicétal.

❒ **c.** La cyclisation entraîne la création de deux anomères.

❒ **d.** Un ose de formule brute $C_6H_{12}O_6$ peut former jusque 48 isomères différents.

❒ **e.** Le β-D ribofuranose entre dans la composition de l'adénosine.

5 Parmi les oses suivants, lequel (lesquels) est (sont) un (des) anomère(s) α ?

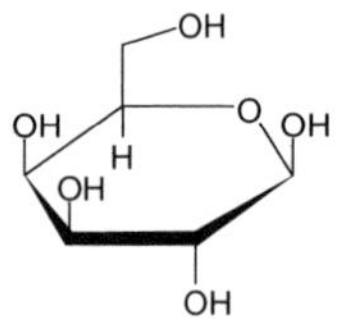

☐ **a.**

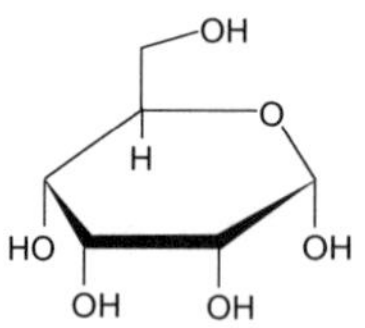

☐ **b.**

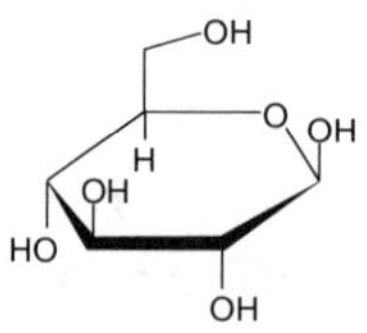

☐ **c.**

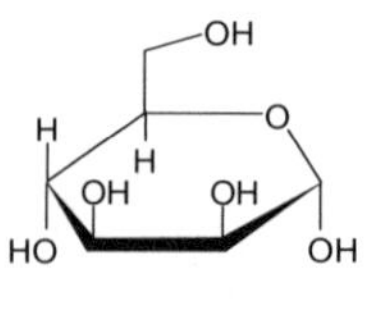

☐ **d.**

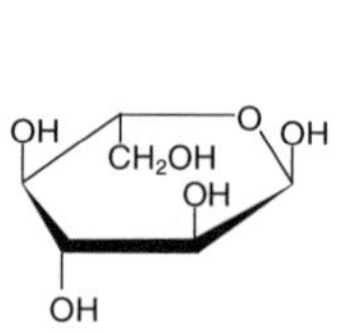

☐ **e.**

6 Parmi les propositions suivantes, laquelle (lesquelles) est (sont) exacte(s) ?

❒ **a.** Un aldose est dit de la série D lorsqu'il a tous ses hydroxydes à droite en représentation de Fischer.

❒ **b.** Un aldose est dit de la série D lorsque l'on peut l'écrire sous la forme d'un cycle hexagonal.

❒ **c.** Le phénomène de mutarotation des oses en solution s'explique par leur pouvoir rotatoire qui n'est pas instantanément fixe.

❒ **d.** Le β-D-ribofuranose entre dans la composition de tous les acides nucléiques.

❒ **e.** La forme cyclique stable du fructose est le fructofuranose.

❒ **f.** L'α-D-glucose et le β-L-fructose sont deux anomères.

7 Parmi les propositions suivantes, laquelle (lesquelles) sont exacte(s) ?

❒ **a.** Lors de la cyclisation du D-glucopyranose, l'hydroxyle porté par le carbone 3 est rejeté au-dessus du plan moyen du cyle.

❒ **b.** La cyclisation des sucres est un phénomène naturel se produisant entre une fonction réductrice et une fonction alcool.

❒ **c.** Dans l'α-D-glucopyranose, tous les substituants sont en position équatoriale.

❒ **d.** Le carbone anomérique n'est pas le même chez les aldoses et chez les cétoses.

❒ **e.** Il est possible de basculer d'un anomère à un autre.

8 Parmi les structures suivantes, laquelle correspond au β-D-glucopyranose ?

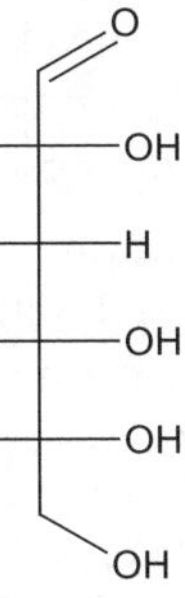

☐ **a.**

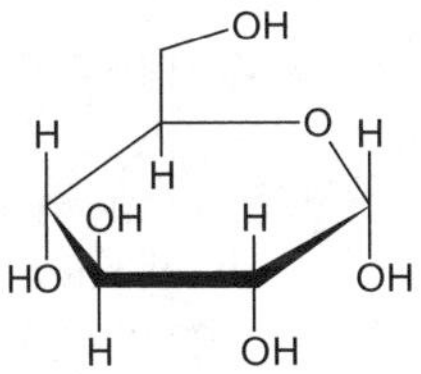

☐ **b.**

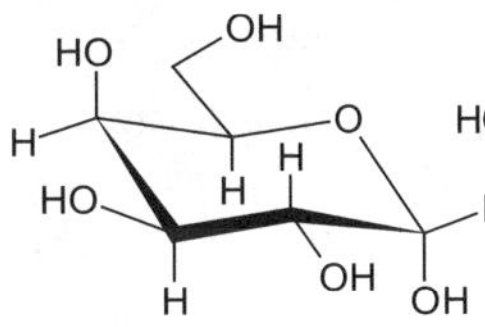

☐ **c.**

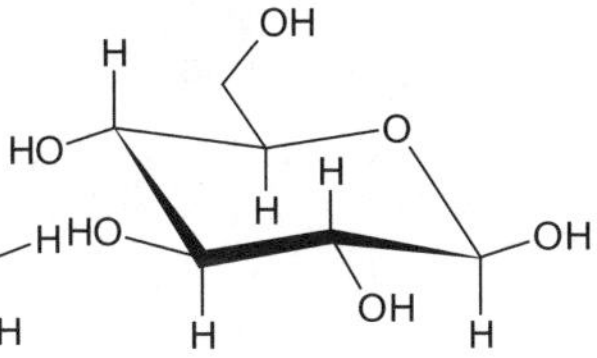

☐ **d.**

9 Parmi les définitions proposées, choisissez celles qui s'appliquent à la molécule représentée ci-dessous :

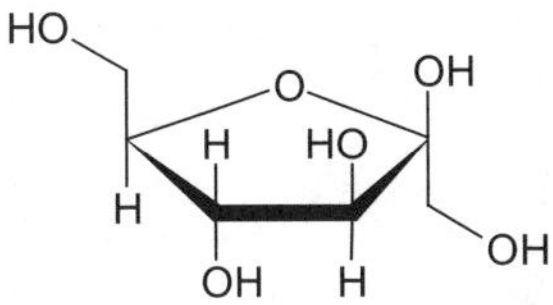

❒ **a.** Forme pyranose.

❒ **b.** Forme furanose.

❒ **c.** Hémicétal.

❒ **d.** Acétal.

❒ **e.** Anomère α.

❒ **f.** Anomère β.

Corrigés

1 Bonne(s) réponse(s) : a.

a. (Si l'on considère la dihydroxyacétone comme un sucre comme nous l'avons déjà dit.)

b. La justification est fausse, car l'appartenance à la série n'a aucun rapport avec le caractère expérimental dextrogyre ou lévogyre.

c. Tout dépend du type de sucre, car s'il s'agit d'un cétose, on formera une fonction hémicétalique.

d. La proposition est juste à part pour la fonction qui est hémicétalique.

e. La cyclisation entraîne la création d'un nouveau carbone asymétrique, ce qui fait passer le nombre d'isomère de 2^n à 2^{n+1}, ce qui fait donc plus de deux isomères.

Attention

Certains auteurs affirme cela, car ils font l'amalgame isomères et anomères.

2 Bonne(s) réponse(s) : b. et e.

a. Ce passage d'une fonction à une autre n'est pas envisageable.

b. Cette réaction est à la base de la cyclisation.

c. L'anomérie est une forme d'isomérie.

d. Il est impossible de passer directement d'un sucre de la série D à un sucre de la série L car cela nécessiterait de rompre des liaisons et d'en créer d'autres, ce qui est impossible sans effectuer une réaction chimique, c'est-à-dire sans un apport d'énergie important.

e. Quel que soit le pouvoir rotatoire d'un anomère, on sait que l'autre anomère a un pouvoir rotatoire opposé (l'un est forcément dextrogyre, l'autre lévogyre). La mutarotation entraîne donc forcément un changement de pouvoir rotatoire. C'est d'ailleurs ce fait expérimental qui a apporté la preuve de l'existence de la mutarotation et lui a donné son nom.

3 Bonne(s) réponse(s) : a. et b.

b. Cette conformation adoptée par les cycles à six atomes est la plus stable de toutes les conformations.

c. Un groupe hémiacétalique.

d. Le pont oxydique se crée entre le carbone 2 et 5.

e. Il y a formation d'hémiacétals intramoléculaires.

4 Bonne(s) réponse(s) : b., c., d. et e.

a. Une très petite fraction des oses est sous forme linéaire, mais certains considèrent cette quantité comme négligeable et prennent donc cette question comme juste.

c. Ces deux anomères apparaissent à cause du nouveau carbone asymétrique qui a été créé suite à la cyclisation.

d. À cette formule brute correspondent un cétohexose et un aldohexose. Pour un aldohexose cyclisé, on compte 5 carbones asymétriques, soit 32 isomères. Pour un cétohexose cyclisé, on compte 4 carbones asymétriques, soit 16 isomères. Il y a donc bien au total 48 isomères.

5 Bonne(s) réponse(s) : b., d. et e.

Les quatre premiers sucres sont des sucres de la série **d**, alors que le dernier est de la série L, comme le montre la position du carbone 6 qui se trouve sous le plan du cycle. Les positions de l'hydroxyle OH du carbone anomérique et du carbone 6 permettent de trouver les anomères.

Les sucres **b.**, **d.** et **e.** sont donc des anomères α.

6 Bonne(s) réponse(s) : e.

a. Seul l'hydroxyle porté par l'avant dernier atome de carbone donne l'appartenance à la série.

b. Cela n'a aucun rapport.

c. Ce phénomène s'explique par le passage d'un anomère à un autre, et non par un délai nécessaire pour que ce pouvoir rotatoire se stabilise.

d. Ce composé ne rentre dans la composition que des ARN.

f. Il s'agirait d'anomères si on avait eu deux sucres identiques ne différant que par le groupement hydroxyle du carbone anomérique. Or ils différent également par la position de l'hydroxyle porté par le carbone 5, car ces deux sucres appartiennent à deux séries différentes, de même qu'ils diffèrent par leur fonction chimique (aldose et cétose).

7 Bonne(s) réponse(s) : a., b., d. et e.

b. C'est la seule manière de créer la liaison O-glycosidique.

c. Tous sauf celui du carbone anomérique.

d. C'est le carbone 1 chez les aldoses et le carbone 2 chez les cétoses.

e. Par le phénomène de mutarotation des oses.

8 Bonne(s) réponse(s) : d.

a. Il s'agit bien d'un glucose mais il n'est pas cyclisé.

b. Il s'agit de l'anomère α du glucose.

c. Il s'agit de l'α-D-galactopyranose.

9 Bonnes réponses : b., c. et f.

Il s'agit d'un cycle furannique puisque formé de cinq atomes (quatre de carbone et un d'oxygène), hémicétal car établi entre une fonction cétone portée par le carbone 2 et une fonction alcool portée par le carbone 5, anomère β car l'hydroxyle du carbone anomérique (le carbone 2 dans ce cas) est du même coté du cycle que le carbone 6.

Il s'agit d'ailleurs du β-D-fructofuranose.

3 Les dérivés des sucres

Plan

1. Les osamines
2. Les acides uroniques
3. Les acides provenant de l'oxydation de la fonction aldéhyde
4. Les polyols
5. Les acides sialiques (acides neuraminiques)
6. Vitamine C (acide ascorbique)
7. Acides muramiques
8. Glucose phosphaté

Synthèse

QCM

Corrigés

Objectifs

- Connaître les principaux dérivés des sucres
- Savoir où ces dérivés se retrouvent principalement

1. Les osamines

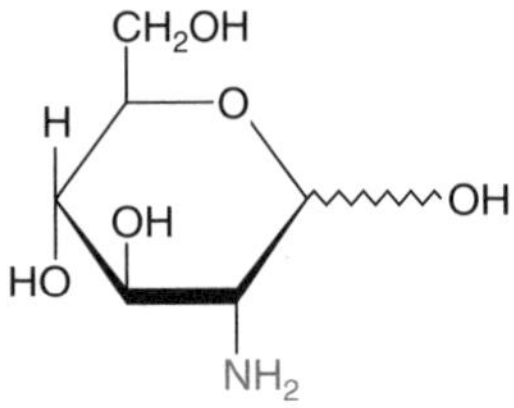

Figure 3.1 Structure de la D-glucosamine.

Une fonction amine primaire substitue une fonction alcool (souvent sur le C2).

C'est le cas de la D-glucosamine ($GlcNH_2$) (Fig. 3.1) dont la fonction amine peut être acétylée et donner la N-acétyl glucosamine (Glc Nac)

On retrouve ces dérivés dans les structures des glycoprotéines, mais également comme constituant principal de la chitine formant la carapace des crustacés.

On trouve également des dérivés équivalents pour le galactose (galactosamine et N-acétylgalactosamine).

2. Les acides uroniques

Ils se forment par oxydation de la fonction alcool primaire du carbone 6.

Ils jouent un rôle majeur dans le métabolisme. On les trouve notamment dans des structures plus complexes (héparine, acide hyaluronique).

Exemple de l'acide glucuronique dérivé du *β*-D-glucopyranose

L'acide glucuronique intervient dans les réactions de détoxification (de conjugaison) grâce à la fonction hémiacétalique qui réagit avec un alcool. L'ancien alcool gagne alors en hydrophilie, et peut alors être éliminé facilement par le biais de la circulation (reins/urines). C'est le foie qui réalise ces réactions de glucurono-conjugaison.

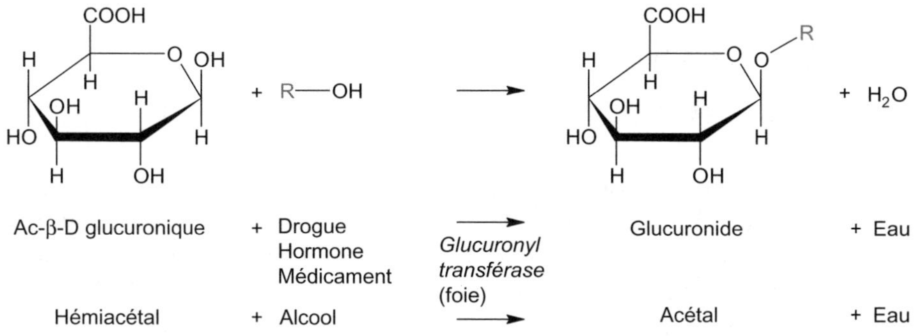

Figure 3.2 Réactions de détoxification au niveau du foie.

On trouve de l'acide galacturonique dans la structure des polysaccharides des végétaux ou de certaines bactéries.

3. Les acides aldoniques provenant de l'oxydation de la fonction aldéhyde

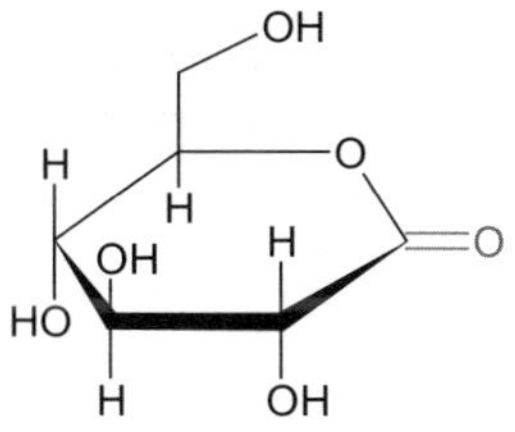

L'oxydation de la fonction aldéhyde peut être réalisée par des oxydants doux, tels que les ions cuivre II ou fer III. Par exemple pour le glucose on aboutit à l'acide gluconique (Fig. 3.3)

Ce sont des molécules artificielles

Figure 3.3 Structure de l'acide gluconique.

Test du sucre dans les urines et dosage de la glycémie

Si on ajoute des ions cuivre II aux urines d'un patient, la présence de glucose oxyde ce dernier en acide gluconique et transforme le cuivre en oxyde cuprique qui forme un précipité rouge ; il s'agit donc d'un test permettant de détecter la présence de sucre dans les urines.

On peut doser la glycémie du sang en mettant le glucose en présence d'une enzyme isolée d'une moisissure : la glucose oxydase. Le glucose est alors oxydé en acide gluconique, avec production d'eau oxygénée. Cette dernière va alors décolorer un colorant introduit lors de la réaction. La décoloration étant proportionnelle à la quantité de glucose, on peut doser le glucose par colorimétrie.

Attention

Vous veillerez à ne pas confondre les acides gluconique et glucoronique, dont les noms très proches sont sources de confusion.

4. Les polyols

Ils sont obtenus par réduction de la fonction aldéhyde en fonction alcool.

Le composé présenté en figure 3.4 dérive du glucose ; il s'agit du sorbitol. Il est responsable de la cataracte en s'accumulant au niveau du cristallin et en retenant l'eau (il s'agit en effet d'une molécule rendue très polaire par le nombre important de fonctions hydroxyles).

Il existe d'autres composés, tel que le glycérol (cf. Chap. 8) dérivé des trioses et qui permet de synthétiser les triglycérides (triesters du glycérol et d'acides gras).

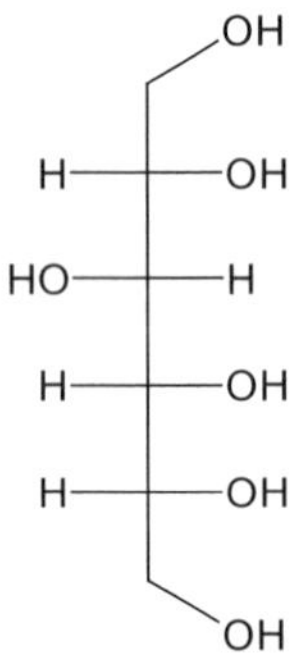

Figure 3.4 Structure du sorbitol.

5. Les acides sialiques (acides neuraminiques)

On les retrouve au niveau des glyco-protéines ou des glycolipides (glyco-conjugués). Les acides sialiques (de *syalos*, la salive) ont neuf atomes de carbone et une structure cyclique.

Ils résultent de la condensation d'un acide pyruvique (carbone 1, 2 et 3) et d'une mannosamine (carbones 4 à 9), ce qui donne l'acide neuraminique (Fig. 3.5).

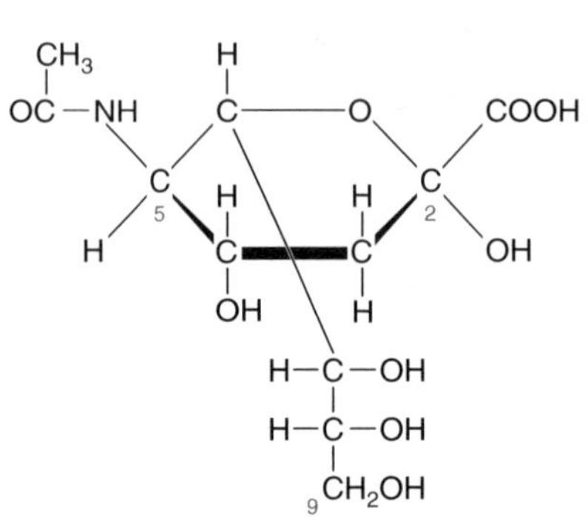

Figure 3.5 Structure du NANA (*N-acétyl neuraminic acid*).

Sur le C1 : fonction acide carboxylique.

Sur le C5 : fonction amine qui peut être acétylée et ensuite hydroxylée.

On peut aussi former le NGNA *(N-glycolyl neuraminic acid)* par hydroxylation du méthyle porté par le carbone 5.

6. Vitamine C (acide ascorbique)

Cette molécule participe aux réactions d'oxydoréduction.

Il s'agit d'un antiscorbutique : elle empêche le déchaussement des dents et active la synthèse du collagène. En effet, le collagène est une protéine qui est formée d'acides aminés dont la proline. Cet acide aminé est modifié après son incorporation (donc après la traduction) dans la chaîne protéique, grâce à la prolylhydroxylase qui ajoute un hydroxyle OH à la proline. Cette enzyme a besoin de vitamine C pour maintenir son atome de fer à l'état ferreux (cf. Chap. 17).

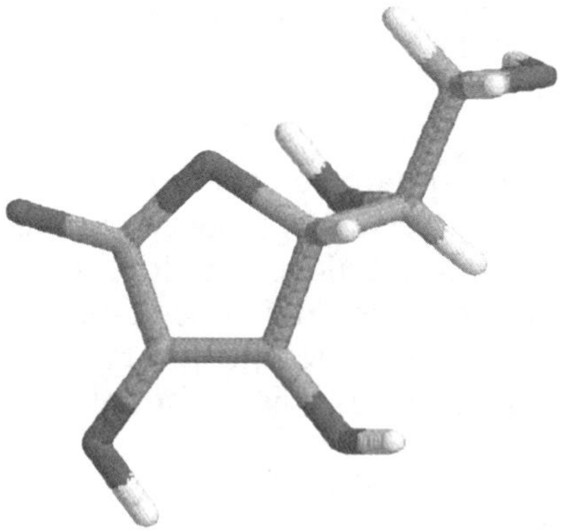

Elle possède deux fonctions alcools voisines sur des carbones doublement liés, soit une fonction ène-diol. La forme dihydroascorbate (ène-diol) possède deux hydrogènes ; c'est la forme réduite ou réductrice. La forme déhydroascorbate ne possède plus ces deux hydrogènes ; c'est la forme oxydée ou oxydante (Fig. 3.6).

La vitamine C est un puissant antioxydant, de même que le cofacteur de nombreuses oxydoréductases.

À noter

La vitamine C ou acide ascorbique doit son nom à la maladie qui se déclare en cas de carence, le scorbut.

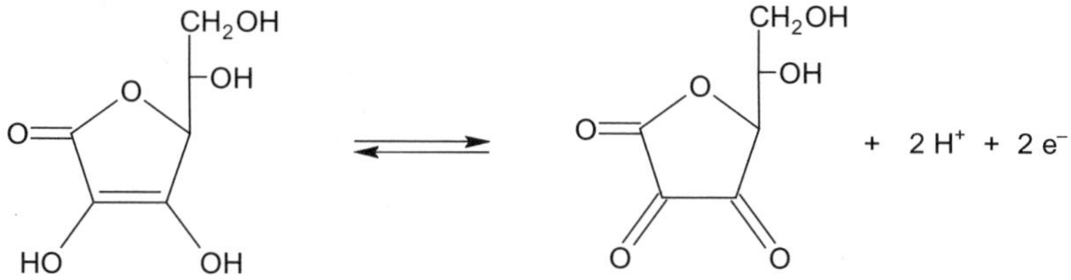

Dihydroascorbate (ène diol)
Vitamine C réduite ou réductrice

Déhydroascorbate
Vitamine C oxydante ou oxydée

Figure 3.6 Structure de la vitamine C, et équilibre chimique entre les deux formes, réduite et oxydée.

7. Acides muramiques

On connaît principalement un dérivé de la N-acétylglucosamine que l'on nomme l'acide N-acétyl muramique. Ce composé entre en effet dans la composition de la muréine qui constitue les parois bactériennes (cf. Chap. 6).

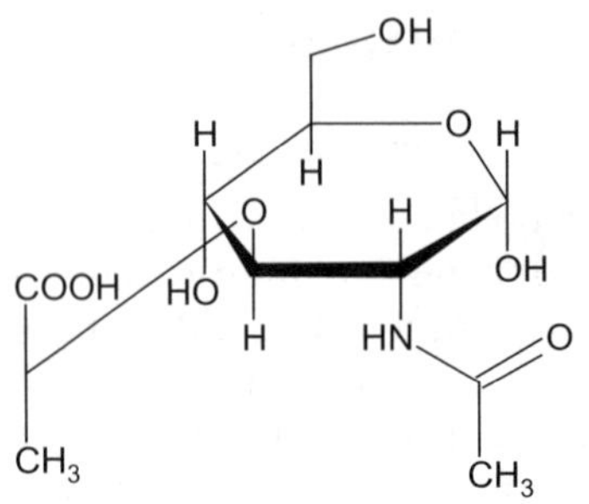

Figure 3.7 Structure de l'acide N-acétylmuramique.

8. Glucose phosphaté

Le glucose peut se voir greffer un groupement phosphate sur son carbone 6. Nous avons déjà parlé de ce glucose-6-phosphate qui dérive du glucose libre présent dans le sang ; lorsque ce dernier a pénétré dans la cellule, il y a alors phosphorylation pour empêcher notamment la sortie du glucose et favoriser ainsi son maintien dans le milieu intracellulaire. L'autre raison de cette phosphorylation est une activation du glucose afin de le faire rentrer dans les voies métaboliques (cf. glycolyse).

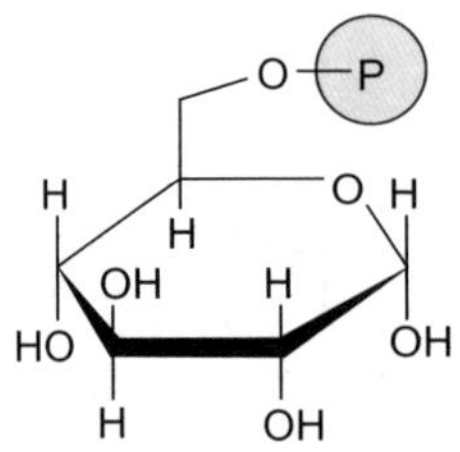

Figure 3.8 Structure du glucose-6-phosphate (anomère α).

Synthèse

Je sais définir
- Osamine
- Acides uroniques
- Acides aldoniques
- Polyols
- Acides sialiques

Je connais
- La structure des principaux dérivés des sucres, notamment ceux du glucose
- Le rôle des acides uroniques dans les réactions de détoxification hépathique
- La différence entre l'oxydation d'une fonction alcool primaire et d'une fonction réductrice
- L'intérêt médical des acides aldoniques
- Le rôle de la vitamine C
- L'intérêt du glucose phosphaté
- Les pathologies liées au diabète sucré

Je sais
- Écrire l'équilibre d'oxydoréduction de la vitamine C
- Expliquer les réactions permettant de comprendre le mécanisme de glycation des protéines dans le diabète sucré

Questions à choix multiples

1 Parmi les propositions suivantes, laquelle (lesquelles) est (sont) exacte(s)?

❒ **a.** Aucun monosaccharide ne peut être oxydé par des oxydants doux tels que l'ion ferrique (Fe^{3+}) ou cuprique (Cu^{2+}).
❒ **b.** Les alditols sont obtenus par réduction des aldoses.
❒ **c.** L'acide neuraminique possède une fonction amine et une fonction carboxyle.
❒ **d.** L'acide glucuronique est formé à partir du glucose.
❒ **e.** Les acides sialiques sont des dérivés de l'acide neuraminique.

2 Parmi les propositions suivantes, relevez la (ou les) propositions exacte(s)

❒ **a.** La glucose oxydase permet le dosage du glucose sanguin en oxydant le glucose en acide glucuronique.
❒ **b.** Le glycérol entrant dans la constitution des triglycérides est un polyol des trioses.
❒ **c.** L'acide muramique est un dérivé de la N-acétylgalactosamine.
❒ **d.** Le diabéte sucré se traduit notamment par un taux anormalement élevé d'hémoglobine glyquée.
❒ **e.** Les osamines sont fréquemment rencontrées dans la structure des glycoprotéines.

3 Dans la liste des affirmations suivantes relatives à l'acide déhydroascorbique, laquelle (lesquelles) est (sont) exacte(s) ?

- ❒ **a.** C'est la forme oxydée de la vitamine C.
- ❒ **b.** C'est la forme réduite de l'acide ascorbique.
- ❒ **c.** Elle participe à la réaction d'oxydoréduction indispensable au mécanisme d'action de la prolyl hydroxylase.
- ❒ **d.** Elle possède six atomes de carbone.
- ❒ **e.** Elle se transforme en acide dihydroascorbique par la perte de deux atomes d'hydrogène.

4 Parmi les propositions suivantes relatives à l'acide glucuronique, laquelle (lesquelles) est (sont) exacte(s) ?

- ❒ **a.** Il dérive du glucose par oxydation sélective de la fonction alcool primaire en une fonction carbonyle.
- ❒ **b.** Il entre dans la constitution des chaînes glycanniques d'un grand nombre de glycosaminoglycannes.
- ❒ **c.** La réaction de conjugaison met en jeu la formation d'une liaison ester.
- ❒ **d.** Lors de la réaction de conjugaison, on observe une augmentation de l'hydrophilie de la molécule conjuguée.
- ❒ **e.** Les molécules issues de la glucurono-conjugaison possèdent un groupement acétal.

5 Parmi les propositions suivantes, laquelle (lesquelles) est (sont) exacte(s) ?

- ❒ **a.** Le glucose est réduit en sorbitol par une aldose réductase.
- ❒ **b.** Les osamines sont le plus souvent formées à partir d'hexoses.
- ❒ **c.** Les acides sialiques entrent dans la structure des sucres complexes et ils participent aux mécanismes de reconnaissance moléculaire.
- ❒ **d.** L'acide N-glycolyl neuraminique et l'acide N-acétyl neuraminique sont des acides sialiques.
- ❒ **e.** La réduction des aldoses n'est possible que si ces sucres sont sous forme linéaire.

6 Parmi les propositions suivantes concernant les dérivés des oses, laquelle (lesquelles) est (sont) exacte(s) ?

- ❒ **a.** Le carbone 5 des acides sialiques peut être acétylé.
- ❒ **b.** La vitamine C, ou acide ascorbique, est un acide carboxylique jouant un rôle antioxydant.
- ❒ **c.** Le dihydroascorbate est la forme réduite de la vitamine C.
- ❒ **d.** Les acides uroniques peuvent réaliser des réactions de détoxification au niveau du rein en faisant réagir leur fonction hémiacétalique avec une fonction alcool de la molécule à éliminer.
- ❒ **e.** Les osamines résultent toujours de la substitution d'une fonction alcool avec une fonction amine primaire.

7 Parmi les propositions suivantes, laquelle (lesquelles) est (sont) exacte(s) ?

❒ **a.** L'aldose réductase est une enzyme intracellulaire qui présente une faible activité dans les conditions physiologiques normales.

❒ **b.** Lors de la réaction de phosphorylation des oses, le donneur de groupements phosphates est l'acide phosphorique.

❒ **c.** L'acide ascorbique est indispensable au fonctionnement de la prolyl hydroxylase.

❒ **d.** L'augmentation de la pression osmotique observée lors de la cataracte est due à une accumulation de sorbitol.

❒ **e.** La cataracte est due à une désorganisation des protéines du cristallin provoquée par une augmentation de la pression osmotique.

8 Parmi les propositions suivantes, laquelle (lesquelles) est (sont) exacte(s) ?

❒ **a.** Dans la glucosamine, l'hydroxyle en C4 du composé parental est remplacé par un groupe aminé.

❒ **b.** L'oxydation du carbone en C6 du glucose, de galactose et du mannose, forme les acides uroniques correspondants : glucuronique, galacturonique et mannuronique.

❒ **c.** L'oxydation du carbonyle (C1) du glucose en acide carboxylique produit un acide gluconique.

❒ **d.** Les monosaccharides peuvent être réduits par des oxydants doux comme l'ion ferrique (Fe^{3+}) ou l'ion cuprique (Cu^{2+}).

Corrigés

1 Bonne(s) réponse(s) : b., c., d. et e.

a. Ce type d'oxydation est possible.

b. Il s'agit de polyols obtenus par réduction des aldoses, comme par exemple le glucitol obtenu à partir du glucose.

d. Oxydation de la fonction alcool primaire du carbone 6.

2 Bonne(s) réponse(s) : b., d. et e.

a. Elle oxyde le glucose en acide gluconique.

b. Il porte trois fonctions alcools.

c. C'est un dérivé de la N-acétylglucosamine.

d. Ce taux peut avoisiner 20 % de l'hémoglobine totale.

Attention

Vous ferez attention aux indications du professeur sur ce point, car un grand nombre d'auteurs font l'amalgame entre groupement hydroxyle et fonction alcool, et considéreraient donc cette réponse comme juste.

3 Bonne(s) réponse(s) : a. et d.

b. Puisqu'il s'agit de la forme oxydée.

c. C'est la forme réduite qui est indispensable.

e. La transformation se fait par le gain de deux atomes d'hydrogène.

4 Bonne(s) réponse(s) : b., d. et e.

a. L'oxydation touche bien la fonction alcool primaire portée par le carbone 6, mais on forme une fonction carboxyle-COOH.

b. Voir chapitre 6.

c. Il se crée une fonction acétal.

d. L'hydrophilie augmente en effet, ce qui permet une meilleure élimination par les urines.

5 Toutes les réponses sont exactes.

a. La réduction de la fonction aldéhyde produit une fonction alcool qui amène au sorbitol.

e. Si la fonction est engagée dans la cyclisation, elle ne peut subir une réduction. Cependant, les sucres sous forme cyclique étant toujours en équilibre avec la forme linéaire, l'intégralité des molécules de sucre finissent par réagir par déplacement de l'équilibre.

6 Bonne(s) réponse(s) : a., c. et e.

a. Ceci conduit au NANA.

b. La vitamine C n'est pas un acide carboxylique.

d. Les réactions se font au niveau du foie.

7 Bonne(s) réponse(s) : a., c., d. et e.

b. Le donneur de phosphate est l'ATP.

e. Les deux questions précédentes résument le phénomène de cataracte dû au sorbitol, dérivé du glucose, qui est une molécule très avide d'eau et qui entraîne l'augmentation de la pression osmotique.

8 Bonne(s) réponse(s) : b. et c.

a. La fonction amine se positionne souvent sur le carbone 2.

d. L'action de ces oxydants entraîne l'oxydation des monosaccharides, et non leur réduction.

Les disaccharides

4

Plan

Structures des principaux disaccharides
Synthèse
QCM
Corrigés

Objectifs

- Connaître les principaux disaccharides
- Savoir identifier leur caractère réducteur ou non réducteur
- Savoir donner leurs caractéristiques structurelles et biologiques

Structures des principaux disaccharides

Il s'agit de sucres formés par l'addition de deux oses, ce qui crée une liaison O-glycosidique. L'addition peut se faire soit en utilisant les deux fonctions réductrices, soit en utilisant une seule fonction réductrice avec une des fonctions alcools disponibles.

Ose A	Ose B	Dissaccharide obtenu
Fonction réductrice (hémiacétalique ou hémicétalique).	Fonction réductrice (hémiacétalique ou hémicétalique).	Non réducteur : osidoside, ne réduit pas la liqueur de Fehling.
Fonction réductrice (hémiacétalique ou hémicétalique).	Fonction alcool.	Réducteur : osidose, réduit la liqueur de Fehling.

La variété des structures et due non seulement au type d'ose employé, mais également à la façon dont ils se lient (Tab. 4.9).

On connaît d'autres disaccharides, tel que le tréhalose (Fig. 4.1), présents notamment dans l'hémolymphe des insectes leur servant de source d'énergie, découvert initialement dans la manne de Tréhala.

Il s'agit de deux molécules de glucose liées par leurs carbones 1 ; ce sucre n'est donc pas réducteur.

Tableau 4.1 : Caractéristiques et structures des principaux disaccharides.

	Saccharose ou sucrose	Lactose	Maltose
Origine	Canne, betterave, source de glucose pour la cellule. C'est notre sucre ordinaire.	Sucre du lait. Son acidification produit de l'acide lactique.	Végétale, provient de l'hydrolyse de l'amidon. Peut également provenir de l'hydrolyse du glycogène.
Pouvoir réducteur	Non réducteur, car ne possède plus ni fonction hémiacétalique, ni fonction acétalique.	Réducteur.	Réducteur.
Structure	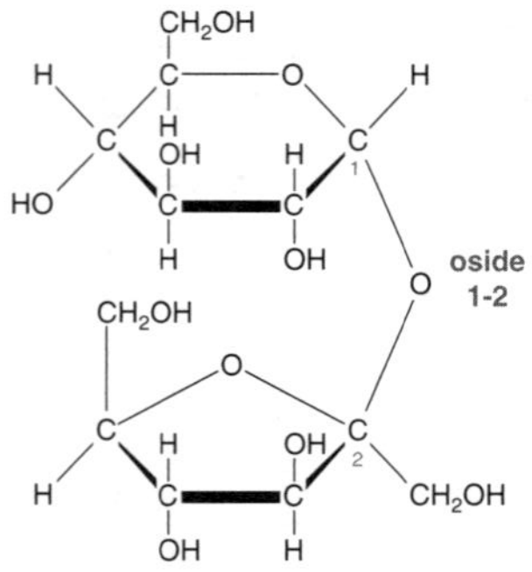	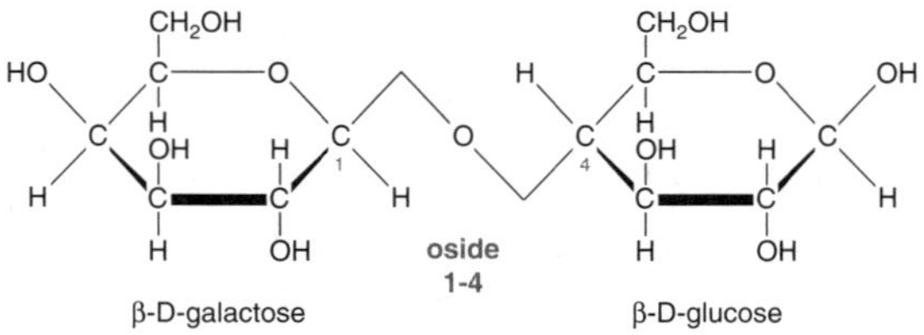	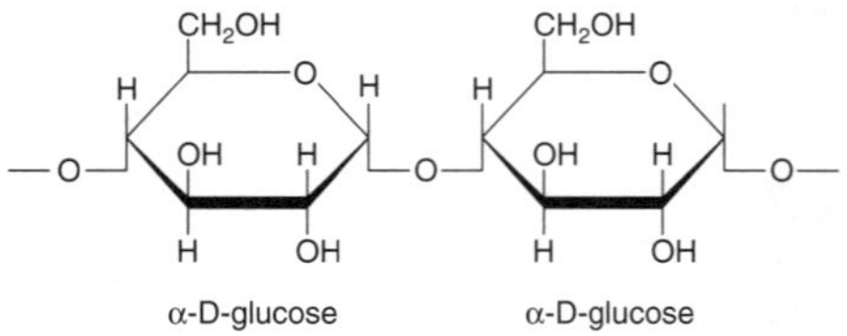 La fonction hémiacétalique libre peut être sous configuration α ou β.
Nom Abréviation	α-D-glucopyrannosyl 1-2 β-D-fructofurannoside DGlc $\alpha 1\beta 2$ DFru	β-D-galactopyrannosyl 1-4 D-glucopyrannose Dgal $\beta 1,4$ DGlc	α-D-glucopyrannosyl 1-4 glucopyrannose DGlc $\alpha 1,4$ DGlc

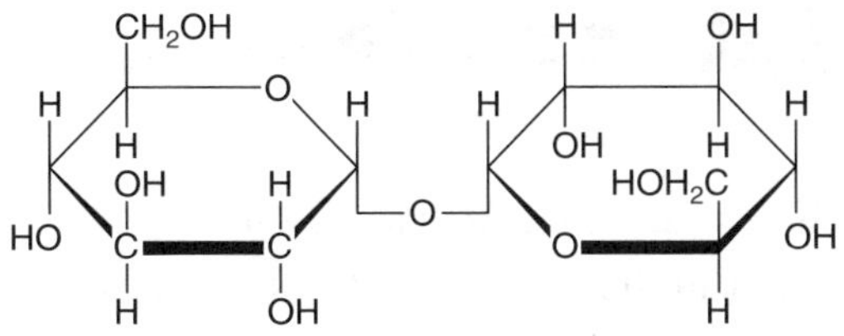

Figure 4.1 Structure du tréhalose (Glc α1-α1 Glc).

À noter

Comme tous les disaccharides ne sont pas liés par les mêmes types de liaisons, ils ne seront pas hydrolysés par les mêmes enzymes.

Les enzymes ne sont pas capables d'hydrolyser tous les types de liaison. Ainsi, une α-glucosidase peut hydrolyser le saccharose et le maltose qui contiennent de l'α-glucose.

Au contraire, une β-galactosidase est nécessaire pour hydrolyser le lactose. Cette enzyme intestinale, appelée parfois lactase, est produite abondamment chez le nourrisson pour diminuer à l'âge adulte. Ceci explique que le lait soit difficilement digéré par les personnes âgées. Les laits pauvres en lactose ont en fait déjà subi industriellement l'action d'une lactase.

Autres sucres

Il existe de nombreux autres sucres, dont des trisaccharides; nous pouvons citer sans ordre particulier :

- le cellobiose : β-D-glucopyrannosyl (1-4) D-glucopyranose;
- le gentobiose : β-D-glucopyranosyl (1-6) D-glucopyranose;
- le gentianose : β-D-glucopyranosyl (1-6) saccharose;
- le raffinose : α-D- galactopyranosyl (1-6) saccharose.

Synthèse

Je sais définir

- Disaccharide
- Liaison O-glycosidique

Je connais

- Les caractéristiques des principaux disaccharides : saccharose, lactose et maltose
- Les enzymes capables ou non d'hydrolyser les liaisons
- Les caractéristiques de la lactase intestinale

Je sais

- Reconnaître et expliquer le caractère réducteur ou non d'un disaccharide

Questions à choix multiples

1 Parmi les propositions suivantes, laquelle (lesquelles) est (sont) exacte(s)?

❒ **a.** Le maltose contient deux résidus de D-galactose unis par une liaison glycosidique entre le C1 d'un résidu et le C4 de l'autre.

❒ **b.** La configuration de l'atome de carbone anomérique dans la liaison glycosidique entre les deux monosaccharides du lactose est β.

❒ **c.** La configuration de l'atome de carbone C1 du glucose dans la liaison glycosidique entre les deux monosaccharides du saccharose est α.

❒ **d.** Le saccharose n'est pas un sucre réducteur car les carbones anomériques des deux unités monosaccharidiques qui le composent sont impliqués dans la liaison glycosidique.

2 Parmi les propositions suivantes concernant les diholosides, laquelle (lesquelles) est (sont) vraie(s)?

❒ **a.** L'α-glucosidase hydrolyse le saccharose en une molécule d'α-glucose et une molécule de β-fructose.

❒ **b.** La nomenclature du saccharose est l'α-D-glucopyranosyl(1-1) β-D-fructofuranose.

❒ **c.** Le lactose possède une fonction hémiacétalique libre.

❒ **d.** Le maltose peut être hydrolysé par une α-glucosidase.

❒ **e.** Le maltose provient de l'hydrolyse de l'amidon.

3 Parmi les affirmations suivantes relatives aux disaccharides, relevez la (les) proposition(s) exacte(s).

❒ **a.** Le saccharose ne possède pas de groupement hémiacétalique.

❒ **b.** Le saccharose est constitué de l'union d'une molécule d'α-D-fructofuranose et de β-D-glucopyranose.

❒ **c.** Le lactose possède un groupement acétalique.

❒ **d.** Dans un disaccharide, les deux oses constitutifs sont réunis par une liaison O-glycosidique.

❒ **e.** L'hydrolyse du maltose libère deux molécules de glucose.

4 Parmi les affirmations suivantes relatives au lactose, relevez la (les) proposition(s) exacte(s).

❒ **a.** C'est un disaccharide réducteur.

❒ **b.** Il possède une fonction hémiacétalique libre.

❒ **c.** Il est constitué de l'union d'une molécule de glucose et d'une molécule de galactose.

❒ **d.** C'est le constituant glucidique principal du lait.

❒ **e.** Son hydrolyse sous l'effet d'une α-galactosidase est impossible.

❒ **f.** Le carbone 1 du glucose est engagé avec le carbone 4 du galactose pour former la liaison O-glycosidique.
❒ **g.** Le carbone 1 du glucose porte une fonction cétalique.
❒ **h.** Il possède deux fonctions alcools primaires.
❒ **i.** Le carbone 4 du glucose porte une fonction alcool secondaire.

5 Parmi les propositions suivantes relatives à la structure schématisée ci-dessous, relevez la (ou les) propositions exacte(s).

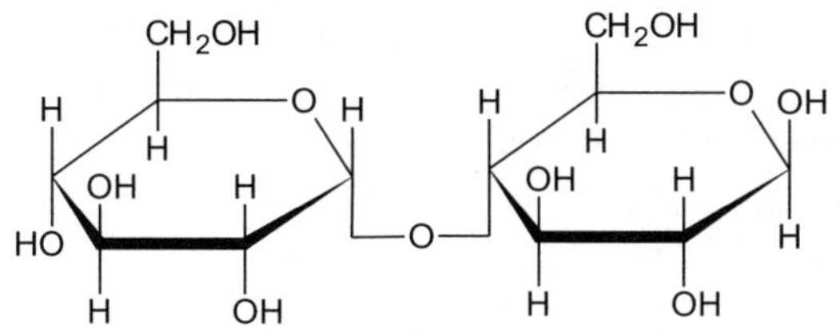

❒ **a.** Il s'agit d'un oligosaccharide.
❒ **b.** Il s'agit d'un sucre réducteur.
❒ **c.** Il est constitué d'un résidu de glucose et d'un résidu de galactose.
❒ **d.** Les deux sucres qui le constituent sont reliés par une liaison α 1-3.
❒ **e.** L'un des deux sucres est sous sa forme anomérique β.

6 Quelle(s) est (sont) la (les) propriété(s) qui s'applique(nt) au maltose ?

❒ **a.** C'est un disaccharide réducteur.
❒ **b.** Après hydrolyse, il libère deux molécules de glucose.
❒ **c.** Il est toujours sous la configuration anomérique alpha.
❒ **d.** Il joue un rôle de réserve énergétique.
❒ **e.** Il peut être hydrolysé par une α-glucosidase.

7 Parmi les propositions suivantes, laquelle (lesquelles) est (sont) exacte(s) ?

❒ **a.** La configuration de l'atome de carbone anomérique dans la liaison glycosidique entre les deux monosaccharides du maltose est α.
❒ **b.** Le fructose est un sucre réducteur car l'un des deux glucoses qui le constituent possède un carbone anomérique libre qui peut être oxydé.
❒ **c.** Le lactose est un disaccharide composé d'un résidu de galactose et d'un résidu de glucose unis par une liaison glycosidique entre le C1 du galactose et le C4 du glucose.
❒ **d.** Le saccharose est un disaccharide composé d'un résidu de α-D-glucose et d'un résidu de β-D-fructose unis par une liaison glycosidique entre le C1 du glucose et le C2 du fructose.
❒ **e.** Le tréhalose est un disaccharide composé de deux résidus d'α-D-glucose unis par une liaison glycosidique entre le C1 d'un glucose et le C1 de l'autre glucose.

Corrigés

1 Bonne(s) réponse(s) : b., c. et d.

a. Il s'agit de deux unités de glucose.

2 Bonne(s) réponse(s) : a., c., d. et e.

b. La liaison est en 1-2.

c. Ceci explique le caractère réducteur du lactose.

3 Bonne(s) réponse(s) : a., c., d. et e.

a. D'où son caractère non réducteur.

b. C'est le contraire.

c. La fonction hémiacétalique qui s'engage dans la liaison glycosidique devient une fonction acétalique.

4 Bonne(s) réponse(s) : a. à e. et h.

f. C'est le C4 du glucose avec le C1 du galactose.

g. Il y a une fonction acétalique, de plus portée par le carbone 1 du galactose.

h. Elles sont portées par les deux carbones 6.

i. Le carbone 4 ne porte pas de fonction alcool car une liaison est engagée avec le galactose.

5 Bonne(s) réponse(s) : a., b. et e.

a. Puisqu'il s'agit d'un disaccharide, le maltose en l'occurrence.

b. Le sucre de droite n'a pas engagé sa fonction réductrice dans la liaison, et conserve donc son caractère réducteur (carbone 1).

c. Deux résidus de glucose.

d. La liaison est α 1-4.

e. Le glucose de droite est en anomérie β.

6 Bonne(s) réponse(s) : a., b. et e.

b. C'est un disaccharide constitué uniquement de glucose.

c. La fonction hémiacétalique libre est soit α, soit β.

d. Le maltose ne sert pas de réserve énergétique, contrairement à l'amidon, dont il peut cependant être issu après hydrolyse.

e. L'anomère du glucose étant l'anomère α, cette enzyme pourra parfaitement hydrolyser le maltose.

7 Bonne(s) réponse(s) : a., c., d. et e.

b. Le fructose est un monosaccharide, pas un disaccharide.

5

Les polyosides Les homoglycannes

Plan

Structure des homoglycannes

Synthèse

QCM

Corrigés

Objectifs

- Connaître les principaux homoglycannes
- Savoir donner leurs caractéristiques structurelles et biologiques
- Identifier les extrémités réductrices et non réductrices

Structures des homoglycannes

Il s'agit de polymères du même ose (tableau 5.1 page suivante).

La chitine

Il existe d'autres polymères tels que la chitine, constituant principal des exosquelettes des arthropodes, qui est un polymère de Glc Nac (β1-4) Glc Nac. Il présente de ce fait une structure comparable en de nombreux points à celle de la cellulose.

Son nom provient du grec, signifiant « tunique ».

De nombreux composés synthétiques sont actuellement dérivés de la chitine en pharmacologie, cosmétique, etc.

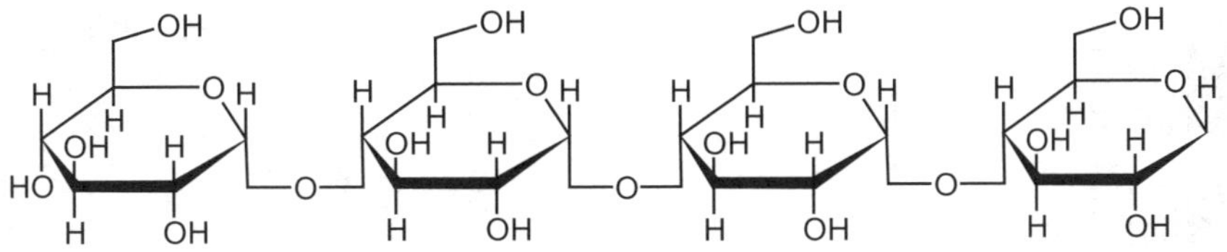

Figure 5.1 Structure de l'amylose.

Tableau 5.1 : Caractéristiques et structures des principaux polysaccharides.

Cellulose	Amidon	Glycogène
Non réductrice.	Non réducteur.	Non réducteur.
Rôle de structure (tissu de soutien, formé de 50 % cellulose) des parois des cellules végétales.	Réserve glucidique chez les végétaux. Aliment glucidique le plus important chez l'homme.	Réserve d'énergie chez les animaux (1 000 Kcal de réserve). Correspond à l'amidon des végétaux. 500 g de glycogène dans le foie et les muscles
Polymère de β *(cis)* D-glucose (10 000 à 15 000) liés en 1-4.	Amidon = amylose + amylopectine 25 % d'Amylose : DGlc α 1,4 DGlc… 75 % d'Amylopectine : un branchement (point de ramification) tous les 20 à 30 résidus (nécessité d'avoir 3 molécules adjacentes) par une liaison en 1,6.	La structure est semblable à celle de l'amidon, mais les branchements en 1,6 y sont beaucoup plus fréquents (tous les huit à dix résidus).
L'anomérie β crée une molécule très étirée (but structural) avec des liaisons hydrogènes intrachaînes mais également interchaînes. Les glucoses y sont retournés de 180° à chaque liaison. Plusieurs chaînes (40 à 100 molécules de cellulose) créent une fibrille (4 nm de diamètre). 20 millions de fibrilles qui créent des fibres élastiques.	L'anomérie α entraîne une angulation de 90° entre 2 molécules de Glc, ce qui crée une structure hélicoïdale très condensée (plus que la cellulose) dont le pas vaut 8.10^{-10} m et qui contient 6 Glc/tour. Les ramifications permettent de condenser un grand nombre de sucres.	Plus de 3 000 Glc. Polymère soluble.
L'homme ne possède pas l'enzyme qui permettrait d'hydrolyser la liaison en β, au contraire des ruminants et des termites qui possèdent une cellulase.	Réactivité chimique de l'amidon avec l'iode (I_2 brun) qui se loge à l'intérieur de la structure hélicoïdale, ce qui entraîne un changement de couleur (teinte bleue).	Après un repas, les granules de glycogènes peuvent être hydrolysés par des glucosidases (hydrolases). Chez les sportifs, c'est une source permanente de glucose.

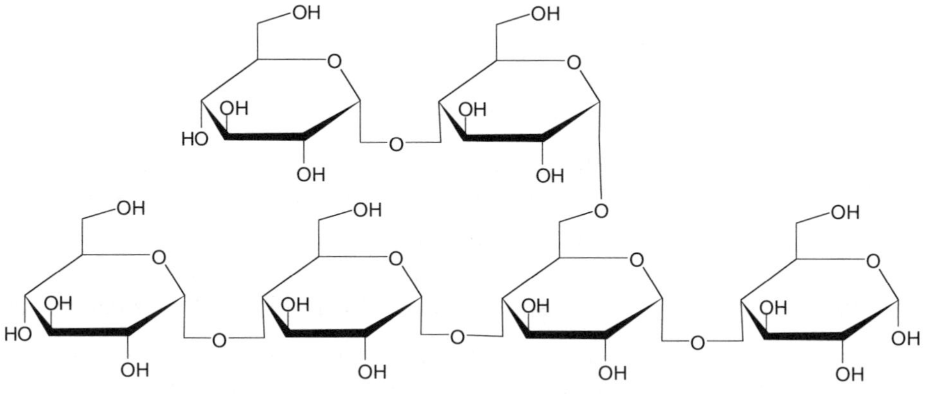

Figure 5.2 Structure de l'amylopectine.

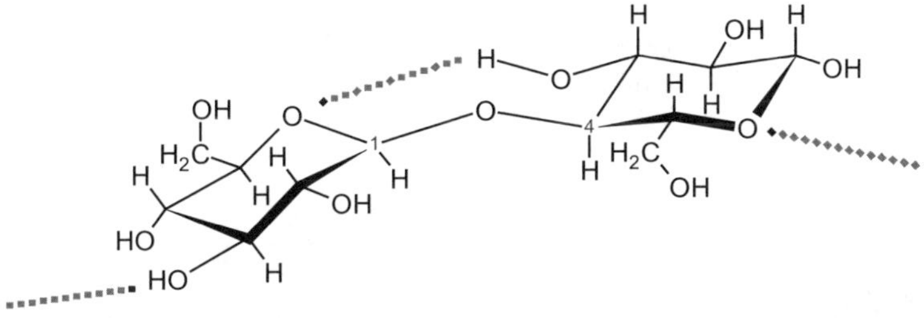

Figure 5.3 Structure de la cellulose.

Les traits en pointillés représentent les liaisons hydrogènes.

Attention

Faites attention au compte des extrémités réductrices et non réductrices de ces homoglycannes Pour l'amidon, il y a une seule extrémité réductrice, alors qu'il y a une extrémité non réductrice par ramification (plus une pour la chaîne principale). Au contraire, pour la cellulose (non ramifiée), il y a une seule extrémité réductrice et une seule non réductrice.

Autres homoglycannes

Parmi tous les homoglycannes, on connaît des cas de structures plus rares parmi lesquelles nous pouvons citer :

- Les dextranes : homoglycanes synthétisés par diverses bactéries correspondant à des unités de D-glucopyranose unies en α 1-6 et ramifiées en 1-4 et en 1-3.
- Les mannanes : trouvés dans l'albumen de certains végétaux et correspondant à des unités de D-mannopyranose unies par soit par des liaisons β 1-4 (β mannanes), soit par des liaisons α 1-2, α 1-3 ou encore α 1-6 (α mannanes).
- Les galactanes : les galactanes végétaux correspondent à des unités de D-galactopyranose unies par des liaisons β 1-4, alors que les galactanes animaux correspondent à des liaisons β 1-6 et β 1-3.
- Les fructosanes : ces homoglycanes de réserve des végétaux correspondent à des unités de D-fructofuranose unies par des liaisons β 2-1 ou encore β 2-6.
- Les xylanes : présents dans les parois des végétaux, notamment des arbres, correspondant à des unités de D-xylopyranose unies par des liaisons β 1-4 ou β 1-3.

Synthèse

Je sais définir
- Polyoside ou polysaccharide
- Homoglycanne
- Cellulose
- Amidon, amylose et amylopectine
- Glycogène

Je connais
- Les caractéristiques de la cellulose, de l'amidon et du glycogène
- Le rôle très important du glycogène dans le métabolisme humain
- Les enzymes capables d'hydrolyser spécifiquement les liaisons

Je sais
- Identifier le nombre d'extrémités réductrices et non réductrices d'un polyoside
- Comparer les polyosides entre eux : points communs et différence

Questions à choix multiples

1 Parmi les propositions suivantes, laquelle (lesquelles) s'applique(nt) au glycogène ?

❒ **a.** Le glycogène ne libère, par hydrolyse, que des résidus de glucose.

❒ **b.** Le glycogène n'est hydrolysable que par des β 1-4 glucosidases.

❒ **c.** Le glycogène est constitué d'environ 2 000 résidus de glucose avec un branchement tous les 30 résidus de glucose.

❒ **d.** Le glycogène est présent majoritairement dans le foie de l'Homme.

❒ **e.** Le glycogène permet la mobilisation de 600 à 1 000 Kcal par jour.

❒ **f.** Il est l'équivalent de l'amidon pour le règne végétal et joue donc un rôle de réserve énergétique.

2 Parmi les propositions suivantes concernant la cellulose, laquelle (lesquelles) est (sont) vraie(s) ?

❒ **a.** La cellulose est un polyholoside de structure des végétaux.

❒ **b.** Son hydrolyse libère uniquement du glucose.

❒ **c.** La cellulose présente une structure branchée avec un branchement tous les 30 résidus.

❒ **d.** Les monosaccharides qui la constituent sont unis par des liaisons α 1-4.

❒ **e.** Les fibrilles constituant les fibres de cellulose sont stabilisées par des ponts hydrogènes.

3 Parmi les propositions suivantes, laquelle (lesquelles) est (sont) exacte(s) ?

❒ **a.** La cellulose est un polymère de glucose qui adopte une conformation étirée.

❒ **b.** Dans une molécule d'amylopectine, il existe plusieurs fonctions réductrices libres.

❒ **c.** Le glycogène adopte une conformation hélicoïdale bien adaptée au stockage.

❒ **d.** Dans le glycogène, les chaînes ramifiées par des liaisons α 1-6 sont plus nombreuses que dans l'amidon.

❒ **e.** Le glycogène est distribué essentiellement dans le foie et les muscles.

4 Parmi les propositions suivantes concernant l'amidon, laquelle (lesquelles) est (sont) exacte(s) ?

❒ **a.** L'amidon est constitué de deux polymères associés, l'amylose et l'amylopectine.

❒ **b.** L'amidon présente une structure linéaire.

❒ **c.** L'amidon est constitué de résidus de glucose unis par liaisons α 1-4 et α 1-6.

❒ **d.** L'amidon comporte un polymère de conformation hélicoïdale, ce qui lui permet d'interagir avec les molécules de diiode.

❒ **e.** L'amidon est un polyoside de réserve des végétaux.

5 Parmi les propositions suivantes, laquelle (lesquelles) est (sont) exacte(s) ?

❒ **a.** L'amylose est un polymère linéaire formé de longues chaînes non ramifiées d'unités de β-D-glucose connectées par des liaisons α 1-4.

❒ **b.** Le glycogène est formé d'unités d'α-D-glucose connectées par des liaisons α 1-6 et ramifiées par des liaisons α 1-4.
❒ **c.** Les molécules d'amylopectine ou de glycogène possèdent autant d'extrémités non réductrices qu'elles ont de ramifications.
❒ **d.** L'homme ne peut pas digérer l'amylose.
❒ **e.** La cellulose est une substance fibreuse trouvée dans les parois cellulaires des végétaux en particulier dans les tiges, les troncs et les portions ligneuses des tissus végétaux.

6 Parmi les propositions suivantes relatives au glycogène, laquelle (lesquelles) est (sont) exacte(s) ?

❒ **a.** C'est un polymère de glucose.
❒ **b.** Il possède une structure ramifiée.
❒ **c.** Il possède toujours un résidu de glucose dont la fonction réductrice est libre.
❒ **d.** Il constitue, chez l'Homme, une réserve énergétique disponible d'environ 25 000 Kcal.
❒ **e.** C'est un homoglycanne.

7 Parmi les propositions suivantes, relevez la (ou les) propositions exacte(s).

❒ **a.** La cellulose est constituée d'anomères β du glucose, qui seuls permettent d'établir des liaisons hydrogènes intrachaîne.
❒ **b.** Ces liaisons hydrogènes expliquent les propriétés macroscopiques de la cellulose.
❒ **c.** La cellulose est hydrolysable par des α glucosidases.
❒ **d.** La structure hélicoïdale de l'amidon explique sa réaction avec le diiode.
❒ **e.** La masse molaire des polysaccharides est déterminée avec précision.

8 Parmi les propositions suivantes, laquelle (lesquelles) est (sont) exacte(s) ?

❒ **a.** L'amidon peut être hydrolysé par une α-amylase.
❒ **b.** Le glycogène adopte une structure hélicoïdale.
❒ **c.** L'amidon est constitué de deux polymères associés par covalence, l'amylose et l'amylopectine.
❒ **d.** Le glycogène, molécule très compacte, est essentiellement distribué dans le foie de l'homme.

9 Parmi les propositions suivantes, laquelle (lesquelles) est (sont) exacte(s) ?

❒ **a.** Par convention, la structure des oligosaccharides s'écrit avec son extrémité non réductrice à gauche.
❒ **b.** Les homopolysaccharides contiennent un seul type d'unité monosaccharidique.
❒ **c.** Les polysaccharides sont synthétisés à partir d'une matrice de longueur et de séquence définie, par des enzymes qui copient exactement la matrice. La taille précise d'un polysaccharide ne varie donc pas d'une molécule à une autre.
❒ **d.** L'amidon et le glycogène sont des polymères de stockage du glucose.
❒ **e.** La molécule d'amylopectine est ramifiée tous les 24 à 30 résidus environ, par des liaisons α 1-6.

Corrigés

1 Bonne(s) réponse(s) : a. et e.

a. Il s'agit d'un homopolymère de glucose.

b. Il y a aussi des branchements en 1-6, et de plus, il s'agit de l'anomère α du glucose.

c. Il y a plus de 3 000 résidus avec des branchements très nombreux.

d. Cela est vrai en pourcentage, mais en masse, la majorité du glycogène est dans les muscles.

Attention

Vous voyez l'ambiguïté du « majoritairement » : en masse ou en pourcentage ?

e. Ceci correspond à l'énergie nécessaire pour une journée. On considère en effet qu'une journée à jeun consomme la totalité du glycogène disponible. Ensuite, ce sont les réserves lipidiques qui prendront le relais.

f. Il est bien l'équivalent de l'amidon mais pour le règne animal.

2 Bonne(s) réponse(s) : a., b. et e.

a. Elle assure un rôle de structure pour les tiges, les feuilles…

c. La cellulose ne présente pas de structure branchée.

d. Les liaisons sont en bêta.

e. Ce sont ces liaisons hydrogènes qui expliquent la stabilité de la cellulose, et son utilisation dans les structures des végétaux.

3 Bonne(s) réponse(s) : a., c., d. et e.

a. Ceci assure un meilleur rôle structural.

b. Il y a une seule extrémité réductrice par molécule.

4 Bonne(s) réponse(s) : a., c., d. et e.

b. La structure est hélicoïdale.

d. C'est cette interaction qui constitue d'ailleurs un test de mise en évidence de l'amidon.

5 Bonne(s) réponse(s) : e.

a. Les unités de glucose sont en anomérie alpha.

b. Ce sont les ramifications qui sont en 1-6.

c. Il y a une extrémité non réductrice de plus car il y a celle de la chaîne principale, en plus de celles de chaque ramifications.

d. L'homme ne peut pas digérer la cellulose, mais il peut digérer l'amylose.

6 Bonne(s) réponse(s) : a., b., c. et e.

d. Le glycogène ne représente jamais une telle réserve énergétique chez l'homme (à peine 1 000 kcal).

7 Bonne(s) réponses(s) : a., b. et d.

b. Elles expliquent sa rigidité.

c. La cellulose n'est hydrolysable que par des β glucosidases.

d. La molécule de diiode pénètre dans l'hélice ce qui modifie son spectre d'absorption.

e. Le nombre de résidus de sucre est très variable, donc la masse molaire également.

8 Bonne(s) réponse(s) : a. et b.

b. Il s'agit d'un homopolymère linéaire où les chaînes de glucose sont reliées entre elles par des liaisons faibles, mais l'anomère α du glucose entraîne cette structure en hélice.

c. Ces deux polymères ne sont pas associés par covalence.

d. Cette question est problématique car le glycogène est préférentiellement stocké dans le foie (4 % de la masse du foie), mais la plus grande partie est stockée dans les muscles vue la masse des muscles dans le corps (plusieurs dizaines de kilos contre 1,8 kg de foie).

9 Bonne(s) réponse(s) : a., b., d. et e.

a. Mais il ne s'agit pas vraiment d'une convention, plutôt d'une habitude.

c. Cette proposition correspondrait plutôt à la synthèse des protéines ; les polysaccharides, eux, sont de longueur variable.

d. Le premier dans le règne végétal, et le second dans le règne animal.

Les polyosides Les hétéroglycannes

6

Plan

1. Les hétéroglycannes
2. Les protéoglycannes
3. Les glycoprotéines
4. Les liposaccharides
Synthèse
QCM
Corrigés

Objectifs

- Connaître les principaux hétéroglycannes
- Savoir donner leurs caractéristiques structurelles et biologiques
- Identifier leur association éventuelle avec des protéines
- Différencier un protéoglycanne d'une glycoprotéine

1. Les hétéroglycannes

On y trouve des oses neutres le plus souvent associés à des osamines ou à des acides uroniques.

Muréine

La muréine est un constituant de la paroi bactérienne formée de l'alternance de N-acétyl D-glucosamine et d'acide N-acétyl D-muraminique liés en β 1-4. Ces chaînes glycanniques sont liées à une structure peptidique particulière contenant des acides aminés de la série D.

La muréine est indispensable à l'intégrité et donc au développement des bactéries. Certains antibiotiques agissent donc en inhibant la synthèse de ces polysaccharides (cf. enzymologie). De même que le lysozyme contenu dans les larmes qui est capable d'hydrolyser les liaisons entre GlcNac et l'acide acétyl muraminique, ce qui protège l'œil des infections bactériennes.

2. Les protéoglycannes

Ce nom correspond aux molécules résultant de l'association d'un glycosaminoglycanne (GAG) avec une protéine formant un tronc central, ce qui donne aux protéoglycannes un aspect en goupillon.

À l'exception de l'acide hyaluronique, les GAG se lient à la chaîne protéique par une liaison de covalence grâce à un triose (deux galactoses et un xylose) intermédiaire, lui-même lié à la protéine par une liaison O-glycosidique avec un résidu de Sérine.

2.1. Les glycosaminoglycannes (GAG) de structure

Ce sont des chaînes osidiques linéaires de grandes tailles : plusieurs dizaines à plusieurs milliers de sucres.

Ils sont constitués de l'assemblage répétitif d'une unité disaccharide de base (acide uronique-osamine); l'osamine est souvent la glucosamine et l'acide uronique souvent du GlcUA.

Ils ont deux particularités qui permettent d'expliquer leurs fonctions :

- sur le C6, une fonction acide carboxylique est déprotonée, ce qui entraîne l'existence d'une charge négative;
- estérification possible de l'osamine par l'acide sulfurique H_2SO_4 (en fait l'ion OSO_3^-) qui entraîne l'existence d'une autre charge négative.

Les GAG peuvent donc porter jusqu'à deux charges négatives par unité disaccharidique.

L'acide hyaluronique, HA

Il est présent dans tous les tissus conjonctifs et tous les espaces intercellulaires.

Il occupe un volume important, sert de lubrifiant au liquide articulaire, offre une grande résistance aux compressions.

C'est un gel macromoléculaire très hydrophile qui peut absorber jusqu'à 10 000 fois sa masse en eau.

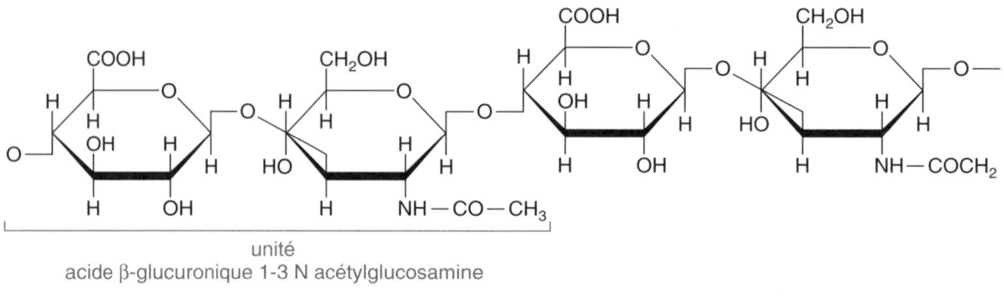

Figure 6.1 Structure de l'acide hyaluronique. Les unités sont unies par des liaisons β 1-4. L'unité disaccharidique est répétée 25 000 fois, ce qui donne 50 000 sucres.

Dans l'humeur aqueuse de l'œil, il retient l'eau, ce qui permet à l'œil de garder sa sphéricité et son tonus.

Constituant du tendon et du cartilage de par son élasticité et sa résistance à la tension.

Il ne forme pas de liaison covalente avec les protéines. Il adopte une configuration linéaire désordonnée (Fig. 6.1).

Si le GAG est non sulfaté, il porte une charge négative sur GlcUA donc 25 000 charges négatives au total qui attirent les cations (Na^+) qui eux-mêmes attirent l'eau. L'eau étant incompressible, HA est incompressible.

Comparaison : le glycogène présente un nombre d'unités oses quasi équivalent mais occupe un volume 100 fois plus petit que HA.

Il peut être attaqué par une hyaluronidase, qui va donc provoquer une infection de l'articulation.

Remarque
In vivo, la hyaluronidase a été mise à profit pour faciliter la pénétration de certains médicaments dans l'organisme.

Chondroïtine sulfate, CS

On la trouve dans le cartilage et dans les os en voie de croissance.

La présence de groupements sulfates porteurs de deux charges négatives permet à cette molécule de retenir les cations calcium Ca^{2+} et donc de participer à la calcification osseuse.

C'est une molécule très étirée (due à la répulsion des deux charges négatives) qui occupe un volume important, présentant une grande résistance mécanique.

Elle forme une liaison covalente avec une protéine et donc un protéoglycanne. Ce protéoglycanne présente une forme de goupillon, la protéine formant l'axe central (Fig. 6.2).

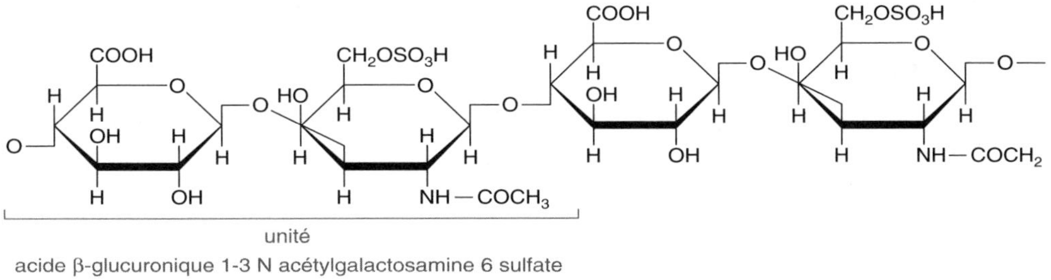

Figure 6.2 Structure de la chondroïtine sulfate.
Les unités sont unies par des liaisons β 1-4.

Dermatane sulfate, DS

Il est présent dans la peau et les vaisseaux sanguins. Il forme avec une protéine un protéoglycanne.

La structure est la même que celle de la chondroïtine sulfate, mais l'acide uronique est cette fois l'acide L-iduronique (épimère de l'acide D-glucuronique sur le carbone 5) ; on l'a d'ailleurs longtemps appelé condroïtine sulfate B.

Héparane sulfate, HS

Il est présent dans les lames basales, les poumons et les parois artérielles.

Avec une protéine, il forme un protéoglycanne.

Kératane sulfate, KS

Il est présent dans le cartilage, la cornée et les disques intervertébraux.

Avec une protéine, il forme un protéoglycanne.

L'unité de base est la N-acétyllactosamine sulfatée sur la position 6 de la N-acétyl-glucosamine.

On compte quelques dizaines d'unités disaccharidiques par chaîne.

Agrécanne du cartilage

Comme pour tous les protéoglycannes, l'agrécanne du cartilage s'organise autour d'un axe central protéique ne représentant que quelques pour-cent de sa masse totale. Autour de cet axe central, sont répartis les GAG qui adoptent une structure en goupillon, et qui s'accrochent à la protéine par des liaisons covalentes ; on y trouve notamment des molécules de kératane et chondroïtine sulfate. Ces structures en goupillons s'agglomèrent enfin latéralement autour d'une molécule d'acide hyaluronique pour former des molécules de très grandes tailles. La liaison avec l'acide hyaluronique se fait cette fois par des liaisons faibles.

2.2. Les glycosaminoglycannes de sécrétion

Héparine

Il s'agit d'un polyanion qui provient de l'hydrolyse de l'héparane sulfate.

C'est un GAG de sécrétion (ne forme jamais de protéoglycanne) libéré par les mastocytes 0.

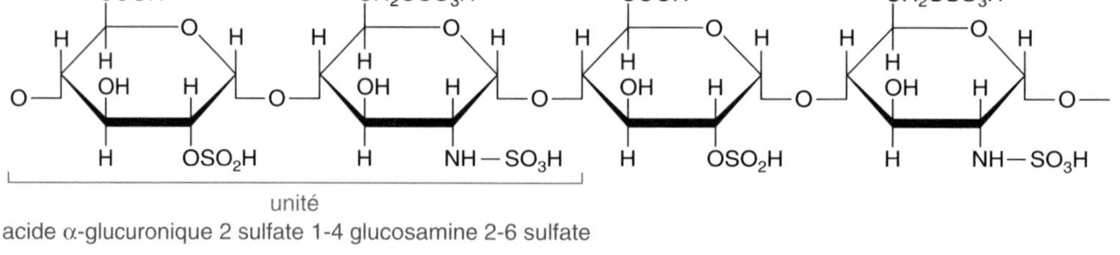

Figure 6.3 Structure de l'héparine.
Les unités sont unies par des liaisons β 1-4.

C'est un anticoagulant. Il active par des liaisons électrostatiques l'antithrombine III qui présente à sa surface des charges positives ; il s'ensuit un blocage de la coagulation via la thrombine (Fig. 6.3).

Il semblerait que parfois ce soit une molécule d'acide L-iduronique (provenant du L-idose) qui remplacerait la molécule d'acide glucuronique.

2.3. Les glycoprotéines

Il s'agit de l'association d'une partie glucidique avec une partie protéique, mais elles ne contiennent ni acides uroniques, ni esters sulfuriques, ce qui les différencient des GAG.

À noter

> Vous pouvez voir les glycoprotéines comme une molécule possédant une grosse partie protéique et une petite partie glycannique.

On y trouve, dans la fraction glucidique, des oses (notamment du mannose), des désoxyoses, des osamines et des acides sialiques (en position terminale de la chaîne glycannique).

La liaison entre la fraction glucidique et la partie protéique se fait suivant une liaison N-glycosidique (avec l'asparagine) ou O-glycosidique (avec la sérine ou la thréonine).

Les parties sucrées des glycoprotéines sont responsables des phénomènes de reconnaissance extracellulaire (elles sont donc toujours tournées vers l'extérieur des cellules), protègent les protéines contre les attaques protéolytiques et modifient la solubilité et la polarité des protéines.

Exemples de glycoprotéines

La glycophorine (glycoprotéine membranaire)

Elle est présente dans les érythrocytes humains, c'est-à-dire les globules rouges.

Il s'agit d'une protéine transmembranaire de 131 acides aminés porteuse de 16 chaînes oligosaccharidiques sur la partie N terminale, présentant de nombreux acides sialiques (acide N acétyl neuraminique), du galactose et de la N acétyl galactosamine. Les nombreux acides sialiques présents vers l'extérieur apportent une charge négative à cette protéine, ce qui maintient les érythrocytes éloignés les uns des autres

La partie protéique présente dans les milieux extra et intracellulaire des acides aminés hydrophiles, et à l'intérieur de la membrane des acides aminés hydrophobes.

Cette structure particulière permet également des interactions avec des composés tels que le virus de la grippe.

Remarque
Si on traite les globules rouges par des sialidases qui vont alors dégrader les extrémités des chaînes glycanniques, on remarque que la durée de vie des globules rouges diminue fortement. Ce n'est évidemment pas le cas lorsque ces chaînes glycanniques sont intactes, car elles protégent alors la cellule.

La céruloplasmine (glycoprotéine circulante)

Cette protéine circulante est formée d'une partie protéique, de cuivre et de chaînes oligosaccharidiques ; elle est donc impliquée dans le transport du cuivre.

Avec le temps, les extrémités des acides sialiques sont dégradées, ce qui est un signe de vieillissement de la protéine.

Les chaînes glycaniques vont permettre à cette glycoprotéine d'être captée par les cellules du foie, pour y être dégradée par les lysosomes.

En conclusion, nous pouvons donc dire que les glycoprotéines synthétisées par les cellules auront trois destinations principales, elles seront : sécrétées, intégrées dans la membrane cellulaire ou intégrées dans les organites intracellulaires.

3. Les liposaccharides

Il s'agit de molécules formées d'une partie protéique et d'une partie lipidique.

3.1. Les lipopolysaccharides des membranes bactériennes

La présence de ces lipopolysaccharides explique la toxicité des bactéries Gram – telles les salmonelles et *E. coli* ; la partie glycannique porte l'antigénie O, et n'est donc pas reconnue par les anticorps du système immunitaire, puisqu'il n'existe pas chez l'homme d'anticorps anti O.

Plusieurs chaînes polysaccharidiques sont reliées à une même partie lipidique.

3.2. Les sphingoglycolipides des groupes sanguins (cf. groupes sanguins, lipides)

Lorsque la partie glycannique correspond à un sphingolipide, on obtient les sphingo-glycolipides. Ceux-ci sont notamment responsables de l'appartenance des individus aux différents groupes sanguins (Fig. 6.4).

Le fucose, sucre rare trouvé dans ces structures, correspond à un 6-désoxy galactose (Fig. 6.5).

Le groupe O est donneur universel car il n'existe aucun anticorps anti O. Ce groupe correspond à 40 % de la population. Les gens de groupe O possèdent en revanche les anticorps anti A et anti B, et ne peuvent donc, de ce fait, recevoir de sang que de leur propre groupe.

Le groupe A peut recevoir de O mais pas de B car il y a présence d'anticorps anti B. Il correspond à 40 % de la population.

Le groupe B peut recevoir de O mais pas de A car il y a présence d'anticorps anti A. Il correspond à 16 % de la population.

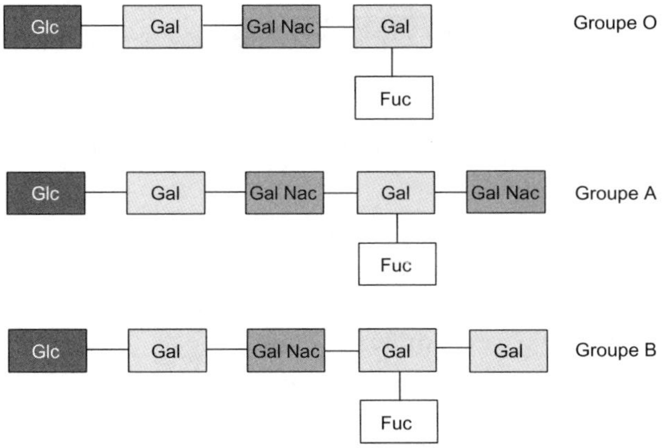

Figure 6.4 Structure des groupes sanguins.

Figure 6.5 Structure du fucose.

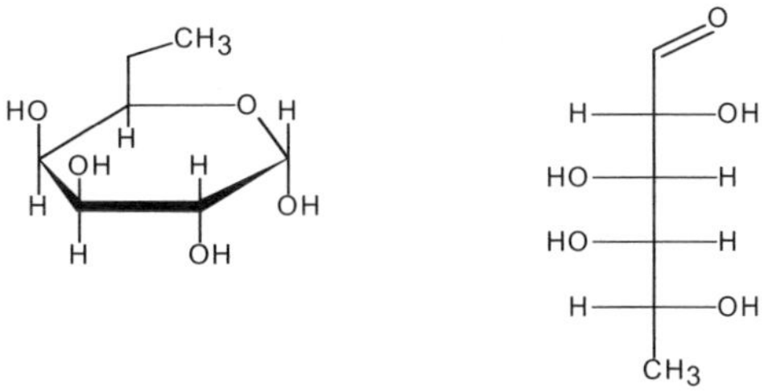

Le groupe AB qui possède un mélange de ces structures ; ne possédant aucun anticorps, les gens de groupe AB sont receveurs universels, mais ne peuvent donner leur sang qu'à leur propre groupe.

Synthèse

Je sais définir

- Hétéroglycanne
- Glycosaminoglycanne
- Protéoglycanne
- Glycoprotéine
- Liposaccharide

Je connais

- La muréine et son rôle dans le développement des infections bactériennes
- La structure et le rôle des principaux glycosaminoglycannes
- La structure de l'agréganne du cartilage
- Les rôles et les fonctions des glycoprotéines
- La structure des chaînes glycanniques des groupes sanguins humains

Je sais

- Lier la structure des glycosaminoglycannes à leurs propriétés, et donc à leurs rôles dans l'organisme
- Différencier une glycoprotéine d'un protéoglycanne
- Expliquer le rôle des chaînes glycanniques dans les structures complexes

Questions à choix multiples

1 Quelle(s) est (sont) la (les) proposition(s) qui s'applique(nt) à l'acide hyaluronique?

- ❒ **a.** C'est un protéoglycanne.
- ❒ **b.** Chacun des sucres composant l'unité disaccharidique répétitive porte une charge négative.
- ❒ **c.** Il adopte une conformation tridimensionnelle ordonnée et régulière.
- ❒ **d.** C'est une molécule très hydratée.
- ❒ **e.** Il entre dans la composition du cartilage.

2 À propos des affirmations suivantes sur les hétéroglycannes, laquelle (lesquelles) est (sont) exacte(s)?

- ❒ **a.** Ils sont toujours associés de manière covalente à une protéine.
- ❒ **b.** L'acide hyaluronique possède une structure ramifiée.
- ❒ **c.** L'héparine est un produit de clivage de l'héparane sulfate.
- ❒ **d.** Les protéoglycannes ne sont jamais rencontrés dans la membrane plasmique.
- ❒ **e.** L'acide hyaluronique est composé d'acide gluconique uni à une osamine.

3 Quelle(s) est (sont) la (les) proposition(s) qui s'applique(nt) à l'acide hyaluronique?

- ❒ **a.** C'est le constituant essentiel de la matrice extracellulaire.
- ❒ **b.** Une molécule d'acide hyaluronique contient 50000 sucres et occupe un volume 100 fois supérieur à celui d'une molécule de glycogène.
- ❒ **c.** C'est un hétéropolymère contenant de l'acide glucuronique et de la N-acétyl galactosamine.

4 Quelle(s) est (sont) la (les) proposition(s) qui s'applique(nt) aux protéoglycannes?

- ❒ **a.** Ils sont constitués d'acide hyaluronique, de chondroïtine sulfate ou d'héparine.
- ❒ **b.** Ils sont caractérisés par une association covalente entre une chaîne glycannique constituée d'unités disaccharidiques (acide uronique – osamine) et une protéine.
- ❒ **c.** Le kératane sulfate n'entre pas dans la constitution des protéoglycannes de par sa différence de composition chimique avec les autres GAG.
- ❒ **d.** Leur rôle biologique est essentiellement lié à leur conformation.
- ❒ **e.** Un seul type de GAG peut s'associer à une protéine de la matrice extracellulaire.

5 Parmi les propositions suivantes, laquelle (lesquelles) est (sont) exacte(s)?

- ❒ **a.** Dans les protéoglycannes, de nombreuses molécules de chondroïtine sulfate sont liées par covalence à des molécules de kératane sulfate.
- ❒ **b.** Les sucres composants les unités disaccharidiques du chondroïtine sulfate sont unis par une liaison glycosidique β 1-3.
- ❒ **c.** Les chaînes oligosaccharidiques attachées aux glycoprotéines peuvent les protéger de l'attaque d'enzymes protéolytiques.
- ❒ **d.** Les chaînes oligosaccharidiques attachées aux glycoprotéines peuvent constituer des signaux de reconnaissance pour des enzymes ou des récepteurs.

❒ **e.** L'héparine est un anticoagulant de synthèse.

❒ **f.** Le kératane sulfate possède une unité disaccharidique formée de D galactose et de N acétyl glucosamine sulfate reliées en β 1-3.

6 Parmi les propositions suivantes concernant les glycannes des glycoprotéines, laquelle (lesquelles) est (sont) exacte(s) ?

❒ **a.** Ils sont les principaux marqueurs des phénomènes de reconnaissance cellulaire.

❒ **b.** Ils sont impliqués dans les phénomènes d'adhésion des bactéries sur les cellules cibles, et donc dans les effets pathogènes de celles-ci.

❒ **c.** Ils présentent toujours un caractère acide.

❒ **d.** Ils sont les éléments de reconnaissance des groupes sanguins A, B et O.

❒ **e.** Ils peuvent servir de réserve de glucose.

7 Parmi les propositions suivantes, laquelle (lesquelles) est (sont) exacte(s) ?

❒ **a.** Dans les glycoprotéines, la liaison covalente entre une chaîne glycannique et une protéine est toujours de nature N-glycosidique.

❒ **b.** Cette liaison N-glycosidique entraîne la perte du caractère réducteur de l'ose lié à l'acide aminé de la protéine.

❒ **c.** Les glycannes rentrant dans la constitution d'une glycoprotéine en accroissent la solubilité.

❒ **d.** Ils sont responsables de l'élimination hépatique de certaines protéines circulantes.

❒ **e.** Cette élimination met en jeu des protéines membranaires reconnaissant spécifiquement les chaînes glycanniques des glycoprotéines.

8 Parmi les propositions suivantes, laquelle (lesquelles) est (sont) exacte(s) ?

❒ **a.** Les chaînes glycanniques des glycoprotéines jouent un rôle dans la conformation de la protéine.

❒ **b.** Ces chaînes glycanniques peuvent être linéaires ou ramifiées.

❒ **c.** Dans la membrane cellulaire, les chaînes oligosaccharidiques des glycoprotéines sont tournées vers l'intérieur de la cellule.

9 Parmi les propositions suivantes, laquelle (lesquelles) est (sont) exacte(s) ?

❒ **a.** Dans les unités disaccharidiques des glycosaminoglycannes, l'un des deux monosaccharides est une acétylglucosamine ou une acétylgalactosamine ; l'autre est généralement un acide uronique, habituellement l'acide glucuronique.

❒ **b.** Le chondroïtine sulfate est un glycosaminoglycanne composé d'environ 20 000 unités disaccharidiques.

❒ **c.** Les sucres composant les unités disaccharidiques de l'acide hyaluronique sont unis par une liaison glycosidique β 1-4.

❒ **d.** L'acide hyaluronique est un composant de la matrice extracellulaire du cartilage et des tendons.

❒ **e.** Les protéoglycannes sont composés d'un brin d'acide hyaluronique auquel de nombreuses protéines sont liées par des liaisons covalentes, à des intervalles d'environ 40 nm.

10 Parmi les propositions suivantes, laquelle (lesquelles) est (sont) exacte(s)?

❒ **a.** Les glycosaminoglycannes de la matrice extracellulaire représentant une famille de polymères ramifiés formés d'unités disaccharidiques répétitives.

❒ **b.** Dans le chondroïtine sulfate et le kératane sulfate, une fonction hydroxyle d'un des deux sucres de chaque unité disaccharidique constitutive est estérifiée par un sulfate.

❒ **c.** L'acide hyaluronique est composé d'environ 50 unités disaccharidiques.

❒ **d.** Chaque unité disaccharidique de l'acide hyaluronique contient un acide glucuronique et une acétylglucosamine.

11 Parmi les propositions suivantes, laquelle (lesquelles) est (sont) exacte(s)?

❒ **a.** L'acide hyaluronique est présent dans le liquide synovial des articulations et participe à leur lubrification.

❒ **b.** L'acide hyaluronique confère une structure de «gel» à l'humeur vitrée de l'œil.

❒ **c.** Dans les protéoglycannes, de nombreuses molécules de glycosaminoglycannes courtes comme le kératane sulfate sont liées par covalence à des protéines.

❒ **d.** L'unité disaccharidique du chondroïtine sulfate contient un acide glucuronique et un galactose estérifié par un sulfate.

❒ **e.** Les sucres composant chaque unité disaccharidique du chondroïtine sulfate sont unis par une liaison β1-6.

12 Parmi les propositions suivantes, laquelle (lesquelles) est (sont) exacte(s)?

❒ **a.** Les chaînes oligosaccharidiques des glycoprotéines peuvent les protéger de l'action d'enzymes protéolytiques.

❒ **b.** Les chaînes oligosaccharidiques des glycoprotéines peuvent modifier la polarité et la solubilité des glycoprotéines.

❒ **c.** Les chaînes oligosaccharidiques des glycoprotéines sont généralement monotones et pauvres en information structurale.

❒ **d.** Les chaînes oligosaccharidiques des glycoprotéines peuvent constituer des signaux de reconnaissance pour des enzymes ou des récepteurs.

❒ **e.** Des globules rouges traités *in vitro* par de la sialidase et réintroduits dans le sang ont une durée de vie plus longue que les globules rouges non traités.

13 Parmi les propositions suivantes, relevez la (ou les) propositions exacte(s).

❒ **a.** L'acide hyaluronique contient environ 50 000 sucres.

❒ **b.** On trouve cet acide notamment dans les parois des œufs.

❒ **c.** La chondroïtine sulfate possède de 60 à 80 unités disaccharidiques.

❒ **d.** Le kératane sulfate contient une molécule de N-acétyl galactosamine.

❒ **e.** L'acide hyaluronique peut être lié par des liaisons non covalentes à près de 100 chaînes peptidiques.

Corrigés

1 Bonne(s) réponse(s) : d. et e.

a. Il peut entrer dans la composition des protéoglycannes.

b. Un seul des sucres de l'unité porte une charge négative (l'acide uronique).

c. Sa configuration est désordonnée.

d. Il peut retenir une grande quantité d'eau.

2 Bonne(s) réponse(s) : c.

a. L'acide hyaluronique est le seul à ne pas se lier de manière covalente.

b. Sa structure est linéaire.

e. C'est de l'acide glucuronique.

3 Bonne(s) réponse(s) : a. et b.

c. Il s'agit de N-acétyl glucosamine.

4 Bonne(s) réponse(s) : d.

a. L'héparine est un GAG de sécrétion qui ne forme donc jamais de protéoglycanne.

b. Cette proposition semble vraie, sauf que l'on connaît un GAG, le kératane sulfate, qui n'a pas d'acide uronique dans sa structure.

c. Le fait que ce soit un GAG qui n'a pas d'acide uronique ne l'empêche nullement de rentrer dans la composition des protéoglycannes.

e. Il y a le DS, le HS, le KS…

5 Bonne(s) réponse(s) : b., c. et d.

a. Les GAG sont liés de manière covalente à des protéines, mais pas entre eux.

c. Les sucres vont empêcher les enzymes d'attaquer la partie protéique.

e. Il s'agit d'un anticoagulant naturel.

f. Les molécules sont les bonnes, mais elles sont liées en 1-4.

6 Bonne(s) réponse(s) : a. et b.

a. La grande diversité des sucres et de leur mode de liaison explique la spécificité de chaque structure.

c. Même si certains glycannes se terminent par des fonctions acides (acides sialiques par exemple), cela n'est pas systématique.

d. Ce sont les lipopolysaccharides qui ont ce rôle.

e. Les glycoprotéines ne servent jamais de structure de réserve énergétique.

7 Bonne(s) réponse(s) : b., c., d. et e.

a. Les liaisons sont aussi bien de nature N-glycosidique que O-glycosidique.

b. La fonction réductrice engagée dans une liaison perd son caractère réducteur.

c. Porteuse de groupements très polaires, tels que les groupements hydroxyle OH, la solubilité de la protéine va être accrue.

8 Bonne(s) réponse(s) : a. et b.

c. Ces chaînes sont toujours dirigées vers l'extérieur pour jouer leur rôle de reconnaissance intercellulaire.

9 Bonne(s) réponse(s) : a. et d.

b. Il y a de 100 à 1 000 unités.

c. La liaison est β 1-3 ; ce sont les unités qui sont liées en β 1-4.

e. L'acide hyaluronique est le seul à ne pas se lier par covalence à la protéine.

10 Bonne(s) réponse(s) : b. et d.

a. Ces polymères ne sont pas ramifiés.

c. On compte environ 25 000 unités disaccharidiques.

11 Bonne(s) réponse(s) : a., b. et c.

d. Il ne s'agit pas d'un galactose mais d'une N acétyl galactosamine.

e. La liaison est en β 1-6.

12 Bonne(s) réponse(s) : a., b. et d.

c. Il y a de telles possibilités de combinaisons de sucres différents et de types de liaisons différentes que ces chaînes portent au contraire une grande richesse d'informations, et constituent d'ailleurs les signaux de reconnaissance intercellulaire.

d. Au contraire, la durée de vie est beaucoup plus courte pour ces globules rouges traités par la sialidase.

13 Bonne(s) réponse(s) : a., b. et e.

c. De 20 à 60.

d. Une molécule de N-acétyl glucosamine.

Partie 2
Les lipides

Les lipides, appelés communément *corps gras*, regroupent plusieurs centaines de molécules globalement hydrophobes, peu ou pas solubles dans l'eau mais solubles dans les solvants organiques tels que l'acétone, le chloroforme, le benzène…

Ce sont les constituants essentiels des membranes car, grâce à leur imperméabilité à l'eau, ils séparent les différents compartiments cellulaires, ainsi que les milieux extra et intracellulaires.

7 Glycérides et acides gras

Plan

1. Structure des lipides
2. Les lipides énergétiques
3. Les cires

Synthèse

QCM

Corrigés

Objectifs

- Connaître les caractéristiques des glycérides (mono, di et triglycérides)
- Identifier leurs principaux constituants : acides gras et glycérol
- Lier la structure des acides gras à leurs constantes physicochimiques
- Comprendre l'importance du point de fusion des acides gras
- Connaître les séries des acides gras naturels

1. Structure des lipides

Les lipides peuvent être classés en trois groupes principaux : les esters (combinaison d'un acide gras et d'un alcool), les amides (combinaison d'un acide gras et d'une amine) et enfin des molécules de structure plus complexe.

1. **Esters** d'acides gras (AG) et :

- d'un alcool, le glycérol (propane-1, 2, 3-triol) : les glycérides (mono, di et tri);
- d'un alcool, le cholestérol : les stérides;
- d'un alcool « gras » : les cérides.

On pourrait aussi y placer les glycérophospholipides, esters d'acides gras et du glycérol phosphaté.

2. **Amides**[1] d'AG et d'une amine primaire, la sphingosine. Ce sont les sphingolipides.
3. **Molécules complexes très hydrophobes :** les carbures, les stérols, les stéroïdes, les caroténoïdes et les quinones.

1. Réaction d'amidification : $RCOOH + R'NH_2 \rightarrow R\text{-}CO\text{-}NH\text{-}R' + H_2O$ création d'une liaison amide.

2. Les lipides énergétiques

Ils ont un rôle métabolique de réserve énergétique efficace (la graisse de réserve est logée dans les adipocytes, elle est faite de triglycérides TG, riches en atome d'hydrogène, qui occupent très peu de place). Les triglycérides sont à l'origine de carburants cellulaires importants, les acides gras.

2.1 Les acides gras AG

Généralités

Les acides gras sont les briques de base de nombreux lipides dont les lipides énergétiques.

Ce sont des acides :

- organiques, acides faibles, qui se différencient des acides minéraux, acides forts.
- à nombre pair d'atomes de carbone, de 4 à 36.

La plupart des acides gras d'intérêt biologique ont un nombre d'atomes de carbone compris entre 14 et 22, les autres n'ayant pas de rôle biologique majeur. Ce sont des molécules amphipathiques orientables (intérêt dans la structure des lipides membranaires), avec un pôle hydrophile (deux atomes d'oxygène de la fonction acide carboxylique qui peuvent établir des liaisons faibles type ponts hydrogènes avec l'eau) et une région hydrophobe représentée par la chaîne hydrogénocarbonée.

Exemple

On connaît des exemples rares d'acides gras à nombre impair d'atomes de carbone (acides formique ou valérianique, isolés des graisses de certains animaux), ou à chaîne ramifiée (tel l'acide phytanique porteur de quatre ramifications méthyles trouvé dans certains tissus des patients atteints de la maladie de Refsum).

Structure et nomenclature des acides gras

Il existe deux catégories d'acides gras, les acides gras saturés notés AGS et les acides gras insaturés notés AGI.

1. Les AGS : $C_nH_{2n}O_2$ ou $CH_3\text{-}(CH_2)_{n-2}\text{-}COOH$
Le premier atome de carbone dans la nomenclature internationale est celui de la fonction acide carboxylique.

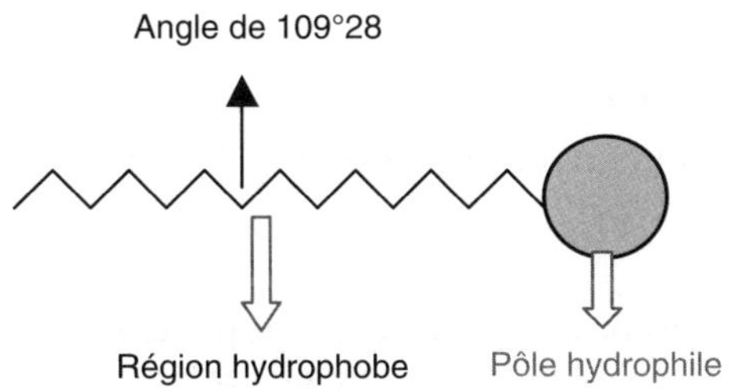

Si $4 \leq n \leq 24$: huiles, graisses.

Si $n \geq 26$: graisses, cires.

Notation : **C_n :0** (car pas de double liaison)

Structure de l'AGS : en zigzag, mais globalement linéaire :

2. Les AGI : $C_nH_{2n-2x}O_2$ avec x le nombre de doubles liaisons carbone-carbone. Toutes les doubles liaisons carbone-carbone ont une configuration *cis*, par opposition à la configuration *trans*[1] qui n'existe pas dans les acides gras naturels. Les doubles liaisons carbone-carbone sont placées à des endroits précis de la molécule. Elles sont très importantes car elles induisent une variation dans l'agencement global des atomes et ont une répercussion sur la fonction de la molécule.

Notation : **C_n :*x Cis* Δ *m*,…** avec *m* la position du premier atome de carbone engagé dans la première double liaison (symbolisée par Δ) à partir du carbone acide numéroté 1.

Ou **C_n :*x* ω*k*** qui sonnera l'appartenance à la série des « ω »

Ou C_n ***:x, n-k***, avec *k* la position du premier atome de carbone de la première Δ à partir du CH_3 qui est le Cω.

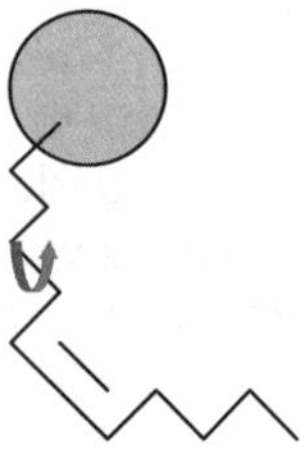

La double liaison entraîne une angulation de 120° de la chaîne carbonée.

Le volume occupé par la chaîne est plus important lors de la rotation de l'acide gras sur lui-même que lors de celle d'un acide gras saturé.

À noter

Trois doubles liaisons entraînent donc un repliement complet de la chaîne sur elle-même (cf. Chap. 13, § 13.1) ce qui peut permettre la synthèse de composés cycliques (cf. Chap. 13).

- Les acides gras mono éthyléniques : une seule double liaison, ressemblent à l'éthylène.

Exemples

Acide oléique (huile d'olive) : très important car très présent dans l'alimentation.

CH_3-$(CH_2)_7$-CH=CH-$(CH_2)_7$-COOH

1 ⟶ 9 9 ⟵ 1

C_{18} :1 ω9 ou *n*-9 C18 :1 *Cis* Δ9

son nom chimique : acide octadéca-9-énoïque ou *Cis* Δ 9 octadécénoïque.

1. L'isomérie *cis trans*, ou isomérie Z ou E, désigne ici la position des atomes d'hydrogènes liés aux carbones porteurs de la double liaison : si les hydrogènes sont du même coté, on parle de liaison *cis*, s'ils sont de part et d'autre de la double liaison, on parle de liaison *trans*.

Attention

Vous voyez que la position symétrique de la double liaison entraîne que la numérotation de la double liaison dans un sens ou un autre est la même ; ce n'est évidemment pas toujours le cas.

- Les acides gras poly insaturés ou poly éthyléniques (2 à 6 Δ)

Présents dans les stérides et les glycérophospholipides des tissus. Les doubles liaisons ne sont pas conjuguées. La structure est dite malonique ou à méthylène central dans laquelle il y a toujours un carbone central entre deux doubles liaisons (espacement de 3C entre 2 Δ).

Exemples

Acide linoléique ou acide *Cis* Δ 9,12 octadécadiénoïque ou acide C18 :2, *n*-6

Acide linolénique ou acide *Cis* Δ 9,12,15 octadécatriénoïque ou acide C18 :3, *n*-3

Acide arachidonique ou acide *Cis* Δ 5,8,11,14 éicosatétraénoïque ou acide C_{20} :4, *n*-6

Les positions des doubles liaisons permettent de classer les AGI en séries.

Les séries

- Série ω9 ou *n*-9 : le chef de file est l'acide oléique. Série non indispensable, mais essentielle (notre organisme est capable d'en effectuer la synthèse).
- Série ω6 ou *n*-6 : le chef de file est l'acide linoléique. Série indispensable et essentielle (acides gras qui doivent être apportés par l'alimentation). Autre ω6 : acide arachidonique.

À noter

Vous verrez plus loin que l'acide arachidonique peut être synthétisé à partir d'autres acides gras.

- Série ω3 ou *n*-3 : le chef de file est l'acide linolénique. Série indispensable et essentielle. L'acide linolénique est une molécule complètement repliée sur elle-même avec des répercutions fonctionnelles importantes.

  Autre ω3 : acide timnodonique ou C_{20} :5 *Cis* Δ 5,8,11,14,17 ou acide éicosapentaénoïque.

  Autre ω3 : acide cervonique ou C_{22} :6 *Cis* Δ 4,7,10,13,16,19 ou acide docosahexaénoïque.

Attention

Un acide gras est dit indispensable lorsqu'il doit être apporté par l'alimentation et que l'organisme ne dispose pas de voies métaboliques pour le synthétiser. Les séries sont dites essentielles car l'organisme en a besoin.
Il faut cependant remarquer que certains auteurs font l'amalgame entre essentiel et indispensable. Il faut donc vous référer à votre professeur.

L'intérêt de ces doubles liaisons est d'augmenter la fluidité membranaire.

Exemple
Les acides gras des huiles de poissons ont entre 1 et 6 doubles liaisons, ce qui permet aux membranes de rester fluides à de très basses températures.

Tableau 7.1 : Principaux acides gras (tous les noms doivent être précédés du terme acide).

Symbole	Nom commun	Nom systématique
4 : 0	Butyrique	butanoïque
12 : 0	Laurique (Lau)	dodécanoïque
14 : 0	Myristique (Myr)	tétradécanoïque
16 : 0	Palmitique (Pam)	hexadécanoïque
16 : 1(9)	Palmitoléique (ΔPam)	*cis*-9-hexadécénoïque
18 : 0	Stéarique (Ste)	octadécanoïque
18 : 1(9)	Oléique (Ole)	*cis*-9-octadécénoïque
18 : 2(9,12)	Linoléique (Lin)	*cis*-9,12-octadécadiénoïque
18 : 3(9,12,15)	α-linolénique (αLnn)	*cis*-9,12,15-octadécatriénoïque
18 : 3(6,9,12)	γ-linolénique (γLnn)	*cis*-6,9,12-octadécatriénoïque
20 : 4(5,8,11,14)	Arachidonique (Δ_4Ach)	*cis*-5,8,11,14-éicosatétraénoïque

Formation de savons

Les **savons** correspondent à des sels d'ions carboxylates, c'est-à-dire à des molécules formées par la réaction entre une base forte et un acide carboxylique. Par la présence d'une partie polaire (appelée **tête**) formée par la partie chargée, et d'une partie apolaire (appelée **queue**) formée par la chaîne carbonée, la molécule de savon est capable de solubiliser les taches de graisses dans un milieu hydrophile.

Les molécules de savons forment en effet des structures pseudo-sphériques appelées micelles, où les chaînes hydrophobes sont placées vers l'intérieur de la structure (on parle **d'interactions hydrophobes**), et les parties hydrophiles sont placées vers l'extérieur, donc vers le milieu aqueux. Les têtes hydrophiles constituent donc une sorte d'enveloppe protectrice pour les parties hydrophobes enfouies au sein de la structure. La solubilisation de la tache de graisse se fait en positionnant cette tache dans le centre de la micelle (de nature lipophile), micelle qui sera elle-même solubilisée dans le milieu aqueux.

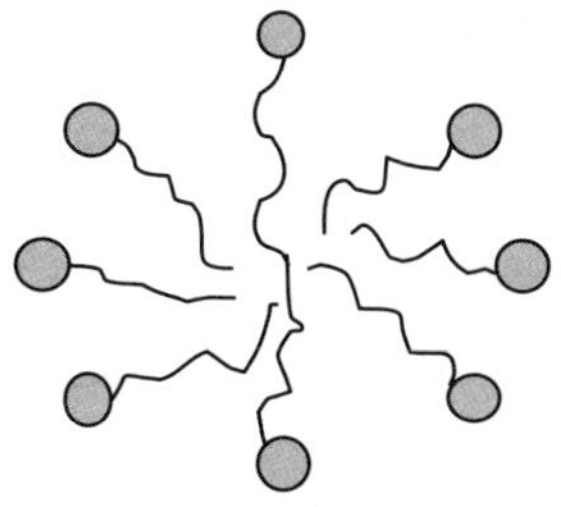

Les acides biliaires

Chez l'Homme, il existe également des savons naturels. À l'issue d'un repas, ce sont les sels d'acide cholique (cf. Chap. 11, § 11.2) présents dans la bile qui jouent le rôle de « liquide vaisselle ». La vésicule biliaire se contracte libérant la bile qui émulsionne les lipides alimentaires. Les acides biliaires ont une structure plus complexe que celle des acides gras mais ils ont la même orientation moléculaire avec un pôle hydrophile et une région hydrophobe.

Le point de fusion ou PF

Soit un mélange d'acides gras à l'état pur. La température à laquelle il passe de l'état solide à l'état liquide est le **point de fusion**.

Le PF d'un mélange d'acides gras dépend de la masse moléculaire (MM) des acides gras constitutifs et de la richesse en doubles liaisons.

Le PF augmente lorsque le nombre d'atomes de carbone augmente (à plus de 10 °C on parle de graisses, en-deçà on parle plutôt d'huiles). Le PF diminue quand le degré d'insaturation augmente.

La variation du PF est due aux interactions hydrophobes : s'il y a uniquement des acides gras saturés, il se forme entre les chaînes hydrocarbonées des liaisons faibles de Van der Waals.

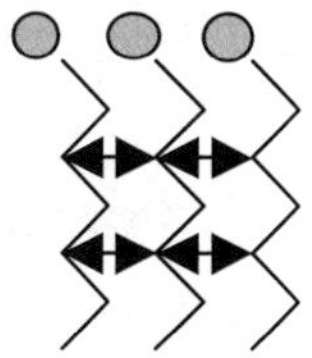

Exemples

Acide myristique C_{14} :0 PF = 54 °C

Acide stéarique C_{18} :0 PF = 70 °C

En présence d'acides gras insaturés, du fait de l'introduction d'une ou de plusieurs double liaisons, les acides gras ne sont plus linéaires. Les interactions avec les molécules voisines sont beaucoup moins stables et l'agitation des molécules est plus importante.

Il y a donc diminution des interactions hydrophobes, et donc diminution de la rigidité.

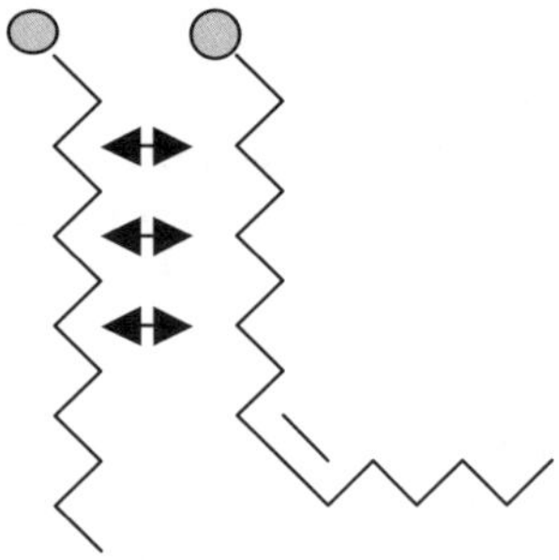

Exemples

Acide oléique C_{18} :1 PF = 13 °C

Acide arachidonique C_{20} :4 PF = – 50 °C

Dans les lipides membranaires, les acides gras sont toujours à l'état fluide. Ceci permet les échanges entre l'intérieur et l'extérieur de la cellule. La cellule ajuste le PF des acides gras en fonction de l'alimentation (ajustement de la composition des lipides).

Exemple des animaux qui vivent dans les régions froides

Les lipides membranaires de leurs extrémités sont très riches en AGI (par exemple les sabots des rennes); de même pour les poissons et cétacés vivant dans les eaux très froides dont les chairs sont très riches en AGI.

Le cachalot possède dans le crâne un organe particulier, la spermacétie, rempli d'huile, de triglycérides insaturés et de cires, d'une masse totale de 4 tonnes. À 37 °C (température de l'animal), l'ensemble est liquide, puis dès que la température descend à 31 °C, il y a cristallisation. Enfin l'ensemble devient solide si la température descend encore. Or, lorsque le liquide devient solide, la densité augmente. Ceci permet au cachalot, lorsqu'il plonge pour se nourrir, de maintenir son équilibre et de rester au fond facilement.

Rôle métabolique

Les acides gras sont des aliments énergétiques très importants pour le foie et les muscles.

Par comparaison, le saccharose peut être une réserve énergétique intéressante mais l'Homme et les autres animaux ont des réserves en sucres très faibles (1 000 Kcal de réserve au max.).

Suite à un jeûne prolongé, ce sont les protéines du muscle qui servent de combustibles (25 000 kcal de réserve chez un homme de 70 kg).

Les lipides représentent 100 000 kcal de réserve chez un homme de 70 kg. Les acides gras sont anhydres (pas de molécule d'eau, peu d'atomes d'oxygène), ils se collent les uns aux autres et prennent très peu de place.

Les acides gras sont transportés dans le sang par la sérum albumine.

Acides gras trans

Les acides gras *trans* existent peu à l'état naturel, mais sont fabriqués par l'industrie agroalimentaire. Ils sont issus de l'hydrogénation catalytique des acides gras insaturés, ce qui permet d'en augmenter le point de fusion, donc de les rendre solides à température ambiante.

Ils sont cependant soupçonnés d'être nocifs pour la santé, car leur transformation dans l'organisme serait différente de celle des acides gras *cis* naturels. Ils sont d'ailleurs interdits dans certains pays ou contrées (Californie, pays nordiques...).

2.2 Les glycérides

Structure

Les glycérides sont des acyls-glycérol. Ils sont transportés dans le sang par les chylomicrons. Le glycérol est estérifié par un, deux ou trois acides gras identiques ou différents (en position 1, 2 ou 3 du glycérol).

Les triglycérides sont soit homogènes (trois acides gras identiques) soit hétérogènes (au moins deux acides gras différents). Chez l'Homme, les triglycérides sont surtout hétérogènes, et on a en composition moyenne :

Acide oléique : 45 %. Acide palmitique : 25 %. Acide linoléique : 10 %. Acide stéarique : 8 %. Poly insaturés : 3 %.

L'acide gras le moins abondant mais le plus important (poly insaturés) est en position 2 du glycérol. C'est aussi le plus difficile à intégrer, la cellule ayant plus de facilité à hydrolyser les acides gras en position 1 et 3.

Propriétés chimiques

- Les mono glycérides et les diglycérides sont amphipathiques, alors que les triglycérides sont hydrophobes.

  La molécule de triester se termine par des atomes de carbone plus ou moins saturés. Cette molécule de triester n'expose donc pas un pôle hydrophile au solvant, elle peut donc être mise en réserve dans le cytosol des adipocytes où les triglycérides sont les plus abondants (TG = 99,5 % des lipides de réserve ; 0,5 % de MG et de DG).

  On ne les rencontre jamais dans les membranes plasmiques.

  Les glycérides représentent 95 % des lipides alimentaires.

  Indice masse corporelle = 10 à 15 % du poids du corps.

- Saponification par hydrolyse alcaline :

$$TG + 3NaOH \rightarrow 3 \text{ savons} + \text{glycérol}$$

$$TG + 3KOH \rightarrow 3 \text{ savons} + \text{glycérol}$$

  Cette hydrolyse alcaline peut être effectuée à l'aide d'une solution d'hydroxyde de sodium (soude), ce qui donne des sels de sodium (savons durs type savon de

Marseille), ou avec une solution d'hydroxyde de potassium (potasse), ce qui donne des sels de potassium (savons mous).

- Hydrolyse enzymatique :

  Les triglycérides sont une réserve énergétique intéressante car il existe des estérases ou des lipases qui en fonction des besoins de l'organisme sont capables de cliver les liaisons ester pour libérer les acides gras, véhiculés dans le sang sous forme d'acides gras libres.

  L'albumine est le transporteur des acides gras libres : elle les livre aux cellules périphériques où ils sont une source d'énergie importante.

Remarque

L'hydrolyse des triglycérides libère également de l'eau qui joue un rôle dans la régulation de la déshydratation. Ceci se produit chez les animaux qui hibernent ou chez les oiseaux migrateurs.

3. Les cires

Elles correspondent à la réaction entre un AG à longue chaîne (14 à 36 C) et un alcool, lui aussi à longue chaîne (16 à 30 C).

Ces composés serviront de stockage d'énergie, mais également d'imperméabilisation de certains organes par leur caractère totalement apolaire, donc hydrophobe.

Exemple

Le composé résultant de la condensation d'un acide palmitique avec le triaconthanol (alcool en C 24) forme le triaconthanyl palmitate.

Ce composé est retrouvé dans le plancton comme source d'énergie, dans les cheveux et la peau (souplesse, protection, imperméabilisation), dans certains végétaux (l'imperméabilisation permet dans ce cas d'éviter la déshydratation et assure une protection contre les micro-organismes) et chez les oiseaux (imperméabilisation des plumes).

Synthèse

Je sais définir
- Acide gras
- Acide gras insaturé et saturé
- Point de fusion
- Double liaison conjuguée
- Essentiel et indispensable
- Sel biliaire
- Glycérides, mono-, di- et triglycérides
- Amphipathique
- Cire

Je connais
- le nom systématique et trivial des principaux acides gras
- les caractéristiques des deux grands types d'acides gras : saturés et insaturés
- L'intérêt pour l'organisme des acides gras insaturés
- Les doubles liaisons *cis* et *trans*
- Les trois séries d'acides gras insaturés
- Le mode d'action des savons et des sels biliaires
- Les acides gras *trans*
- La structure des triglycérides

Je sais
- Comparer les points de fusion de différents acides gras à partir de leur structure chimique
- Lier l'intérêt et les caractéristiques des acides gras insaturés à leur structure chimique
- Donner l'appartenance d'un acide gras à une série à partir de sa structure
- Expliquer pourquoi un acide gras est essentiel ou indispensable
- Expliquer le caractère amphipathique des acides gras

Questions à choix multiples

1 Parmi les caractères suivants, quels sont ceux qui s'appliquent à l'acide linoléique ?

❒ **a.** Molécule à 16 atomes de carbone.
❒ **b.** Présente deux doubles liaisons carbone-carbone.
❒ **c.** Indispensable à l'Homme.
❒ **d.** Il s'agit du *Cis* $\Delta_{9,12}$ octadécadiénoïque.
❒ **e.** Il fait partie des principaux acides gras estérificateurs chez l'Homme. Il est souvent en position 2 des triglycérides.

2 Classez les acides gras suivants par ordre de point de fusion croissant :

❒ **a.** Acide lignocérique. ❒ **c.** Acide palmitique. ❒ **e.** Acide oléique.
❒ **b.** Acide myristique. ❒ **d.** Acide arachidonique.

3 Associez chacun des noms systématiques avec la formule correcte :

❒ **a.** CH_3-$(CH_2)_{14}$-COOH
❒ **b.** CH_3-$(CH_2)_{16}$-COOH
❒ **c.** CH_3-$(CH_2)_7$-CH=CH-$(CH_2)_7$-COOH

❐ **d.** CH_3-$(CH_2)_{18}$-COOH
❐ **e.** CH_3-$(CH_2)_4$-$(CH=CH$-$CH_2)_4$-$(CH_2)_2$-COOH
1. acide octadécanoïque **2.** acide octadécénoïque

4 Parmi les propositions suivantes relatives aux acides gras non saturés, lesquelles sont vraies ?

❐ **a.** Ce sont des molécules amphipathiques.
❐ **b.** Leur(s) double(s) liaison(s) est (sont) en configuration *cis*.
❐ **c.** Ils contiennent une ou plusieurs doubles liaisons conjuguées.
❐ **d.** Ceux de la série w3 sont indispensables à l'Homme.
❐ **e.** Leur point de fusion diminue en fonction de leur richesse en doubles liaisons.

5 Parmi les propositions suivantes, relevez la (ou les) propositions exacte(s)

❐ **a.** Les acides gras sont des molécules très réduites car peu oxydables.
❐ **b.** L'oxydation des graisses permet de récupérer de l'énergie.
❐ **c.** Les acides gras sont des acides faibles.
❐ **d.** Les acides gras possèdent un nombre pair d'atomes de carbone toujours compris entre 12 et 24 atomes de carbone.
❐ **e.** La fonction acide carboxylique représente la partie polaire de l'acide gras, donc soluble dans l'eau, grâce à l'établissement de liaisons hydrogènes avec les molécules d'eau.

6 Parmi les propositions suivantes, lesquelles sont exactes ?

❐ **a.** Les acides biliaires sont des savons physiologiques.
❐ **b.** Les cellules adaptent la fluidité de leurs membranes par la structure de leurs acides gras constitutifs.
❐ **c.** Les lipides des sabots des rennes sont très riches en acides gras saturés, ce qui permet de maintenir une certaine fluidité malgré une basse température.
❐ **d.** Les graisses servent de véhicule pour les vitamines hydrosolubles.
❐ **e.** Les graisses de réserve des adipocytes correspondent chez l'Homme aux besoins énergétiques pour deux à trois mois.

7 Parmi les propositions suivantes concernant l'acide arachidonique, lesquelles sont vraies ?

❐ **a.** C'est un acide gras insaturé.
❐ **b.** Il possède 20 atomes de carbone.
❐ **c.** C'est un acide gras essentiel.
❐ **d.** Il possède 4 doubles liaisons.
❐ **e.** Il possède une température de fusion supérieure à celle de l'acide timnodonique.

8 Parmi les affirmations suivantes relatives aux acides gras de la série oméga 6, lesquelles sont exactes ?

❐ **a.** Ce sont des acides gras saturés.
❐ **b.** Ils possèdent toujours 20 atomes de carbone.

❒ **c.** L'acide linoléique appartient à cette série.
❒ **d.** Ils sont essentiels pour l'Homme.
❒ **e.** Leur point de fusion est toujours supérieur à celui de la série oméga 3.

9 Retrouvez la (les) propriété(s) d'un acide gras saturé à 20 carbones.

❒ **a.** Il possède 38 hydrogènes.
❒ **b.** Son point de fusion est inférieur à 0 °C.
❒ **c.** Sa masse moléculaire est supérieure à 500 daltons.
❒ **d.** Sa température de fusion est inférieure à celle de l'acide oléique.
❒ **e.** C'est un acide éicosanoïque.

10 Parmi les affirmations suivantes, lesquelles sont exactes ?

❒ **a.** L'acide docosahexaénoïque fait partie de la série ω3.
❒ **b.** L'acide linolénique possède 3 doubles liaisons *cis*, ce qui induit un repliement de la molécule sur elle-même.
❒ **c.** Les acides gras mono éthyléniques peuvent posséder jusqu'à six doubles liaisons.
❒ **d.** Il n'existe pas de composé de configuration *trans* dans l'organisme.
❒ **e.** L'acide oléique appartient à la série ω9 car le premier atome de carbone qui porte la double liaison porte le numéro 9.

11 Parmi les affirmations suivantes, laquelle (lesquelles) est (sont) exacte (s) ?

❒ **a.** Plus un acide gras insaturé comporte de doubles liaisons conjuguées, plus son point de fusion diminue.
❒ **b.** L'acide arachidonique, appartenant à la série *n*-3, est indispensable.
❒ **c.** Les sels d'acide cholique sont amphipathiques.
❒ **d.** Le point de fusion de l'acide oléique est supérieur à celui de l'acide stéarique.
❒ **e.** Lorsqu'un acide gras est à côté d'un AGI, les interactions hydrophobes sont plus importantes que lorsque deux acides gras saturés se côtoient.

12 Parmi les propositions suivantes, relevez la (ou les) propositions exacte(s).

❒ **a.** L'acide laurique est un acide gras saturé à 14 atomes de carbone.
❒ **b.** Les doubles liaisons dans les acides gras sont toujours séparées par des groupes méthylènes.
❒ **c.** La présence d'une double liaison dans la molécule induit une angulation de la chaîne carbonée.
❒ **d.** Les désaturases peuvent créer des doubles liaisons dans les chaines carbonées entre les carbones ω1 et ω9.
❒ **e.** Les élongases sont capables d'allonger les chaines carbonées à partir du groupe méthyl, mais à chaque fois en ajoutant deux atomes de carbones.

13 Parmi les affirmations suivantes, laquelle (lesquelles) est (sont) exacte (s) ?

❒ **a.** Les acides gras les plus rencontrés, comme les acides laurique, oléique ou encore palmitique, ont un nombre d'atomes de carbone compris entre 14 et 20.

❒ **b.** Tous les acides gras possèdent une fonction acide carboxylique en extrémité de chaîne, ce qui leur confère un caractère polaire dû à la présence des atomes d'oxygène de forte électronégativité.

❒ **c.** Le nom systématique de l'acide linolénique est l'acide Δ-9,12,15-octadécatriènoïque.

❒ **d.** Si l'on compare le point de fusion d'un acide gras à 16 carbones et celui d'un acide gras à 20 carbones, le premier est toujours inférieur au second.

❒ **e.** L'hydrogénation des doubles liaisons d'un acide gras insaturé en présence d'un catalyseur entraîne une augmentation de son point de fusion, ce qui permet de rendre solide des huiles végétales.

14 Parmi les affirmations suivantes, laquelle (lesquelles) est (sont) exacte (s)?

❒ **a.** La configuration *cis* des doubles liaisons des acides gras est moins stable chimiquement que la configuration *trans* car les interactions entre les groupements placés du même coté de la double liaison sont plus importantes.

❒ **b.** La longue chaîne carbonée des acides gras est schématisée par un « zigzag » car c'est sa conformation la plus stable.

❒ **c.** L'acide linolénique est plus sensible à l'oxydation que l'acide oléique.

❒ **d.** L'oxydation d'un acide gras est d'autant plus rapide que cet acide gras est en présence d'air et de lumière.

❒ **e.** Les acides gras existent en général sous deux noms, l'un systématique, l'autre consacré par l'usage et souvent basé sur l'origine, comme l'acide myristique provenant de la noix de muscade.

Corrigés

1 Bonne(s) réponse(s) : b., c. et d.

a. 18 atomes de carbone.

b. En 9 et 12.

c. Cet acide gras ne peut être synthétisé par les voies métaboliques de l'organisme.

2 Bonne(s) réponse(s) : d. < e. < b. < c. < a.

Arachidonique < Oléique < Myristique < Palmitique < Lignocérique. Il faut tenir compte de la taille de l'acide gras, mais également du nombre des doubles liaisons, sachant que la première double liaison a un impact considérable sur le point de fusion (baisse de plusieurs dizaines de degrés), bien plus que les suivantes.

3 Bonne(s) réponse(s) :1b. et 2c.

Le premier nom indique qu'il s'agit d'un acide gras à 18 atomes de carbone (octadéca-) sans double liaison; le second qu'il s'agit également d'un acide gras à 18 atomes de carbone mais cette fois porteur d'une seule double liaison (-én-).

4 Bonne(s) réponse(s) : a., b., d. et e.

a. Une tête hydrophile (contenant la fonction acide carboxylique) et une queue hydrophobe (correspondant à la chaîne hydrocarbonée).

b. Les acides gras ont tous leur(s) double(s) liaison(s) en configuration *cis*; cependant, il ne faudrait pas croire que tous les autres composés sont concernés (on trouve par exemple le *trans* rétinal dans le mécanisme de la vision qui, comme son nom l'indique, possède une double liaison en configuration *trans*).

c. Les doubles liaisons ne sont jamais conjuguées (il n'y a pas d'alternance liaison simple - liaison double - liaison simple), car si elles l'étaient, elles pourraient occuper des positions différentes en migrant entre les atomes de carbone voisins (théorie de la mésomérie), ce qui donnerait un même acide gras avec des propriétés différentes, ce qui est évidemment impossible.

d. L'organisme ne peut synthétiser les acides gras de cette série.

e. C'est d'ailleurs le nombre de double liaison, bien plus que le nombre d'atome de carbone, qui influe sur le point de fusion

5 Bonne(s) réponse(s) : b., c. et e.

a. Très réduites donc très oxydables.

b. Beaucoup plus qu'avec les sucres car la molécule d'acide gras est très réduite.

c. La fonction acide carboxylique présente un caractère d'acide faible.

d. Les plus fréquents ont entre 12 et 24 carbones, mais ce ne sont pas les seuls.

6 Bonne(s) réponse(s) : a., b. et e.

a. Ils servent au niveau de l'intestin pour permettre la solubilisation des lipides issus de l'alimentation (cf. cholestérol).

b. Les cellules sont en effet capables de modifier leur composition en acides gras en fonction de l'environnement extérieur, et notamment pour l'adaptation au froid. Encore faut-il évidemment que ces acides gras, surtout essentiels, soient apportés par l'alimentation.

c. Ils sont riches en acides gras insaturés, ce qui abaisse les points de fusion, et permettent donc aux cellules qui vont intégrer ces acides gras dans leur membrane de résister au froid.

d. Les vitamines hydrosolubles n'ont pas besoin de transporteur, puisque le sang est un milieu aqueux, et qu'elles peuvent donc s'y trouver sans problème de solubilité.

7 Toutes les réponses sont correctes

a. Il possède quatre insaturations.

c. Série des ω6, et il n'est pas indispensable car il peut être synthétisé à partir de l'acide linoléique.

e. L'acide timnodonique a le même nombre d'atomes de carbone, mais une double liaison supplémentaire, donc un point de fusion inférieur.

8 Bonne(s) réponse(s) : c. et d.

a. Ils possèdent forcément une double liaison, et sont donc des acides gras insaturés.

b. Il n'y a aucun rapport entre l'appartenance à la série et la taille de l'acide gras.

e. Il n'y a pas de lien entre la série et le point de fusion qui dépend de la taille et du nombre d'insaturations (pas de leur position).

9 Bonne(s) réponse(s) : e.

a. La formule est $CnH_{2n}O_2$, donc avec 20 carbones, il y a 40 hydrogène.

b. Un acide gras saturé de 20 carbones a forcément un point de fusion très largement supérieur à 0 °C.

c. D'après la formule brute, la masse ne peut dépasser 320 daltons.

d. L'acide oléique possède une double liaison et a donc un point de fusion inférieur.

10 Bonne(s) réponse(s) : a., b. et e.

a. Il s'agit de l'acide cervonique C_{22} :6 (4,7,10,13,16,19).

b. Chaque double liaison entraîne la création d'un coude à 120°, ce qui pour trois coudes donne 360°, soit un repliement complet.

c. S'ils sont mono éthyléniques, ils ne peuvent posséder six doubles liaisons puisque ce nom signifie que l'acide gras n'a qu'une seule double liaison.

d. Les doubles liaisons des acides gras sont effectivement toujours en *cis*, mais on connaît des lipides où les doubles liaisons sont en *trans*, comme dans le *trans* rétinal.

e. Car il y a neuf atomes de carbone depuis l'extrémité portant le méthyl jusqu'à l'atome portant la double liaison.

11 Bonne(s) réponse(s) : c.

a. La proposition est juste pour la diminution du point de fusion, mais les doubles liaisons ne sont jamais conjuguées.

b. Il appartient à la série *n*-6, et de plus il n'est pas indispensable.

c. Il s'agit de sels biliaires qui grâce à cette propriété d'être amphipathiques, vont servir de savons naturels dans les intestins pour la solubilisation des lipides.

d. L'acide oléique possède une double liaison, alors que l'acide stéarique est un acide gras saturé, donc sans aucune double liaison.

e. C'est l'inverse car la double liaison induit un changement dans la direction de la chaîne carbonée, ce qui diminue les interactions. De plus, ces interactions sont des interactions de Van Der Waals et non des interactions hydrophobes.

12 Bonne(s) réponse(s) : b. et c.

a. 12 atomes de carbone.

b. Puisqu'elles ne sont jamais conjuguées.

c. De l'ordre de 120°.

d. Au contraire, elles ôtent des insaturations.

e. À partir de la fonction COOH.

13 Bonne(s) réponse(s) : c. et e.

a. Il est vrai que la plupart des acides gras les plus fréquemment rencontrés ont un nombre d'atomes de carbone compris le plus souvent entre 14 et 20 carbones, mais l'acide laurique, présenté comme exemple, n'a que 12 atomes de carbone.

b. Même si la présence de la fonction acide carboxylique est polaire grâce à la présence des atomes d'oxygène, la molécule d'acide gras est amphipathique globalement, la chaîne carbonée étant apolaire.

d. Pour deux acides gras saturés, ce serait vrai, mais si l'on compare le point de fusion d'un acide gras à 16 carbones saturé, et celui d'un acide gras à 18 carbones possédant une seule double liaison, son point de fusion sera largement inférieur.

e. Cette technique est d'ailleurs employée en industrie pour augmenter la viscosité des huiles végétales, riches en acides gras insaturés, et donc à point de fusion bas.

14 Toutes les réponses sont correctes

a. Même si c'est cette conformation qui domine, elle n'en reste pas moins la plus instable.

b. La libre rotation autour des liaisons carbone-carbone entraîne une infinité de conformations possibles pour cette chaîne, mais c'est cette conformation où la chaîne est « allongée » qui est la plus stable, car diminuant les interactions entre les atomes.

c. Les doubles liaisons peuvent facilement s'oxyder, et l'acide linolénique en possède plus (trois) que l'acide oléique (une).

d. L'oxydation nécessite un oxydant comme le dioxygène de l'air, et est accélérée par l'énergie apportée par la lumière.

8 Stockage et rôles des triglycérides

Plan

1. Adipocytes blancs
2. Adipocytes bruns
3. Stockage énergétique sous forme de triglycérides
4. Triglycérides et alimentation
5. Triglycérides et savons
6. Hydrolyse des triglycérides issus de l'alimentation

Synthèse

QCM

Corrigés

Objectifs

- Identifier les deux tissus de stockage des glycérides
- Calculer l'apport énergétique des différentes molécules stockées dans l'organisme
- Avoir des notions concernant le métabolisme des glycérides issus de l'alimentation

Les adipocytes stockent, synthétisent et libèrent les triglycérides.

On distingue :

- les adipocytes blancs (graisse blanche) : réserve d'énergie, protection mécanique et thermique ;
- les adipocytes bruns (graisse brune) : thermorégulation.

1. Adipocytes blancs

Ils représentent en moyenne 15 à 20 % du poids total.

Leur diamètre est de 100 à 200 µm, et ils sont constitués d'une grosse vacuole lipidique contenant les triglycérides, d'un noyau et d'un cytoplasme.

Ils peuvent être isolés dans le tissu conjonctif, mais on les trouve surtout sous la forme d'agrégats. Ces agrégats forment des polyèdres entre lesquels passent des capillaires, des terminaisons nerveuses, de la réticuline.

Ces adipocytes peuvent être soit en profondeur (dans l'hypoderme, le rétro péritoine et le mésentère), soit en superficie. Dans ce dernier cas, leur localisation varie chez le nouveau-né, chez l'homme (épaules) et chez la femme (poitrine, cuisses, fesses et hanches).

On les trouve également dans la face palmaire des pieds et des mains pour assurer un rôle de protection mécanique.

Les triglycérides sont surtout synthétisés après avoir mangé. La présence de glucose favorise cette synthèse. Le glucose pénètre dans la cellule où il est transformé en 1-glycérol phosphate grâce à une enzyme, la 1-glycerol kinase. C'est sur cette molécule que vont venir se fixer les acides gras libres activés sous forme d'acyl-CoA pour former les triglycérides.

Ces acides gras proviennent de structures lipoprotéiques (les chylomicrons) qui les ont transportés depuis l'intestin où ils ont été synthétisés après leur passage au travers de la paroi intestinale (cf. § 8.6).

En cas de besoin, les triglycérides sont hydrolysés pour libérer les acides gras libres et le glycérol. Les lipases qui effectuent cette action sont hormono-sensibles : l'insuline inhibe cette hydrolyse, les catécholamines et le glucagon l'activent, tout comme l'adrénaline.

Les acides gras libres passent ensuite dans le sang pour se diriger vers les tissus adipeux grâce à des structures spéciales (cf. Chap. 14).

Arrivés au niveau des tissus périphériques, les acides gras libres pénètrent dans la cellule, sont activés sous forme d'acyl-CoA, pénètrent dans la mitochondrie et sont oxydés par la 1-β-oxydase (cf. β oxydation des lipides). Il se forme alors des résidus d'acétyl-CoA qui rentrent dans le cycle de Krebs. Une phosphorylation oxydative entraîne ensuite la formation d'ATP à partir de l'ADP (cf. Cycle de Krebs).

2. Adipocytes bruns

Ces adipocytes bruns ont beaucoup de mitochondries, un noyau volumineux et beaucoup de vacuoles lipidiques.

Ils sont présents chez les nouveau-nés et les fœtus, ils entourent les gros vaisseaux sanguins, le cœur, le foie, les reins, et assurent ainsi un rôle de protection thermique en diffusant la chaleur au plus près de la circulation sanguine (à la manière d'un chauffage « central »). La persistance de ces adipocytes chez l'adulte est encore sujette à discussions…

Grâce à leurs mitochondries, les adipocytes bruns vont effectuer la phosphorylation oxydative, mais de manière découplée (phosphorylation et oxydation sont séparées). Une protéine mitochondriale, la thermogénine, en est responsable.

La réaction ne peut donc permettre la production d'ATP, et l'énergie se trouve donc dissipée sous forme de chaleur.

Exemples

Les animaux qui hibernent, comme la marmotte, ont besoin de cette chaleur, et ont donc un stock de graisse brune important.

Les pistils des fleurs en sont riches, pour permettre la dissémination des phéromones en les rendant volatiles.

3. Stockage énergétique sous forme de triglycérides

On peut se demander pourquoi les réserves énergétiques se font essentiellement sous forme de triglycérides. Il y a deux raisons majeures à ce choix :

- Le rapport masse/quantité d'énergie libérée est le plus important.
  1 gramme sec de triglycérides libère 9 kcal, alors qu'un gramme sec de glucose ou de protéine ne libère que 4 kcal, soit 2,25 fois moins d'énergie.
- Les triglycérides peuvent être stockés sous forme anhydre.
  Par exemple, un stockage sous forme de glycogène entraîne la présence de 2 g d'eau pour 1 g de glycogène sec, soit 3 g au total.
  Les triglycérides étant stockés sous forme anhydre, et étant plus énergétiques que le glycogène, sont au final, 6,67 fois plus énergétiques que le glycogène.

Chez un individu de 70 kg, on a la répartition suivante :

- triglycérides : 100 000 kcal, soit une masse de 11 kg;
- glucose : 40 kcal;
- glycogène : 600 kcal;
- protéines : 25 000 kcal.

Les triglycérides représentent une réserve énergétique à long terme (c'est-à-dire plusieurs mois), contrairement au glycogène utilisé immédiatement si l'organisme est à jeun sur la journée.

Ce glycogène est principalement stocké au niveau du foie et des muscles avec la répartition suivante :

- foie : le glycogène représente 4 % de la masse du foie (1,8 kg au total) soit 72 g de glycogène;

- muscles : 0,7 % de la masse des muscles (environ 35 kg), soit 270 g de glycogène ;
- autres tissus : 10 g de glycogène.

L'ensemble représente donc un total de 352 g de glycogène qui peut être utilisé immédiatement en cas de besoin.

4. Triglycérides et alimentation

La fourniture en triglycérides se fait essentiellement par :

- Les huiles végétales (huile d'olive, de maïs) : ces huiles sont riches en acides gras insaturés de petites tailles, ce qui explique leur fluidité.
- Les graisses animales : comme le gras de bœuf, riche en acides gras saturés à longue chaîne, ce qui rend ces graisses solides.
- Les produits laitiers : les doubles liaisons présentes subissent une oxydation par le dioxygène de l'air (le beurre devient rance), ce qui produit des aldéhydes et des acides carboxyliques de petites tailles et donc très volatils, responsables de l'odeur désagréable.

Il est possible industriellement d'hydrogéner les doubles liaisons des huiles végétales comme dans les margarines, ce qui augmente le point de fusion et rend l'huile plus visqueuse, donc plus « solide ».

5. Triglycérides et savons

Comme nous l'avons déjà dit, l'hydrolyse des triglycérides peut être réalisée par des enzymes (lipases), mais également par une hydrolyse alcaline à chaud (réaction de saponification). La réaction peut être effectuée par de la potasse (KOH) ou de la soude (NaOH), ce qui produit des sels de potassium d'acides gras ou des sels de sodium d'acides gras.

La particularité du savon est la formation de micelles qui permettent de « solubiliser » les taches de graisses en milieu aqueux.

6. Hydrolyse des triglycérides issus de l'alimentation

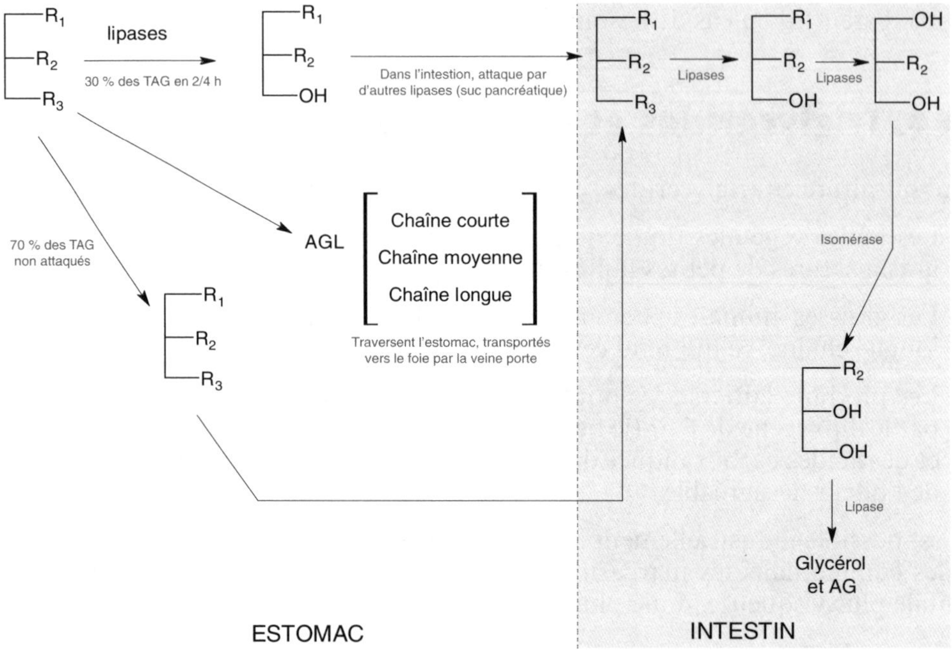

Figure 8.1 Hydrolyse des triglycérides issus de l'alimentation.

On remarque que les triglycérides ne peuvent jamais traverser les parois, et qu'ils doivent donc être hydrolysés sous forme d'acides gras et de glycérol (Fig. 8.1). Une fois dans les entérocytes, il y a reformation de triglycérides qui seront intégrés dans les chylomicrons (cf. Chap. 14) et transportés jusqu'aux adipocytes (Fig. 8.2).

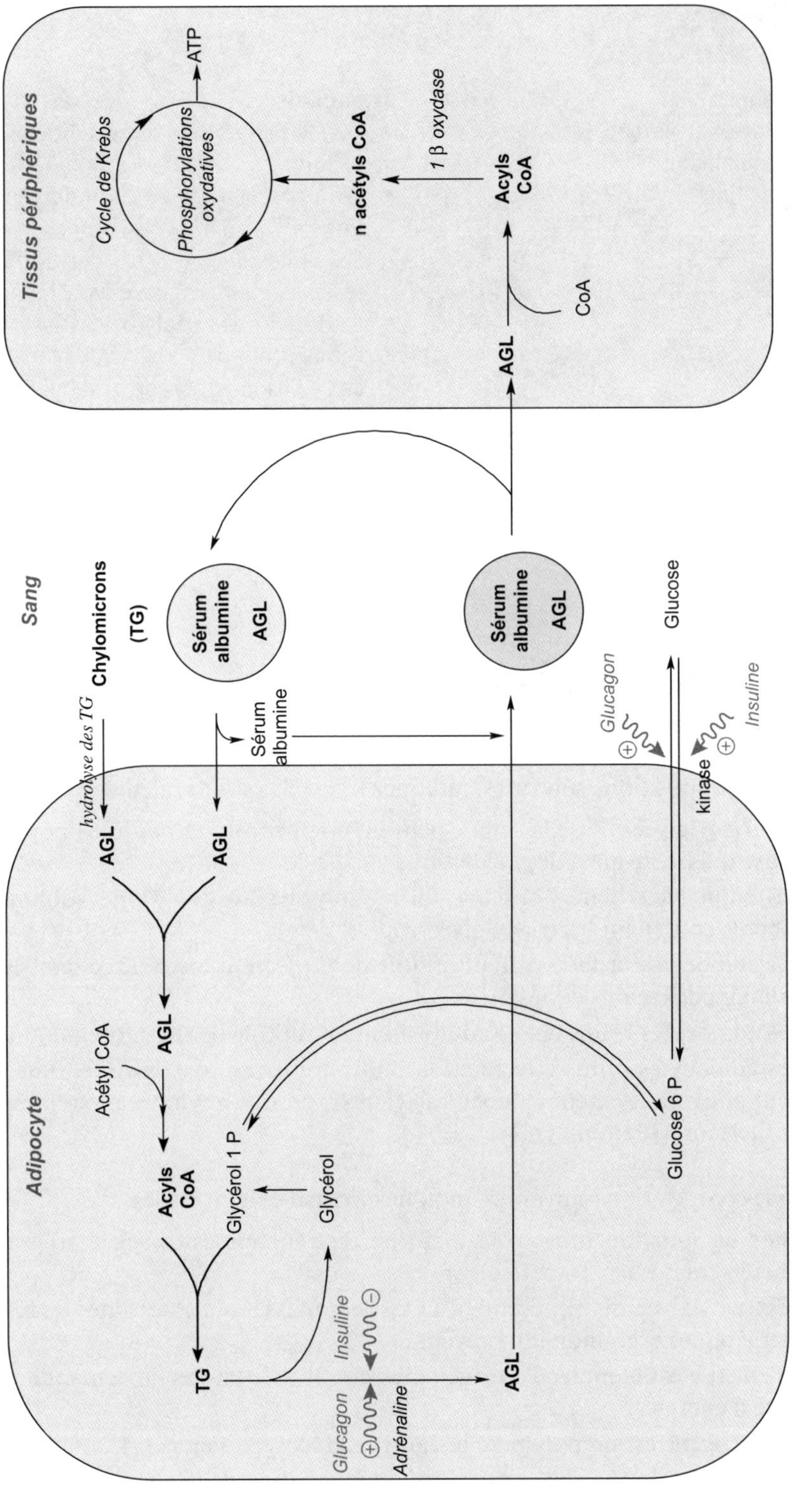

Figure 8.2 Stockage et hydrolyse des triglycérides dans l'organisme.

Synthèse

Je sais définir
- Tissu adipeux et adipocytes
- Sérum albumine
- Acide gras libre

Je connais
- Les deux types de tissus adipeux : blanc et brun
- Les particularités du tissu adipeux brun lors de l'oxydation des lipides
- Les ordres de grandeurs des différentes réserves énergétiques chez l'homme
- Le devenir des triglycérides issus de l'alimentation
- Les voies de stockage et d'hydrolyse des triglycérides

Je sais
- Intégrer le tissu adipeux et les triglycérides dans le métabolisme général des lipides
- Connaître la particularité métabolique du tissu adipeux brun

Questions à choix multiples

1 Parmi les propositions suivantes, indiquez lesquelles sont vraies.

❒ **a.** Les triacylglycérols de la cellule peuvent être hydrolysés par une lipoprotéine lipase qui libère ainsi des acides gras.

❒ **b.** Les adipocytes blancs ont une forme de polyèdre due à une volumineuse vacuole contenant les triacylglycérols.

❒ **c.** Les adipocytes bruns assurent un rôle de protection mécanique dans la face palmaire des mains et des pieds.

❒ **d.** Les adipocytes bruns chez l'adulte assurent un rôle de thermorégulation.

❒ **e.** Les adipocytes bruns effectuent la phosphorylation oxydative en une étape pour pouvoir aisément récupérer la chaleur produite et ainsi assurer leur rôle de thermorégulation.

2 Parmi les propositions suivantes, indiquez lesquelles sont vraies.

❒ **a.** Chez un individu moyen, la majorité de l'énergie est stockée sous forme d'acide gras.

❒ **b.** Les triacylglycérols représentent 11 kg de la masse totale de toutes les réserves énergétiques d'un individu moyen.

❒ **c.** Le glucose est la molécule principalement utilisée en cas de demande immédiate d'énergie.

❒ **d.** Le glycogène est un polymère linéaire de glucose liés en α 1-4.

❒ **e.** L'utilisation de glycogène entraîne l'augmentation de la glycémie du sang.

3 Parmi les propositions suivantes, relevez la (ou les) propositions exacte(s).

❒ **a.** Le TAG formé de trois acides palmitiques et d'un glycérol se nomme la palmitine.
❒ **b.** Les adipocytes blancs jouent un rôle principal de réserve énergétique.
❒ **c.** Ils représentent environ 15 à 20 % de la masse totale d'un individu moyen.
❒ **d.** Leur localisation est toujours superficielle, mais varie en fonction de l'âge et du sexe.
❒ **e.** C'est le glucose qui permet de fournir du glycérol à la cellule.

4 Quelles sont les propositions exactes ?

❒ **a.** Dans les adipocytes, les triacylglycérols sont hydrolysés par la lipase gastrique.
❒ **b.** Les acides gras constituent un carburant cellulaire, c'est-à-dire qu'ils sont capables de fournir de l'ATP après avoir été catabolisés dans la mitochondrie.
❒ **c.** La β-oxydation est une chaîne de réactions cataboliques transformant l'acétyl-CoA en acyl-CoA.
❒ **d.** Le glycogène est une forme de réserve d'énergie plus intéressante que les triacyl-glycérols car il permet également de stocker de l'eau.
❒ **e.** L'hydrolyse des triacylglycérols alimentaires fait intervenir une isomérase car les lipases digestives ont des difficultés pour attaquer un ester secondaire.

5 Quelles sont les propositions exactes ?

❒ **a.** La biosynthèse des triglycérides dans les adipocytes passe par l'activation du glycérol sous forme de glycérol-phosphate.
❒ **b.** À propos des acides gras, le groupement acide est polaire tandis que la chaîne hydrocarbonée est apolaire, ce qui en fait des molécules amphiphiles.
❒ **c.** Les triglycérides sont les lipides les plus représentés dans l'alimentation.
❒ **d.** Les adipocytes sont soumis à une régulation hormonale qui dirige le métabolisme vers le stockage en cas de stress ou vers l'hydrolyse des triglycérides en période postprandiale.
❒ **e.** À leur sortie de l'adipocyte, les acides gras sont pris en charge dans le sang par les lipoprotéines car ils ne sont pas hydrosolubles.

6 Quelles sont les propositions exactes ?

❒ **a.** Le catabolisme des acides gras libère une grande quantité d'énergie car leurs carbones sont très oxydés.
❒ **b.** Les triglycérides jouent un rôle dans la protection mécanique, la protection thermique, la thermorégulation et la réserve énergétique.
❒ **c.** Les triglycérides sont stockés principalement dans le foie et le muscle.
❒ **d.** Le glycogène est une réserve à court terme (une semaine) alors que les triglycérides sont une réserve à long terme (plusieurs mois).
❒ **e.** La glycémie normale est de 1,5 µg/mL.

7 Parmi les propositions suivantes relatives aux acides gras libres (AGL), lesquelles sont vraies ?

- ❒ **a.** Ils sont transportés dans le sang grâce à des lipoprotéines.
- ❒ **b.** La présence de la fonction acide carboxylique polaire explique leur solubilité dans le sang.
- ❒ **c.** Les acides gras libres du corps sont uniquement endogènes.
- ❒ **d.** Ils traversent facilement la paroi de l'estomac car leur petite taille leur permet de s'infiltrer entre les cellules stomacales.
- ❒ **e.** Ce sont des molécules apolaires de par la présence d'une longue chaîne carbonée.

8 Quelles sont les propositions vraies ?

- ❒ **a.** La graisse brune permet une plus grande production d'ATP que la graisse blanche grâce au découplage oxydation-phosphorylation.
- ❒ **b.** Après avoir été absorbés au niveau de l'intestin, les acides gras sous forme de triglycérides sont transportés par les chylomicrons dans la lymphe puis dans le sang.
- ❒ **c.** Pour entrer dans la mitochondrie, les acides gras doivent être activés sous forme d'acyl-phosphate.
- ❒ **d.** Les adipocytes sont le lieu de stockage des acides gras sous forme de phospholipides.
- ❒ **e.** La graisse brune est plus abondante chez le nouveau-né que chez l'adulte.

9 Parmi les propositions suivantes, laquelle (lesquelles) est (sont) exacte(s) ?

- ❒ **a.** Comparé aux triacylglycérols, qui représentent une source rapide d'énergie métabolique, le glycogène constitue une réserve énergétique à long terme.
- ❒ **b.** Le tissu adipeux brun joue un rôle dans la thermogenèse.
- ❒ **c.** L'oxydation des triacylglycérols fournit environ 6,7 fois moins d'énergie par gramme sec que le glycogène.
- ❒ **d.** Dans l'estomac, les lipases hydrolysent les liaisons ester en position 2 des triacylglycérols pour former des acides gras libres et des 1,3-diacylglycérols.

10 Parmi les propositions suivantes, laquelle (lesquelles) est (sont) exacte(s) ?

- ❒ **a.** Les triglycérides sont synthétisés quelques heures après le repas, pour permettre leur stockage dans les adipocytes.
- ❒ **b.** La synthèse des triglycérides nécessite l'activation du glycérol sous la forme de glycérol 3 phosphate.
- ❒ **c.** Les adipocytes bruns sont présents notamment dans les faces palmaires des pieds et des mains pour assurer un rôle de protection mécanique.
- ❒ **d.** Les adipocytes bruns sont moins riches en mitochondries que les adipocytes blancs.
- ❒ **e.** Les nouveau-nés possèdent un grand nombre d'adipocytes bruns pour leur assurer suffisamment de réserves énergétiques au début de leur vie.

11 Parmi les propositions suivantes, laquelle (lesquelles) est (sont) exacte(s)?

❒ **a.** Les triglycérides sont majoritaires dans la nature, par rapport aux autres glycérides (mono ou di) et aux acides gras libres.

❒ **b.** Les triglycérides sont de nature variable en fonction notamment de l'alimentation, de l'âge et de l'organe.

❒ **c.** La formation d'un triglycéride implique une triple estérification entre la fonction carboxyle des acides gras avec les trois fonctions alcools du même glycérol, ce qui produit trois molécules d'eau en plus du triglycéride.

❒ **d.** La majorité des lipides alimentaires sont des triglycérides, ce qui explique que l'organisme ait choisi cette forme pour le stockage énergétique car ils sont directement absorbables et stockables immédiatement.

❒ **e.** Les triglycérides sont toujours hétérogènes car il est impossible statistiquement qu'une même molécule de glycérol rencontre les trois mêmes acides gras.

12 Parmi les propositions suivantes, laquelle (lesquelles) est (sont) exacte(s)?

❒ **a.** L'oxydation des acides gras dans les mitochondries fournit de l'ATP, mais produit également des radicaux libres à fortes propriétés oxydantes qui peuvent être «piégés» par différents antioxydants comme certaines vitamines.

❒ **b.** On retrouve encore beaucoup de triglycérides dans l'intestin car les lipases gastriques sont moins efficaces que les lipases intestinales puisqu'elles sont placées à un pH très acide, celui de l'estomac.

❒ **c.** Les triglycérides sont totalement hydrophobes, alors que les diglycérides sont amphipathiques.

❒ **d.** L'une des origines du glycérol-3-phosphate que l'on trouve dans les cellules pour permettre la synthèse des triglycérides est le glucose.

❒ **e.** Les adipocytes blancs qui stockent les graisses sous forme de triglycérides, ont une localisation différente en fonction de l'âge et du sexe de la personne.

13 Parmi les propositions suivantes, relevez la (ou les) propositions exacte(s).

❒ **a.** Les TAG sont 6,7 fois plus énergétiques que le glycogène.

❒ **b.** Les huiles végétales sont riches en acides gras instaurés.

❒ **c.** La tristéarine est un TAG présent dans les produits laitiers.

❒ **d.** Le rancissement des graisses provoque l'apparition de molécules volatiles de petites tailles qui sont alors responsables de l'odeur désagréable de ces graisses.

❒ **e.** Près de 70 % des TAG de l'alimentation ne sont pas dégradés pas les lipases intestinales.

Corrigés

1 Bonne(s) réponse(s) : b.

a. Ils peuvent être hydrolysés par une lipase, mais non par une lipoprotéine lipase, qui hydrolyse uniquement les triacylglycérols transportés par les lipoprotéines.

c. Ce rôle est assuré par les adipocytes blancs (on trouve d'ailleurs une forte concentration de ces adipocytes dans les coussinets des félins sur la face inférieure des pattes).

d. Il n'y a pas d'adipocytes bruns chez l'adulte, même si cette question fait encore débat.

e. La phosphorylation se produit en deux étapes, mais qui sont découplées, ce qui ne permet pas la production d'ATP.

2 Bonne(s) réponse(s) : c. et e.

a. Le stockage est effectué sous la forme de triacylglycérols, puis des lipases les hydrolyseront pour récupérer les acides gras qui seront eux utilisés dans les différentes cellules.

b. Ils représentent 11 kg de la masse totale d'un individu moyen.

c. C'est pourquoi le glycogène sera la première molécule hydrolysée en cas de demande immédiate d'énergie, car elle libère directement du glucose, utilisable sur-le-champ par les cellules.

d. Il possède des ramifications en 1-6.

e. L'hydrolyse du glycogène libère du glucose qui se retrouve dans le sang, et fait donc augmenter, même temporairement, la glycémie.

3 Bonne(s) réponse(s) : a., b., c. et e.

d. Ils peuvent également être en profondeur (mésentère…).

e. Le glucose-6-P donne deux molécules de glycérol-3-P.

4 Bonne(s) réponse(s) : b. et e.

a. Comme son nom l'indique, la lipase gastrique se situe au niveau de l'estomac, et non au niveau des adipocytes.

b. Ce catabolisme fait notamment intervenir le cycle de Krebs qui va fournir de l'ATP.

c. Les acyl-CoA sont découpés en résidus d'acétyl-CoA avant de subir l'oxydation. Il s'agit donc du contraire.

d. C'est justement parce que les triacylglycérols sont stockés sous forme anhydre qu'ils sont plus intéressants, car pour un même équivalent énergétique, la masse est plus faible.

e. La liaison ester secondaire située sur le carbone 2 du glycérol est très difficilement attaquable à cause de l'encombrement stérique de la molécule de glycérol. Il faut donc une isomérase pour transférer l'acide gras du carbone 2 vers un autre d'atome de carbone du glycérol.

5 Bonne(s) réponse(s) : a., b. et c.

a. Le glycérol ainsi phosphaté est activé, ce qui permet aux acides gras eux aussi activés sous la forme d'acyl-CoA de s'y lier et de former des triglycérides.

c. Environ 95 % des lipides alimentaires.

d. C'est exactement le contraire. Il faut en effet hydrolyser les triglycérides en période de stress pour pouvoir récupérer de l'énergie.

e. Les acides gras libres sont transportés grâce à la sérum albumine ; pour être transportés par des lipoprotéines, ils doivent être de nouveau intégrés dans des triglycérides.

6 Bonne(s) réponse(s) : b.

a. La justification est fausse car les carbones des acides gras ne sont pas oxydés, même si plus tard, les résidus d'acides gras seront eux oxydés.

b. On s'intéresse ici à tous les acides gras, donc aux tissus adipeux blancs et bruns.

c. Il s'agirait plutôt du glycogène.

d. Le glycogène est une réserve de un à deux jours seulement chez un individu normal.

e. La glycémie est de l'ordre de 1,5 g/L.

7 Bonne(s) réponse(s) : d.

a. Ils sont transportés par la sérum albumine, ou par des lipoprotéines telles que les chylomicrons mais sous forme de triglycérides.

b. Ils ne sont pas solubles dans le sang car leur partie polaire est accompagnée d'une longue chaîne carbonée apolaire.

c. L'alimentation apporte une bonne partie des acides gras libres provenant de l'hydrolyse des triglycérides.

e. La chaîne carbonée est bien apolaire, mais la molécule est amphiphile de par la présence de la tête polaire.

8 Bonne(s) réponse(s) : b.

a. Le découplage permet à la chaleur de diffuser, donc de réchauffer l'organisme, et donc à éviter toute production d'ATP.

b. Nous verrons cela plus en détail dans le chapitre transport des lipides.

c. L'activation se fait sous la forme d'acyl-CoA

d. Le stockage se fait sous forme de triglycérides. Les phospholipides sont surtout présents dans les membranes.

e. Il n'y a pas de graisse brune chez l'adulte, il ne peut donc y en avoir moins que chez le nouveau-né (C.Q.F.D.).

9 Bonne(s) réponse(s) : b.

a. Le glycogène ne représente que 1 à 2 jours de réserve pour un individu normal.

c. Elle fournit 6,7 fois plus d'énergie.

d. Cette attaque est très difficile, d'où l'intervention d'isomérases pour passer l'acide gras en position 2 sur le carbone 1.

10 **Bonne(s) réponse(s) : b.**

a. Les triglycérides sont bien synthétisés après le repas pour être stockés dans les adipocytes, mais cela se fait rapidement et non après quelques heures.

b. Le glycérol est ainsi disponible pour la synthèse des triglycérides.

c. Ce rôle est assuré par les adipocytes blancs.

d. Ils sont au contraire très riches en mitochondries pour libérer l'énergie sous forme de chaleur.

e. Les adipocytes bruns ne servent pas de réserves énergétiques, mais pour la fourniture de chaleur. Ils ne permettent pas la formation d'ATP.

11 **Bonne(s) réponse(s) : a., b. et c.**

a. Les acides gras libres sont très peu présents dans la nature ; quant aux autres glycérides, on les rencontre surtout dans l'organisme comme produits de l'action des lipases qui attaquent les triglycérides issus de l'alimentation.

c. La formation d'un ester se fait entre un acide carboxylique et une fonction alcool avec production d'une molécule d'eau.

d. Même si la majorité des lipides alimentaires sont sous forme de triglycérides, ils ne sont pas directement absorbables car ils doivent d'abord subir une hydrolyse pour passer les parois, notamment intestinale, avant d'être reformé pour transport. De plus, l'organisme a choisi cette forme pour le stockage énergétique car il y a gain de place et parce que ce stockage se fait sous forme anhydre.

e. Les triglycérides ne sont pas toujours hétérogènes, même si ce sont la majorité.

12 **Bonne(s) réponse(s) : a., c., d. et e.**

a. Les radicaux libres sont d'origine physiologique lorsqu'ils proviennent des différentes réactions de l'organisme, comme les oxydations naturelles qui ont lieu dans les cellules. Certaines vitamines, comme la vitamine E (cf. Chap. 15), jouent ce rôle.

b. Il est vrai que la plus grande fraction des triglycérides ne sont pas attaqués par les lipases gastriques. Cependant la raison n'est pas le pH, mais plutôt le fait que le bol alimentaire ne séjourne pas assez longtemps dans l'estomac pour permettre d'hydrolyser tous les triglycérides.

c. L'hydrolyse d'un acide gras sur un triglycéride régénère la fonction alcool du glycérol, qui a donc un pôle hydrophile.

13 **Bonne(s) réponse(s) : a., b. et d.**

a. Voir le calcul page 74 §3.

b. Ce qui explique leur état liquide à température ambiante.

c. Elle est présente dans le gras de bœuf.

d. L'oxydation coupe la chaîne carbonée et crée des molécules de la famille des aldéhydes et des acides carboxyliques.

e. Ce sont les lipases gastriques qui ne dégradent pas beaucoup les TAG.

Les glycérophospholipides (GPL) et dérivés

9

Plan

1. Les glycérophospholipides (GPL)
2. Dérivés des GPL
3. Mode d'action des phospholipases

Synthèse

QCM

Corrigés

Objectifs

- Connaître la structure et la nomenclature des glycérophospholipides
- Savoir qu'ils sont à l'origine des plasmalogènes et des éthers de glycérides
- Identifier le mode d'action des différentes phospholipases de l'organisme

1. Les glycérophospholipides

Ces molécules constituent 50 à 70 % des lipides membranaires. Ils sont constitués de glycérol estérifié sur les carbones 1 et 2 par des acides gras (saturé sur le C1, insaturé sur le C2), et d'un groupement phosphate sur le carbone 3. En fonction de la molécule X liée à ce groupement phosphate, on accède à différents composés (Tableau 9.1).

La présence de plus de phosphatidylcholine (PC) dans le feuillet membranaire externe et de plus de phosphatidylinositol (PI), de phosphatidylsérine (PS) et de phosphatidyléthanolamie (PE) dans le feuillet membranaire interne (donc une répartition des charges électriques différentes) explique les différences de fluidité entre différentes zones de la membrane plasmique, mais aussi entre l'intérieur et l'extérieur de la cellule.

Exemple

Lorsque les nouveau-nés respirent pour la première fois, ils déploient leurs alvéoles pulmonaires qui se distendent. Pour faciliter ce déploiement, des cellules (pneumocytes de type II) des alvéoles pulmonaires fabriquent, quelques jours avant la naissance, un lipide qui est sécrété, le surfactant, et qui est très riche en PC.

Rôle tensioactif du surfactant : le lipide s'étale comme une petite couche d'huile sur la surface interne des alvéoles pulmonaires. Les prématurés ne produisent pas de surfactant et rencontrent des problèmes pour respirer.

Tableau 9.1 : Caractéristiques et structure des glycérophospholipides.

Substituant X	Nom	Charge	Propriétés
H	Acide phosphatidique	– 1	Précurseur de base, non membranaire.
	Céphalines		
Éthanolamine $-CH_2-CH_2-NH_3^+$	Phosphatidyléthanolamine PE	0	Présentes surtout dans le feuillet membranaire interne.
Sérine $-CH_2-CH(COO^-)-NH_3^+$	Phosphatidylsérine PS	– 1	
	Lécithines		
Choline $-CH_2-CH_2-N^+(CH_3)_3$	Phosphatidylcholine PC	0	Présentes surtout dans le feuillet membranaire externe, dans le surfactant pulmonaire, précurseurs de messagers chimiques, régulateur de la fluidité membranaire.
Glycérol $-CH_2-CHOH-CH_2OH$	Phosphatidylglycérol PG	– 1	Présent surtout chez les bactéries
Inositol 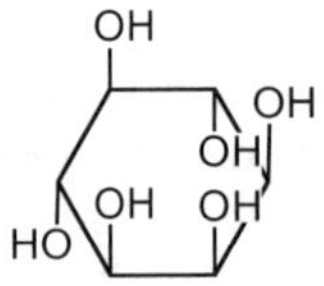	Phosphatidylinositol PI (cf. Chap. 5)	– 1	Précurseur de messager chimique (diglycéride et inositoltriphosphate). Présent dans le feuillet membranaire interne. Relais de la signalisation intracellulaire en réponse à des signaux extracellulaires.
Inositol 4,5 bisphosphate	Phosphatidylinositol 4,5 bisphosphate PIP2	– 3	Précurseur de médiateurs chimiques.

- Les GPL sont des molécules amphipathiques : le glycérol est apolaire et hydrophobe, la partie phosphate et le groupement X sont polaires et hydrophiles.
- Caractéristique structurale des GPL : la structure d'un GPL est cylindrique, les deux chaînes hydrocarbonées sont l'une à côté de l'autre avec des interactions hydrophobes entre ces chaînes (Fig. 9.1). La présence de deux acides gras rend la structure membranaire beaucoup plus stable.

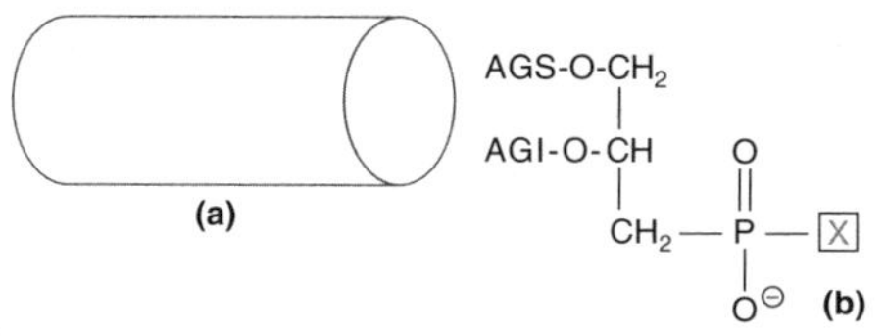

Figure 9.1 Caractéristiques structurales d'un GPL.
(a) Représentation de l'encombrement statique des deux chaînes carbonées ;
(b) formule développée.

2. Dérivés des GPL

2.1. Les lysophospholipides (monoacyls)

Très peu présents dans les membranes, ils proviennent de la destruction (de *lyso*, détruire) partielle de GPL par hydrolyse d'un des deux acides gras constitutifs.

On forme des lysocomposés avec un seul acide gras estérificateur soit sur le carbone 1, soit sur le carbone 2.

Ce type de lipide se forme dans le plan de la membrane qui se fragilise.

Production pathologique des lysophospholipides : suite à l'action des venins de guêpes, d'abeilles, de serpents, très riches en phospholipases (lysophospholipases) qui clivent les liaisons esters ce qui entraîne une hémolyse (destruction des globules rouges chez l'Homme).

Production Physiologique des lysophospholipides :

- existence de **phospholipases membranaires** qui agissent sur commande dans le plan de la membrane plasmique. Des acides gras et des lysophospholipides sont libérés, à l'origine des **médiateurs de l'inflammation** : les GPL de structure du plan de la membrane servent de précurseurs à d'autres composés libérés à partir de la membrane. Ces derniers migrent dans le cytoplasme de la cellule pour y exercer un rôle de messagers chimiques sous l'effet d'excitation ou d'un ordre donné à la membrane plasmique (cf. Chap. 12) ;
- dans les lysosomes (organites chargés de la destruction de certains substrats).

2.2. Les plasmalogènes (ou alkényls de phospholipides)

Présence d'une fonction éther (R-O-R') insaturée ou éther vinylique sur le C1 du glycérol, au lieu de la fonction ester, suite à la création d'une double liaison sur l'acide gras (on peut également parler de liaison alcénoxy) (Fig. 9.2).

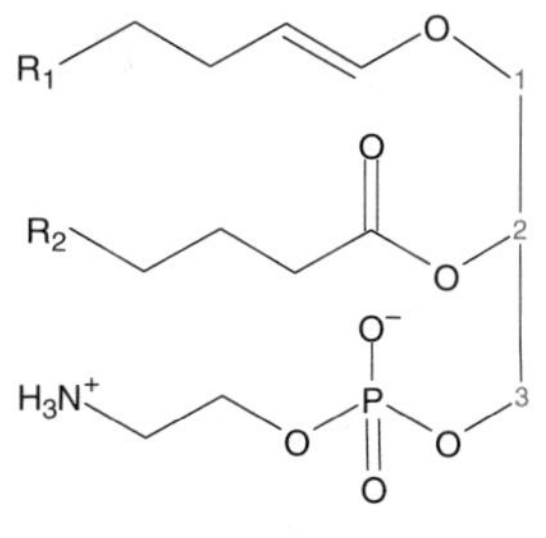

Figure 9.2 Structure d'un plasmalogène.

Répartition : abondants dans les membranes des cellules du cœur et du cerveau où ils représentent plus de 30 % des phospholipides de ces membranes.

Rôles biologiques :

- Les plasmalogènes attirent les molécules potentiellement toxiques qui cassent la double liaison en position vinylique. La cassure de cette double liaison libère un composé qui joue le rôle d'antioxydant. Cet antioxydant empêche alors d'autres molécules toxiques d'agir sur d'autres GPL importants pour le fonctionnement des membranes.
- Les plasmalogènes stabilisent la fluidité membranaire.
- Ils sont présents dans la gaine de myéline des neurones.

2.3. Les éthers de glycérides (ou alkyls de phospholipides)

Exemple du PAF-Acéther (1re molécule découverte) ou *Platelet Activating Factor* ou 1- Alkyl- 2- Acétyl éther (Fig. 9.3).

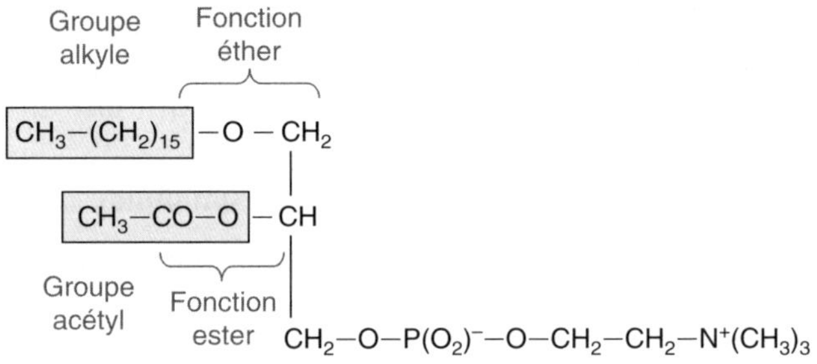

Figure 9.3 Structure du PAF acéther.

Rôles :

- activateur des plaquettes sanguines
- Médiateur chimique :
  - régulation de la coagulation sanguine
  - régulation de la vasomotricité (effet vasodilatateur)
  - régulation de la bronchomotricité avec un rétrécissement considérable du diamètre des bronchioles chez les asthmatiques.

Son rôle est très important dans l'inflammation et l'allergie.

Cette molécule se distingue des autres GPL membranaires car elle est reconnue par un récepteur qui lui est spécifique.

3. Mode d'action des phospholipases

On connaît quatre types de phospholipases, en fonction du type de fonction hydrolysée et donc de la zone de la molécule où cette hydrolyse va se produire :

- la phospholipase A1, qui estérifie l'acide gras porté par le C1 ;
- la phospholipase A2, qui estérifie l'acide gras porté par le C2.

Ces deux enzymes laissent comme produits d'hydrolyse des lysolécithines :

- la phospholipase C, qui est une phosphodiestérase, qui attaque la fonction ester entre la fonction alcool du glycérol et le groupement phosphate;
- la phospholipase D, qui est elle aussi une phoshodiestérase, mais qui agit après le groupement phosphate.

Synthèse

Je sais définir
- Glycérophospholipide
- Lysophospholipide
- Plasmalogène (ou alkényl de phospholipide)
- Liaison éther
- Alkyl de phospholipide

Je connais
- Les structures des principaux glycérophospholipides
- Le rôle des glycérophospholipides
- La différence entre une liaison éther et une liaison ester
- Le mode de clivage des quatre types de phospholipases
- Le rôle et la structure des plasmalogènes
- Le rôle et la structure du PAF acéther

Je sais
- Expliquer l'action des phospholipases sur un composé en fonction de la structure chimique de ce dernier
- Lier le rôle des glycérophospholipides à leur structure chimique

Questions à choix multiples

Les glycérophospholipides et les sphingolipides constituants tous les deux des familles présentes dans les membranes cellulaires, les QCM seront traités sur ces deux thèmes à la fin du chapitre 10.

10 Les sphingolipides

Plan

1. Structures générales
2. Dégradation de certaines molécules. Pathologies

Synthèse

QCM

Corrigés

Objectifs

- Connaître la structure et la nomenclature des sphingolipides
- Connaître leur intervention dans les groupes sanguins humains
- Savoir décrire les maladies de Niemann-Pick et de Tay-Sachs

1. Structures générales

Ils dérivent de la sphingosine qui est un amino-dialcool en C18 avec une double liaison en *trans* sur le C4.

La sphingosine, précurseur n° 1, peut être amidifiée aux dépens de l'amine primaire par un AG pour former le céramide ou précurseur n° 2 (Fig. 10.1).

Pour la sphingosine, sur 18 C, il y a 13 méthyles, une double liaison, une fonction alcool secondaire, une fonction amine primaire et une fonction alcool primaire.

Pour les céramides, ce sont des amides d'acide gras ou amide gras. L'acide gras est souvent un acide gras saturé de 16, 18, 22 ou 24 C.

En fonction des différentes molécules greffées sur la sphingosine au niveau de l'O du C1, on accède à différentes classes de composés (Tabl. 10.1 et Fig. 10.2).

Les sphingolipides jouent un rôle majeur dans les phénomènes de reconnaissance entre structures de surfaces cellulaires. En effet, les chaînes sucrées qui appartiennent au pôle hydrophile des glycosphingolipides pointent vers l'extérieur de la membrane plasmique et interviennent dans les phénomènes de reconnaissance intercellulaire (ou entre des composés étrangers) et la membrane des cellules, notamment des cellules nerveuses.

Le reste de la structure de nature hydrophobe se situe dans la membrane, alors que la partie hydrophile pointe vers l'extérieur de la cellule.

Les sphingolipides jouent également le rôle d'isolant thermique au niveau de la gaine de myéline des neurones (pour les sphingomyélines).

Tableau 10.1 : Caractéristiques et structure des principaux sphingolipides.

	Nature de la liaison sur le céramide	Substituant	Classe et rôle	
Céramides (sphingosine + AG sur la fonction amine).	Liaison ester phosphorique	Phosphocholine $-P-O-CH_2-CH_2-N^+(CH_3)_3$	Sphingomyélines. Constituants de la gaine de myéline.	
		Phosphoéthanolamine $-P-O-CH_2-CH_2-NH_3^+$		
	Liaison osidique	Un seul ose (glc ou gal).	Sphingoglycolipides	(gluco et galactocérébrosides) Cérébrosides. Spécificité des groupes sanguins.
		De 2 à 6 oses.		
		Acide sialique (NANA…)		Gangliosides. Abondants dans le cerveau.
		Ose sulfaté.		Sulfatides. Dans les membranes cellulaires du système nerveux central et des reins.

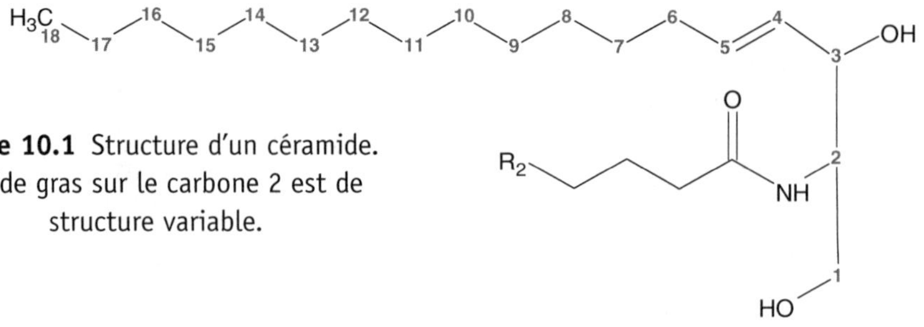

Figure 10.1 Structure d'un céramide. L'acide gras sur le carbone 2 est de structure variable.

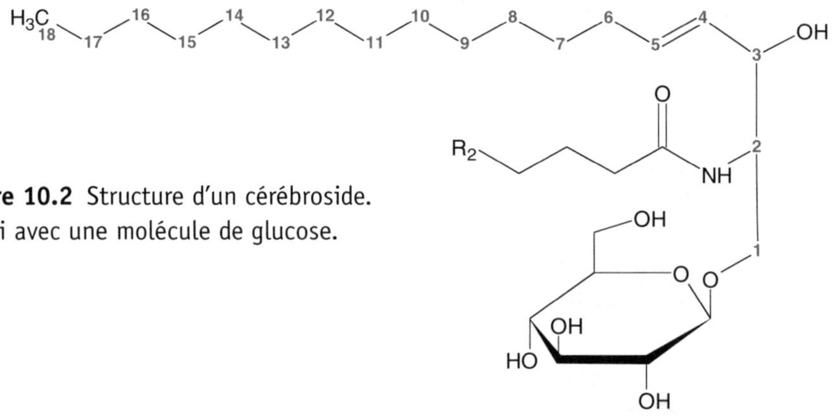

Figure 10.2 Structure d'un cérébroside. Ici avec une molécule de glucose.

2. Dégradation de certaines molécules. Pathologies

2.1. Maladie de Niemann-Pick

Il s'agit d'une maladie héréditaire grave qui touche les nourrissons, caractérisée par un dépôt abondant de sphingomyélines dans la rate, le cerveau et le foie. Elle résulte d'un déficit en sphingomyélinase qui, normalement, détache la phosphocholine des sphingomyélines, ce qui entraîne leur dégradation et donc leur renouvellement. Elle entraîne de graves retards mentaux puis une mort précoce.

2.2. Maladie de Tay-Sachs

Il s'agit d'une anomalie génétique du gène codant pour la synthèse en hexosaminidase A, enzyme qui attaque la liaison entre certains sucres des gangliosides.

On constate des retards de développement, une paralysie, la cécité puis la mort en trois à quatre ans.

Synthèse

Je sais définir
- Sphingolipide
- Myéline
- Groupe sanguin

Je connais
- La structure des principaux sphingolipides
- La structure de la gaine de myéline et son rôle
- Quelques pathologies liées au sphingolipides

Je sais
- Lier le rôle des différents sphingolipides à leur structure chimique
- Expliquer les maladies de Niemann Pick et de Tay-Sachs

Questions à choix multiples

1 Parmi les propositions suivantes, laquelle (ou lesquelles) s'applique(nt) aux lécithines ?

❒ **a.** Ce sont des glycérophosphatides substitués par une molécule de choline.
❒ **b.** Ce sont des molécules dont la charge nette est négative.
❒ **c.** Ce sont des molécules amphipathiques.
❒ **d.** Leur produit de dégradation par une phospholipase est une lysolécithine.
❒ **e.** Les lécithines contiennent 2 atomes d'azote pour un seul de phosphore.

2 Soit le composé suivant :

$CH_3\text{-}(CH_2)_{16}\text{-}CO\text{-}O\text{-}CH_2$
|
$CH\text{-}OH$
|
$CH_2\text{-}O\text{-}P(O_2)^-\text{-}O\text{-}CH_2\text{-}CH_2\text{-}N^+(CH_3)_3$

Quelle (s) est (sont) la (les) proposition(s) vraie(s) parmi celles ci-dessous ?

❒ **a.** Ce composé n'est pas une lécithine.
❒ **b.** Il peut dériver d'une hydrolyse enzymatique d'une lécithine par une phospholipase.
❒ **c.** Il peut présenter des propriétés hémolytiques.
❒ **d.** Il est soluble dans l'eau.

3 Parmi les propositions suivantes concernant les sphingolipides, laquelle (ou lesquelles) est (sont) vraie(s) ?

❒ **a.** La sphingosine, constituant spécifique des sphingolipides est un alcool azoté.
❒ **b.** Les sphingomyélines ont une charge nette positive car elles portent deux charges positives et une charge négative.

- ❒ **c.** Les sphingolipides sont des constituants importants des membranes biologiques.
- ❒ **d.** Les sphingolipides contiennent un seul acide gras.
- ❒ **e.** La maladie de Tay-Sachs est due à un déficit d'une enzyme impliquée dans la biosynthèse des gangliosides.

4 Parmi les molécules suivantes, laquelle (ou lesquelles) est (sont) un (des) phospholipide(s)?

- ❒ **a.** Lécithines.
- ❒ **b.** Céphalines.
- ❒ **c.** Céramide.
- ❒ **d.** Sphingomyélines.

5 Sélectionnez la (ou les) proposition(s) qui s'applique(nt) au composé dont la formule est représentée ci-dessous :

$$CH_3\text{-}(CH_2)_{12}\text{-}CH{=}CH\text{-}O\text{-}CH_2$$
$$CH_3\text{-}(CH_2)_7\text{-}CH{=}CH\text{-}(CH_2)_7\text{-}CO\text{-}O\text{-}CH$$
$$CH_2\text{-}O\text{-}P(O_2)^-\text{-}O\text{-}(CH_2)_2\text{-}N^+(CH_3)_3$$

- ❒ **a.** Il s'agit d'une molécule de phosphatidylcholine.
- ❒ **b.** Il possède une structure amphipathique.
- ❒ **c.** C'est un plasmalogène.
- ❒ **d.** Une phospholipase peut libérer par hydrolyse de ce composé une molécule d'acide oléique.
- ❒ **e.** Ce composé peut jouer un rôle antioxydant.
- ❒ **f.** C'est un glycérophospholipide.
- ❒ **g.** Il augmente la fluidité membranaire.

6 Parmi les propositions suivantes, relevez la (ou les) propositions exacte(s).

- ❒ **a.** Les glycérophospholipides contiennent une liaison phosphodiester sur leur carbone 3.
- ❒ **b.** Ils constituent la majorité des lipides alimentaires.
- ❒ **c.** Les cardiolipides contiennent une molécule de phosphatidylglycérol.
- ❒ **d.** Les lysophospholipides proviennent de la perte du substituant X des glycérophospholipides.
- ❒ **e.** Les plasmalogènes sont très sensibles aux oxydations de par la présence d'une fonction éther.

7 Parmi les propositions suivantes relatives au rôle biologique de différents glycérophospholipides, laquelle (ou lesquelles) est (sont) exacte(s)?

- ❒ **a.** Ils représentent l'un des constituants essentiels des membranes plasmiques.
- ❒ **b.** Ils peuvent être les précurseurs de molécules agissant comme médiateurs chimiques.

❐ **c.** Ils sont impliqués dans les mécanismes de reconnaissance intercellulaire.
❐ **d.** Ils exercent un rôle énergétique.
❐ **e.** Ils peuvent protéger la membrane cellulaire contre l'effet d'agents oxydants.
❐ **f.** Ils constituent le composant essentiel de la gaine de myéline.

8 Sélectionnez la (ou les) proposition(s) qui s'applique(nt) au composé dont la formule est représentée ci-dessous :

$$CH_2\text{-}O\text{-}CO\text{-}(CH_2)_{14}\text{-}CH_3$$
$$|$$
$$CH\text{-}O\text{-}CO\text{-}(CH_2)_7\text{-}CH{=}CH\text{-}(CH_2)_7\text{-}CH_3$$
$$|$$
$$CH_2\text{-}O\text{-}P(O_2)^-\text{-}O\text{-}(CH_2)_2\text{-}N^+(CH_3)_3$$

❐ **a.** Il s'agit d'une molécule de phosphatidylcholine.
❐ **b.** Il s'agit d'une molécule de sphingomyéline.
❐ **c.** On la retrouve généralement dans le feuillet externe de la membrane.
❐ **d.** Une phospholipase peut libérer par hydrolyse de ce composé une molécule d'acide oléique et une molécule de 1-lysolécithine.
❐ **e.** Ce composé possède une structure amphipathique.

9 Parmi les constituants suivants, lequel (ou lesquels) n'entre(nt) pas dans la constitution des sphingolipides ?

❐ **a.** Céramide.
❐ **b.** Oligosaccharide.
❐ **c.** Glycérol.
❐ **d.** Inositol.
❐ **e.** Sphingosine.

10 Parmi les propositions suivantes concernant les glycérophospholipides, laquelle (ou lesquelles) est (sont) vraie(s) ?

❐ **a.** Ce ne sont pas des lipides énergétiques.
❐ **b.** Ils dérivent tous de l'acide phosphatidique.
❐ **c.** Ce sont des molécules amphipathiques.
❐ **d.** Certains d'entre eux sont les précurseurs des messagers chimiques.
❐ **e.** Ils sont très abondants dans la membrane plasmique.
❐ **f.** Ils possèdent tous une charge électrique nette négative.

11 Sélectionnez la (ou les) proposition(s) qui s'applique(nt) aux lysophospholipides

❐ **a.** Ils proviennent de l'action de phospholipases.
❐ **b.** Ce sont des molécules amphipathiques.
❐ **c.** Ils peuvent être produits physiologiquement.
❐ **d.** Certains d'entre eux exercent un rôle de messager chimique.
❐ **e.** Ils exercent un rôle antioxydant.

12 Sélectionnez la (ou les) proposition(s) qui s'applique(nt) à la phosphatidylcholine

- ❐ **a.** C'est un glycérophospholipide.
- ❐ **b.** Elle possède une charge électrique nette négative.
- ❐ **c.** Elle dérive de l'acide phosphatidique.
- ❐ **d.** Elle possède quatre liaisons ester.
- ❐ **e.** C'est un constituant des lipides membranaires.

13 Parmi les propositions suivantes, relevez la (ou les) propositions exacte(s).

- ❐ **a.** Les sphingolipides sont parfois porteurs de chaînes de sucres, ce qui les fait intervenir dans les phénomènes de reconnaissances cellulaires.
- ❐ **b.** Il n'existe pas d'anticorps anti-O.
- ❐ **c.** La maladie de Tay-Sachs est autosomique dominante.
- ❐ **d.** Les têtes polaires des sphingolipides déterminant le groupe sanguin B combinent un glucose, trois galactoses, une N-acétylgalactosamine et un fucose.
- ❐ **e.** La phosphatidylsérine possède une charge nette négative.

14 Sélectionnez la (les) proposition(s) qui s'applique(nt) au rôle biologique des glycérophospholipides.

- ❐ **a.** Intervention dans la fluidité membranaire.
- ❐ **b.** Cohésion des édifices lipoprotéiniques.
- ❐ **c.** Hormones.
- ❐ **d.** Précurseur de messagers chimiques.
- ❐ **e.** Lipides de réserve énergétique.

15 Laquelle (lesquelles) des propriétés suivantes s'applique(nt) aux glycosphingolipides ?

- ❐ **a.** Ce sont des constituants des lipoprotéines.
- ❐ **b.** Ils contiennent du phosphore.
- ❐ **c.** Ils contiennent toujours une molécule d'acide sialique.
- ❐ **d.** Sous l'effet d'une phospholipases A1, ils libèrent un acide gras.
- ❐ **e.** Ils participent à de nombreux phénomènes de reconnaissance moléculaire.

16 Sélectionnez la (les) proposition(s) qui s'applique(nt) au rôle biologique de certaines molécules de la classe des glycérophospholipides.

- ❐ **a.** Régulation de la fluidité membranaire.
- ❐ **b.** Reconnaissance moléculaire.
- ❐ **c.** Transport plasmatique d'acide gras.
- ❐ **d.** Précurseur du diacylglycérol.
- ❐ **e.** Lipides de réserve énergétique.

17 Parmi les propositions suivantes relatives au PAF-acéther, laquelle (ou lesquelles) est (ou sont) exacte(s) ?

- ❐ **a.** C'est un médiateur de la réponse inflammatoire.
- ❐ **b.** C'est un plasmalogène.

❒ **c.** Sous l'effet d'une phospholipase, il peut libérer une molécule d'acide palmitique.
❒ **d.** Il possède une charge électrique nette négative.
❒ **e.** Il présente une action vasodilatatrice.

18 Parmi les propositions suivantes, laquelle (lesquelles) est (sont) exacte(s)?
❒ **a.** La sphingomyélinase est impliquée dans le catabolisme des sphingomyélines.
❒ **b.** Le plasmalogène ne peut pas être hydrolysé par la phospholipase A1 car il ne possède pas de liaison ester secondaire.
❒ **c.** Le plasmalogène est un phospholipide comportant une liaison éther et participant à la réaction inflammatoire.
❒ **d.** Tous les sphingolipides sont des amides d'acide gras.
❒ **e.** Les sphingolipides sont toujours amphipathiques.

19 Parmi les propositions suivantes, laquelle (lesquelles) est (sont) exacte(s)?
❒ **a.** Les GPL constituent 50 à 70 % des lipides membranaires.
❒ **b.** La phosphatidyl sérine comporte 10 atomes d'oxygène.
❒ **c.** Les céphalines ont une charge nette nulle.
❒ **d.** La phosphatidylcholine représente 70 % des GPL du surfactant pulmonaire.

20 Parmi les propositions suivantes, laquelle (lesquelles) est (sont) exacte(s)?
❒ **a.** Les lysophospholipides, très présentes dans les membranes, proviennent de la destruction partielle des GPL.
❒ **b.** Les 1-lysophospholipides possèdent une fonction alcool primaire.
❒ **c.** Les plasmalogènes stabilisent la fluidité membranaire.
❒ **d.** Le PAF-acéther, qui possède une fonction éther, est un plasmalogène.
❒ **e.** Les céramides sont les deuxièmes précurseurs des sphingolipides.

21 Parmi les propositions suivantes, laquelle (lesquelles) est (sont) exacte(s)?
❒ **a.** Les sphingomyélines ne possèdent pas de charge.
❒ **b.** Les cérébrosides possèdent plusieurs oses.
❒ **c.** Les gangliosides permettent la fixation de toxines bactériennes et portent une charge nette négative.
❒ **d.** Le PAF-acéther est un facteur activateur de la coagulation présent dans certaines membranes.
❒ **e.** La sphingosine est une molécule comportant18 atomes de carbone, une fonction amide, deux fonctions alcool est une double liaison C=C.

22 Parmi les propositions suivantes, quelles sont celles qui sont exactes?
❒ **a.** Le PAF-acéther présente un AGI sur le C1 du glycérol.
❒ **b.** C'est un éther de phospholipide.
❒ **c.** Il joue un rôle vasoconstricteur.
❒ **d.** Sa liaison entre l'acide acétique et le C2 du glycérol est une liaison éther.
❒ **e.** Il est synthétisé par les PNB.

❒ **f.** C'est le 1-acétyl-2-alkyl éther.
❒ **g.** Le C3 du glycérol porte une phosphocholine.

23 Parmi les propositions suivantes, quelles sont celles qui sont exactes ?

❒ **a.** Le substituant X de la tête polaire de l'acide phosphatidique est $–CH_3$.
❒ **b.** Le substituant X de la tête polaire du phosphatidyl glycérol est –CH2-CHOH-CH2OH.
❒ **c.** *Dans le platelet activating factor*, l'acide gras en C3 est un acide gras très court (l'acide acétique) attaché par une liaison ester.
❒ **d.** La tête polaire des sphingomyélines est une phosphocholine ou une phosphoéthanolamine.

24 Parmi les propositions suivantes, quelles sont celles qui sont exactes ?

❒ **a.** Des glycosphingolipides sont des déterminants des groupes sanguins humains A, B et O.
❒ **b.** La partie hydrophobe des sphingolipides est composée d'un acide gras uni à une amine à longue chaîne, la sphingosine.
❒ **c.** Les phospholipases A peuvent libérer l'acide gras lié en C1 des plasmalogènes.
❒ **d.** La phospholipase D coupe la liaison phosphodiester reliant le groupement phosphate des glycérophospholipides au substituant X.

25 À propos des maladies métaboliques, quelles sont les propositions exactes ?

❒ **a.** Les maladies de Tay-Sachs et Niemann-Pick sont toutes deux dues à un déficit d'enzymes impliquées dans le catabolisme des lipides membranaires.
❒ **b.** La maladie de Tay-Sachs est due à un problème dans le métabolisme des sphingolipides.
❒ **c.** La maladie de Nieman-Pick est due à un problème dans le catabolisme des phospholipides.
❒ **d.** La maladie de Tay-Sachs implique une enzyme réalisant l'hydrolyse d'une liaison entre deux sucres.

26 Parmi les propositions suivantes, quelles sont celles qui sont exactes ?

❒ **a.** Le substituant X de la tête polaire de la phosphatidyléthanolamine est : $-CH_2-CH_2-N\ (CH_3)_3$.
❒ **b.** Certains phospholipides comme les plasmalogènes et le « platelet – Activating – Factor », possèdent un acide gras lié par une liaison éther au glycérol.
❒ **c.** L'acide phosphatidique, la phosphatidyléthanolamine, la phosphatidylcholine, le phosphatidylglycérol et le phosphatidylinositol sont des glycérophospholipides.
❒ **d.** Les sphingolipides ne contiennent pas de glycérol.
❒ **f.** La tête polaire des gangliosides est un oligosaccharide.

Corrigés

1 Bonne(s) réponse(s) : a., c. et d.

b. Leur charge nette est nulle.

c. Elle possède bien un pôle hydrophile et un autre hydrophobe.

e. Elles ont un atome d'azote pour un de phosphore.

2 Bonne(s) réponse(s) : a. et b.

a. Ce n'est pas une lécithine car il n'y a pas d'acide gras estérifié sur le carbone 2 du glycérol.

b. La phospholipase A2 va justement hydrolyser l'acide gras porté par le C2.

c. Ce sont les phospholipases qui peuvent présenter ces propriétés en hydrolysant les glycérophospholipides des membranes des globules rouges.

d. Ce composé est amphiphile et présente notamment une partie apolaire, donc hydrophobe, au niveau de l'ester d'acide gras sur le C1. Il ne peut donc être soluble dans l'eau.

3 Bonne(s) réponse(s) : a., b. et c.

a. Au vu de sa structure, on peut effectivement parler d'alcool azoté, puisqu'il y a présence d'une fonction alcool et d'une fonction amine.

b. Elles ont une charge nette nulle.

e. L'enzyme déficitaire est impliquée dans la dégradation des gangliosides.

4 Bonne(s) réponse(s) : a., b. et d.

À l'exception des céramides, les autres molécules contiennent toutes un groupement phosphate et peuvent donc être appelées des phospholipides. Il ne faut cependant pas confondre les phospholipides, terme générique pour toutes molécules possédant un groupement phosphate, et les glycérophospholipides correspondant à une molécule de glycérol estérifiée avec notamment un groupement phosphate sur le carbone 3.

5 Bonne(s) réponse(s) : b., c., d., e. et f.

a. On a bien la substitution du groupement X par une molécule de choline, mais on remarque que sur le carbone 1, la liaison n'est pas une fonction ester, mais une fonction éther.

b. La partie avec les deux acides gras représente le pole hydrophobe et apolaire, le groupement phosphate avec la choline représente le pole hydrophile et polaire.

c. On trouve bien la fonction éther sur le carbone 1.

d. On ne précise pas quelle phospholipase, donc on sous-entend tous les types existants, or la phospholipase A2 peut libérer l'acide gras estérifié sur le carbone 2 qui est bien l'acide oléique.

e Grâce à la double liaison suivant la fonction éther.

f. Il y a bien une molécule de glycérol porteuse d'un groupement phosphate.

g. Les plasmalogènes n'augmentent pas la fluidité membranaire, mais la stabilisent.

6 **Bonne(s) réponse(s) : a., et c.**

b. La majorité des lipides membranaires.

d. Perte de l'un des deux acides gras.

e. Au contraire, la fonction éther les protège des oxydations.

7 **Bonne(s) réponse(s) : a., b. et e.**

b. On peut avoir la libération, sous l'action de phospholipases, d'acide arachidonique, précurseur de messagers secondaires, comme les eicosanoïdes (cf. Lipides messagers).

c. Ne pas confondre avec les glycoprotéines.

d. Ce rôle est dévolu aux triglycérides, mais toutes les molécules possédant du glycérol n'assurent pas cette fonction.

e. On pense aux dérivés des glycérophospholipides, les plasmalogènes.

f. C'est la sphingomyéline qui assure ce rôle.

8 **Bonne(s) réponse(s) : a., c. et e.**

a. On trouve bien une molécule de glycérol avec deux acides gras estérifiés sur les carbones 2 et 3, puis un groupement phosphate porteur d'une molécule de choline sur le carbone 3.

b. Il y a bien la choline, mais pas de sphingosine.

d. On trouve bien une molécule d'acide oléique sur le carbone 2 qui peut donc être libérée par une phospholipase A2, mais le résidu n'est pas une 1-lysolécithine, mais une 2-lysolécithine.

e. Les deux acides gras et le glycérol représentent la partie hydrophobe, et le groupement phosphate avec la choline représentent la partie hydrophile.

9 **Bonne(s) réponse(s) : c. et d.**

Les céramides correspondent à la liaison entre une sphingosine et un acide gras, on trouve des oligosaccharides dans les parties glycanniques des sphingolipides, et la sphingosine est la structure de base des sphingolipides.

Par contre, on ne trouve pas de glycérol (présent dans les glycérophospholipides), ni d'inositol qui forme le phosphatidyl inositol.

10 **Bonne(s) réponse(s) : a., b., c., d. et e.**

a. Les glycérophospholipides ne servent pas de stockage énergétique.

b. Il suffit de remplacer le substituant X par une autre molécule pour accéder aux autres glycérophospholipides.

c. On trouve bien un pôle hydrophile (partie chargée) et un pôle hydrophobe (glycérol et acide gras).

d. On pense notamment au phosphatidyl inositol.

e. Ce sont les constituants majeurs des membranes plasmiques avec les sphingolipides.

f. Par exemple avec un résidu de choline, on a une charge négative sur le groupement phosphate et une charge positive sur le résidu de choline, soit une charge nette globale de zéro.

11 **Bonne(s) réponse(s) : a., b., c. et d.**

a. Les phospholipases coupent les liaisons esters entre le glycérol et les acides gras pour aboutir à la formation de lysophospholipides.

b. Pour les mêmes raisons que les glycérophospholipides qui sont des molécules amphipathiques.

c. Cette voie physiologique produit des médiateurs de l'inflammation.

d. Ces médiateurs de l'inflammation vont ensuite agir au niveau cellulaire.

e. Il ne faut pas les confondre avec les plasmalogènes qui possèdent cette fonction antioxydante.

12 **Bonne(s) réponse(s) : a., c. et e.**

a. On trouve bien un résidu de choline sur un glycérol porteur d'un groupement phosphate.

b. La charge nette est de zéro.

c. Comme tout les glycérophospholipides.

d. Il y a deux liaisons ester avec les deux acides gras, et deux liaisons phosphodiester avec le groupement phosphate.

13 **Bonne(s) réponse(s) : a., b., d. et e.**

a. Les chaînes glycanniques sont très importantes pour tous les phénomènes de reconnaissance.

b. Le groupe O est d'ailleurs donneur universel.

c. Elle est autosomique récessive.

14 **Bonne(s) réponse(s) : a., b. et d.**

b. Voir la partie sur les lipides circulants.

c. Certains sont bien des précurseurs de messagers chimiques, mais ils ne sont pas eux-mêmes des hormones.

e. Ne pas confondre avec les triglycérides.

15 **Bonne(s) réponse(s) : e.**

a. Les lipoprotéines impliquées dans le transport des lipides ne portent pas de chaînes sucrées, et ne contiennent donc jamais de glycosphingolipides.

b. Le seul moyen pour qu'il y ait du phosphore dans un sphingolipide est que ce phosphore soit contenu dans le substituant X. Or, les chaînes sucrées des glycosphingolipides ne contiennent pas de phosphore sous forme de groupement phosphate.

c. Seuls les gangliosides possèdent un acide sialique, et non pas tous les glycosphingolipides.

d. Les phospholipases hydrolysent les liaisons sur les glycérophospholipides, et non sur les sphingolipides.

e. Les chaînes sucrées participent, comme pour les glycoprotéines, aux différents phénomènes de reconnaissance cellulaire.

16 **Bonne(s) réponse(s) : a. et d.**

b. Les glycérophospholipides ne portent pas de chaînes sucrées qui sont nécessaires pour les phénomènes de reconnaissance.

c. Les acides gras sont transportés par la sérum albumine et non par les lipoprotéines, qui, elles, contiennent des glycérophospholipides.

d. Il existe une voie métabolique qui permet de passer des glycérophospholipides aux diacylglycérols.

e. Les lipides constituants les membranes ne peuvent être des lipides énergétiques.

17 **Bonne(s) réponse(s) : a. et e.**

b. La structure est différente de celle d'un plasmalogène ; il n'y a pas, par exemple, de liaison éther vinylique.

c. La seule liaison ester qui existe est celle qui lie l'acide acétique au glycérol.

d. La charge nette est nulle avec une charge négative sur le groupement phosphate et une charge positive sur le résidu de choline.

18 **Bonne(s) réponse(s) : a., d. et e.**

a. Sa déficience entraîne la maladie de Niemann-Pick.

b. Le plasmalogène possède bien une fonction ester secondaire sur le carbone 2, par contre il est vrai que la phospholipase A1 ne peut pas agir sur le C1 de par la présence d'une fonction éther.

c. Il ne participe pas à la réaction inflammatoire.

19 **Bonne(s) réponse(s) : a., b. et d.**

a. Ce sont en effet les lipides majoritaires des membranes.

c. On trouve la phosphatidyl sérine avec une charge nette de – 1.

20 **Bonne(s) réponse(s) : b., c. et e.**

a. Les lysophospholipides ne sont pas très présentes dans les membranes.

b. Puisque l'acide gras porté par le carbone 1 a été détaché, la fonction alcool primaire a été régénérée.

d. Il ne s'agit pas d'un plasmalogène.

21 **Bonne(s) réponse(s) : c.**

a. On trouve des atomes d'azote chargés positivement (fonction amine quaternaire). Il ne faut pas confondre la charge nette globale d'une molécule avec le fait que cette molécule possède ou non des charges.

b. Ce n'est pas toujours le cas.

d. Il n'est jamais dans les membranes.

e. Une fonction amine et pas amide.

22

a. Il s'agit d'un acide gras saturé.

c. L'effet est vasodilatateur.

d. La liaison sur le C2 est une fonction ester, la fonction éther étant sur le C1.

f. C'est le 1-alkyl 2-acétyl.

23 **Bonne(s) réponse(s) : b. et d.**

a. Le substituant est un simple atome d'hydrogène H.

c. D'une part, l'acide acétique est porté par le carbone 2, et d'autre part, il ne s'agit pas d'un acide gras puisque ceux-ci ont au moins quatre atomes de carbone.

24 **Bonne(s) réponse(s) : a., b. et d.**

a. Ce sont des sphingolipides qui portent les chaînes sucrées permettant la détermination des groupes sanguins.

c. L'acide gras porté par le carbone 1 ne peut être détaché par une phospholipase car la liaison est une liaison éther et non ester.

d. Il faut cependant noter que la libération du substituant se fait avec un atome d'oxygène en plus sur le substituant.

25 **Toutes les réponses sont correctes**

a. C'est l'accumulation de ces lipides qui ne sont pas dégradés qui engendre ces deux maladies.

c. Il s'agit d'un problème dans le catabolisme des sphingolipides, qui sont des phospholipides.

26 **Bonne(s) réponse(s) : b., c., d. et e.**

a. À la fin on trouve NH_3^+. Au passage, nous pouvons remarquer une erreur dans l'intitulé de la question, puisque l'atome d'azote avec cette configuration devrait porter une charge positive.

11 Le cholestérol

Plan

1. Structures du cholestérol et de ses précurseurs
2. Les sels biliaires
3. Hormones stéroïdiennes

Synthèse

QCM

Corrigés

Objectifs

- Connaître les précurseurs du cholestérol
- Identifier clairement la structure du cholestérol.
- Lier la structure du cholestérol à ses propriétés physicochimiques
- Savoir que le cholestérol est à l'origine des sels biliaires et des hormones stéroïdiennes
- Connaître la structure de ces sels biliaires et des principales hormones stéroïdiennes

1. Structures du cholestérol et de ses précurseurs

Molécule essentielle aux membranes des tissus animaux, c'est le solide (*stérol*) de la bile (*cholos*). Le **cholestérol** joue un rôle majeur dans la régulation de la fluidité membranaire, il est également le précurseur des hormones stéroïdiennes et gonadostéroïdiennes.

Le cholestérol s'incorpore dans la membrane de façon différente par rapport aux GPL. C'est une molécule amphipathique qui s'enchâsse dans la double couche des membranes.

Le noyau de base est le noyau stéroïde ou cyclopentano perhydrophénanthrène ou stérane à **17C**.

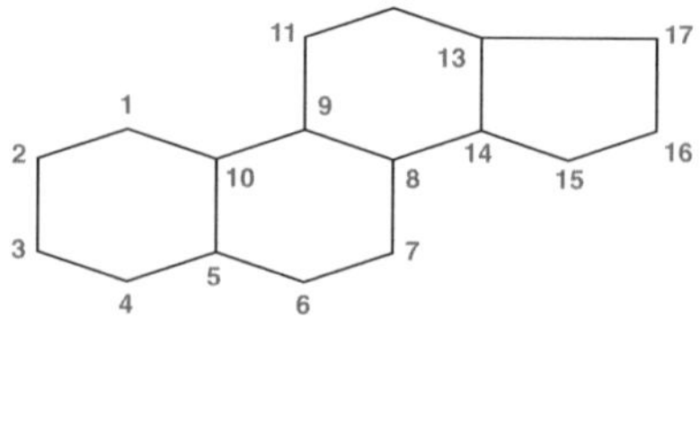

Ce noyau est globalement plan, avec des cycles qui adoptent la conformation la plus stable, c'est-à-dire chaise pour les cycles hexagonaux.

18C : œstrane (mét18 sur le C13), précurseur des œstrogènes qui interviennent dans la maturation folliculaire.

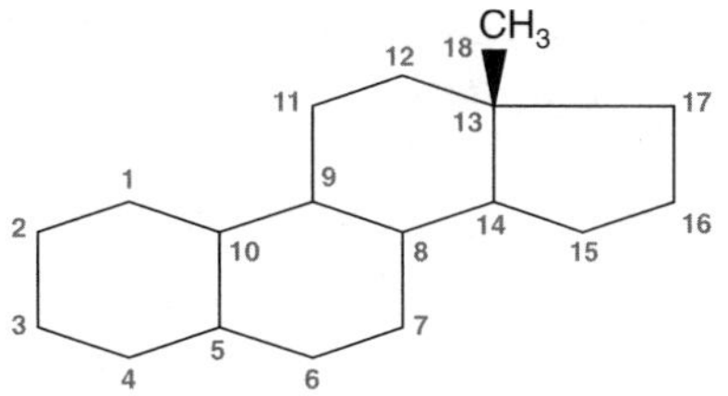

19C : androstane (méthyl sur le C10 et sur le C13), précurseur des androgènes.

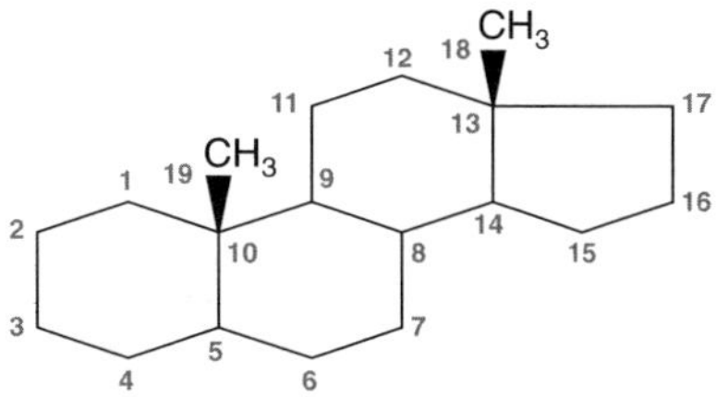

21C : pregnane, précurseur de la progestérone qui intervient dans la maturation de la muqueuse utérine.

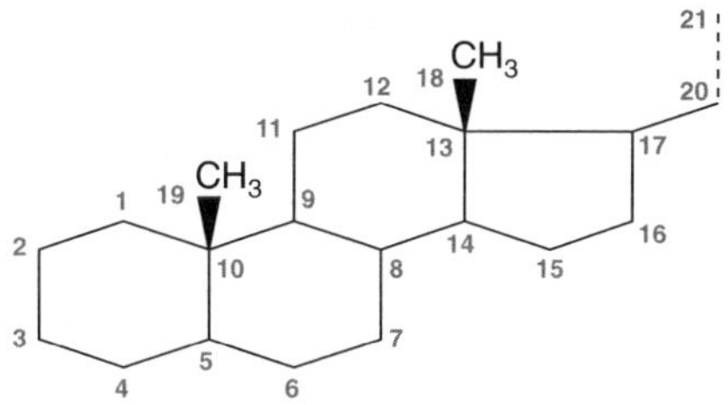

24C : cholane, précurseur des acides choliques (détergents des lipides).

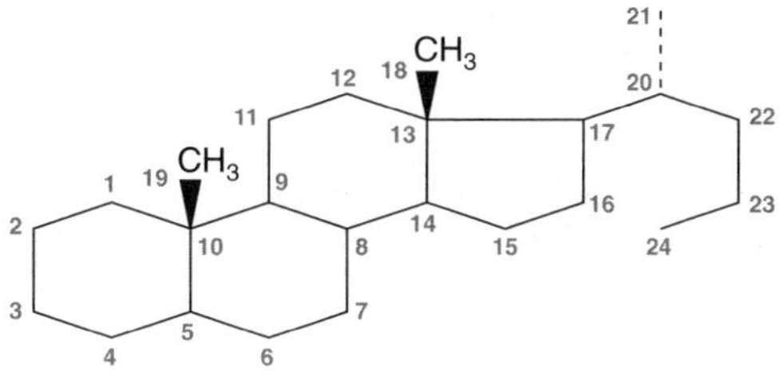

27C : cholestane, précurseur du cholestérol.

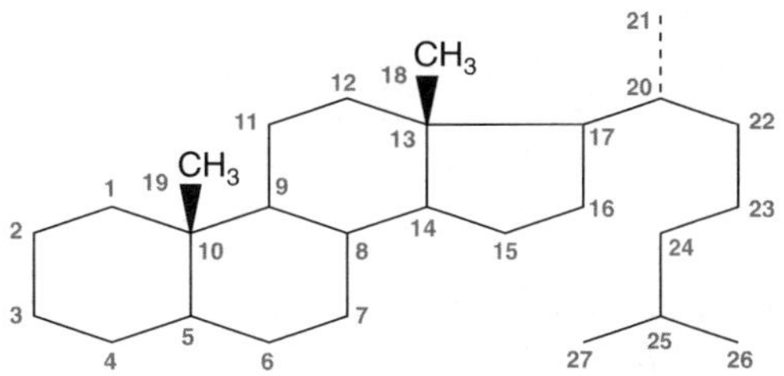

Des substituants peuvent modifier la structure de base et donner naissance à de nouvelles molécules. Ces substituants se placent soit en avant soit en arrière du plan de la feuille. Un substituant sert de référence, il s'agit d'un méthyle porté par le carbone 10 (C10) qui est toujours en avant du plan de la feuille.

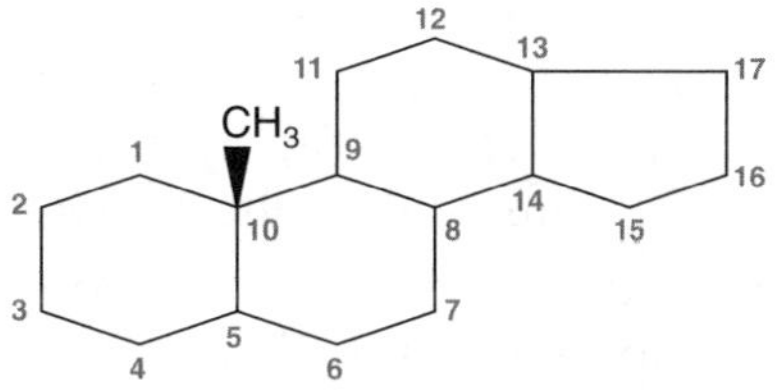

Les autres substituants seront :

- *Cis* ou β (trait plein) s'ils ont la même direction que ce métC10 (c'est-à-dire en avant du plan de la feuille).
- *Trans* ou α (trait pointillé) s'ils ont une direction opposée (c'est-à-dire en arrière du plan de la feuille).

Le cholestérol (noyau cholestane) : il s'agit du Δ5-cholestène-3β-ol ou 3-*Cis*-hydroxy-cholestène. $C_{27}H_{45}OH$ avec 8C* (en 3, 8, 9, 10, 13, 14, 17, 20) (Fig. 11.1).

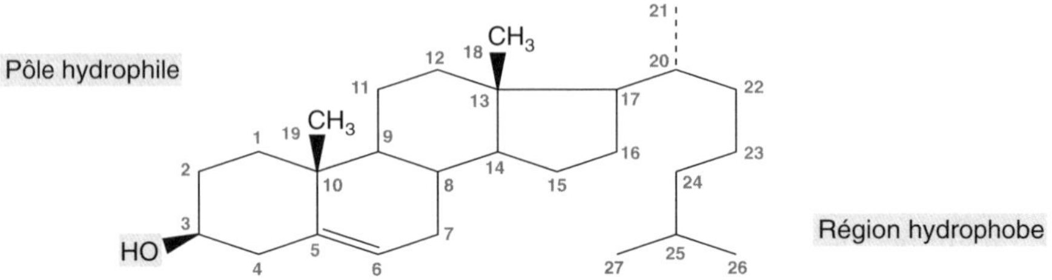

Figure 11.1 Structure et solubilité du cholestérol.

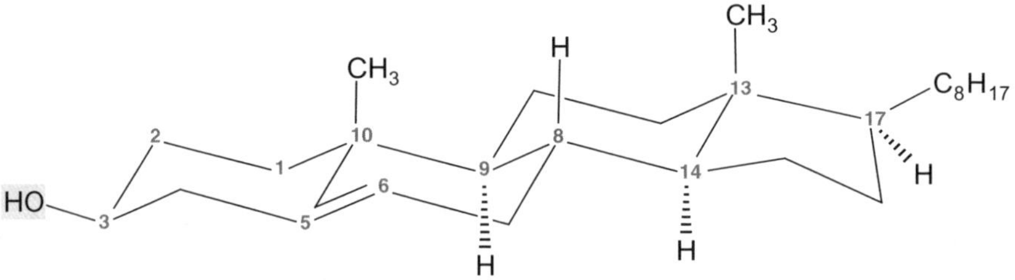

Figure 11.2 Représentation tridimensionnelle des cycles du cholestérol.

À noter

> Les huit atomes de carbones asymétriques entraînent la possibilité d'avoir 256 stéréo-isomères, mais toutes ces molécules n'existent pas à l'état naturel.

C'est une molécule qui est grossièrement plane. La chaîne latérale sur le C17 se termine par 2 méthyles C26 et C27 (l'un des méthyles étant dans la chaîne principale).

Il faut noter le caractère amphipathique de cette molécule.

Rappel : une molécule amphipathique présente 2 pôles, 1 pôle hydrophile à une extrémité et un pôle hydrophobe à une autre, mais les deux extrémités ne sont pas forcément de taille équivalente.

Le cholestérol est à 99 % hydrophobe, il peut s'incorporer dans la double couche phospholipidique. Sa longueur est à peu près équivalente à celle d'un acide gras à 18C.

Il établit des interactions avec les chaînes hydrocarbonées des GPL voisins. La chaîne latérale est à l'intérieur de l'un des deux feuillets.

Son rôle est de réguler la fluidité membranaire.

L'angulation de la chaîne latérale permet au cholestérol d'interagir avec les AGI qui ont eux aussi une angulation. Ainsi, lorsque le cholestérol est en contact avec des AGI, il y a augmentation de la cohésion membranaire avec une diminution de la fluidité. Par contre, lorsqu'il est en contact avec des AGS, le désordre augmente (les interactions de Van der Waals sont moins fortes) et la fluidité augmente.

C'est une particularité des espèces animales. En effet, chez les végétaux, il n'existe pas de cholestérol.

Les cellules animales sont capables de stocker le cholestérol sous forme d'esters : les cholestérides.

Les cholestérides ne se rencontrent jamais dans les membranes car ils ne présentent plus de structure amphipathique. Ils se trouvent dans les globules lipidiques de transport. Arrivés aux tissus périphériques, une estérase libère le cholestérol (cf. Chap. 14).

Le cholestérol est le précurseur de la vitamine D et de plus de 250 stéroïdes de structures différentes (présence de doubles liaisons supplémentaires et d'autres substituants). Ces stéroïdes ont un rôle majeur hormonal.

2. Les sels biliaires

Le catabolisme du cholestérol entraîne la production de deux acides biliaires primaires, le cholate et le chénodésoxycholate (Fig. 11.3 et 11.4), qui seront conjugués dans le foie avec le glycocolle et la taurine pour former le glycocholate et le glycochénodésoxycholate, et aussi le taurocholate et le taurochénodésoxycholate (Tab. 11.1).

La sécrétion vers l'intestin se fait en deux fois :

- Transport par le canal cystique vers la vésicule biliaire où les sels biliaires sont stockés.
- Secrétés vers l'intestin par la bile au travers du canal cholédoque, ils seront indispensables à la digestion des lipides.

Les bactéries intestinales vont alors provoquer l'apparition de nouvelles molécules ; il y a d'abord déconjugaison des sels biliaires pour reformer le cholate et le chénodésoxycholate, puis formation du désoxycholate et du lithocholate (acides biliaires secondaires).

Tous les acides biliaires, qu'ils soient primaires ou secondaires, sont en grande partie réabsorbés dans l'iléon, puis transportés par la veine porte jusqu'au foie pour reformer les structures de base des sels biliaires.

La production de bile est environ de un litre par jour avec la composition suivante :

- 80 % d'eau ;
- du cholestérol ;
- pigments biliaires ;
- sels biliaires ;
- sels minéraux.

La cholécystokinine

La paroi du duodénum sécrète la cholécystokinine qui entraîne la contraction de la vésicule biliaire avec pour conséquence l'expulsion des sels biliaires dans l'intestin, mais également active la sécrétion des hormones pancréatiques.

La production de cette enzyme de 33 acides aminés est semble-t-il activée par la présence d'acides gras insaturés.

Tableau 11.1 : Résumé des particularités structurelles des acides biliaires.

	OH sur C3	OH sur C7	OH sur C12	Classe d'acide	Conjugaison
Ac. cholique	+	+	+	I	Glycocolle ou Taurine
Ac. chénodésoxycholique	+	+			
Ac. désoxycholique	+		+	II	
Ac. litocholique	+				

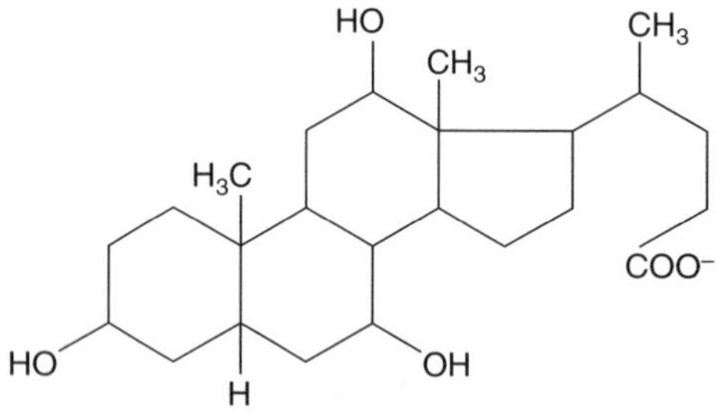

Figure 11.3 Structure de l'acide cholique.

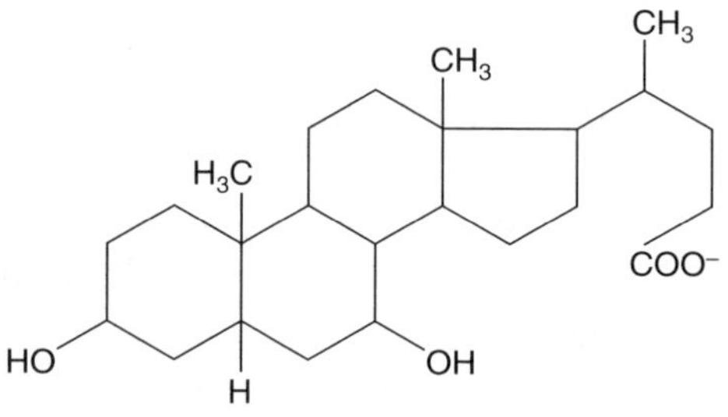

Figure 11.4 Structure de l'acide chénodésoxycholique.

Figure 11.5 Structures de la glycine et de la taurine, molécules se conjuguant avec les sels biliaires primaires.

3. Hormones stéroïdiennes

Elles agissent au niveau nucléaire en régulant la transcription du gène cible situé à l'intérieur des cellules cibles. Ce sont donc des molécules très hydrophobes qui pénètrent dans le cytosol. Elles se fixent alors sur des protéines réceptrices (récepteurs nucléaires) pour activer la transcription (Fig. 11.6).

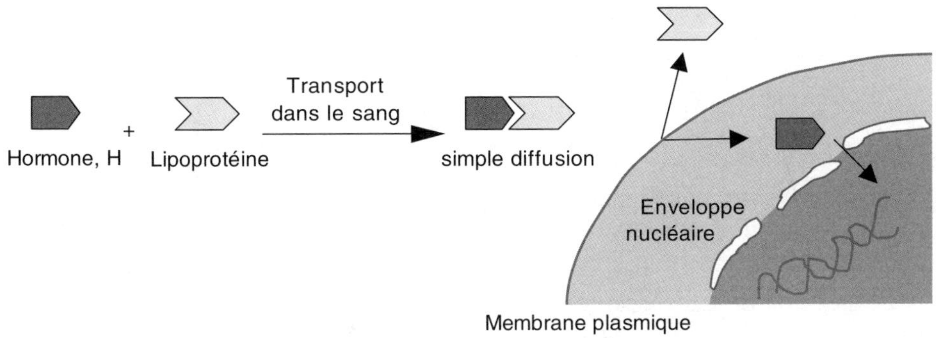

Figure 11.6 Mode d'action des hormones stéroïdiennes.

L'hormone hydrophobe ne peut être transportée dans le sang, milieu aqueux, sans un système de transport adapté ; il s'agit d'une lipoprotéine spécifique.

L'hormone va alors diffuser à travers la membrane plasmique, puis pénétrer dans le noyau où elle va réguler la transcription d'un gêne. L'hormone se fixe alors sur un récepteur qui est lié à l'ADN et qui régule la transcription de ce gêne.

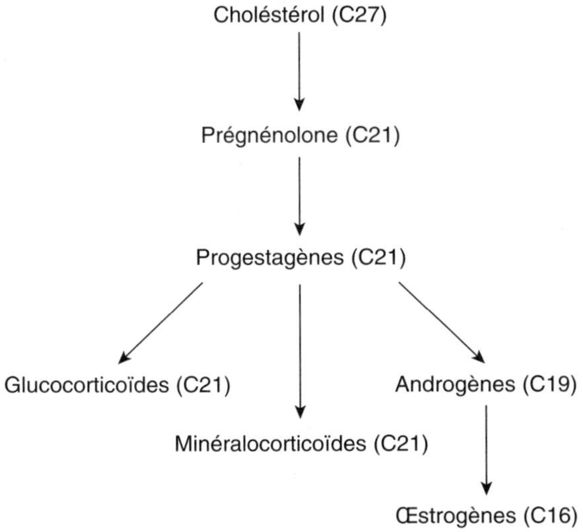

Figure 11.7 Schéma de synthèse des hormones stéroïdiennes.

Remarque

La déhydroépiandrostérone (androsta-5-ène-3-βol–17-one), ou DHEA, est sécrétée par les hommes et les femmes, et agirait contre le vieillissement.

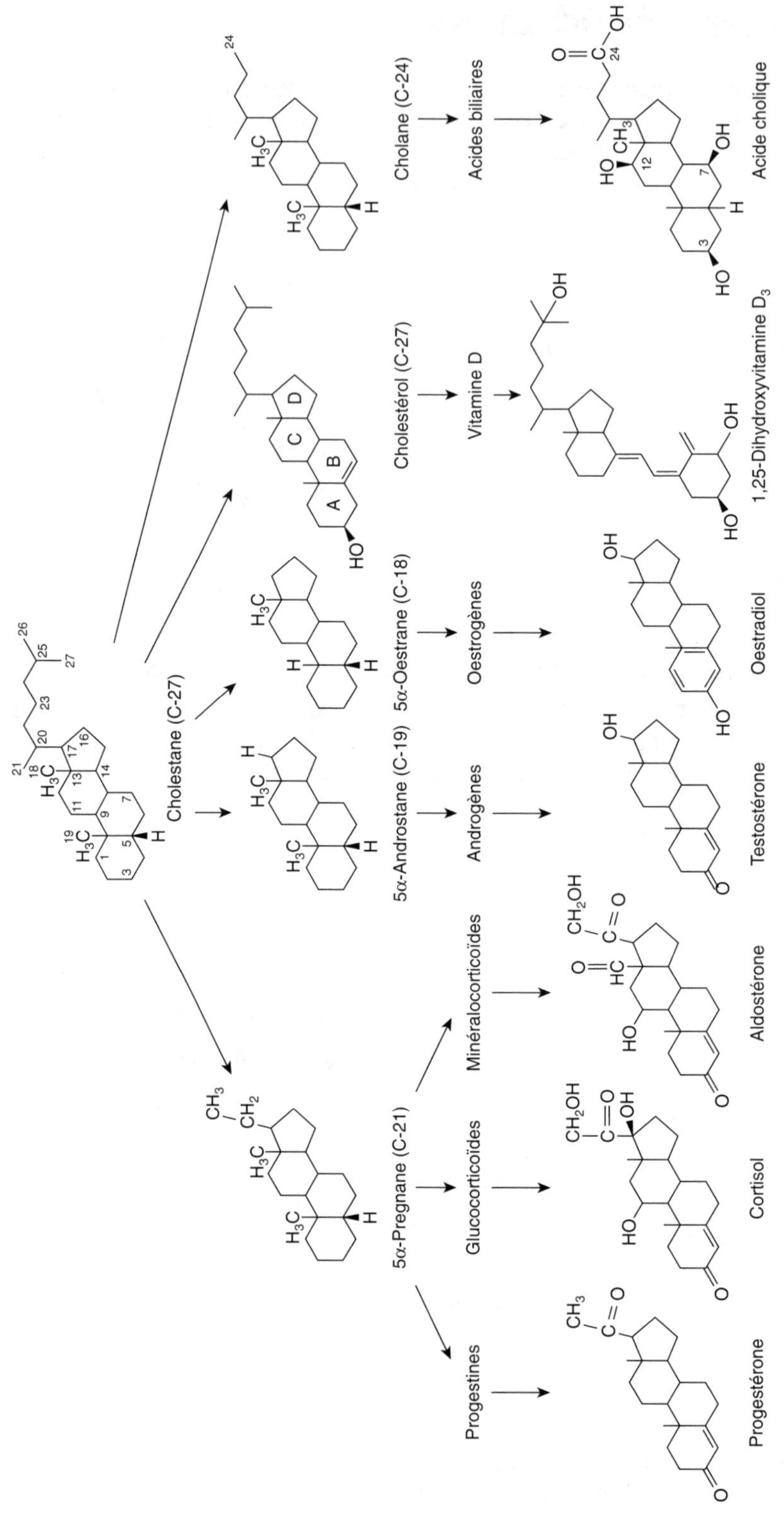

Figure 11.8 Arborescence des principales hormones stéroïdiennes.

Synthèse

Je sais définir
- Cholestérol
- Hormones stéroïdiennes

Je connais
- Les structures des cycles précurseurs du cholestérol
- La structure du cholestérol
- Les molécules issues du cholestérol
- La structure et les rôles des sels biliaires
- Le nom systématique du cholestérol

Je sais
- Lier la structure du cholestérol à ses propriétés dans l'organisme
- Expliquer le rôle des sels biliaires dans la digestion des lipides alimentaires

Questions à choix multiples

1 Quel est (ou quels sont) parmi les caractères suivants celui (ou ceux) qui ne s'applique(nt) pas au cholestérol ?

❒ **a.** Le cholestérol est un alcool gras.
❒ **b.** Il existe 256 isomères naturels du cholestérol.
❒ **c.** Il est liquide à température ambiante.
❒ **d.** Le cholestérol libre est soluble dans l'eau.
❒ **e.** Il présente deux doubles liaisons en 5-6 et 7-8.
❒ **f.** Il comporte 27 atomes de carbone.
❒ **g.** L'hydroxyle du carbone 3 a une orientation bêta.

2 Parmi les propositions suivantes, laquelle (ou lesquelles) est (sont) exacte(s) ?

❒ **a.** Le cholestérol a pour formule brute $C_{27}H_{47}OH$.
❒ **b.** Le cholestérol est un composé diméthylé.
❒ **c.** Le noyau stéroïde contient 6 carbones asymétriques.
❒ **d.** Le noyau stéroïde est plan.
❒ **e.** Un substituant est en configuration bêta ou *trans* lorsqu'il est en dessous du plan de la molécule.
❒ **f.** Le noyau androstane présente 21 atomes de carbone.
❒ **g.** Le cholestérol est le « solide de la bile ».
❒ **h.** Le cholestérol est le précurseur des acides biliaires, des hormones stéroïdes et de la vitamine D.

3 À propos de l'acide taurocholique, quelles sont les propositions exactes?

- ❒ **a.** C'est un composé amphipathique.
- ❒ **b.** C'est un lipide membranaire.
- ❒ **c.** C'est un précurseur d'hormones stéroïdiennes.
- ❒ **d.** Il contient de la glycine.
- ❒ **e.** Il est transporté dans la couche périphérique des VLDL.

4 À propos des hormones lipidiques, quelles sont les propositions exactes?

- ❒ **a.** Elles se fixent sur un récepteur membranaire.
- ❒ **b.** Elles induisent l'émission d'un messager secondaire.
- ❒ **c.** Elles sont capables de traverser la membrane plasmique.
- ❒ **d.** Elles agissent au niveau du noyau en se fixant sur l'ADN.
- ❒ **e.** Elles modifient le métabolisme en régulant la transcription.
- ❒ **f.** Elles agissent directement sur l'ADN, entraînant la transcription de messagers secondaires.

5 Concernant le cholestérol, trouvez la proposition vraie.

- ❒ **a.** Le carbone 22 est asymétrique.
- ❒ **b.** Il possède exactement 3 groupes méthyles.
- ❒ **c.** Associé à des acides gras insaturés, il permet une augmentation de la fluidité membranaire.
- ❒ **d.** La fonction alcool du carbone 5 est en position β par rapport au groupe méthyle de référence.
- ❒ **e.** Le carbone 8 porte un seul hydrogène.

6 Parmi les propositions suivantes, laquelle (ou lesquelles) est (sont) exacte(s)?

- ❒ **a.** L'acide taurocholique est amphipathique.
- ❒ **b.** L'acide glycocholique est un acide biliaire secondaire conjugué à une molécule de glycine.
- ❒ **c.** Les acides biliaires sont une voie d'élimination du cholestérol.
- ❒ **d.** Les acides biliaires sont libérés dans l'intestin et participent à la digestion des lipides en les hydrolysant partiellement.
- ❒ **e.** Le cycle entéro-hépatique permet de récupérer en partie le cholestérol.

7 Parmi les propositions suivantes, laquelle (ou lesquelles) est (sont) exacte(s)?

- ❒ **a.** Le cholestérol peut être estérifié sur la fonction hydroxyle portée par le carbone 3 ; c'est d'ailleurs sous cette forme qu'on le trouve majoritairement dans le sang.
- ❒ **b.** L'acide -3,7,12-trihydroxycholanoïque est également appelé l'*acide cholique*.
- ❒ **c.** Les sels biliaires, synthétisés par les entérocytes, permettent la digestion des lipides par leur pouvoir émulsifiant qui permet de les solubiliser.

❒ **d.** La taurine, qui peut se conjuguer aux acides biliaires primaires, est un dérivé d'acide aminé.

❒ **e.** Les hormones stéroïdiennes, de nature amphipathiques, nécessitent des transporteurs plasmatiques pour être véhiculés jusqu'aux cellules cibles.

8 Parmi les propositions suivantes, laquelle (ou lesquelles) est (sont) exacte(s)?

❒ **a.** Les acides biliaires sont formés dans le rein.

❒ **b.** Les acides biliaires possèdent une chaîne latérale à l'extrémité de laquelle se trouve un groupement carboxylique.

❒ **c.** Le tocophérol est un stérol dérivé du cholestérol à 18 atomes de carbone.

❒ **d.** Comparée à celle du cholestérol, la structure des acides biliaires présente une chaîne latérale plus longue de 3 atomes de carbone.

❒ **e.** L'acide cholique possède un groupement hydroxyle en C3, C7 et C12.

9 Parmi les propositions suivantes, laquelle (ou lesquelles) est (sont) exacte(s)?

❒ **a.** Le cholestérol est une molécule amphipathique à 25 carbones.

❒ **b.** Le cholestérol contient un groupe polaire (hydroxyle en C3) et une région apolaire (noyau hydrocarboné polycyclique à 4 cycles et chaîne latérale alkyle reliée au noyau en C17).

❒ **c.** Les composés suivants dérivent tous du cholestérol : prégnénolone, progestérone, testostérone, oestradiol, cortisol, aldostérone.

❒ **d.** La progestérone est un dérivé de la prégnénolone à 20 carbones.

❒ **e.** Les acides biliaires secondaires apparaissent dans l'intestin par déshydroxylation en C7 des acides biliaires primaires.

10 Parmi les propositions suivantes, relevez la (ou les) propositions exacte(s).

❒ **a.** L'acide désoxycholique est un sel biliaire.

❒ **b.** L'acide cholique est un acide biliaire primaire.

❒ **c.** L'acide taurocholique est un acide biliaire secondaire.

❒ **d.** Les cholestérides sont des molécules amphipathiques.

❒ **e.** La chaîne latérale alkyle du cholestérol est reliée au noyau st éroïde en C-15.

Corrigés

1 Bonne(s) réponse(s) : a., f. et g.

a. Au sens chimique du terme, il y a une fonction alcool reliée à une partie hydrophobe.

b. On compte bien huit carbones asymétriques, soit 28 (256) stéréo-isomères, mais tous n'existent pas naturellement.

c. Il s'agit du « solide » de la bile comme l'indique son nom.

d. Il est amphipathique, donc possède un pôle apolaire qui rend la molécule insoluble dans l'eau.

e. Une seule double liaison entre 5 et 6.

2 Bonne(s) réponse(s) : c., d., g. et h.

a. Il y a 45 hydrogènes (non compris celui de la fonction hydroxyle OH).

b. Il est quadriméthylé (et non pas pentaméthylé car le carbone C27 fait partie de la chaîne principale et n'est donc pas strictement un groupement méthyle).

c. Il y a six carbones asymétriques au niveau des cycles, et deux en dehors.

e. Il est β lorsqu'il est au-dessus du plan de la molécule.

f. Ce noyau ne contient que 19 carbones.

3 Aucune réponse correcte.

a. Il possède plusieurs pôles hydrophiles, et n'est donc pas strictement amphipathique (un pôle hydrophile et un pôle hydrophobe).

b. Il s'agit d'un sel biliaire.

c. Le cholestérol peut donner les sels biliaires et les hormones stéroïdiennes, mais un sel biliaire ne peut se transformer en hormone.

d. Cet acide biliaire peut se lier avec de la glycine, mais il s'appelle alors de l'acide glycocholique ; l'acide taurocholique correspond à une liaison avec de la taurine.

e. Les sels biliaires sont sécrétés dans l'intestin et n'utilisent pas les lipides de transport.

4 Bonne(s) réponse(s) : c., d. et e.

a. Ces hormones traversent la membrane plasmique puisqu'elles sont lipophiles, et n'ont donc pas besoin de récepteurs membranaires pour relayer leur action dans le cytoplasme.

b. Elles agissent directement puisqu'elles pénètrent dans le cytoplasme, et n'induisent donc pas la production de messager secondaire.

c. Leur nature lipidique leur permet de passer la membrane elle aussi de nature lipidique.

d. Cette fixation sur l'ADN nucléaire va permettre une régulation de la transcription.

f. La transcription ne fournit pas de messagers secondaires.

5 Bonne(s) réponse(s) : e.

a. Il porte deux atomes d'hydrogène, et ne peut donc être un carbone asymétrique.

b. Le cholestérol comporte exactement quatre groupes méthyles, car le groupe du carbone 27 fait partie de la chaîne principale, et n'est donc pas une ramification.

c. Son association avec des acides gras insaturés diminue la fluidité membranaire.

d. Il n'y a pas de fonction alcool sur le carbone 5.

e. C'est d'ailleurs pour cette raison que ce carbone est asymétrique.

6 Bonne(s) réponse(s) : c.

a. Il y a en effet plusieurs pôles hydrophiles, or la définition d'un composé amphipathique est qu'il ne possède qu'un pôle hydrophile et un pole hydrophobe.

b. Il s'agit d'un acide biliaire primaire.

c. Le cholestérol est amené au foie par des lipoprotéines spécifiques, les LDL (cf. Chap. 14), puis sera transformé en acide biliaire, et enfin éliminé par les voies naturelles.

d. Les sels biliaires participent bien à la digestion des lipides dans l'intestin, non pas en les hydrolysant, mais en les solubilisant.

e. Ce cycle permet la réabsorption des sels biliaires qui retourneront ainsi au foie, pour être à nouveau excrétés dans l'intestin.

7 Bonne(s) réponse(s) : a., b., d. et e.

a. La majorité du cholestérol est estérifié et transporté par des structures spécifiques dans le sang (cf. Chap. 14).

c. Les acides biliaires ont bien ce rôle, mais ils sont synthétisés dans les hépatocytes et non dans les entérocytes.

e. Le transport d'une molécule présentant un caractère hydrophobe, même partiel, nécessite un transporteur adapté en milieu aqueux.

8 Bonne(s) réponse(s) : b. et e.

c. Il s'agit de la vitamine E possédant 26 atomes de carbone.

d. C'est celle du cholestérol qui est plus longue de 3 carbones.

9 Bonne(s) réponse(s) : b., c. et e.

a. Elle possède 27 carbones.

d. La progestérone est bien un dérivé de la prégnénolone, mais ce dernier composé contient 21 carbones.

10 Bonne(s) réponse(s) : a. et b.

c. Il s'agit de l'acide cholique, sel biliaire primaire, qui est combiné à la taurine.

d. Les esters de cholestérol sont totalement hydrophobes.

e. Elle est reliée en C-17.

12 Lipides messagers Les dérivés du phosphatidyl inositol

Plan

1. Schéma général
2. Transmission de l'information par les récepteurs hormonaux
3. Action des messagers secondaires dans la cellule
4. Un exemple d'action : la coagulation sanguine

Synthèse

QCM

Corrigés

Objectifs

- Connaître la structure et les rôles du phosphatidyl inositol
- Identifier son action au sein de la cellule
- Connaître ses modes de production
- Lier ce composé à la coagulation sanguine

1. Schéma général

Les **lipides messagers** sont des parahormones[1] fabriquées par un grand nombre de cellules. Leur action est de courte durée, de quelques secondes à quelques minutes. Elles n'agissent jamais à distance et ont une action locale soit sur le lieu de production, soit sur les cellules voisines.

Elles sont produites à l'intérieur de la membrane grâce à l'action d'enzymes spécifiques.

Le phosphatidyl inositol-4,5-bis phosphate ou PIP2 (GPL) (Fig. 12.1) est le précurseur de deux messagers, le DAG ou diacylglycérol et l'IP3 ou inositol-1, 4, 5-tris phosphate (Fig. 12.2).

Sous l'effet de stimuli extérieurs (hormones), la membrane reçoit l'ordre d'activer la phospholipase C (PLC) qui hydrolyse la liaison phospholipidique (liaison ester phosphorique sur le C3 du glycérol), ce qui induit la libération des deux messagers chimiques intracellulaires :

1. Hormone à durée de vie très brève et donc à action locale.

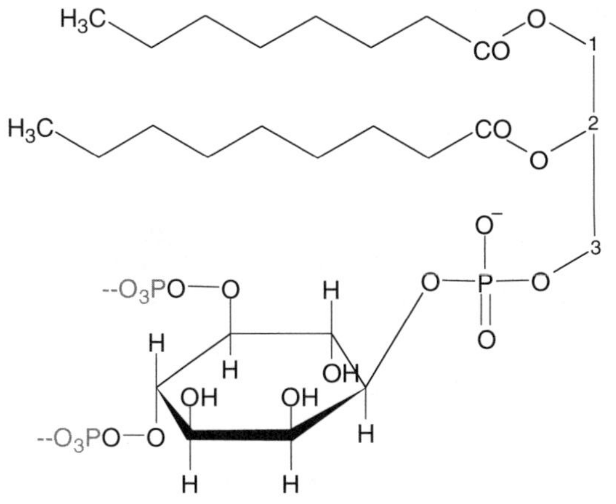

Figure 12.1 Structure du PIP2.

- Le DAG : Caractère amphipathique, non produit par les adipocytes mais dans les membranes pendant un temps très court de l'ordre de quelques secondes (messager chimique très rapidement détruit). Il reste accroché au niveau de la face interne de la membrane. Il active la protéine kinase C (PKC), enzyme membranaire situé à proximité du DAG et qui est un relais dans la phosphorylation des protéines enzymatiques intracellulaires.
- L'IP3 : Messager chimique diffusible car très hydrophile. L'orientation des groupements phosphates détermine le rôle de l'IP3 (Fig. 12.2). Il se fixe sur les récepteurs du réticulum endoplasmique qui se polymérisent et se comportent alors comme des canaux à Ca^{2+}. Les ions Ca^{2+} passent donc du réticulum endoplasmique vers le cytoplasme pour y exercer une action physiologique.

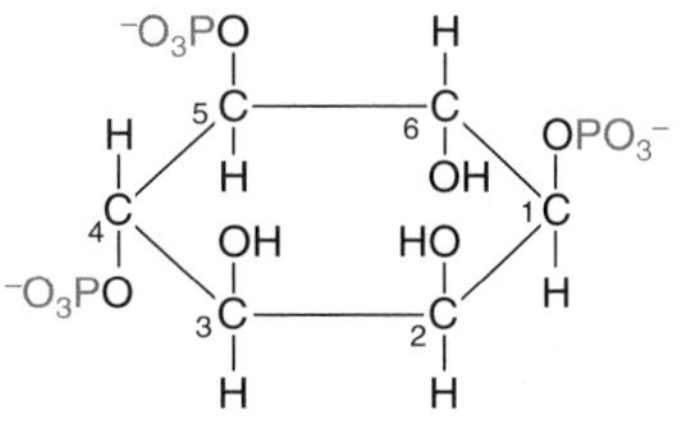

Figure 12.2 Structure de l'IP3.

2. Transmission de l'information par les récepteurs hormonaux

Lorsque le récepteur se lie à son messager, une auto phosphorylation du récepteur se produit au niveau d'un résidu de tyrosine grâce à une transformation du GTP en GDP. Cette phosphorylation va alors activer la protéine cible, comme par exemple la phosphorylase C (PLC). Les messagers hydrophiles ne pouvant passer la membrane plasmique (de nature lipidique), ces derniers voient leur action relayée dans le milieu intracellulaire par une classe de protéines très importantes : les protéines G (Fig. 12.3).

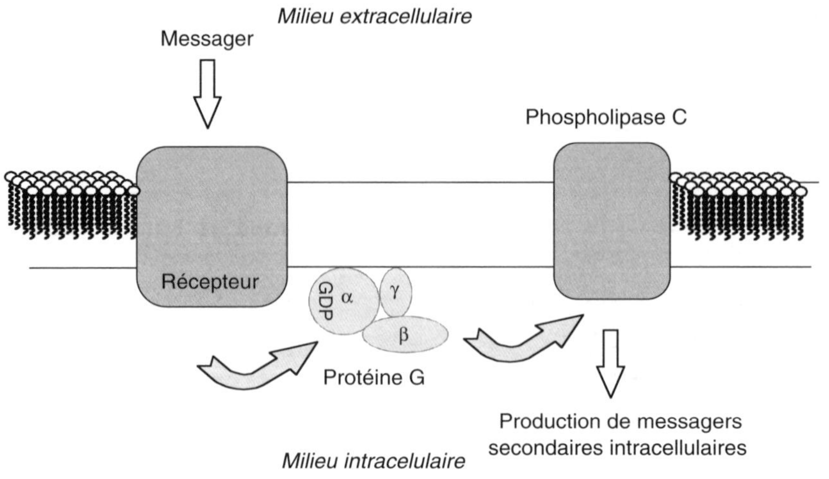

Figure 12.3 Mode d'action des protéines G.

3. Action des messagers secondaires dans la cellule

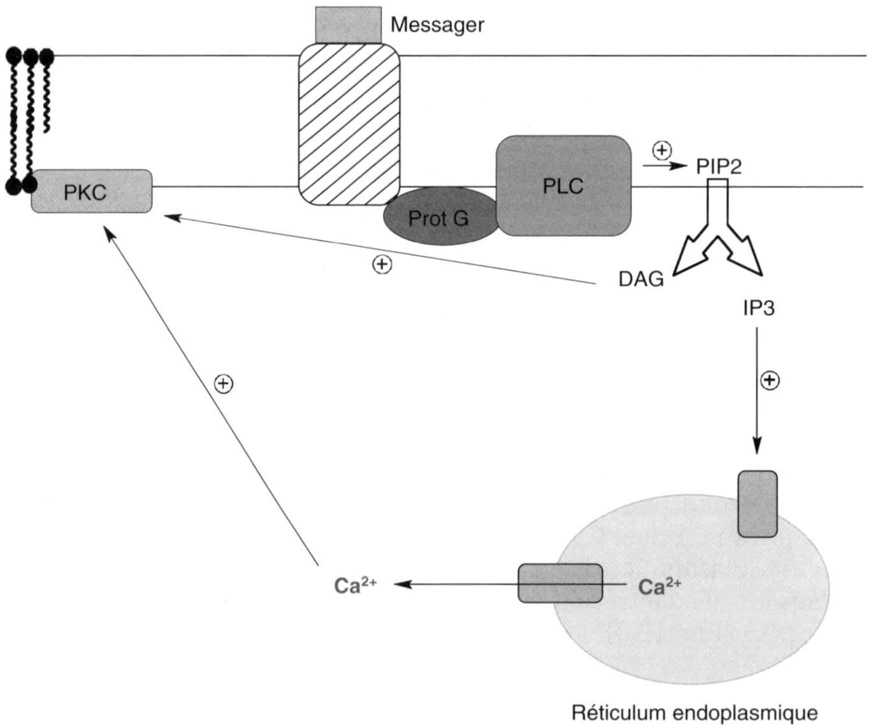

Figure 12.4 Augmentation du calcium libre intracellulaire.

Les messagers fixés sur leur récepteur vont d'une part activer l'entrée de calcium extracellulaire grâce à des canaux récepteurs dépendants, mais également, par l'intermédiaire des protéines G, activer la formation du DAG et de l'IP3.

L'IP3, en activant la sortie du calcium du réticulum endoplasmique, participe activement à la forte augmentation du taux intracellulaire.

Le DAG, qui reste accroché sur le feuillet interne de la membrane cellulaire, va se déplacer et activer la protéine kinase C, elle-même activée par l'augmentation du taux de calcium intracellulaire, ce qui aura pour effet de produire la réponse cellulaire au stimulus hormonal (Fig. 12.4).

Le DAG formé peut également subir l'action de lipases qui l'hydrolyseront et libéreront de l'acide arachidonique, précurseur d'autres messagers, les eicosanoïdes (cf. Chap. 13).

Lors de l'arrêt du signal, de puissantes pompes vont alors faire sortir le calcium de la cellule où le faire rentrer dans le réticulum endoplasmique, le tout ayant comme conséquence la baisse du taux de calcium intracellulaire.

4. Un exemple d'action : la coagulation sanguine

Dans les plaquettes sanguines, la production de DAG et d'IP3 à partir du PIP2 entraîne les effets précédemment évoqués, soit une augmentation du taux de calcium intracellulaire, puis une activation de la phosphokinase C.

L'augmentation du taux de calcium va induire la phosphorylation de la chaîne légère de la myosine qui va pouvoir se lier à l'actine pour former la molécule d'actomyosine, et provoquer le changement de forme de la cellule plaquettaire.

La PKC va phosphoryler une protéine impliquée dans l'agrégation plaquettaire et dans la libération des granules. Il s'agit d'une véritable sécrétion.

On note qu'il y a également production du thromboxane A2 (cf. Chap. 13) qui est un puissant facteur de coagulation.

Synthèse

Je sais définir
- Parahormone
- Protéines G

Je connais
- La structure du PIP2 et de l'IP3
- Le mode d'action de l'IP3 et du DAG

Je sais
- Expliquer la production de messagers chimiques suite à un stimulus extérieur la cellule
- Expliquer l'augmentation du taux de calcium intracellulaire
- Lier le calcium au phénomène de coagulation sanguine

Questions à choix multiples

1 Parmi les propositions suivantes décrivant quelques propriétés de l'inositol 1,4,5-trisphosphate, laquelle (ou lesquelles) est (ou sont) exacte(s)?

❒ **a.** Il active la protéine kinase C.
❒ **b.** Il déclenche la libération d'ions calcium dans le cytosol.
❒ **c.** Il est libéré sous l'action d'une phospholipase A.
❒ **d.** Il se fixe sur des récepteurs spécifiques de la membrane plasmique.
❒ **e.** C'est un messager chimique extracellulaire.

2 Parmi les affirmations relatives au diacylglycérol, laquelle (ou lesquelles) est (ou sont) exacte(s)?

❒ **a.** Il est produit sous l'action d'une phospholipase C.
❒ **b.** C'est un second messager chimique.
❒ **c.** Il dérive du phosphatidyl-inositol-1,4,5-trisphosphate.
❒ **d.** Il active la protéine kinase C.
❒ **e.** Il diffuse rapidement vers le réticulum endoplasmique.

3 Parmi les propositions suivantes, relevez la (ou les) propositions exacte(s).

❒ **a.** Le PIP2 est une molécule amphipathique présente dans les membranes.
❒ **b.** L'IP3 produit à partir du PIP2 est totalement hydrophile.
❒ **c.** La phospholipase C est une phosphoestérase.
❒ **d.** Le DAG peut lui-même être le précurseur de messagers chimiques.
❒ **e.** L'IP3 porte une charge nette de -2.

4 Quelles sont les propositions exactes?

❒ **a.** Le DAG est un messager secondaire amphiphile libéré par l'action de la PLA2 sur le PIP2.
❒ **b.** L'IP3 est un messager secondaire hydrophile dont la fixation sur des récepteurs spécifiques libère le calcium des mitochondries.
❒ **c.** L'IP3 active la protéine kinase C.
❒ **d.** Il déclenche la libération d'ions calcium dans le cytosol.
❒ **e.** Il se fixe sur des récepteurs spécifiques de la membrane plasmique.
❒ **f.** C'est un messager chimique extracellulaire secondaire.

Corrigés

1 Bonne(s) réponse(s) : b.

a. Il active la sortie d'ions calcium du réticulum endoplasmique en se fixant sur des récepteurs spécifiques. Ce rôle est dévolu au diacylglycérol.

c. C'est une phospholipase C qui le produit.

d. Il ne se fixe pas sur des récepteurs spécifiques de la membrane, mais sur des récepteurs du réticulum endoplasmique.

e. C'est un messager chimique intracellulaire.

2 Bonne(s) réponse(s) : a., b. et d.

a. La phospholipase C agit sur le phosphatidylinositol-4,5-bisphosphate pour libérer l'IP3 et le DAG.

b. Il est produit suite à l'action d'un premier messager hormonal extracellulaire.

c. Il dérive du PIP2.

d. Ce rôle d'activation est également dû aux ions calcium.

e. Il ne quitte pas la surface intramembranaire, contrairement à l'IP3 qui diffuse rapidement vers le réticulum endoplasmique.

3 Bonne(s) réponse(s) : a., b., c. et d.

a. C'est ce caractère amphipathique qui lui permet d 'ailleurs d'être enchâssé dans la membrane.

b. D'où sa diffusion dans le cytoplasme.

c. Puisqu'elle hydrolyse une liaison phosphoester.

d. Il peut être hydrolysé pour libérer de l'acide arachidonique, précurseur des eicosanoïdes.

e. L'IP3 porte une charge nette de -3 grâce aux tris groupes phosphates.

4 Bonne(s) réponse(s) : d.

a. Tout ce phénomène est dû à la PLC qui agit bien sur le PIP2.

b. Le calcium est libéré du réticulum endoplasmique.

c. Ce rôle est dû au DAG et aux ions calcium.

e. Les récepteurs sur lesquels il se fixe sont situés sur le réticulum endoplasmique.

f. Il s'agit d'un messager secondaire intracellulaire.

13 Lipides messagers Les éicosanoïdes

Plan	Objectifs
1. Obtention de l'acide arachidonique 2. Les prostaglandines (voie des cyclo-oxygénases ou Cox) 3. Les leucotriènes (voie de la lipooxygénase) 4. Mode d'action des anti-inflammatoires **Synthèse** **QCM** **Corrigés**	• Connaître la formation des principaux eicosanoïdes • Comprendre le rôle de l'acide arachidonique dans cette formation • Détailler le fonctionnement et le rôle des prostaglandines et des leucotriénes • Clarifier le mode d'action des anti-inflammatoires et de l'aspirine

Les **éicosanoïdes** dérivent d'acides gras polyinsaturés à 20 atomes de carbone dont la nature dépend de l'alimentation. Chez les Indo-européens, il s'agit de l'acide arachidonique. Cet acide gras est libéré le plus souvent à partir d'une phosphatidyl choline suite à l'action d'une PLA2 (Fig. 13.1).

Les eicosanoïdes (prostaglandines, lipoxines, thromboxanes et leucotriènes) sont de petites molécules très diffusibles (Fig. 13.3), qui jouent le rôle d'hormones locales et interviennent dans de nombreux processus physiologiques et pathologiques (notamment les processus inflammatoires douloureux).

Rôles des éicosanoïdes :

La fixation de l'éicosanoïde (= clé) sur une protéine réceptrice membranaire d'une cellule périphérique (= serrure) entraîne la production d'un messager chimique intracellulaire qui est un relais de l'action de l'éicosanoïde : augmentation brusque de Ca^{2+} dans le cytosol ou augmentation de la production de l'AMPc.

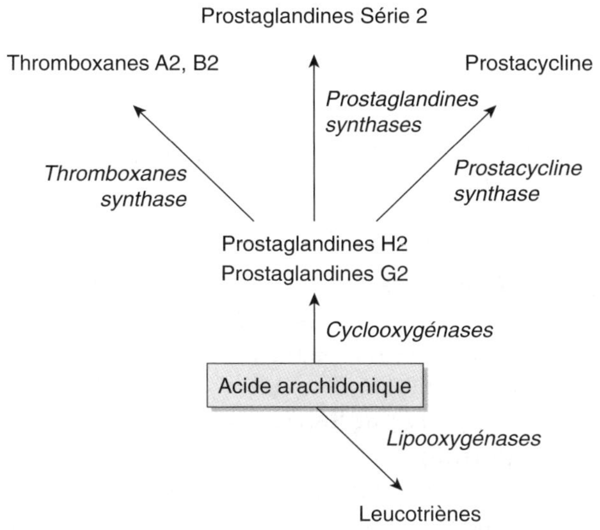

Figure 13.1 Voies de synthèse des éicosanoïdes à partir de l'acide arachidonique.

1. Obtention de l'acide arachidonique

L'acide arachidonique peut être obtenu de deux façons :

- soit par une hydrolyse des triglycérides grâce à l'action d'une phospholipase A2 sous l'effet d'un stimulus (chimique ou mécanique). La phospholipase A2 entraîne la libération de l'acide arachidonique qui sera le précurseur de toute une gamme de messagers, les éicosanoïdes, mais également d'un autre messager rencontré dans le chapitre 3, le PAF acéther ;
- soit par une voie de synthèse faisant intervenir des élongases et des désaturases à partir de l'acide linoléique.

2. Les prostaglandines (voie des cyclo-oxygénases ou Cox)

Ces molécules dérivent de l'acide prostanoïque pour la série d'indice 2 (car possédant deux doubles liaisons). Celles d'indice 1 et 3 dérivent d'autres molécules (respectivement l'acide linolénique et l'acide eicosapentènoïque).

D'abord trouvées dans la prostate, les prostaglandines (Pg) sont présentes dans de nombreux tissus périphériques.

Les Pg sont cycliques (cycle pentagonal) entre les carbones 8 et 12. Des substituants oxygénés (cétone ou hydroxyle) se trouvent surtout sur le C9 et sur le C11, ce qui confère aux Pg un caractère hydrophile. Toutes les Pg ont une double liaison C13- C14 et une fonction hydroxyle sur le C15 (Fig. 13.2).

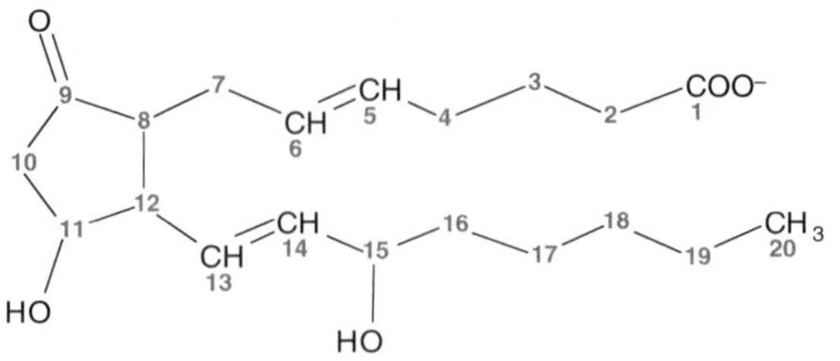

Figure 13.2 Structure d'une prostaglandine de type E (E2).

De nombreux substituants polaires peuvent se greffer sur la partie cyclique et sur l'une des deux chaînes latérales.

En outre, comme elles sont à la fois lipophiles et polaires, elles diffusent rapidement dans le plan de la membrane plasmique et dans le cytoplasme. Il y a donc une diffusion rapide et simple de ces molécules (messagers d'action rapide).

Les rôles des Pg sont très divers puisque ces molécules sont produites par de nombreux organes :

- régulation de la vasomotricité au niveau des fibres musculaires lisses avec un effet sur la régulation de la tension artérielle : contraction ou dilatation des vaisseaux sanguins selon le type de Pg produite ;
- régulation de la vasomotricité au niveau de l'utérus qui est aussi un muscle lisse ;
- régulation de la motricité des bronchioles, de leur diamètre ;
- les Pg favorisent ou inhibent l'agrégabilité et la formation des caillots sanguins ;
- les Pg favorisent la réponse inflammatoire en augmentant la perméabilité vasculaire ; elles sont alors activement produites ;
- régulation de la filtration glommérulaire ;
- régulation du sommeil, de la douleur, de la température (fièvre) et du système immunitaire.

Il s'agit de molécules très actives, puisqu'on estime qu'elles agissent à des concentrations extrêmement faibles (1×10^{-9} g par gramme d'organe cible).

Exemple

L'alimentation des esquimaux est basée sur la viande de phoques et de baleines, aliments riches en AG poly-insaturés différents de l'acide arachidonique. Une variété particulière de thromboxanes est synthétisée avec pour conséquence une élévation du temps de coagulation.

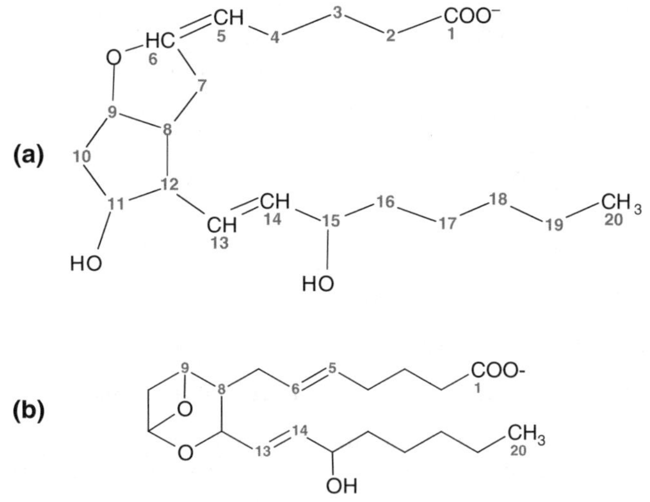

Figure 13.3 Exemple de deux dérivés de prostaglandines.
(a) Structure d'une prostacycline, la PgI2.
(b) Structure du thromboxane A2.

Les prostaglandines ont une durée de vie très courte, et leur métabolisme produit entre autre le dialdéhyde malonique (ou malonialdéhyde) qui peut être détecté dans le sang ou dans les urines (Fig. 13.4).

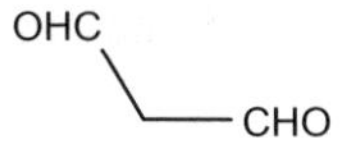

Figure 13.4 Structure du dialdéhyde malonique.

3. Les leucotriènes (voie de la lipo-oxygénase)

Ce sont des molécules linéaires, non cyclisées. Les Lt dérivent aussi d'acides gras à 20 atomes de carbone et surtout de l'acide arachidonique. Ils présentent 3 doubles liaisons conjuguées (triènes) (Fig. 13.5).

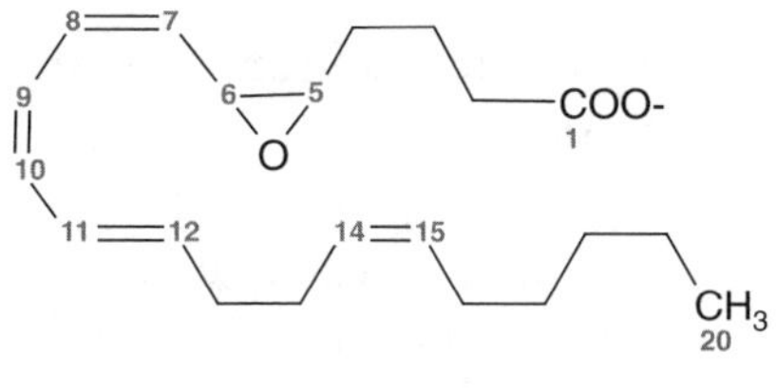

Figure 13.5 Structure d'un leucotriène (A2).

Ces molécules ont été trouvées pour la première fois dans les globules rouges. Les Lt sont néanmoins présents dans d'autres tissus. Ils établissent des liaisons covalentes avec des acides aminés, des peptides ou des lipides.

On distingue le LTB4 (qui agirait notamment au niveau des cellules de la réponse immunitaire comme les monocytes, lymphocytes… par effet chimiotactique) et les LTC4, D4 et E4 qui seraient libérés lors des réactions anaphylactiques[1].

Rôles des leucotriènes :

- Les Lt sont des bronchoconstricteurs : ils diminuent le diamètre des bronches.
- Ils sont responsables des crises d'asthme et autres allergies.
- Effet vasoconstricteur : diminution du diamètre des vaisseaux sanguins.
- Action par des effets chimiotactiques : attirance et activation des PNN (principales cellules engagées dans la réponse inflammatoire) au niveau du point d'inflammation.

4. Mode d'action des anti-inflammatoires

Les corticoïdes de synthèse inhibent la PLA2 avec un blocage de toutes les voies de synthèse des éicosanoïdes puisque l'acide arachidonique n'est plus disponible.

Les anti-inflammatoires non stéroïdiens (AINS) tels que l'aspirine ou l'ibuprofène (plus de 50 molécules différentes) inhibent les Cox avec un blocage de la synthèse des molécules cycliques, mais ces inhibiteurs détruisent la muqueuse digestive avec apparition d'ulcères.

Les inhibiteurs spécifiques de la lipooxygénase ont une action plus ciblée. Ils sont utilisés lors des crises d'asthme.

Caractéristiques des Cox :

- *Cox de type 1* : enzymes physiologiques (ou constitutionnelles), synthétisées de façon constitutive par les différentes cellules de nos tissus. Leur rôle est d'augmenter la production de certains éicosanoïdes.
- Ils stimulent à leur tour la production de mucus gastrique et intestinal et inhibent la production d'acide chlorhydrique par l'estomac. Les éicosanoïdes régulent donc la physiologie gastrique.
- *Cox de type 2* : enzymes produites uniquement lors d'une réaction inflammatoire (enzymes inductibles).

Les AINS inhibent à la fois les Cox 1 et Cox 2. Ceci a pour conséquence la diminution de la production de mucus gastrique et une augmentation de la production en acide chlorhydrique. Il y a donc comme effet secondaire le risque de l'apparition d'un ulcère de l'estomac si le traitement est long.

1. L'anaphylaxie correspond à une hypersensibilité violente aux substances étrangères à l'organisme.

Il existe de nouvelles molécules (*rofécoxib*® et *célécoxib*® par exemple) qui sont des inhibiteurs sélectifs de la Cox 2. La muqueuse gastrique est donc respectée puisque la Cox 1 n'est pas inhibée.

Synthèse

Je sais définir
- Eicosanoïdes
- Prostaglandines
- Leucotriènes

Je connais
- Les voies de synthèse des différents eicosanoïdes à partir de l'acide arachidonique
- Les rôles des prostaglandines
- La différence entre cyclooxygénases et lipooxygénases
- Le mode d'action des anti-inflammatoires

Je sais
- Expliquer l'intervention des eicosanoïdes dans la réaction inflammatoire
- Différencier les classes et les modes d'action des anti-inflammatoires

Questions à choix multiples

1 Parmi les affirmations suivantes, relevez la (ou les) proposition(s) exacte(s).

❒ **a.** L'aspirine inhibe la synthèse des prostaglandines.
❒ **b.** Les éicosanoïdes sont des para-hormones à action locale.
❒ **c.** L'acide arachidonique est un précurseur des thromboxanes.
❒ **d.** Les prostaglandines, les thromboxanes et les leucotriènes dérivent de la prostaglandine H2.
❒ **e.** L'homme peut former de l'acide arachidonique à partir de l'acide linoléique.

2 Parmi les molécules suivantes, laquelle (ou lesquelles) est (ou sont) précurseur(s) dans la biosynthèse et la production locale de dérivés exerçant le rôle de messager chimique ?

❒ **a.** Cholestérides.
❒ **b.** Glycérophospholipides.
❒ **c.** Glycolipides.
❒ **d.** Acide linolénique.
❒ **e.** Acide arachidonique.
❒ **f.** Phosphatidylinositol-4-phosphate.

3 Parmi les propositions suivantes relatives aux eicosanoïdes, laquelle (ou lesquelles) est (ou sont) vraie(s) ?

- ❐ **a.** Ce sont des messagers chimiques d'action rapide.
- ❐ **b.** Ce sont des molécules amphipathiques.
- ❐ **c.** Les prostaglandines sont produites physiologiquement par la cyclooxygénase de type I.
- ❐ **d.** Les lipoxines sont capables de réguler la contraction des fibres musculaires lisses au niveau des bronches.
- ❐ **e.** Les leucotriènes possèdent trois doubles liaisons conjuguées.
- ❐ **f.** L'adrénaline est capable de déclencher la synthèse d'éicosanoïdes en activant la PLA2.

4 Dans la liste suivante, relevez la (ou les) proposition(s) exacte(s).

- ❐ **a.** De nombreux éicosanoïdes participent à la réponse inflammatoire.
- ❐ **b.** Les éicosanoïdes sont des médiateurs chimiques locaux.
- ❐ **c.** Les prostaglandines dérivent de l'acide prostanoïque.
- ❐ **d.** Les leucotriènes sont des molécules linéaires.
- ❐ **e.** Les anti-inflammatoires non stéroïdiens bloquent l'action des cyclo-oxygénases.

5 À propos des eicosanoïdes, quelles sont les propositions exactes ?

- ❐ **a.** Ce sont des dérivés de l'acide arachidonique qui contiennent 20 carbones.
- ❐ **b.** Les prostacyclines sont des bronchoconstricteurs.
- ❐ **c.** L'acide arachidonique est libéré par l'action de la phospholipase A2 sous contrôle hormonal.
- ❐ **d.** Ce sont des molécules à effet paracrines, c'est-à-dire qui agissent sur les cellules voisines des cellules émettrices.
- ❐ **e.** L'action des cyclo-oxygénases sur l'acide arachidonique est le point de départ de la synthèse des prostaglandines, des prostacyclines et des thromboxanes.

6 À propos des hormones hydrophiles, quelles sont les propositions exactes ?

- ❐ **a.** Elles ne pénètrent pas dans les cellules cibles.
- ❐ **b.** Elles induisent l'émission de messagers secondaires.
- ❐ **c.** L'activation du récepteur membranaire entraîne une amplification du signal.
- ❐ **d.** L'adrénaline et l'insuline sont des hormones hydrosolubles.
- ❐ **e.** Le phénomène de coagulation implique l'action d'une hormone hydrosoluble sur les plaquettes.

7 Parmi les propositions suivantes, relevez la (ou les) propositions exacte(s).

- ❐ **a.** Les prostaglandines régulent entre autre la physiologie gastrique.
- ❐ **b.** L'acide arachidonique doit absolument être fourni par l'alimentation
- ❐ **c.** Les prostaglandines sont synthétisées par les lipooxygénases.
- ❐ **d.** Les leucotriènes contrôlent l'activité gastrique.
- ❐ **e.** Les corticoïdes de synthèse sont les anti-inflammatoires les plus efficaces car bloquant la production de tous les eicosanoïdes.

8 Dans la liste suivante, relevez la (ou les) proposition(s) exacte(s).

❒ **a.** La PgG2 est un carrefour métabolique qui permet ensuite la synthèse des autres prostaglandines, des prostacyclines et des thromboxanes.

❒ **b.** Toutes les prostaglandines possèdent un cycle pentagonal entres les carbones 8 et 12 créé par l'action des cyclo-oxygénases.

❒ **c.** La formation du cycle dans les prostaglandines est favorisée par le repliement de la chaîne de leur précurseur, l'acide arachidonique, qui possède quatre doubles liaisons.

❒ **d.** Il existe deux types de cyclo-oxygénases, les Cox 1 et 2, qui synthétisent pour les premières la PgG2, et pour les secondes la PgH2.

❒ **e.** Les leucotriènes possèdent trois doubles liaisons conjuguées et un cycle pentagonal.

Corrigés

1 Bonne(s) réponse(s) : a., b., c. et e.

a. Elle inhibe les cyclo-oxygénases, enzymes nécessaires à la synthèse des prostaglandines.

b. Les eicosanoïdes sont bien des para-hormones, et ont donc forcément une action locale.

d. Seuls les prostaglandines et les thromboxanes dérivent de la prostaglandine H2, les leucotriènes sont obtenus par action des lipo-oxygénases et non des cyclo-oxygénases.

e. C'est d'ailleurs la raison pour laquelle l'acide arachidonique n'est pas indispensable.

2 Bonne(s) réponse(s) : b. et e.

a. Les esters de cholestérol ne produisent pas de messagers chimiques.

b. Ils donnent par exemple le PIP2.

c. Ces molécules sont impliquées dans les phénomènes de reconnaissance.

d. Cet acide gras ne donne pas de messager chimique, alors que l'acide linoléique peut former l'acide arachidonique.

e. Il est à la base de la synthèse des eicosanoïdes.

f. Le bon précurseur est le phosphatidylinositol-4,5-bisphosphate.

3 Bonne(s) réponse(s) : a., c., d., e. et f.

a. Ce sont des para-hormones.

b. Ce sont des molécules possédant plusieurs pôles hydrophiles dus aux différents substituants polaires placés sur les différents eicosanoïdes, donc qui ne sont pas strictement des molécules amphipathiques (un seul pôle hydrophile et un seul pôle hydrophobe).

c. En effet, seules les cyclo-oxygénases de type I sont produites physiologiquement.

e. C'est d'ailleurs ce qui leur a donné leur nom de « triène ».

f. L'activation de la PLA2 sous l'effet de l'adrénaline va libérer plus d'acide arachidonique, précurseur des eicosanoïdes.

4 Bonne(s) réponse(s) : a., b., c. et e.

b. Leur durée de vie est très brève.

d. Même si cette proposition est vraie au sens chimique du terme, c'est-à-dire non ramifiés, elle est fausse au sens géométrique car les leucotriènes forment une « boucle ».

e. Ils bloquent l'action des deux types de cyclo-oxygénases.

5 Toutes les réponses sont exactes

a. Leur nom signifie d'ailleurs « composés à 20 atomes de carbone ».

c. L'hydrolyse de l'acide gras porté par le carbone 2 libère l'acide arachidonique.

e. Ces trois gammes de molécules dérivent bien de l'acide arachidonique par la voie des Cox.

6 Toutes les réponses sont exactes

a. Elles ne peuvent passer la membrane plasmique et agissent donc sur des récepteurs membranaires.

b. Ce sont des messagers secondaires qui relaient l'action de l'hormone.

7 Bonne(s) réponse(s) : a. et e.

b. Il est possible de le synthétiser grâce à des élongases et des désaturases.

c. Les prostaglandines sont synthétisées par les cyclooxygénases.

d. Ce sont les prostaglandines qui contrôlent l'activité gastrique.

8 Bonne(s) réponse(s) : a., b. et c.

b. C'est la création de ce cycle qui a d'ailleurs donné le nom de cyclo-oxygénases.

c. Chaque double liaison entraîne une angulation qui provoque ici, avec quatre doubles liaisons, un repliement complet de la molécule sur elle-même ; cette conformation est nécessaire pour l'action des cyclo-oxygénases.

d. Il y a bien deux types de Cox, mais les premières sont physiologiques et les secondes pathologiques. Elles synthétisent toutes les deux la PgG2 qui donne ensuite la PgH2.

e. Il y a bien trois doubles liaisons conjuguées, mais il n'y a pas de cycle.

Les lipides circulants

14

Plan

1. Les acides gras libres (AGL)
2. Les lipoprotéines
Synthèse
QCM
Corrigés

Objectifs

- Connaître la structure des lipoprotéines
- Décrire le rôle de ces liprotéines
- Distinguer le bon et le mauvais cholestérol

Les lipides alimentaires sont constitués par :

- des triglycérides : 90 % ;
- du cholestérol libre ;
- du cholestérol estérifié ;
- des phospholipides ;
- des acides gras libres ;
- d'autres lipides (céramides).

Une fois que ces lipides sont dans le sang, ils doivent être transportés vers les organes et les tissus périphériques pour y être soit stockés, soit utilisés.

On va donc retrouver dans le sang ces différents lipides :

- triglycérides : 45 % ;
- cholestérol libre : 10 % ;
- cholestérol estérifié : 5 % ;
- phospholipides : 35 % ;
- acides gras libres : 5 %.

1. Les acides gras libres (AGL)

Ils proviennent de l'hydrolyse des triglycérides au niveau des adipocytes et du métabolisme de certaines lipoprotéines, ainsi que de l'alimentation et de la digestion.

Ils sont solubles dans le sang malgré leur nature lipidique car ils sont associés à la sérum albumine (0,5 µeq/mL) dont la concentration varie en fonction de l'alimentation. À jeun, la concentration diminue, pour augmenter en cas de repas jusqu'à des valeurs de 0,7 à 0,8 µeq/mL.

Les acides gras libres sont alors transportés jusqu'aux tissus périphériques, et débarrassés de la sérum albumine, ils vont pouvoir pénétrer dans la cellule grâce à un récepteur. Une fois à l'intérieur de la cellule, ils vont être associés à une protéine Z.

2. Les lipoprotéines

Le plasma sanguin contient beaucoup d'eau, or les lipides sont (globalement) hydrophobes. De gros complexes sphériques, les lipoprotéines, permettent le transport plasmatique des lipides.

Les **lipoprotéines** sont formées de lipides en liaison non covalente avec des apo-protéines ou apolipoprotéines (Fig. 14.1). Il existe différentes lipoprotéines en fonction de la proportion en lipides et de la proportion en apoprotéines associées.

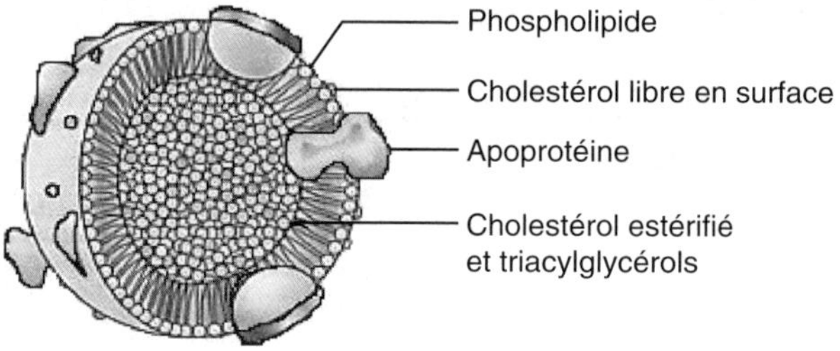

Figure 14.1 Structure générale d'une lipoprotéine.

La membrane est formée uniquement de lipides amphiphiles (cholestérol libre et phospholipides).

Le cholestérol estérifié et les triacylglycérols se trouvent au centre car ils sont hydrophobes (apolaires).

Les protéines sont soit intégrées, soit superficielles (ou périphériques) de type A, B, E, C.

Le tableau 14.1 présente la composition des différentes lipoprotéines. On voit qu'en descendant le tableau, la taille et le pourcentage en lipides diminuent, la densité et le pourcentage en protéines augmentent.

Tableau 14.1 Composition des différentes lipoprotéines.

	Taille	Densité	Protéine (%)	Lipides				
				totaux (%)	*dont TAG (%)*	*dont phopho-lipides*	*dont esters cholesté-rol*	*dont cholestérol*
Chylo-microns	90-10 000	< 0,95	1-2	98-99	88	8	3	1
VLDL	30-90	0,95-1,05	7-10	90-93	56	20	15	8
IDL	25-30	1,006-1,019	11	89	29	26	34	9
LDL	20-25	1,019-1,063	21	79	13	28	48	10
HDL	10-75	1,063-1,125	33	63	13	46	29	6

- Les chylomicrons et les VLDL sont riches en triglycérides.
- Les IDL, LDL et HDL sont riches en phospholipides et esters de cholestérol.
- La taille varie toujours à l'inverse de la densité.
- Quand la concentration en protéines augmente, celle en lipides diminue.

2.1 Les chylomicrons

Ils sont synthétisés au niveau de l'intestin; ils sont constitués d'une apoprotéine transmembranaire B48, une protéine A, et sont très riches en cholestérol et en triglycérides.

Synthèse au niveau de la lumière intestinale :

Au niveau du réticulum endoplasmique rugueux (REG) a lieu la synthèse de la B48.

Au niveau du réticulum endoplasmique lisse (REL) a lieu la synthèse des triglycérides, des esters de cholestérol et des apoprotéines.

L'apoprotéine B48 synthétisée dans le REG passe dans le REL où elle s'associe aux triglycérides. L'ensemble passe dans l'appareil de Golgi avec ajout de sucres sur la B48 qui devient donc une glycoprotéine. À ce niveau, l'ensemble de cette structure est sécrétée par des vésicules dans les chylifères (phénomène de pinocytose), puis les chylomicrons gagnent le sang.

Dans le sang, il va se produire une maturation des chylomicrons qui vont alors gagner des apoprotéines A, C et E. Ces apoprotéines proviennent des HDL synthétisés dans le foie.

Les chylomicrons vont ensuite aller vers les tissus périphériques, et pour 80 % d'entre eux vers le tissu adipeux, les muscles et le cœur.

Les chylomicrons vont donc transporter les triglycérides vers les tissus périphériques, notamment vers le tissu adipeux.

Arrivés au niveau de la membrane cellulaire, la lipoprotéine lipase (LPL) qui s'y trouve va dégrader les triglycérides en acides gras libres et en glycérol, grâce à une reconnaissance de l'apoprotéine C par un récepteur spécifique. Les acides gras libres vont passer la membrane plasmique et pénétrer dans la cellule où ils reformeront des triglycérides (cf. Chap. 8), le glycérol va rester dans le sang avec une partie des acides gras libres qui n'ont pas réussi à passer la membrane.

Le chylomicron qui a perdu environ 90 % de ses triglycérides subit des déformations et des replis. Il se forme alors deux structures résiduelles :

- des HDL naissantes discoïdales possédant les apoprotéines A et C ;
- des remnants (résidus de chylomicrons) possédant les apoprotéines B48 et E.

Les remnants sont reconnus par les adipocytes grâce à des récepteurs aux apoprotéines E. Ils sont alors intégrés dans l'adipocyte où ils libèrent le reste de leurs triglycérides et leur cholestérol : on dit pour cela que le remnant va être digéré par le foie.

2.2 Les VLDL

Ils sont synthétisés dans le foie et contiennent des triglycérides, du cholestérol et une apoprotéine B100. En étant transportés dans le sang, ils vont être maturés en gagnant des apoprotéines E et C. Ces apoprotéines proviennent là encore des HDL (riches en apoprotéines A, C, E, en phospholipides et en cholestérol).

Les VLDL vont jusque dans les tissus périphériques où ils sont dégradés par une lipase pour permettre aux acides gras libres de pénétrer dans la cellule. Une partie des acides gras libres se retrouvent dans la circulation sanguine conjugués avec la sérum albumine. Les VLDL permettent donc le transport des triglycérides du foie vers les tissus périphériques.

Lors de sa dégradation, le VLDL perd son apoprotéine C et devient une IDL possédant la B100, la E et une très faible quantité de triglycérides (soit 10 % restant).

50 % de ces IDL vont repartir vers le foie où ils sont reconnus par des récepteurs à la B100 et à la E.

Les 50 % restants deviennent des LDL en perdant leur protéine E et leurs triglycérides ; ils conservent cependant leur apoprotéine B100 et leur cholestérol.

Ces LDL ont deux devenirs possibles :

- 70 % sont captés par le foie ;
- 30 % vont se diriger vers les tissus périphériques pour y distribuer le cholestérol. La libération se fait sous forme de lysosomes, et le cholestérol ainsi fourni servira à la synthèse d'hormones stéroïdiennes.

Ces LDL amenant le cholestérol aux tissus périphériques, ils ont un rôle direct dans les pathologies coronariennes et les hypercholestérolémies. On dit alors que ces LDL transportent le mauvais cholestérol.

Si ces LDL sont trop nombreux, ils ne seront plus captés par les tissus. Le cholestérol va alors se déposer sur les parois des vaisseaux sanguins. Il y a alors risque d'arthéro-sclérose et d'infarctus du myocarde.

2.3 Les HDL

Ces HDL, rappelons le, proviennent de la dégradation des chylomicrons qui ont ainsi formé des remnants de chylomicrons et des HDL naissantes discoïdales qui possèdent les apoprotéines A et C.

Une enzyme, la LCAT *(Lecithine Cholesterol Acyl Transferase)*, va hydrolyser les lécithines de la membrane des HDL discoïdales, former des lysolécithines, et transférer sur le cholestérol libre qui s'y trouve un acide gras pour le transformer en ester de cholestérol. Le cholestérol estérifié (CE) va migrer au centre du HDL qui va prendre une structure sphérique, pendant que les lysolécithines vont dans le sang.

Des récepteurs à l'apoprotéine A reconnaissent les HDL sphériques au niveau du foie ; le cholestérol sera ensuite éliminé dans la bile ou dégradé en acides biliaires. Les HDL servent donc à l'élimination du cholestérol de l'organisme. On dit alors que ces HDL transportent le bon cholestérol.

Synthèse

Je sais définir
- Lipoprotéine
- Apoprotéines
- Chylomicron
- Cholestérides

Je connais
- Les différents types de lipoprotéines et leurs rôles
- La composition en lipides des lipoprotéines
- Les voies métaboliques des lipoprotéines plasmatiques
- Bon et mauvais cholestérol

Je sais
- Expliquer les différences de densité des lipoprotéines
- À quoi correspondent le bon et le mauvais cholestérol dans le métabolisme humain
- Le rôle des apoprotéines membranaires
- Expliquer la structure d'une lipoprotéine en fonction du caractère hydrophobe ou amphipathique des lipides constituants
- Résumer le métabolisme des lipoprotéines et le placer dans le métabolisme général des lipides

Questions à choix multiples

1 À propos des lipoprotéines, quelles sont les propositions exactes ?

❒ **a.** Les chylomicrons sont moins denses que les VLDL.
❒ **b.** Les HDL sont fabriqués par le foie après la prise de repas.
❒ **c.** L'apoprotéine B48 est synthétisée par le réticulum endoplasmique lisse des entérocytes.
❒ **d.** À leur sortie dans la lymphe, les chylomicrons subissent une maturation qui consiste en l'acquisition d'apoprotéines provenant des HDL.
❒ **e.** Les hépatocytes sont le lieu de synthèse des apoprotéines A, C, E, ainsi que B100.

2 À propos des lipoprotéines, quelles sont les propositions exactes ?

❒ **a.** Les IDL, sous l'effet de la lipoprotéine lipase, peuvent fournir des acides gras aux adipocytes ou aux muscles.
❒ **b.** Les IDL possèdent les apoprotéines B100 et C.
❒ **c.** Les IDL peuvent être pris en charge par le foie pour y être dégradés.
❒ **d.** Les VLDL matures contiennent les apoprotéines A, C et E.
❒ **e.** Après l'action de la lipoprotéine lipase, les LDL deviennent des remnants qui sont dégradés par le foie.

3 À propos de la LCAT, quelles sont les propositions exactes ?

- ❐ **a.** Sous l'action de la LCAT, le cholestérol estérifié est transformé en cholestérol libre qui est pris en charge par les HDL.
- ❐ **b.** LCAT signifie Lécithine Cholestérol Acétyl Transférase.
- ❐ **c.** La LCAT transforme les lécithines membranaires en lysolécithines qui sont prises en charge par les HDL.
- ❐ **d.** La LCAT est capable d'hydrolyser une fonction ester dans certains phospholipides.
- ❐ **e.** La LCAT permet le transfert des phospholipides des lipoprotéines vers les membranes cellulaires.

4 À propos des lipoprotéines, quelles sont les propositions exactes ?

- ❐ **a.** Les HDL synthétisés par le foie ont les apoprotéines A, C et E alors que les HDL synthétisés par l'intestin ont les apoprotéines B48 et A.
- ❐ **b.** Les IDL constituent une réserve d'apoprotéines pour les autres lipoprotéines.
- ❐ **c.** Les chylomicrons peuvent donner naissance aux remnants en cédant des acides gras (venant de l'hydrolyse des triglycérides) aux tissus périphériques.
- ❐ **d.** La lipoprotéine lipase est une enzyme capable d'hydrolyser une fonction ester.
- ❐ **e.** La lipoprotéine lipase est capable d'hydrolyser les triglycérides des chylomicrons, des VLDL et des IDL.

5 Parmi les propositions suivantes, relevez la (ou les) propositions exacte(s)

- ❐ **a.** Les LDL transportent le « mauvais » cholestérol.
- ❐ **b.** Les LDL sont captés par les cellules grâce à la présence de l'apoprotéine B 100.
- ❐ **c.** Le cholestérol amené aux cellules périphériques a toujours un rôle négatif.
- ❐ **d.** Toutes les apoprotéines sont échangeables entre lipoprotéines.
- ❐ **e.** Les chylomicrons contiennent près de 90 % de triglycérides.

6 Quelles sont les propositions exactes ?

- ❐ **a.** Les HDL ont une densité plus importante que les LDL.
- ❐ **b.** Les LDL contiennent plus de cholestérol que les chylomicrons.
- ❐ **c.** Les chylomicrons sont synthétisés par le foie.
- ❐ **d.** La dégradation des chylomicrons aboutit à la formation de remnants.
- ❐ **e.** Il existe des échanges d'apoprotéines entre les différentes lipoprotéines.

7 Parmi les propositions suivantes, laquelle (lesquelles) est (sont) exacte (s) ?

- ❐ **a.** Le centre d'une lipoprotéine typique est entouré d'une couche de phospholipides et de triacylglycérols orientés de sorte que leur tête polaire soit dirigée vers l'extérieur des lipoprotéines et leur partie apolaire vers le centre des lipoprotéines.
- ❐ **b.** La proportion en lipides totaux des HDL est plus élevée que celle des chylomicrons.

❒ **c.** La proportion en esters du cholestérol des LDL est plus élevée que celle des chylomicrons.
❒ **d.** Les chylomicrons sont formés et sécrétés par les cellules intestinales.
❒ **e.** Les IDL servent d'entrepôt pour certaines apoprotéines des chylomicrons et des VLDL.

8 Parmi les propositions suivantes, laquelle (lesquelles) est (sont) exacte (s) ?

❒ **a.** Les HDL sont formés dans le foie et dans les intestins.
❒ **b.** La LCAT (lécithine cholestérol acyltransférase) des HDL catalyse la conversion du cholestérol en triacylglycérols qui se déplacent dans la partie intérieure hydrophobe des HDL, produisant un centre non polaire et la formation d'une HDL sphérique.
❒ **c.** Les HDL sont engagées dans l'enlèvement du cholestérol des tissus.
❒ **d.** La LCAT participe à la dégradation des HDL.
❒ **e.** L'hypercholestérolémie familiale peut être due à un excès de récepteurs LDL.

9 Parmi les propositions suivantes, laquelle (lesquelles) est (sont) exacte (s) ?

❒ **a.** Lorsque les chylomicrons cèdent leurs triglycérides aux tissus périphériques, ils perdent leur structure sphérique pour former des replis, dont certains formeront des HDL, et le reste du chylomicron formera un remnant.
❒ **b.** La composition des lipoprotéines plasmatiques n'est pas constante dans le temps.
❒ **c.** Les lipoprotéines sont pour une partie synthétisées dans le foie au niveau du réticulum endoplasmique.
❒ **d.** Les chylomicrons sont les structures de transport lipidique les moins riches en apoprotéines membranaires.
❒ **e.** Les nombreuses apoprotéines présentent à la surface des lipoprotéines permettent de protéger ces lipoprotéines contre les attaques de certaines enzymes plasmatiques.

10 Parmi les propositions suivantes, laquelle (lesquelles) est (sont) exacte (s) ?

❒ **a.** Les chylomicrons possèdent dans la structure de leur membrane, en plus des triglycérides et du cholestérol, les aprotéines A, B48 et E.
❒ **b.** Les lipoprotéines sont classées en fonction de leur densité.
❒ **c.** On trouve des lipoprotéines dans le sang, mais également dans la lymphe.
❒ **d.** Les HDL assurent le transport du cholestérol sous forme d'ester de cholestérol des tissus périphériques vers le foie ; c'est pour cette raison qu'on appelle ce cholestérol le « bon » cholestérol.
❒ **e.** La plupart des lipoprotéines sont de forme sphérique.

Corrigés

1 Bonne(s) réponse(s) : a. et e.

a. Ce sont les lipoprotéines les moins denses.

b. Il s'agirait plutôt des chylomicrons qui sont synthétisés au niveau de l'intestin en période post prandiale. Les HDL proviennent bien en grande partie du foie.

c. Elle est synthétisée par le réticulum endoplasmique rugueux.

d. La maturation implique bien les HDL, mais il faut pour cela que les chylomicrons passent dans le sang.

2 Bonne(s) réponse(s) : a. et c.

b. La B100 et la E.

d. L'apoprotéine A n'est pas présente, au contraire de la B100.

e. Les LDL ne forment pas de remnants au contraire des chylomicrons par exemple.

3 Bonne(s) réponse(s) : d.

a. Il s'agit du contraire car la LCAT va transférer un acide gras sur le cholestérol et former un ester de cholestérol.

b. C'est une acyl transférase et non acétyl transférase.

c. On ne peut pas dire que les HDL vont prendre en charge les lysolécithines car ce n'est pas leur rôle, même si ces lysolécithines vont y être trouvées.

d. Ce qui va permettre de transférer l'acide gras sur le cholestérol.

e. Elle permet le transfert d'un acide gras vers le cholestérol, et de plus, les lysolécithines passent dans le sang et pas dans les membranes.

4 Bonne(s) réponse(s) : c., d. et e.

a. Les HDL sont principalement synthétisés que par le foie, et ne peuvent posséder l'apoprotéine B48.

b. Ce rôle est celui des HDL.

d. Pour libérer les acides gras des triglycérides, il faut hydrolyser la liaison ester avec le glycérol.

5 Bonne(s) réponse(s) : a., b. et e.

a. Ils transportent le cholestérol du foie vers les tissus périphériques.

c. Il sert à la régulation de la fluidité membranaire. C'est son excès qui est néfaste.

d. Les A, C et E, mais pas les B.

6 Bonne(s) réponse(s) : a., b., d. et e.

a. Elles ont d'ailleurs la densité la plus importante.

b. Les chylomicrons n'ont pratiquement pas de cholestérol.

c. Ils sont synthétisés au niveau de l'intestin.

e. Notamment les HDL qui fournissent ces apoprotéines.

7 **Bonne(s) réponse(s) : c. et d.**

a. Il est impossible que des triglycérides soient dans la membrane puisqu'ils sont totalement hydrophobes, donc ils ne peuvent être qu'au centre de la lipoprotéine.

b. Les chylomicrons sont les plus riches en lipides, notamment en triglycérides.

d. Notamment en période postprandiale pour prendre en charge les acides gras provenant de l'alimentation, qui seront transformés en triglycérides pour la prise en charge par les chylomicrons.

e. Ce rôle est plutôt dévolu aux HDL.

8 **Bonne(s) réponse(s) : a. et c.**

b. Le cholestérol est transformé en ester de cholestérol, et pas en triglycérides ; par contre, tout le reste de la proposition est correcte.

d. Elle participe à la maturation des HDL discoïdales en HDL sphériques, mais pas à leur dégradation.

e. L'hypercholestérolémie est due à un défaut ou un mauvais fonctionnement des récepteurs aux LDL, qui sont chargés d'amener le cholestérol au foie pour élimination.

9 **Bonne(s) réponse(s) : a., b., c. et d.**

b. Ceci est dû à la différence de durée de vie des constituants, des échanges réalisés et des captations par les différentes cellules.

c. Une partie est synthétisée dans le foie et une autre dans l'intestin.

d. On compte moins de 2 % d'apoprotéines dans les chylomicrons.

e. Au contraire, ces apoprotéines sont reconnues par des récepteurs qui permettent la dégradation de ces lipoprotéines par les cellules des différents tissus.

10 **Bonne(s) réponse(s) : b., c., d. et e.**

a. Les chylomicrons possèdent bien les apoprotéines A, B48 et E, mais ne peuvent posséder, comme les autres apoprotéines d'ailleurs, de triglycérides dans la membrane car ce composé est hydrophobe.

b. C'est d'ailleurs l'origine de leur nom.

c. Lors de la sortie des entérocytes des chylomicrons, ils passent dans la lymphe avant de se retrouver dans le sang.

d. Le rôle des HDL est effectivement de transporter le cholestérol vers le foie, ce que l'on appelle le bon cholestérol ; lorsque le cholestérol est transporté vers les tissus périphériques, on parle alors de mauvais cholestérol.

15 Les vitamines apparentées aux lipides

Plan

1. Vitamine A (ou rétinol)
2. Vitamine E (ou α-tocophérol)
3. Vitamines D (ou calciférol)
4. Vitamines K (ou phylloquinone)

Synthèse

QCM

Corrigés

Objectifs

- Étudier quelques-unes des grandes vitamines de type lipidique
- Comprendre le phénomène de la vision
- Connaître l'importance des antioxydants dans l'organisme
- Comprendre le lien entre la vitamine D et les ions calcium

Toutes les vitamines apparentées aux lipides que nous allons étudier sont des dérivés polyisopréniques, c'est-à-dire résultant de la condensation d'unités d'isoprène (Fig. 15.1). Ce ne sont évidemment pas les seules molécules obéissant à cette structure, puisque l'on peut également y classer tous les dérivés du cholestérol.

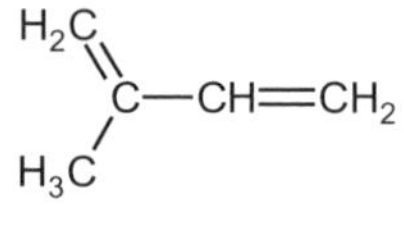

Figure 15.1 Structure de la molécule d'isopréne.

1. Vitamine A (ou rétinol)

Il s'agit de la première vitamine découverte ce qui lui a valu la première lettre de l'alphabet.

Les caroténoïdes sont des tétraterpènes (4 × 10C) qui sont constitués de 8 unités isoprènes (8 × 5C).

Le β-carotène est la provitamine A, précurseur de la vitamine A.

Le β-carotène coupé en deux donne deux molécules de rétinal (appelée aussi *vitamine* A_1). Le rétinal est ensuite réduit en rétinol.

On trouve de l'acide rétinoïque dans les os et les muqueuses.

La vitamine A possède quatre unités isoprènes : un cycle et une chaîne isoprénique terminée par une fonction alcool primaire. Le rétinol (vitamine A) possède 5 doubles liaisons conjuguées en configuration *trans* (Fig. 15.2).

La vitamine A est liposoluble. C'est une molécule amphipathique qui intervient dans le phénomène de la vision.

La vision est réalisée grâce à des cellules photoréceptrices de l'œil (cônes ou bâtonnets).

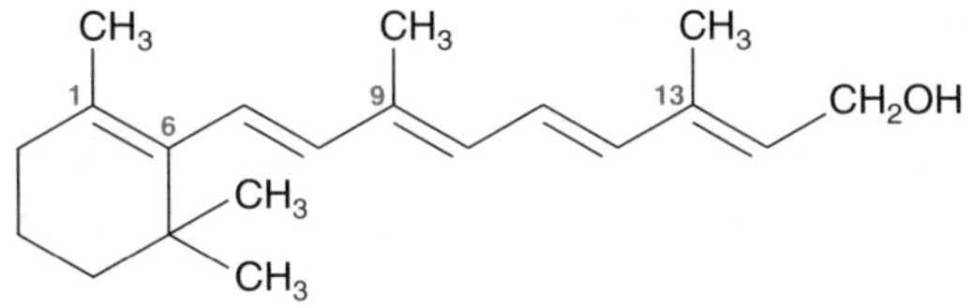

Figure 15.2 Structure de la vitamine A

1.1 Absorption et transport de la vitamine A

Les esters de rétinol sont hydrolysés en rétinol pour passer la paroi intestinale, puis sont de nouveau estérifiés pour être pris en charge par les chylomicrons.

Le rétinol est lui transformé en rétinal pour suivre la même voie. Une partie est transformée en acide rétinoïque et passe dans le sang.

Les chylomicrons amènent les esters de rétinol jusqu'au foie pour y être stockés sous forme de rétinol ; ce rétinol est ensuite amené aux tissus périphériques par une protéine, la RBP *(retinol binding protein)* soluble dans le sang. Arrivé aux tissus périphériques, le rétinol est pris en charge par des CRBP *(cellular retinol binding protein)* dans les cellules (apparemment pour être transporté jusqu'au noyau).

Dans les cellules de l'œil, le rétinol est transformé en rétinal qui va être combiné à l'opsine.

Remarque

Si le rétinol est transformé en rétinal au niveau de l'appareil uro-génital, il y a infertilité.

1.2 Phénomène de la vision

Dans l'œil, le rétinal sous forme de 11-*cis*-rétinal (c'est-à-dire le rétinal possédant sa double liaison du carbone 11 en configuration *cis*) peut s'associer à une protéine, l'opsine, pour former la rhodopsine.

Cette molécule est la seule qui est sensible aux radiations lumineuses du spectre visible, ce qui entraîne la formation du tout *trans* rétinal et la dissociation de ce tout *trans* rétinal avec l'opsine qui est en fait, à ce niveau, de la rhodopsine activée. Cette protéine va ensuite en activer d'autres, responsables de l'ouverture de canaux sodium. C'est ce phénomène qui déclenche l'influx nerveux, et donc la vision.

Le tout *trans* rétinal peut ensuite subir l'action d'isomérases qui le retransforme en 11-*cis*-rétinal, de nouveau disponible pour s'associer à l'opsine.

2. Vitamine E (ou α-tocophérol)

Elle joue un rôle d'antioxydant (le plus puissant du corps humain). Ses applications thérapeutiques sont donc très nombreuses et variées.

Nous connaissons différentes formes de cette vitamine dont la forme α est la plus abondante.

En suivant le métabolisme intestinal, elle est transportée par les chylomicrons vers le foie, puis par les VLDL du foie vers les tissus adipeux où elle est stockée.

Radicaux libres

Ces entités possèdent un électron libre célibataire qui va chercher à s'apparier avec d'autres électrons ; ces entités vont donc attaquer toutes molécules présentant un excès d'électrons, comme par exemple les doubles liaisons des acides gras insaturés des membranes avec des conséquences graves pour l'organisme, ou encore entraîner des mutations génétiques. Ces radicaux libres sont en plus très réactifs, donc à durée de vie très brève (inférieure à 10^{-2} s).

Nous connaissons principalement des dérivés de l'oxygène comme l'anion super-oxyde $O_2\cdot$, l'ion hydroxyle $OH\cdot$, le radical peroxyde $ROO\cdot$ et le radical alcoxyle $RO\cdot$.

Ces entités sont produites soit physiologiquement, soit pathologiquement. Physiologiquement, les radicaux sont produits par les chaînes d'oxydation cellulaires, les réactions de détoxification, les phagocytes, etc. Pathologiquement, des conditions extérieures vont augmenter la production de ces radicaux libres comme le tabac, le stress, l'alcool, les radiations ionisantes, l'absorption de substances photosensibilisantes…

L'organisme dispose de deux moyens pour lutter contre ces radicaux libres :

- Utilisation de piégeurs de radicaux, comme la vitamine E (Fig. 15.3) ou les bêta-carotènes.

Le tocophérol réagit avec sa fonction hydroxyle OH et un radical libre du milieu, ce qui « élimine » le radical libre, mais transforme le tocophérol lui-même en un nouveau radical :

$$ROO^{\cdot} + Toc - OH \rightarrow ROOH + Toc - O^{\cdot}$$

Le tocophérol sera ensuite régénéré grâce à la vitamine C, et sera de nouveau disponible pour réagir avec les radicaux libres.

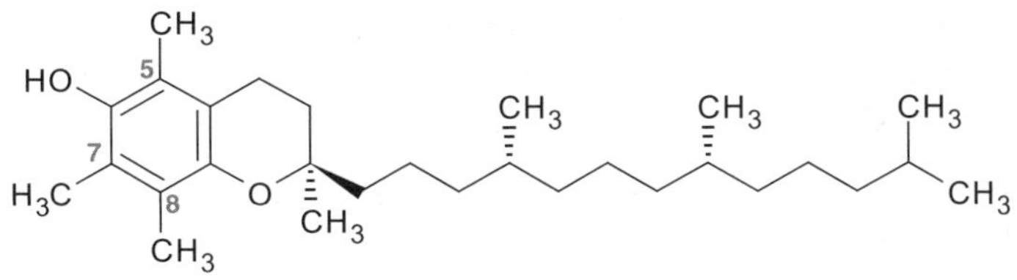

Figure 15.3 Structure de la vitamine E.

Une autre voie consiste à faire réagir Toc-O$^{\cdot}$ avec un radical libre comme ROO$^{\cdot}$, ce qui transforme le radical en une espèce aréactive ROOH, et le tocophérol en un métabolite qui sera alors éliminé par l'urine ou la bile.

- Utilisation de systèmes enzymatiques, comme la superoxyde dismutase et la glutathion peroxydase.

La supéroxyde dismutase (ou SOD) qui peut agir soit dans le milieu extracellulaire, soit dans le cytoplasme ou la mitochondrie, en effectuant la réaction suivante :

$$2O_2 + 2H^+ \rightarrow H_2O_2 + O_2$$

La production de ce peroxyde d'hydrogène H_2O_2 sert ensuite de substrat à la catalase qui le transforme en eau :

$$2H_2O_2 \rightarrow 2H_2O + O_2$$

La glutathion peroxydase est elle aussi capable de réagir avec ce peroxyde d'hydrogène pour le transformer en eau, ce qui nécessite l'oxydation du glutathion. Ce dernier sera régénéré grâce à la glutathion réductase, enzyme utilisant le NADP comme coenzyme (cf. Chap.19, § 19.2 « Le glutathion »).

À noter

Vous n'oublierez pas que nous avons déjà rencontré cette enzyme lorsque nous avons parlé de la sélénocystéine, puisqu'elle nécessite cet acide aminé particulier pour son fonctionnement (cf. *Biologie moléculaire,* Chap. 10 dans la même collection).

3. Vitamines D (ou calciférol)

La vitamine D a deux origines, la peau et l'alimentation. Sous cette dénomination, on trouve un certain nombre de molécules.

- Dans la peau, elle dérive du cholestérol (plus précisément du 7-déhydrocholestérol) sous l'action de la lumière, et plus particulièrement des rayons ultraviolets, pour former le cholécalciférol (vitamine D_3), puis est transportée par le sang jusqu'au foie où une enzyme greffe un hydroxyle OH sur le C25. Ce 25-hydroxychole-calciférol est inactif. Il va être transporté par le sang jusqu'aux tissus où il pourra subir de nouvelles hydroxylations.

Dans le rein, les os et le placenta : une autre enzyme greffe un hydroxyle OH sur le C1 ce qui forme alors le calcitriol actif (le nom indique la présence des trois fonctions alcool).

Dans les mêmes tissus, avec en plus l'intestin et les cartilages, a lieu une hydroxylation sur le C24.

On peut considérer que c'est le 1,25-dihydroxycholécalciférol qui représente la véritable vitamine D dans la mesure où c'est la forme que peut utiliser l'organisme.

- Dans l'alimentation, l'huile de foie de morue, le lait et les œufs en sont riches. On y trouve notamment la vitamine D_2 (ou ergocalciférol)

La vitamine D régule l'absorption et l'excrétion des ions calcium et intervient dans le métabolisme de ces derniers et des groupements phosphates. La vitamine D intervient donc dans la minéralisation des os. Le nom de calciférol signifie d'ailleurs en latin « qui porte le calcium ».

Rachitisme et ostéomalacie

Le manque de lumière chez l'enfant entraîne le rachitisme caractérisé par des retards de croissance et du développement moteur, chez l'adulte l'ostéomalacie qui se caractérise notamment par une déminéralisation osseuse.

Les individus les plus fréquemment touchés sont ceux vivants dans les zones peu ensoleillées, ceux dont la peau est noire, ou dans les cas de forte croissance (grossesse, enfance).

4. Vitamines K (ou phylloquinone)

Elles interviennent comme facteur de coagulation (on l'appelle d'ailleurs ***vitamine antihémorragique***), d'où le choix de la lettre K provenant de l'allemand *Koagulation*. Elles sont impliquées dans la synthèse hépatique de la prothrombine, protéine impliquée dans le phénomène de coagulation.

Elle peut contrer l'action de certains anticoagulants comme la warfarine qui bloque la synthèse de la prothrombine.

La vitamine K est également un cofacteur de l'enzyme chargée de transformer les résidus d'acide glutamique en acide carboxyglutamique (cf. Dérivés des acides aminés) ; ces résidus peuvent alors interagir avec les ions calcium impliqués dans le mécanisme de la coagulation.

En fait, le terme de vitamine K regroupe différentes molécules de la famille des quinones.

- La phylloquinone, phytoménadione, ou vitamine K_1 : trouvée uniquement dans les plantes, et notamment les légumes verts à feuilles (en général, plus la feuille est verte, plus la teneur en vitamine K est élevée) (Fig. 15.4). Son apport est donc dû à l'alimentation. Elle est soluble dans les graisses.

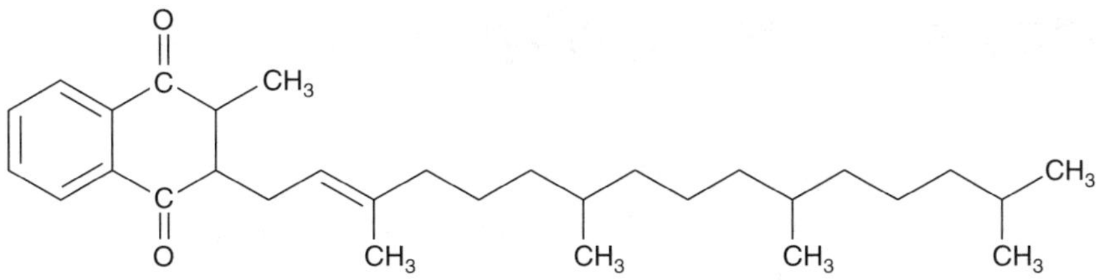

Figure 15.4 Structure de la vitamine K_1.

- La ménaquinone ou vitamine K_2 : synthétisée par les micro-organismes, y compris les bactéries de l'intestin de l'homme. Elle est soluble dans les graisses.
- La ménadione ou vitamine K_3 : forme synthétique de la vitamine K qui ne possède pas de chaîne latérale. Elle est transformée en vitamine K_2 dans le corps et est plus efficace que celle-ci. Son apport est donc médicamenteux. Elle est soluble dans l'eau.

Remarque
Soupçonnée de toxicité hépatique, la vitamine K_3 est réservée dans certains pays à un usage vétérinaire.

Synthèse

Je sais définir	Je connais
• Vitamine • Radicaux libres • Antioxydant	• Le rôle de la vitamine A dans la vision • Le rôle de la vitamine E comme antioxydant • Le rôle de la vitamine D dans la calcification osseuse • Le rôle de la vitamine K dans le métabolisme du calcium

Je sais
- Expliquer le mécanisme de la vision
- Donner les différents phénomènes à l'origine de la production des radicaux libres dans l'organisme
- Donner les causes du rachitisme chez l'enfant

Questions à choix multiples

1 Quelles sont les propositions vraies ?

❒ **a.** La vitamine K peut être synthétisée par les bactéries intestinales.
❒ **b.** La vitamine K est lipophile.
❒ **c.** Le déficit en vitamine K entraîne le rachitisme chez l'enfant ou l'ostéomalacie chez l'adulte.
❒ **d.** La vitamine K est une enzyme de carboxylation qui transforme les résidus d'acide glutamique en acide carboxyglutamique.
❒ **e.** La warfarine peut provoquer des embolies.

2 À propos de la vitamine E et de son action, quelles sont les propositions exactes ?

❒ **a.** Le tocophérol est un oxydant naturel.
❒ **b.** La chaîne d'oxydation cellulaire produit des formes actives de l'oxygène.
❒ **c.** Le tocophérol peut être régénéré par la vitamine C.
❒ **d.** La vitamine E est la première ligne de défense contre la peroxydation des lipides membranaires.
❒ **e.** Après avoir été absorbé au niveau de l'intestin, le tocophérol est transporté au foie par les chylomicrons.
❒ **f.** La queue isoprénique de la vitamine E est hydrophobe et lui permet de s'intégrer dans la membrane plasmique qui est le lieu de son action.

3 À propos de la vitamine A et de ses dérivés, quelles sont les propositions exactes ?

❒ **a.** Après coupure par le dioxygène, le β-carotène donne deux molécules de rétinol.
❒ **b.** La forme la plus active de la vitamine A est le rétinal.
❒ **c.** Dans le cytoplasme des cellules des tissus périphériques, la vitamine A est prise en charge par la CRBP.
❒ **d.** Le rétinol est stocké dans le foie sous forme estérifiée.
❒ **e.** L'organisme est incapable de synthétiser la vitamine A.

4 À propos de la vitamine A et de ses dérivés, quelles sont les propositions exactes ?

❒ **a.** La rhodopsine, qui est une association entre une molécule d'opsine et une molécule de rétinal, joue un rôle important pour les cellules en bâtonnets de la rétine dans les phénomènes de différenciation cellulaire.
❒ **b.** L'acide rétinoïque est utilisé dans certains traitements du cancer.
❒ **c.** Les aliments d'origine animale fournissent du rétinol estérifié, tandis que les végétaux fournissent du β-carotène.
❒ **d.** Les esters de rétinol sont hydrolysés dans l'intestin par les sels biliaires avant d'être resynthétisés dans l'entérocyte puis transporté vers le foie par les chylomicrons.

5 À propos de la vitamine D, quelles sont les propositions exactes ?

❒ **a.** Dans le foie, sous l'effet des UV, le 7-déhydrocholestérol est transformé en cholécalciférol ou vitamine D_3 par ouverture du cycle B.

❒ **b.** Le rein est capable de transformer le 25-hydroxy cholécalciférol en 24,25-dihydroxy cholécalciférol ou en 1,25-dihydroxy cholécalciférol.

❒ **c.** Un manque d'exposition aux UV peut entraîner un défaut de calcification osseuse chez l'enfant.

❒ **d.** Le 24,25-dihydroxy cholécalciférol ou calcitriol est la forme la plus active de la vitamine D.

❒ **e.** Le 24,25-dihydroxy cholécalciférol est un inhibiteur de la calcification osseuse.

6 À propos du rétinol, quelles sont les propositions exactes ?

❒ **a.** Il s'agit de la vitamine A.

❒ **b.** Il possède vingt atomes de carbone.

❒ **c.** Son dérivé, le rétinaldéhyde, participe au mécanisme de la vision.

❒ **d.** Son dérivé, l'acide rétinoïque, participe à la différenciation cellulaire.

❒ **e.** Il possède des doubles liaisons conjuguées.

❒ **f.** Un déficit en vitamine A peut conduire à l'infertilité.

7 Quelles sont les propositions exactes concernant la vitamine A ?

❒ **a.** Elle présente une fonction alcool primaire.

❒ **b.** La chaîne latérale de cette vitamine est formée de doubles liaisons se terminant par une fonction alcool primaire.

❒ **c.** Les doubles liaisons de la chaîne latérale sont conjuguées.

❒ **d.** Elle exerce un rôle antioxydant.

❒ **e.** Toutes les doubles liaisons de la chaîne linéaire sont en configuration *cis*.

8 Parmi les propositions suivantes, laquelle (lesquelles) est (sont) exactes ?

❒ **a.** La vitamine D_3 est produite dans la peau à partir du 7-déhydrocholestérol sous l'action de la lumière.

❒ **b.** Une fois absorbée, la vitamine E est transportée aux tissus périphériques par les VLDL.

❒ **c.** La structure de la vitamine E comporte un noyau aromatique, un groupement imidazole et une longue chaîne latérale hydrogénocarbonée.

❒ **d.** La phylloquinone (vitamine K_1) est une forme de vitamine K présente dans les feuilles de plantes vertes.

9 Parmi les propositions suivantes, laquelle (lesquelles) est (sont) exactes ?

❒ **a.** La vitamine A compte cinq doubles liaisons carbone-carbone dans la chaîne latérale.

❒ **b.** La vitamine A fait partie de la famille des alcools et peut subir une oxydation qui la transformera en rétinal.

❒ **c.** Le rétinal doit s'associer à une protéine, la rhodopsine, pour permettre le phénomène de vision.

❒ **d.** Toutes les vitamines lipidiques doivent être apportées par l'alimentation car l'organisme ne peut les synthétiser.

❒ **e.** La vitamine A possède un noyau benzénique.

❒ **f.** La plupart des lipoprotéines sont de forme sphérique.

10 Parmi les propositions suivantes, laquelle (lesquelles) est (sont) exactes ?

❒ **a.** La carence en vitamine A aboutit à une diminution de la vision crépusculaire (héméralopie).

❒ **b.** L'acide rétinoïque a un rôle dans les mécanismes de différenciation cellulaire et de prolifération cellulaire.

❒ **c.** Des anticoagulants comme la warfarine, agissent en induisant la carboxylation de résidus d'acide glutamique.

❒ **d.** La vitamine E est un oxydant naturel très puissant.

❒ **e.** La phylloquinone est synthétisée par les bactéries intestinales.

11 Parmi les propositions suivantes, relevez la (ou les) propositions exacte(s).

❒ **a.** La vitamine D peut être appelée la vitamine antirachitique.

❒ **b.** La vitamine D_2 est l'un des précurseurs de la vitamine D.

❒ **c.** Cette vitamine D_2 est présente chez les végétaux, notamment dans le germe de blé.

❒ **d.** La carence en vitamine D entraîne le rachitisme chez l'adulte.

❒ **e.** La vitamine D_3 est très présente chez les poissons gras.

Corrigés

1 Bonne(s) réponse(s) : a. et b.

a. Il s'agit plus précisément de la vitamine K_2.

b. Puisqu'elle est de nature lipidique.

c. Il y a confusion avec la vitamine D, dont la carence provoque bien les deux maladies citées.

d. La vitamine K est un cofacteur indispensable à l'enzyme qui transforme l'acide glutamique en acide carboxyglutamique, mais elle n'est pas elle-même l'enzyme.

e. La vitamine K peut bloquer l'action de la warfarine qui est un anticoagulant donc un médicament qui peut prévenir les embolies (les embolies sont dues à l'apparition de caillots sanguins qui bloquent la circulation).

2 Bonne(s) réponse(s) : b., c., d., e. et f.

a. C'est au contraire un très bon antioxydant.

b. Il s'agit notamment des radicaux libres, puissants oxydants responsables notamment du vieillissement de la peau. Ils sont produits en plus grande quantité chez les fumeurs.

c. Il peut y avoir réaction d'oxydoréduction entre la vitamine C et la vitamine E. La vitamine E sera réduite pendant que la vitamine C sera oxydée.

d. Sans la vitamine E, les lipides membranaires seraient oxydés, et la membrane perdrait petit à petit sa fluidité et son rôle de barrière.

e. C'est une vitamine liposoluble qui nécessite des transporteurs pour être véhiculée dans le plasma humain.

f. Ainsi la vitamine E peut protéger de l'oxydation les lipides membranaires.

3 Bonne(s) réponse(s) : c., d. et e.

a. Il donne deux molécules de rétinal.

b. Il s'agit plutôt du rétinol.

c. Cette protéine permet à cette vitamine liposoluble d'être transportée dans le cytoplasme.

e. Il faut absolument que cette vitamine soit apportée par l'alimentation.

4 Bonne(s) réponse(s) : b. et c.

a. Tout ce qui est décrit est correct, sauf que ce mécanisme est impliqué dans la vision et pas dans la différenciation cellulaire.

b. Cette molécule est impliquée dans les phénomènes de différenciation cellulaire, et a donc une utilisation dans le traitement du cancer.

d. Les sels biliaires n'ont aucune activité d'hydrolyse comme le laisse supposer la question. Ils sont juste chargés de solubiliser les esters de rétinol.

5 Bonne(s) réponse(s) : b. et c.

a. Il ne peut évidemment y avoir action des UV au niveau du foie ; le reste de la proposition est cependant correct.

b. Dans cet organe, les deux types d'hydroxylation peuvent avoir lieu.

c. Ce que l'on appelle le rachitisme.

d. Le calcitriol correspond au 1,25-dihydroxy cholécalciférol.

e. Cette molécule est impliquée dans la calcification osseuse, et ne peut donc être un inhibiteur de la calcification.

6 Bonne(s) réponse(s) : a., b., c., d. et e.

c. Il y a successivement le *trans* et le 11-*cis* rétinal qui interviennent.

e. On trouve une alternance de simples et de doubles liaisons CC.

f. C'est au contraire l'accumulation de rétinal dans l'appareil uro-génital qui peut provoquer l'infertilité.

7 Bonne(s) réponse(s) : a., b. et c.

a. Puisqu'il s'agit du rétinol.

b. On trouve quatre doubles liaisons dans la chaîne latérale et une dans le cycle.

d. Il y a confusion avec la vitamine E.

e. Elles sont en configuration *trans*.

8 Bonne(s) réponse(s) : a. et d.

b. La vitamine E, une fois absorbée, est transportée par les chylomicrons jusqu'au foie, puis est transportée vers les tissus périphériques par les VLDL.

c. Il y a bien un noyau aromatique et une longue chaîne hydrogénocarbonée, mais il n'y a pas de noyau imidazole.

9 Bonne(s) réponse(s) : b. et f.

a. La chaîne latérale ne compte que quatre doubles liaisons, la cinquième est dans le cycle.

b. La fonction alcool primaire en bout de la chaîne latérale du rétinol peut subir une oxydation qui forme une fonction aldéhyde, donc permet la formation du rétinal.

c. Le rétinal doit s'associer à l'opsine pour former la rhodopsine nécessaire à la vision.

d. Certaines vitamines, comme la vitamine D, ont également une origine endogène.

e. Il y a bien un cycle dans la vitamine A, mais il ne contient qu'une seule double liaison, et n'est donc pas un noyau benzénique.

10 Bonne(s) réponse(s) : a. et b.

c. Au contraire, les anticoagulants empêchent cette formation de l'acide γcarboxyglutamique impliqué dans la coagulation.

d. C'est au contraire un anti oxydant puissant.

e. C'est la forme de vitamine K produite par les plantes vertes.

11 Bonne(s) réponse(s) : a., b., c. et e.

a. Elle permet d'éviter cette maladie.

c. Elle est aussi présente dans les champignons.

d. Le terme « rachitisme » est réservé à l'enfant, chez l'adulte on parle d'ostéomalacie.

Partie 3
Acides aminés et protéines

Les peptides et les protéines sont des molécules majeures pour l'organisme, puisqu'elles assurent des rôles nombreux et importants (hormones, enzymes, transporteurs...).

16 Acides aminés

Plan

1. Caractéristiques physico-chimiques
2. Variétés des AA
3. Propriétés acido-basiques des AA
4. Propriétés spectroscopiques des AA
5. Séparation et identification des différents AA

Synthèse

QCM

Corrigés

Objectifs

- Connaître la structure commune à tous les acides aminés
- Classer les acides aminés en groupes caractéristiques
- Connaître la structure des vingt acides aminés
- Identifier la structure et le rôle de quelques-uns des dérivés des acides aminés
- Connaître les propriétés acido-basiques des acides aminés et leurs conséquences au sein de l'organisme
- Comprendre l'importance des constantes d'acidité des fonctions chimiques des acides aminés
- Connaître les grands modes de séparation et d'identification des acides aminés en laboratoire

Ce sont les constituants de base des peptides et des protéines. Ils présentent trois intérêts :

- ce sont les briques de construction des protéines ;
- ils sont les précurseurs des médiateurs chimiques (locaux, neurotransmetteurs, hormones) ;
- ils participent au métabolisme et sont une source d'atomes (C, O, N) pour la cellule).

Les acides aminés (AA) sont apportés par les protéines nutritives exogènes dégradées en AA par la digestion. Notre organisme élabore alors ses propres protéines.

Les AA sont des acides et des amines : une fonction acide carboxylique et une fonction amine primaire (sauf pour la proline où il s'agit d'une fonction amine II) portée par le carbone α d'où le terme d'acide α-aminé. La chaîne latérale R est de nature variable et on définit ainsi 20 AA naturels différents.

1. Caractéristiques physico-chimiques

Le carbone α est un carbone asymétrique si et seulement si le radical R est différent de H (sinon, il s'agit de la glycine).

Il existe donc deux isomères qui sont des énantiomères (isomères optiquement actifs, image l'un de l'autre) (Fig. 16.1). Les AA naturels sont préférentiellement de série L, en sachant que certains micro-organismes tels que bactéries et levures utilisent parfois des AA de la série D.

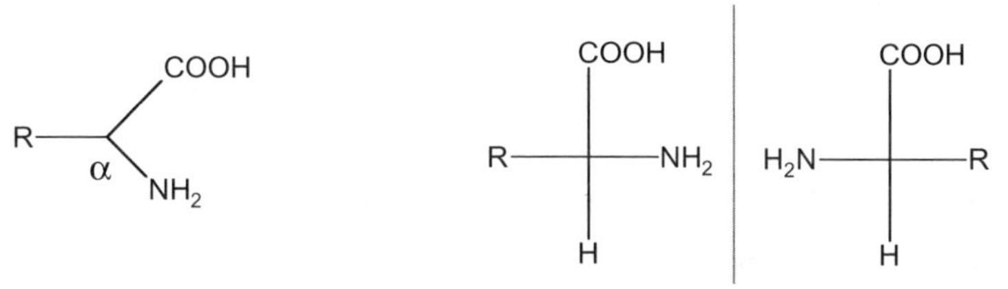

Figure 16.1 À gauche, la représentation topologique d'un AA, à droite l'existence des deux énantiomères appartenant à la série D ou L en fonction de la position de la fonction amine NH_2.

Les groupements acides et amines sont susceptibles de se charger ; il y a donc un caractère amphotère des AA (une fonction acide et une fonction basique).

$$R_1\text{–}COOH \leftrightarrow R_1\text{–}COO^- + H^+$$

$$R_2\text{–}NH_2 + H^+ \leftrightarrow R_2 - NH_3^+$$

Certains AA présentent, en plus, dans leur chaîne latérale des groupements acides et amines qui sont eux aussi susceptibles de se charger.

2. Variétés des AA

2.1. AA Aliphatiques

On trouve uniquement de l'hydrogène et du carbone dans la chaîne R.

Les AA aliphatiques sont la glycine (découverte dans le collagène), l'alanine, la valine, la leucine, l'isoleucine et la proline[1] qui est un iminoacide possédant une fonction amine II (Fig. 16.2).

1. Certains auteurs indiquent que c'est le seul iminoacide, mais c'est incorrect car la fonction imine correspond à une double liaison entre un atome d'azote et un atome de carbone.

Ces AA présentent un caractère hydrophobe.

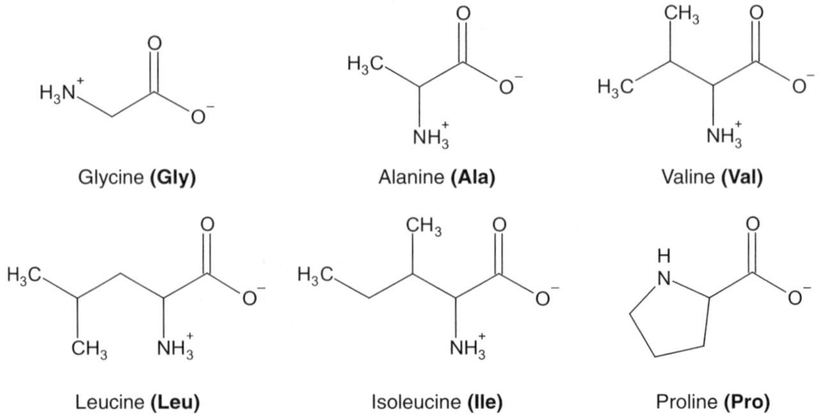

Figure 16.2 Formules des AA aliphatiques.

2.2 AA aromatiques[1] ; structure cyclique ou hétérocyclique

Les AA aromatiques sont la phénylalanine (précurseur de molécules importantes), la tyrosine et le tryptophane (avec un hétérocycle indol, précurseur de molécules importantes).

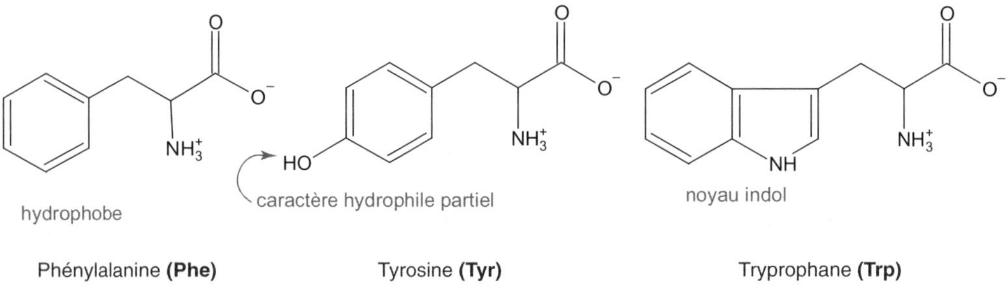

Figure 16.3 Formules des AA aromatiques.

2.3. AA polaires

Ce sont des molécules qui aiment l'eau et donc qui vont établir des ponts hydrogènes avec l'eau. Il y a la sérine, la thréonine (avec une fonction alcool), la cystéine et la méthionine soufrés, la glutamine et l'asparagine avec une fonction amide dans R (Gln possède deux groupements méthylènes, Asn un seul groupement méthylène) (Fig. 16.4).

1. Un noyau aromatique correspond à un cycle où les doubles liaisons C=C sont conjuguées.

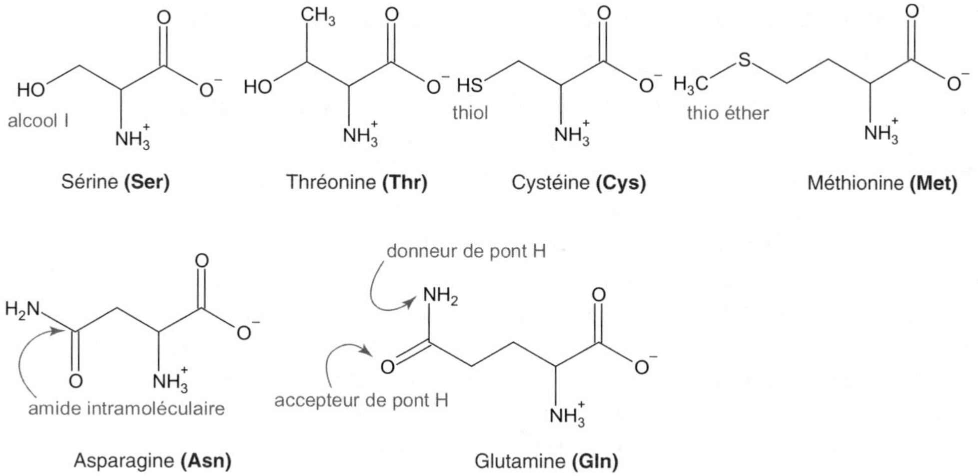

Figure 16.4 Formules des AA polaires.

2.4. AA chargés ; très polaires

Il y a les acides : l'acide aspartique et l'acide glutamique, importants dans le fonctionnement de certaines protéines (Fig. 16.5).

Il y a les basiques (bases faibles) : la lysine, l'arginine et l'histidine (avec son noyau imidazole) qui se trouvent dans le site actif de certains enzymes (Fig. 16.6).

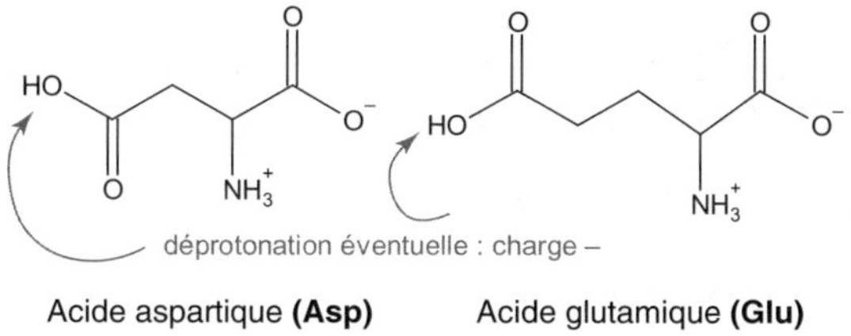

Figure 16.5 Formules des AA acides.

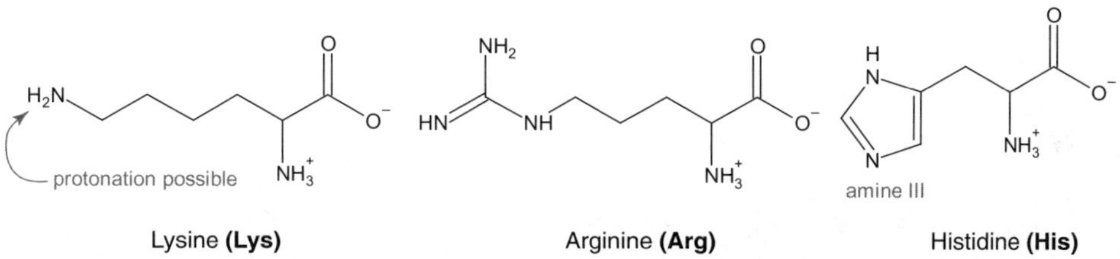

Figure 16.6 Formules des AA basiques.

2.5. AA rares trouvés dans certaines protéines

Ce sont des AA modifiés après la traduction.

Il y a la 4-hydroxyproline (4-OH Pro) et 5-hydroxylysine (5-OH Lys).

Grâce à la présence de ce pôle hydrophile supplémentaire (OH), ce sont des AA qui ont une certaine réactivité chimique. Ils participent à la réticulation du collagène (adhérence et pontage entre ces AA sont des phénomènes importants qui assurent une certaine résistance mécanique).

Comme AA rare, il faut citer le γ-carboxy Glu (Gla). Cet AA présente au total trois fonctions acides carboxyliques dont deux vont se dissocier au pH local et fixer un ion Calcium II. Le Gla est retrouvé dans la prothrombine qui est une protéine de la coagulation. Il est aussi en grande quantité dans la matrice osseuse sous forme de Gla-prot, ce qui facilite la fixation (la cristallisation) du calcium et du phosphore dans les os (Fig. 16.7). La protéine concernée est l'ostéocalcine.

Figure 16.7 Fixation par le Gla des ions calcium.

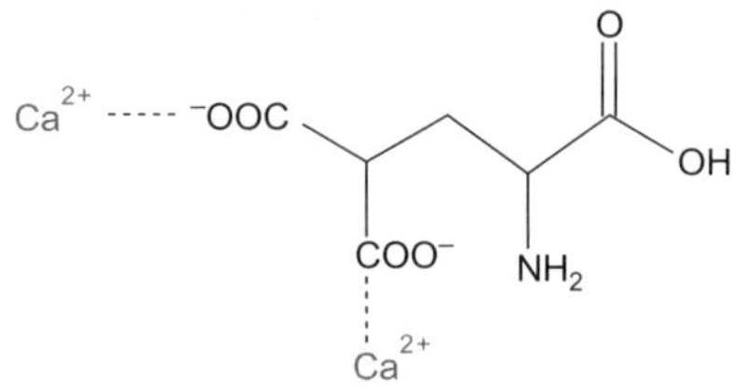

La sélénocystéine dérive de la cystéine par remplacement de l'atome de soufre par un atome de sélénium (Fig. 16.8). Cet AA est présent dans la glutathion peroxydase qui est une enzyme luttant contre les radicaux oxydants, mais on la retrouve aussi dans les enzymes qui participent au métabolisme des hormones stéroïdiennes. L'apport quotidien de sélénocystéine est de quelques microgrammes (cf. *Biologie moléculaire*, Chap. 15).

Figure 16.8 Structure de la sélénocystéine.

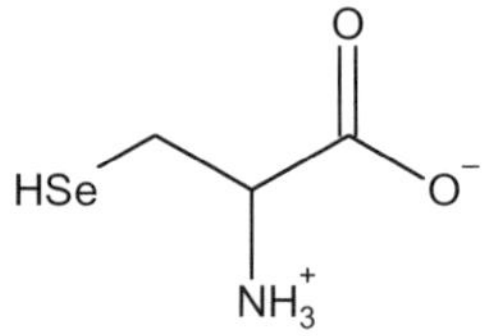

À noter

> La sélénocystéine est parfois considérée comme le 21e acide aminé, car formée avant la traduction de la protéine, au contraire des autres dérivés d'AA formés après la traduction.

3. Propriétés acido-basiques des AA

Ils ont des propriétés acido-basiques particulières car ils possèdent à la fois un groupe acide et un groupe basique.

En milieu basique, la fonction acide libère son proton :

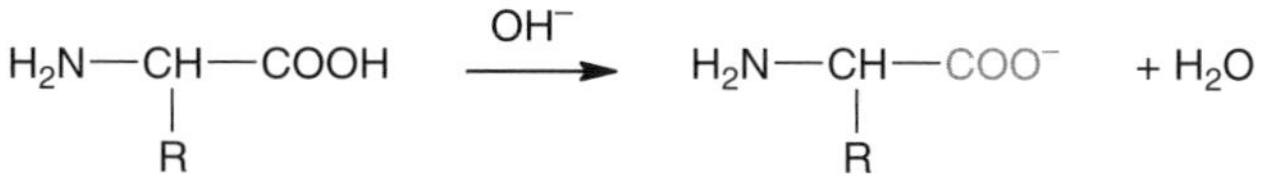

En milieu acide, la fonction amine capte le proton :

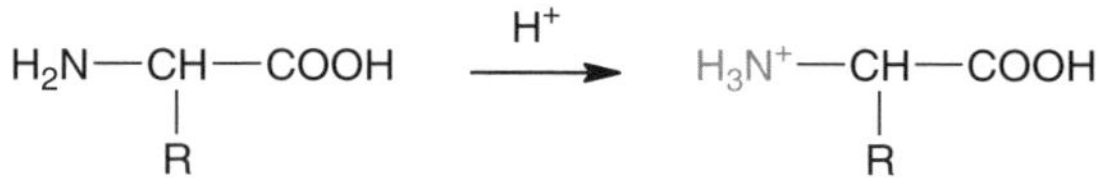

Les pK des deux fonctions étant différents, dans les conditions habituelles de pH les deux ions coexistent simultanément sur la même molécule, c'est-à-dire que l'AA se trouve porteur de deux charges. Cet ion est appelé *sel interne* ou *zwitterion* (de l'allemand, qui signifie « hermaphrodite », donc porteur des deux caractères simultanément). Des équilibres sont déplacés en milieu fortement acide ou fortement basique. Mais l'équilibre en milieu neutre entre la forme ionique et la forme moléculaire ne dépend que de la structure de l'acide aminé.

On voit apparaître dans le tableau 16.1 le pH isoélectrique de l'AA qui correspond au pH pour lequel l'AA possède des charges qui se compensent exactement ; si un AA est amené à son pHi, il ne migrera pas sous l'effet d'un champ électrique, puisque sa charge globale nette sera nulle.

Il est donc possible de doser les différents AA, comme on le ferait pour tout acide ou toute base, et l'analyse de ces courbes de titration peut renseigner sur la structure de l'AA dosé.

Tableau 16.1 : Structure des acides aminés.

Nom	Formule	Symbole	pKa-COOH	pKa-NH_3^+	pH iso elect.
Glycine ou glycocolle	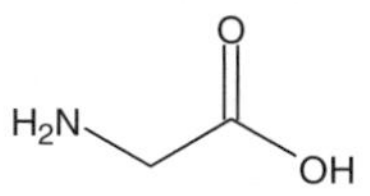	Gly	2,4	9,8	5,97
Alanine	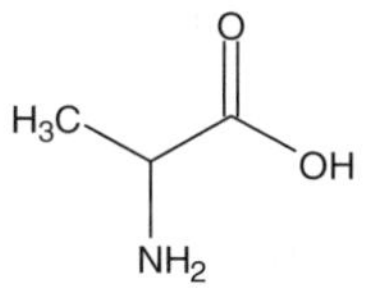	Ala	2,4	9,9	6,1

Tableau 16.1 : Structure des acides aminés. *(Suite)*

Nom	Formule	Symbole	pKa-COOH	pKa-NH_3^+	pH iso elect.
Valine	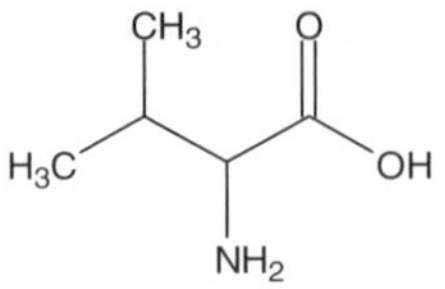	Val	2,3	9,7	6,0
Leucine	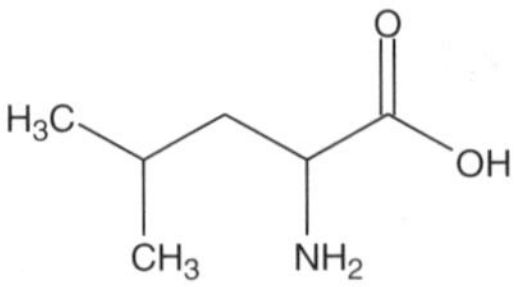	Leu	2,3	9,7	6,03
Isoleucine	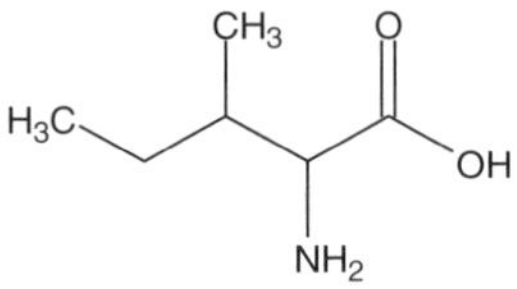	Ile	2,3	9,7	6,04
Sérine	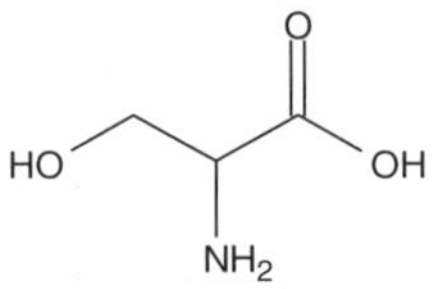	Ser	2,2	9,4	5,7
Thréonine	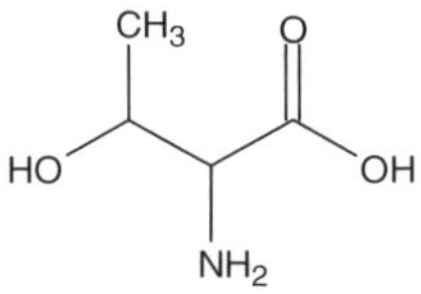	Thr	2,1	9,1	5,6
Méthionine	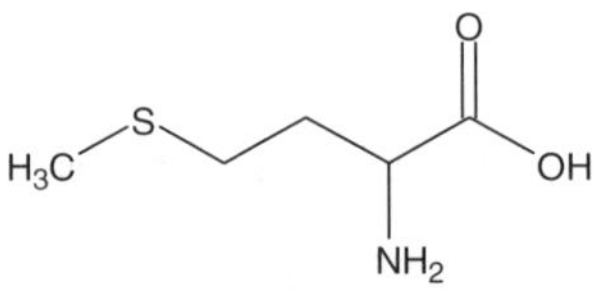	Met	2,2	9,3	5,7
Cystéine	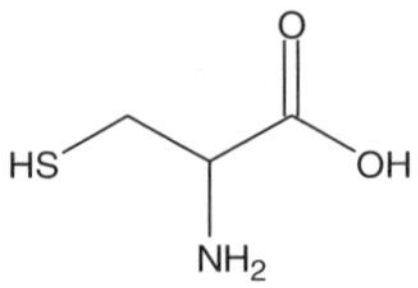	Cys	1,9	10,3	5,1
Proline	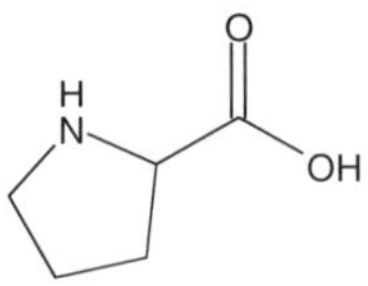	Pro	2,0	10,6	6,1

Tableau 16.1 : Structure des acides aminés. *(Suite)*

Nom	Formule	Symbole	pKa-COOH	pKa-NH_3^+	pH iso elect.
Phénylalanine	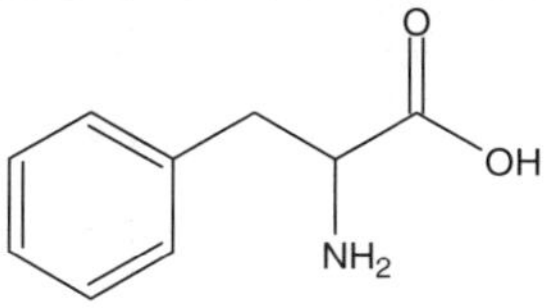	Phe	2,6	9,2	5,9
Tyrosine	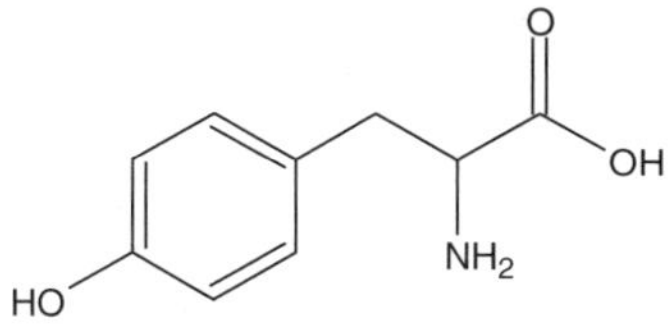	Tyr	2,2	9,1	5,6
Tryptophane	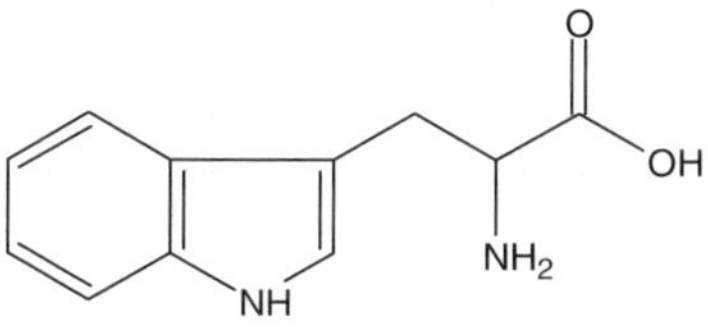	Try	2,4	9,4	5,9
Acide aspartique	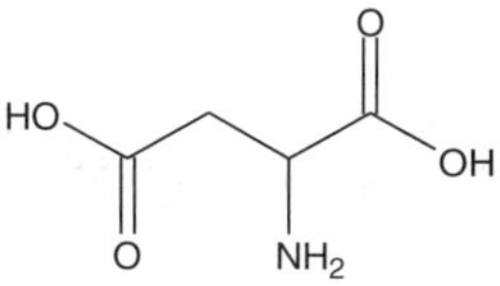	Asp	2,0	10	2,9
Acide glutamique	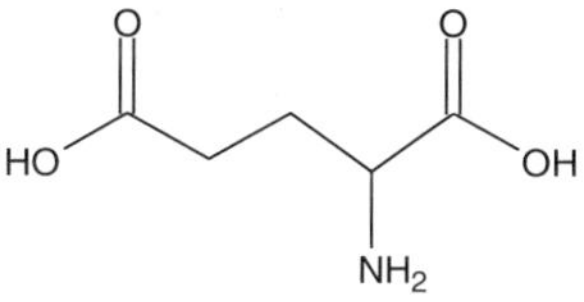	Glu	2,1	10	3,2
Lysine	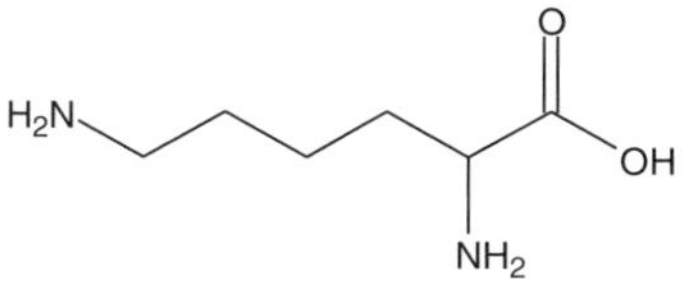	Lys	2,2	9,2	9,7
Arginine	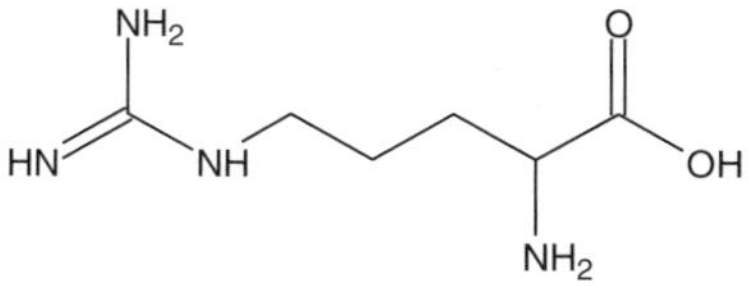	Arg	1,8	9,0	10,8

Tableau 16.1 : Structure des acides aminés. *(Suite)*

Nom	Formule	Symbole	pKa-COOH	pKa-NH_3^+	pH iso elect.
Histidine	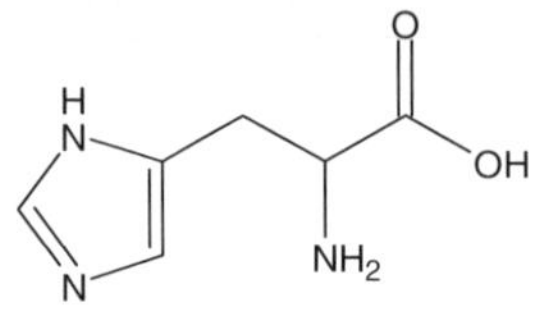	His	1,8	9,2	7,6
Asparagine	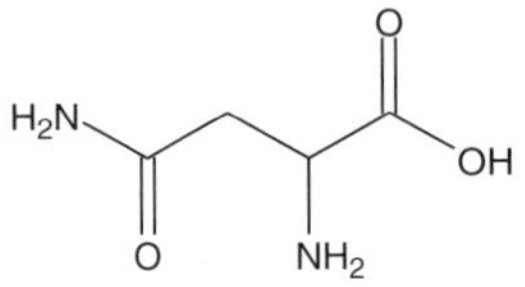	Asn	2,0	8,8	5,4
Glutamine	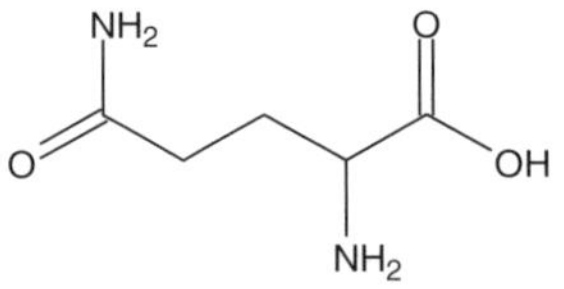	Gln	2,2	9,1	5,6

4. Propriétés spectroscopiques des AA

Les AA possédants un noyau aromatique ont la propriété d'absorber la lumière ultraviolette, comme le montre le spectre d'absorption sur la figure 16.9.

Cette caractéristique permet de doser les protéines.

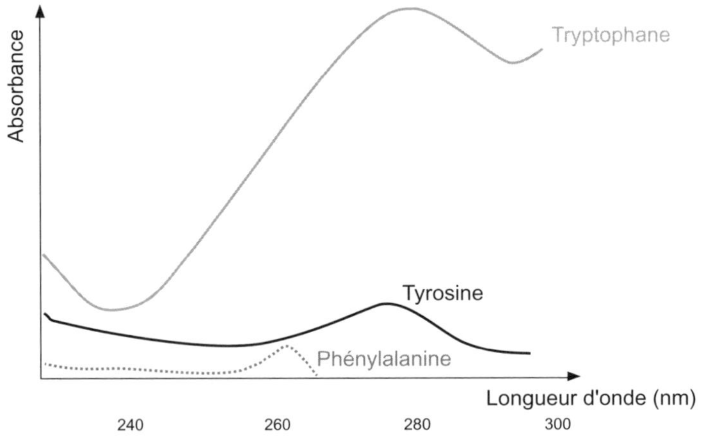

Figure 16.9 Spectres d'absorption des AA aromatiques.

5. Séparation et identification des différents AA

5.1. La chromatographie sur résine échangeuse d'ions

On réalise tout d'abord une solution aqueuse à pH 2 des AA que l'on désire séparer ; à ce pH, la plupart des AA sont sous forme cationique. On verse cette solution en haut d'une colonne remplie d'une résine fortement chargée négativement (groupements SO_3^-). Puisque l'AA est chargé positivement, il est retenu par cette résine (adsorption).

Il suffit alors de faire varier le pH ou d'introduire des ions chargés positivement pour décrocher progressivement les AA (élution) : il en résulte que les AA migrent à travers la colonne à des vitesses différentes, et ils peuvent donc être séparés. Les AA avec un pH bas migreront le plus vite, ceux avec un pHi élevé migreront le plus lentement : d'abord les acides, puis les neutres et enfin les basiques.

On utilise ensuite une technique d'identification, telle que la chromatographie, pour identifier les différents AA.

5.2. La chromatographie de partage

Cette technique permet de séparer et d'identifier les AA en fonction de leur degré d'hydrophilie (ou d'hydrophobie) entre la phase stationnaire et la phase mobile

Couche mince : on effectue une chromatographie sur gel de silice (phase stationnaire hydrophile) ou sur papier d'un mélange d'AA avec une phase mobile liquide. Les AA hydrophiles migreront peu, les hydrophobes migreront le plus.

5.3 Autres chromatographies

Il est possible de réaliser une HPLC (*Hight Pressure Liquid Chromatography*) lorsque le mélange des AA est en solution, puisque la phase mobile est liquide.

On peut également réaliser une chromatographie en phase gazeuse (CPG) qui nécessite de faire passer les AA sous forme gazeuse, car la phase mobile est un gaz.

5.4. L'électrophorèse

On fait migrer les AA dans un gel sous l'action d'un champ électrique, et les AA se séparent en fonction de leur pHi, donc de leur charge.

Dans l'exemple figure 16.10, un mélange de trois AA est amené à pH 6. Chacun va porter une charge globale nette différente et migrera en fonction de cette charge, à l'exception de l'alanine qui est sous sa forme de zwitterion et qui ne migrera pas.

Attention

L'électrode négative est parfois appelée cathode et l'électrode positive l'anode.

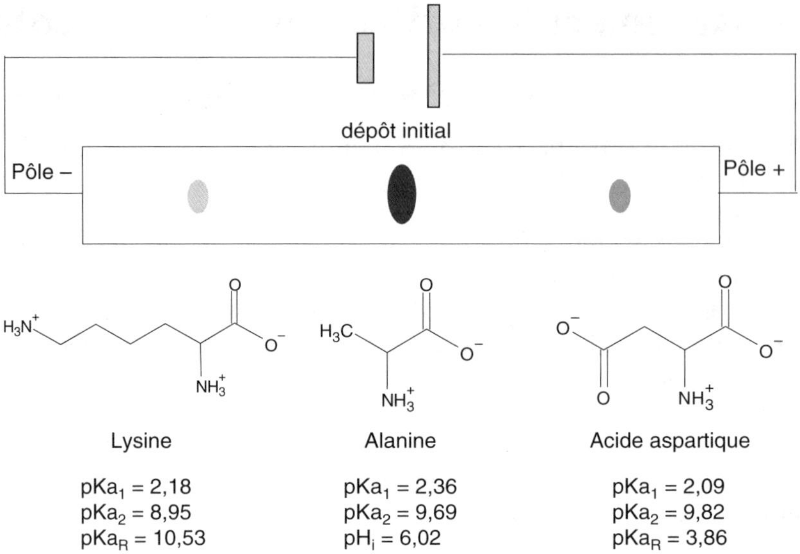

Figure 16.10 Exemple de l'électrophorèse d'un mélange d'alanine, d'acide aspartique et de lysine à pH 6.

Le terme pKa_R désigne le pKa de la fonction portée par la chaîne latérale.

Synthèse

Je sais définir
- Acide aminé
- Zwitterion
- Acide aminé aliphatique
- Acide aminé aromatique
- Électrophorèse
- Chromatographie de partage
- Chromatographie échangeuse d'ions
- pKi

Je connais
- La structure commune à l'ensemble des acides aminés
- Les deux séries D et L des acides aminés
- La structure et le nom des 20 acides aminés
- La particularité de la sélénocystéine
- L'absorbance dans l'ultra-violet des acides aminés aromatiques
- Les différentes techniques d'analyse et de séparation des acides aminés
- Le pKi d'un acide aminé

Je sais
- Donner le degré d'hydrophilie d'un acide aminé en fonction de sa structure
- Expliquer les différentes ionisations d'un acide aminé en fonction du pH où il se trouve
- Lier les techniques de séparation et d'analyse de laboratoire aux propriétés physico-chimiques des acides aminés

Questions à choix multiples

1 Parmi les propositions suivantes, relevez la (ou les) propositions exacte(s)

❒ **a.** La proline est un acide aminé hydrophobe qui entraîne une certaine rigidité de la protéine à son niveau.
❒ **b.** La tyrosine est plus soluble dans l'eau que la phénylalanine.
❒ **c.** La cystéine a la propriété d'absorber la lumière ultraviolette.
❒ **d.** La glycine est le seul acide aminé à n'avoir pas de carbone asymétrique.
❒ **e.** La desmosine explique la grande élasticité de la molécule de collagène.

2 Les acides aminés possèdent les caractères généraux suivants (vrai ou faux?):

❒ **a.** Ce sont des molécules amphotères.
❒ **b.** Tous les acides aminés possèdent un atome de carbone asymétrique.
❒ **c.** La plupart des acides aminés naturels appartiennent à la série L.
❒ **d.** Ce sont des molécules de taille inférieure à 1 000 daltons.
❒ **e.** Ils se différencient par la nature de leur chaîne latérale.
❒ **f.** Ils entrent dans la composition des protéines.

3 Tous les caractères suivants s'appliquent au tryptophane (vrai ou faux?):

❒ **a.** Comporte un noyau imidazole.
❒ **b.** Comporte deux atomes d'azote.
❒ **c.** Sa chaîne latérale est de l'alanine.
❒ **d.** Est précurseur de la sérotonine.
❒ **e.** Est un acide aminé hétérocyclique.

4 Les acides aminés naturels possèdent les propriétés générales suivantes (vrai ou faux?):

❒ **a.** Leur masse molaire moyenne est de 110 daltons.
❒ **b.** Ils sont tous substitués par une fonction amine primaire au niveau du carbone α.
❒ **c.** Leur degré d'hydrophilie dépend de la nature de leur chaîne latérale.
❒ **d.** À l'exception de la glycine, ils possèdent tous un atome de carbone asymétrique.

5 Le pKa de la fonction acide carboxylique de la glycine est de 2,4, celui de la fonction amine de 9,8. Indiquez la (les) proposition(s) juste(s).

❒ **a.** Le pHi vaut 2,4.
❒ **b.** Le pHi vaut 9,8.
❒ **c.** Le pHi vaut 6,1.
❒ **d.** À pH 1,0, on a 50 % de la fonction acide sous forme COO^- et 50 % de la fonction amine sous forme NH_3^+.
❒ **e.** À pHi, la charge globale de la glycine est nulle.

6 Parmi les propositions suivantes, laquelle (lesquelles) est (sont) exacte(s)?

❒ **a.** L'isoleucine est un acide aminé aliphatique.
❒ **b.** L'acide γ-carboxyglutamique possède une charge électrique nette égale à – 1.
❒ **c.** Tous les acides aminés naturels possèdent plus de 2 atomes de carbone.

- ❒ **d.** La sérine est un acide aminé polaire.
- ❒ **e.** La sélénocystéine est indispensable au mécanisme d'action de la glutathion peroxydase.

7 Parmi les propositions suivantes, laquelle ou lesquelles sont exactes ?

- ❒ **a.** La glycine est un neurotransmetteur.
- ❒ **b.** L'acide γ-carboxyglutamique possède 3 fonctions carboxyle.
- ❒ **c.** Tous les acides aminés naturels possèdent au moins 2 atomes de carbone.
- ❒ **d.** La lysine est un acide aminé aliphatique.
- ❒ **e.** La 4-hydroxyproline est retrouvée dans le collagène.

8 Parmi les acides aminés suivants, lequel (lesquels) possède(ent) une chaîne latérale cyclique ?

- ❒ **a.** Alanine.
- ❒ **b.** Tyrosine.
- ❒ **c.** Proline.
- ❒ **d.** Valine.
- ❒ **e.** Lysine.

9 Parmi les propositions suivantes, laquelle ou lesquelles sont exactes ?

- ❒ **a.** L'acide aspartique et la glycine sont des neurotransmetteurs excitateurs.
- ❒ **b.** Certains dérivés des AA sont des parahormones.
- ❒ **c.** Dans la série D, le groupement amine est à droite.
- ❒ **d.** Il existe un 21e AA naturel, la sélénocystéine. Dans cette molécule, un atome de sélénium substitue un atome d'hydrogène de la fonction thiol.
- ❒ **e.** Cette sélénocystéine est indispensable au mécanisme de la glutathion peroxydase, enzyme luttant contre les formes actives de l'oxygène.

10 Parmi les propositions suivantes, laquelle ou lesquelles sont exactes ?

- ❒ **a.** Les acides aminés standards possèdent tous un groupement carboxyle et un groupement amine portés par le même atome de carbone.
- ❒ **b.** Les substituants du carbone α des acides aminés standards, sauf la glycine, peuvent occuper trois positions différentes dans l'espace.
- ❒ **c.** Des D-acides aminés ont été trouvés dans de petits peptides des parois bactériennes et dans certains peptides à propriété antibiotique.
- ❒ **d.** La forme zwittérionique de la glycine est chargée positivement et migre vers la cathode dans un champ électrique.
- ❒ **e.** La L-Leucine est un acide aminé qui n'existe pas dans la nature.

11 Parmi les propositions suivantes, laquelle ou lesquelles sont exactes ?

- ❒ **a.** À pH 7, l'isoleucine est un acide aminé possédant une chaîne latérale R aliphatique polaire.
- ❒ **b.** À pH 7, la tyrosine est un acide aminé possédant une chaîne latérale R aromatique.
- ❒ **c.** À pH 7, l'acide aspartique est un acide aminé possédant une chaîne latérale R chargée positivement.
- ❒ **d.** À pH 7, la thréonine est un acide aminé possédant une chaîne latérale R polaire, non chargée.
- ❒ **e.** À pH 7, la glutamine est un acide aminé possédant une chaîne latérale R aromatique.

12 Parmi les propositions suivantes, laquelle ou lesquelles sont exactes ?

- ❒ **a.** La chaîne latérale R de la thréonine est CHOH – CH_3.
- ❒ **b.** À pH 7, la chaîne latérale de l'acide aspartique est –$(CH_2)_4$ – H_3N^+.
- ❒ **c.** L'acide glutamique possède deux groupements carboxyle.
- ❒ **d.** Le peptide de séquence Met – Gln – Asp – Glu - Phe – Lys – Asn – Arg, est identique au peptide dont la séquence est : Méthylamine – Glutamine – Acide aspartique – Acide glutamique – Phénylalanine – Lysine – Asparagine – Arginine.
- ❒ **e.** À l'intérieur des structures protéiques, la valine, l'alanine, la leucine et l'isoleucine peuvent produire des interactions hydrophobes.

13 Parmi les propositions suivantes, laquelle (lesquelles) est (sont) exacte (s) ?

- ❒ **a.** Les acides aminés standards à chaîne latérale R polaire, non chargée, absorbent la lumière ultraviolette.
- ❒ **b.** La polarité de la sérine et de la thréonine est due à leur groupement thiol.
- ❒ **c.** Certaines protéines comportent des acides aminés dits modifiés. Ceux-ci proviennent des acides aminés standards par des réactions de modification qui se produisent avant la synthèse protéique.
- ❒ **d.** Le γ-carboxyglutamate est trouvé dans une protéine de coagulation, la prothrombine.
- ❒ **e.** La sélénocystéine est un constituant de la glutathion peroxydase.

14 Parmi les propositions suivantes, laquelle (lesquelles) est (sont) exacte(s) ?

- ❒ **a.** La citrulline est un acide aminé n'entrant pas dans la constitution des protéines.
- ❒ **b.** Un acide aminé sous forme zwittérionique peut agir soit comme un acide (c'est-à-dire un donneur de proton) soit comme une base (c'est-à-dire un accepteur de proton).
- ❒ **c.** Au pH isoélectrique, la glycine en solution 0,1 M à 25 °C est présente sous forme d'un ion dipolaire totalement ionisé ^+H_3N – CH_2 – COO^-.
- ❒ **d.** Tous les acides aminés comportant un seul groupement α-aminé, un seul groupement α-carboxylique et un groupement R qui ne s'ionisent pas, possèdent une courbe de titration semblable à celle de la glycine et ont des valeurs de pH isoélectrique proches bien que non identiques.
- ❒ **d.** L'alanine a une courbe de titration plus complexe que celle de la glycine et possède un pH isoélectrique trois fois plus faible que la glycine.

15 Parmi les propositions suivantes concernant la fonction caıboxyle des AA, laquelle (lesquelles) est (sont) exacte(s) ?

- ❒ **a.** Elles réagissent en milieu acide avec des alcools pour former des esters.
- ❒ **b.** Leur carbone peut être attaqué par des réactifs nucléophiles.
- ❒ **c.** Leur caractère acide s'explique par la facilité de perdre leur proton.
- ❒ **d.** Les réactions d'estérification dans la cellule se font toujours à partir d'une fonction acide carboxylique.
- ❒ **e.** La plupart des fonctions sont sous forme COO^- à pH physiologique.

16 Parmi les propositions suivantes, laquelle (lesquelles) est (sont) exacte(s)?

- ❐ **a.** Si l'on verse une solution d'acides aminés à pH 3 sur une colonne de résine échangeuse de cations, les acides aminés ayant la charge la plus positive migrent le plus rapidement et sont les premiers à être élués.
- ❐ **b.** Chez l'homme, toutes les protéines sont construites avec le même ensemble de 24 acides aminés standards liés par covalence en une séquence linéaire caractéristique.
- ❐ **c.** La lysine a une courbe de titration plus complexe et possède un pH isoélectrique plus élevé que la glycine.
- ❐ **d.** Dans un système de chromatographie échangeuse d'ions, les résines échangeuses de cations sont composées de particules synthétiques portant à leur surface des groupements chargés négativement (de type SO_3^-) sur lesquels vont se fixer des groupements NH_3^+ des acides aminés.

17 Parmi les propositions suivantes, laquelle (lesquelles) est (sont) exacte(s)?

- ❐ **a.** L'isoleucine et la proline sont des acides aminés standards, primaires ou normaux.
- ❐ **b.** Les acides aminés normaux possèdent tous un groupement carboxyle et un groupement amine porté par le même atome de carbone.
- ❐ **c.** Les acides aminés normaux diffèrent les uns des autres par leur chaîne latérale R.
- ❐ **d.** Le carbone α des acides aminés est lié par covalence à 2 substituants identiques.
- ❐ **e.** L'alanine est une substance amphotère.

Corrigés

1 Bonne(s) réponse(s) : a., b., et d.

a. Ceci est dû à la forme cyclique de sa chaîne latérale.

b. Le groupe hydroxyle permet d'établir des liaisons hydrogènes avec les molécules d'eau.

c. Cela ne concerne que les acides aminés aromatiques.

d. La chaîne latérale est constituée par un unique atome d'hydrogène.

e. Elle explique la grande élasticité de la molécule d'élastine.

2 Bonne(s) réponse(s) : a., c., d., e. et f.

a. Les AA possèdent tous une fonction acide carboxylique et une fonction amine, c'est-à-dire qu'ils sont porteurs d'une fonction de nature acide et d'une fonction de nature basique, ce qui en fait donc bien des composés amphotères.

b. L'atome de carbone de la glycine porte deux hydrogènes et n'est donc pas asymétrique. C'est le seul AA qui ne possède pas de carbone asymétrique.

c. Attention à ne pas confondre avec les sucres qui appartiennent fréquemment à la série D.

d. Même les AA de masse molaire importante ne dépasse jamais 1 000 daltons.

e. C'est la nature de la chaîne latérale qui permet de distinguer les différents AA entre eux.

f. L'assemblage des AA constitue la structure primaire des peptides et des protéines.

3 Bonne(s) réponse(s) : b., c., d. et e.

a. Il s'agit d'un noyau indol.

c. Cette question paraît surprenante, mais la structure de la chaîne latérale correspond bien à la structure de l'alanine. En effet, à coté du noyau indol, on trouve bien une partie de molécule de structure identique à celle de l'alanine.

e. Un hétérocycle étant un cycle d'atomes de carbone avec un ou plusieurs atomes appartenant à un autre élément chimique.

4 Bonne(s) réponse(s) : a., c. et d.

b. La proline possède une fonction amine secondaire.

c. Les chaînes latérales étant plus ou moins polaires (atomes électronégatifs, ionisation de fonction…), l'hydrophilie des AA est donc variable en fonction de la nature de cette chaîne latérale R.

5 Bonne(s) réponse(s) : c. et e.

c. Le pHi, pour un AA qui ne possède aucune fonction acide ou basique supplémentaire dans sa chaîne latérale, est égal à la somme des deux pKa divisée par deux, soit 6,1.

d. À ce pH, la totalité des fonctions acides sont sous forme COOH, soit 100 %, de même pour la fonction amine, soit 100 % sous la forme NH_3^+.

e. À ce pH, l'AA ne migre pas en électrophorèse.

6 Bonne(s) réponse(s) : a., d. et e.

a. Sa chaîne latérale ne contient que du carbone et de l'hydrogène.

b. La charge nette est de – 2, due aux trois fonctions acides chargées négativement et à la fonction ammonium chargée positivement.

c. La glycine ne possède que deux atomes de carbone.

d. La présence de la fonction alcool OH lui apporte ce caractère polaire.

7 Bonne(s) réponse(s) : a., b., c. et e.

b. Une enzyme greffe une fonction acide carboxylique sur l'acide glutamique qui possède déjà deux fonctions acide carboxylique, l'une dans la chaîne latérale, l'autre dans la partie commune à tout acide aminé.

c. L'un des atomes se situe dans la fonction acide carboxylique, l'autre porte la fonction amine (carbone α).

d. Il s'agit d'un AA polaire.

8 Bonne(s) réponse(s) : b. et c.

Attention à la proline qui possède une chaîne latérale cyclique tout en n'étant pas un acide aminé aromatique.

9 Bonne(s) réponse(s) : c. et e.

a. C'est vrai pour l'acide aspartique, mais la glycine est un inhibiteur.

b. Certains sont bien des hormones, mais agissent à distance, et ne peuvent donc être appelés para-hormones.

c. On s'intéresse évidemment à la représentation de Fischer pour laquelle les AA de la série D ont le groupement amine sur la droite.

d. La sélénocystéine est bien le 21e AA naturel, mais il s'agit de la substitution d'un atome de soufre de la fonction thiol par un atome de sélénium.

10 **Bonne(s) réponse(s) : a. et c.**

a. Le carbone en alpha de la fonction carboxyle est bien le même atome qui est porteur de la fonction amine.

b. Cette proposition explique simplement que le carbone α est un carbone asymétrique sauf pour la glycine qui porte deux atomes d'hydrogène ; le carbone tétraédrique peut donc permettre aux différents groupements d'occuper quatre positions différentes.

c. On trouve quelques acides aminés de la série D chez certaines bactéries. De même, certains antibiotiques possèdent de tels acides aminés, qui perturberont les structures des bactéries qui les intégreront lors de leur multiplication, ce qui bloquera leur développement.

d. La forme zwittérionique est chargée à la fois positivement sur la fonction amine, et négativement sur la fonction carboxyle. Cette forme pour la glycine est donc globalement électriquement neutre.

e. Les acides aminés sont naturellement de la série L, donc la L-leucine existe.

11 **Bonne(s) réponse(s) : b. et d.**

a. La chaîne latérale de l'isoleucine ne contient aucune fonction acido-basique, ne peut donc être chargée quel que soit le pH, et par conséquent ne peut être polaire.

b. Présence du noyau benzénique aromatique, et ce quel que soit le pH.

c. La chaîne latérale est bien chargée, mais possédant une fonction carboxyle, la charge est négative.

d. La chaîne latérale n'est pas chargée, puisque ne possédant pas de fonction acido-basique, et la présence du groupement hydroxyle OH rend la chaîne polaire.

e. La chaîne latérale ne possède aucun groupement aromatique quel que soit le pH.

12 **Bonne(s) réponse(s) : a., c. et e.**

b. Cette structure de chaîne latérale correspond à la lysine.

c. Un groupement commun à tous les acides aminés, et un groupement dans la chaîne latérale R.

d. La proposition est correcte pour la quasi-totalité des acides aminés, sauf pour le premier car le symbole Met est celui de la méthionine, et non de la méthylamine.

e. Ces acides aminés étant des acides aminés aliphatiques, leur chaîne latérale est apolaire, donc hydrophobe. La protéine, lors de son repliement, place ces acides aminés à l'intérieur de sa structure pour les éloigner de l'eau. C'est ce que l'on appelle une *interaction hydrophobe*.

13 **Bonne(s) réponse(s) : d. et e.**

a. L'absorption de la lumière ultraviolette nécessite la présence de groupements très spécifiques comme des noyaux aromatiques ; l'absorption est donc importante pour phe, tyr et surtout trp.

b. La sérine et la thréonine n'ont pas de groupement thiol SH.

c. Ces réactions se produisent après la synthèse de la protéine, c'est-à-dire après que l'acide aminé dit précurseur ait été intégré dans la structure protéique.

d. Cet acide aminé modifié permet la fixation des ions calcium, ions impliqués dans la coagulation sanguine.

14 Bonne(s) réponse(s) : a., b., c. et d.

a. Il s'agit d'un dérivé d'acide aminé présent dans le métabolisme de l'urée, et que l'on ne rencontre donc jamais intégré dans une protéine.

b. La fonction carboxyle sous forme de sa base conjuguée peut agir comme une base, la fonction amine sous sa forme acide conjuguée peut agir comme un acide.

c. Il s'agit de la forme zwittérionique possédant une charge globale nette nulle.

d. La glycine ne possède que deux fonctions acido-basiques (communes à tous les AA) et a donc une courbe de titration acide-base semblable à celle de tout AA qui ne possède lui aussi que ces deux fonctions de « base » (cette courbe de titration présentera deux sauts de pH) ; de même, si la chaîne latérale ne peut pas s'ioniser, le pH isoélectrique est forcément très proche sans être toutefois identique.

e. L'alanine ne possède qu'un groupement méthyl supplémentaire par rapport à la glycine, or ce groupement ne présente aucun caractère acide ou basique, donc ne pourrait entraîner une courbe de titration plus complexe que celle de la glycine.

15 Bonne(s) réponse(s) : a., b., c. et e.

a. C'est la définition d'une réaction d'estérification qui produit, à partir d'un alcool et d'un acide carboxylique, un ester et de l'eau.

b. Le carbone étant rendu électrophile par la présence des atomes d'oxygène, un réactif nucléophile peut l'attaquer.

c. Il s'agit de la définition d'un acide selon Brönsdtet.

d. La réaction d'estérification peut se faire à partir de fonctions dérivées, plus réactives.

e. Les pKa étant faibles, à pH 7, les fonctions sont sous la forme d'ions carboxylates, base conjuguée de la fonction carboxyle.

16 Bonne(s) réponse(s) : c. et d.

a. À ce pH, les AA sont chargés positivement, et sont donc d'autant plus retenus par la résine. Ils seront donc les derniers à être élués.

b. Cependant cette question est problématique car certains auteurs considèrent que les dérivés d'AA trouvés dans certaines protéines sont des AA.

c. La lysine est un acide aminé basique, donc présentera une courbe de titration avec trois sauts de pH, et donc un pH isoélectrique décalé vers les pH basiques, donc plus élevé.

17 Bonne(s) réponse(s) : a., b., c. et e.

a. On les classe également dans les acides aminés aliphatiques.

d. Cela n'est valable que pour la glycine, car pour tous les autres AA, les quatre substituants sont différents.

e. Comme tous les acides aminés, elle possède au moins une fonction acide et une fonction basique, et répond donc à la définition des composés amphotères.

17 Dérivés des acides aminés

Plan

1. Histamine, dérivée de l'histidine
2. Catécolamines, dérivées de la phénylalanine
3. Sérotonine, dérivée du Trp
4. Mélatonine, dérivée du Trp
5. Autre amine : éthanolamine, dérivée de la Ser
6. Acétylcholine, dérivée de la Ser
7. Autres neurotransmetteurs
8. L'urée
9. Créatine et ses dérivés
10. Autres dérivés

Synthèse

QCM

Corrigés

Objectifs

- Identifier la structure et le rôle de quelques grandes familles des dérivés des acides aminés

La structure des dérivés des AA est très proche de celle de leurs précurseurs, leur rôle dépendra de leur capacité à se fixer sur un récepteur spécifique au niveau des tissus périphériques.

Une même molécule peut se fixer sur des récepteurs différents, et aura donc des rôles différents.

1. Histamine, dérivée de l'histidine

L'histamine est capable de se fixer sur des récepteurs de tissus variés.

Elle est libérée par les mastocytes lors de réactions inflammatoires ou allergiques. Par activation de ces récepteurs, l'histamine a une action vasodilatatrice (VD) puissante : allergies, urticaires, rougeurs, inflammations majeures.

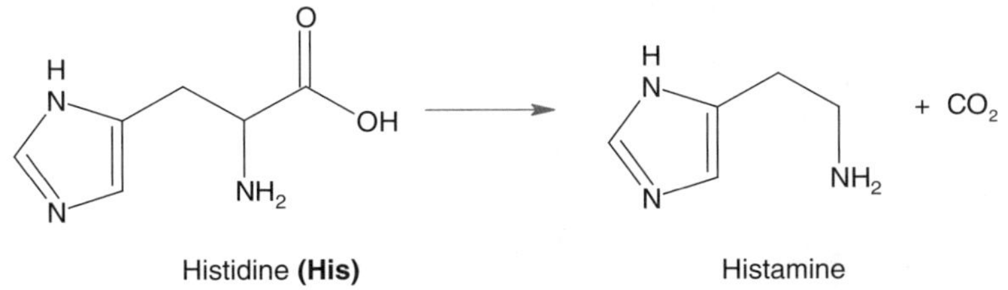

Figure 17.1 Passage de l'histidine à l'histamine.

Elle exerce aussi son rôle lorsqu'elle a une origine exogène, par exemple dans les poissons non frits, où il y a une décarboxylation de l'His par une flore bactérienne.

L'histamine se fixe aussi sur des récepteurs particuliers du tube digestif (estomac) avec une augmentation de la sécrétion en HCl, d'où l'apparition d'ulcères. On peut contrôler la sécrétion d'HCl en empêchant l'histamine de se fixer sur ses récepteurs.

L'histamine joue aussi le rôle d'un neurotransmetteur : c'est un neuromédiateur du système nerveux central, elle permet à deux neurones de communiquer.

Remarque
Il existe des anti-histaminiques qui empêchent l'histamine de se fixer sur ses récepteurs. Ces médicaments sont donc des anti-allergiques.

2. Catécolamines, dérivées de la phénylalanine

- La dopamine est une amine biogène. C'est un neurotransmetteur du système nerveux central (SNC).

  Il permet de réguler les mouvements : la maladie de Parkinson est due à un dérèglement dans la production de la dopamine. Elle agit sur des récepteurs spécifiques.

- La noradrénaline est un neurotransmetteur du système nerveux autonome orthosympathique. Il présente un caractère euphorisant chez les drogués.

- L'adrénaline (Fig. 17.2) est un neurotransmetteur du SNC et une hormone périphérique. C'est une molécule produite par les glandes endocrines, les médulo-surrénales. C'est l'hormone du stress à effet hyperglycémiant. Elle combat le stress, par vasoconstriction des vaisseaux sanguins. Elle provoque une VD, c'est-à-dire un afflux de sang vers les organes nobles (cœur, cerveau et muscles). Stimulation de la lipolyse (hydrolyse des triglycérides périphériques, donc libération d'acides gras) et de la glycogénolyse (libération de glucose).

  Elle modifie également l'aspect en entraînant une dilatation des pupilles, une pâleur de la peau et une stimulation des muscles pilomoteurs (les poils se hérissent).

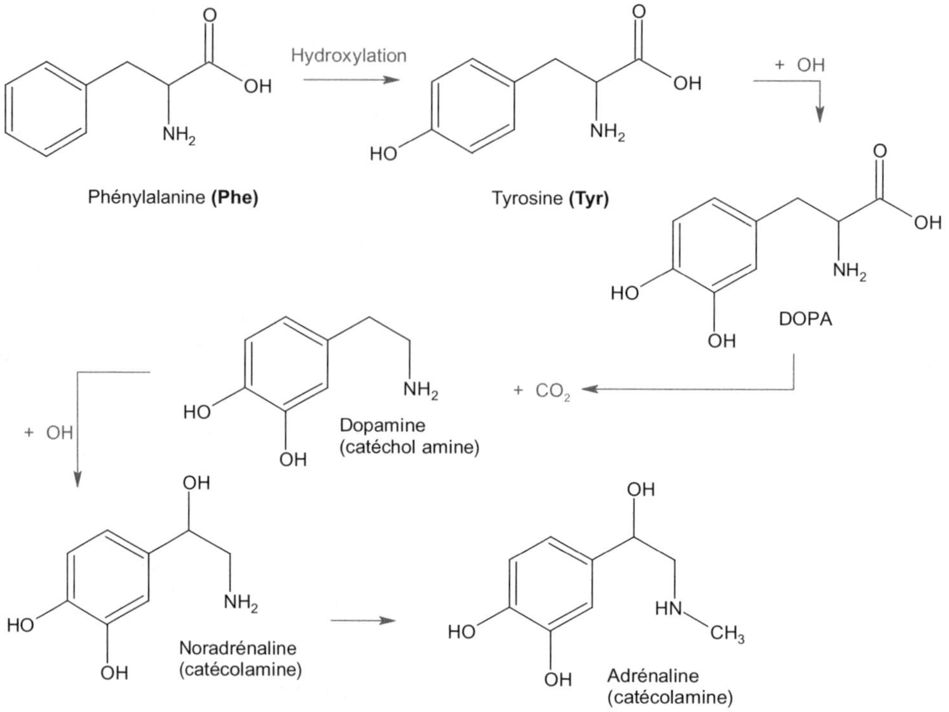

Figure 17.2 Transformation de la phénylalanine en adrénaline.

3. Sérotonine, dérivée du Trp

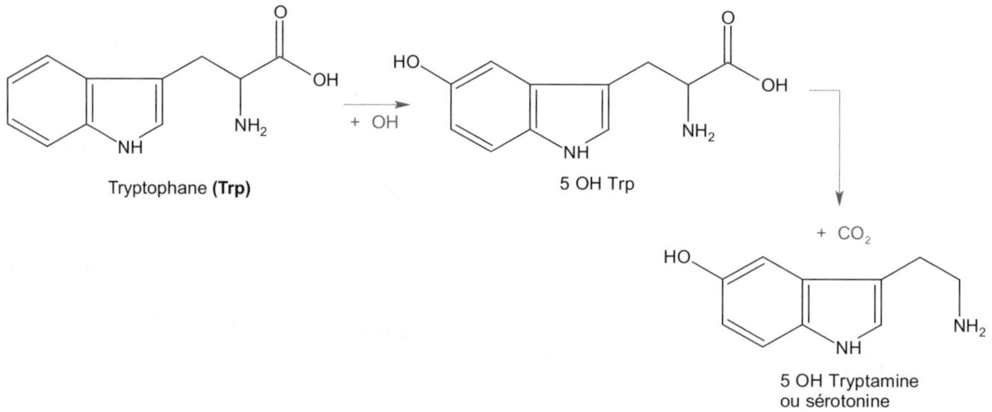

Figure 17.3 Formation de la sérotonine à partir du tryptophane.

C'est un neurotransmetteur majeur du SNC. Elle intervient dans le contrôle de la satiété, la perception de la douleur, le sommeil, l'humeur (en cas de dépression, diminution de la production en sérotonine et diminution de l'appétit), la thermorégulation. *Via* différents récepteurs du cerveau, la sérotonine favorise la contraction des fibres musculaires lisses des vaisseaux sanguins et de la paroi de l'intestin grêle : augmentation du péristaltisme intestinal, activation du transit, régulation de la motricité intestinale. Les récepteurs de la sérotonine sont des cibles en psychiatrie.

4. Mélatonine, dérivée du Trp

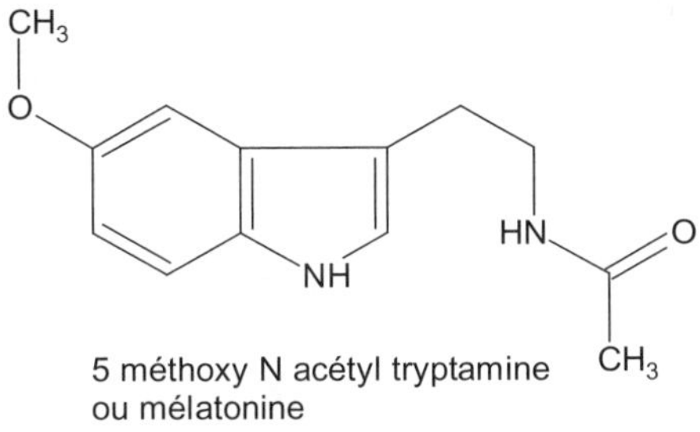

Figure 17.4 Structure de la mélatonine.

Produite par l'épiphyse ou glande pinéale à la base du cerveau chez les animaux, la mélatonine est un neuromédiateur impliqué dans la régulation de l'alternance veille/sommeil. Sa production est augmentée pendant la nuit. Produite au niveau du SNC, elle joue un rôle d'antioxydant : rôle protecteur contre le vieillissement du SNC. En effet, le groupement méthoxy est un piégeur de radicaux libres.

Remarque
La mélatonine diffuse très bien dans les structures hydrophiles et hydrophobes des neurones. Elle permet aussi l'agrégation des pigments mélaniques.

5. Autre amine : éthanolamine, dérivée de la Ser

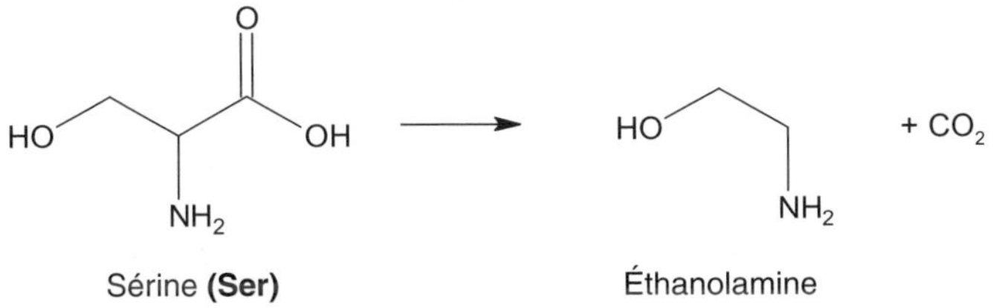

Figure 17.5 Formation de l'éthanolamine à partir de la sérine.

6. Acétylcholine, dérivée de la Ser

Figure 17.6 Structure de l'acétylcholine.

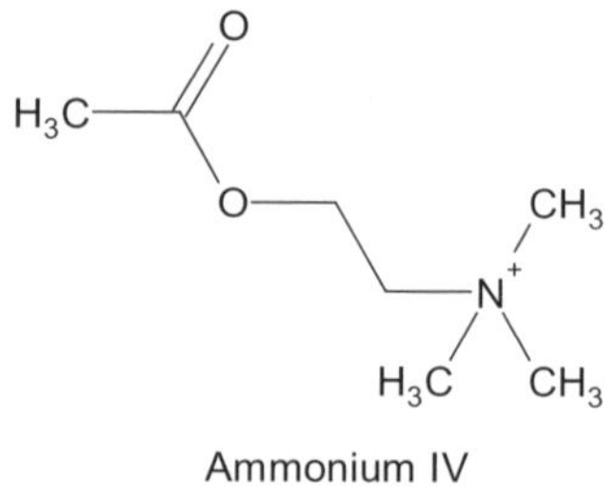

Elle est dérivée de la choline qui elle-même dérive de la sérine.

C'est un neurotransmetteur du SNC, affecté par exemple lors de la emaladie d'Alzheimer entrainant une : démence par neurodégénérescence progressive. Les neurones neuromoteurs se terminant par la plaque motrice libèrent de l'acétylcholine qui permet la contraction musculaire.

Au niveau périphérique, elle intervient dans les régulations physiologiques de systèmes non volontaires (digestifs).

Les récepteurs de l'acétylcholine au niveau des muscles (mais aussi au niveau post ganglionnaire du SN parasympathique) sont des cibles en chirurgie lors des anesthésies, où ils sont bloqués par des dérivés du curane.

7. Autres neurotransmetteurs

- L'acide glutamique (Glu) : excitateur du système nerveux central.
- Le glycocolle (Gly) : inhibiteur du système nerveux central.
- Le GABA, dérivé de l'acide glutamique (Fig. 17.7) : une diminution de GABA peut entraîner des convulsions épileptiques par une forte activation des canaux anioniques. Des calmants, tel que le valium, renforcent l'action du GABA et diminuent donc l'incidence des crises.

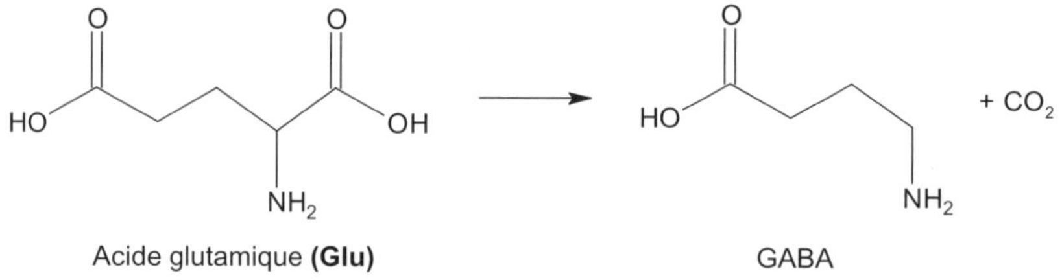

Figure 17.7 Formation du GABA à partir de l'acide glutamique.

8. L'urée

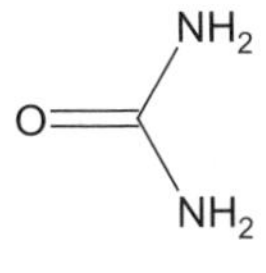

Figure 17.8 Structure de l'urée.

C'est un déchet organique (Fig. 17.8)

Cette molécule est fabriquée par le foie à partir de l'arginine, et constitue le produit final du catabolisme de l'azote chez l'homme. C'est un déchet azoté parfait car cette petite molécule riche en azote (45 %) est très soluble.

Dans ces voies métaboliques, deux autres dérivés sont également formés, l'ornithine et la citrulline (cf. Cycle de l'urée).

9. Créatine et ses dérivés

Un premier dérivé, le phosphagène, appelé également phosphocréatinine, libère de l'énergie pour reconstituer de l'ATP.

Un second dérivé, la créatinine, est une forme mineure de dégradation de la créatine dans le muscle. Elle est obtenue par déshydratation interne de cette dernière.

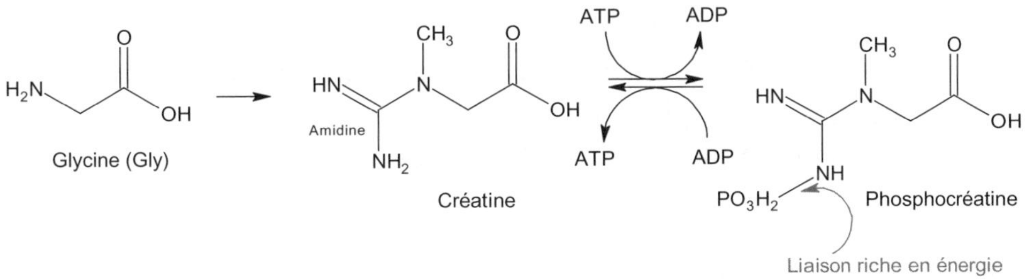

Figure 17.9 Voies métaboliques de la créatine.

Remarque

L'organisme dégrade régulièrement de la créatine qu'il déshydrate en créatinine. Cette dernière passe dans le plasma avant d'être filtrée par les reins pour être finalement éliminée dans les urines. En cas de mauvais fonctionnement des reins, on peut doser le taux de créatinine plasmatique qui sera trop élevé.

10. Autres dérivés

10.1. La taurine

Ce dérivé est rencontré combiné aux sels biliaires (cf. Chap. 11) (Fig. 17.10). Il dérive de la cystéine par une oxydation, puis une décarboxylation.

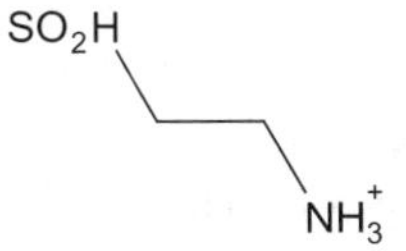

Figure 17.10 Structure de la taurine.

10.2. Acide pyroglutamique et glycinamide

Pour éviter que les extrémités de certaines protéines ne soient dégradées par des enzymes, les AA subissent des modifications qui empêchent leurs attaques.

C'est le cas de l'acide glutamique qui, s'il se trouve à l'extrémité N-terminale, forme un cycle avec la fonction acide carboxylique de sa chaîne latérale pour former l'acide pyroglutamique (Fig. 17.11).

De même, lorsque le glycocolle se situe à l'extrémité C-terminale, la fonction acide carboxylique peut être amidifiée pour former la glycinamide (Fig. 17.11).

Figure 17.11 Structure de l'acide pyroglutamique (I) et de la glycinamide (II).

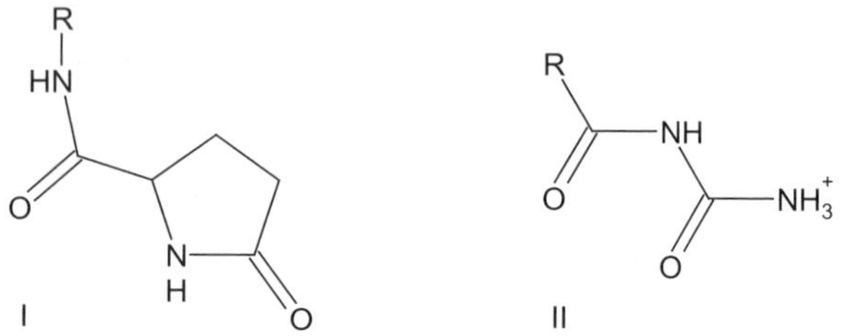

10.3. Les hormones thyroïdiennes, dérivés de la tyrosine

La glande thyroïde située à la base du coup joue un rôle essentiel dans la croissance. Elle fabrique des dérivés iodés de la tyrosine à partir d'ions iodure issus de l'alimentation.

Figure 17.12 Structure de la tétra-iodothyronine (T4).

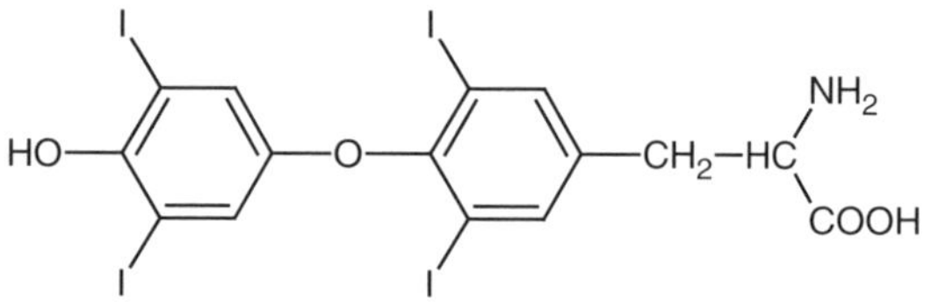

En plus de l'intervention dans le développement, la glande thyroïde intervient comme un thermostat pour l'organisme.

Synthèse

Je sais définir
- Neurotransmetteur
- Antihistaminique

Je connais
- Le rôle, la structure et le précurseur des dérivés d'acides aminés
- L'importance de l'adrénaline lors d'un stress

Je sais
- Nommer les réactions qui transforment l'acide aminé en dérivé : hydroxylation, décarboxylation...
- Lier certaines de ces réactions au métabolisme global des acides aminés

Questions à choix multiples

1 Parmi les affirmations suivantes sur la mélatonine, laquelle (lesquelles) est (sont) exacte(s) ?

❒ **a.** C'est un dérivé du tryptophane.
❒ **b.** C'est une hormone produite par l'hypophyse.
❒ **c.** Elle est produite à un taux minimal pendant le jour.
❒ **d.** Elle joue un rôle antioxydant.
❒ **e.** C'est un médiateur de l'inflammation.
❒ **f.** C'est un neuromédiateur.

2 Parmi les propositions suivantes, relevez la (ou les) propositions exacte(s).

❒ **a.** La dopamine est un neurotransmetteur impliqué dans la régulation des mouvements.
❒ **b.** L'adrénaline est une hormone de la glande surrénale.
❒ **c.** La mélatonine provient d'une désamination du 5-hydroxytryptophane.
❒ **d.** Les antihistaminiques provoquent une somnolence car l'histamine exerce un rôle dans les réactions d'éveil.
❒ **e.** Les catécholamines dérivent d'une hydroxylation et d'une désamination de la tyrosine.

3 Quelles sont la(les) proposition(s) vraie(s) ?

❒ **a.** La mélatonine dérive du tryptophane.
❒ **b.** L'histamine provoque la sécrétion d'ions H^+ au niveau de la muqueuse gastrique.
❒ **c.** La noradrénaline est un neurotransmetteur du système nerveux orthosympathique.
❒ **d.** La sérotonine possède une fonction ammonium quaternaire.
❒ **e.** La sérotonine dérive de la sérine.

4 Quelle(s) est (sont) la (les) proposition(s) vraie(s) ?

❒ **a.** L'urée est aussi appelée le *diamine de l'acide carbonique.*
❒ **b.** La créatinine résulte d'une déshydratation interne de la créatine.
❒ **c.** Normalement le taux sanguin de la créatinine est constant.
❒ **d.** La créatine est un dérivé de l'acide glutamique.
❒ **e.** L'atome de carbone α d'un acide aminé est asymétrique.

5 Associez à chacune des molécules suivantes son acide aminé précurseur.

1. Tryptophane.
2. Sérine.
3. Acide aspartique.
4. Acide butyrique.
5. Acide glutamique.
6. Tyrosine.
7. Histidine.

❒ **a.** Histamine.
❒ **b.** Mélatonine.
❒ **c.** Acétylcholine.
❒ **d.** Adrénaline.
❒ **e.** GABA.

6 Parmi les propositions relatives à l'acétylcholine, laquelle (lesquelles) est (sont) exacte(s) ?

- ❐ **a.** C'est un neurotransmetteur excitateur.
- ❐ **b.** Elle possède une fonction ammonium quaternaire.
- ❐ **c.** Elle dérive de la sérine.
- ❐ **d.** Elle possède une fonction ester.
- ❐ **e.** Elle provient de la décarboxylation de la choline.

7 Laquelle (lesquelles) des molécules suivantes dérive(nt) du tryptophane ?

- ❐ **a.** Histamine.
- ❐ **b.** GABA.
- ❐ **c.** Mélatonine.
- ❐ **d.** Acétylcholine.
- ❐ **e.** Éthanolamine.

Corrigés

1 **Bonne(s) réponse(s) : a., c., d. et f.**

b. Elle est produite par l'épiphyse.

c. Sa production est en effet maximale durant la nuit.

d. Cette propriété est d'ailleurs due au groupement méthoxy.

2 **Bonne(s) réponse(s) : a., b. et d.**

a. Un dérèglement de sa production est impliqué dans la maladie de Parkinson.

c. Il faut une décarboxylation du 5-hydroxytryptophane, mais aussi la greffe d'un groupe méthyl sur le groupe hydroxyle pour obtenir la mélatonine.

e. Il y a une hydroxylation de la tyrosine, mais suivie d'une décarboxylation (entre autre).

3 **Bonne(s) réponse(s) : a., b. et c.**

b. Sa fixation sur des récepteurs spécifiques entraîne la production d'acide chlorhydrique, donc d'ions H^+, au niveau de l'estomac.

d. La fonction est une fonction amine secondaire au niveau du cycle.

e. Elle dérive du tryptophane, contrairement à ce que son nom laisserait penser.

4 **Bonne(s) réponse(s) : b. et c.**

a. C'est le diamide de l'acide carbonique.

d. C'est un dérivé de la glycine.

e. Ceci est vrai pour tous les AA sauf la glycine qui n'a pas de carbone asymétrique.

5 **Bonne(s) réponse(s) : a 7, b 1, c 2, d 6 et e 5.**

6 **Bonne(s) réponse(s) : a., b., c. et d.**

7 **Bonne réponse : c.** La mélatonine est la seule molécule de la liste à dériver du tryptophane.

Le monoxyde d'azote

18

Plan

1. Réactivité chimique du NO : sa dégradation
2. Synthèse du NO
3. Action physiologique du NO
4. Historique des médicaments, application médicale

Synthèse

QCM

Corrigés

Objectifs

- Comprendre les voies de synthèse et de dégradation *in vivo* du monoxyde d'azote
- Connaître les rôles métaboliques de cette molécule
- Lier ces rôles à l'action de quelques médicaments

Ce composé est formé à partir de l'arginine. Il s'agit d'un gaz radicalaire de formule $NO^{\bullet}$, appelé **monoxyde d'azote** ou **oxyde nitrique**. Le $NO^{\bullet}$ est caractérisé par la présence d'un électron célibataire sur l'orbitale périphérique.

La production est de 1 mmol/jour/homme; elle augmente lors d'activités sportives.

C'est un gaz très réactif mais très vite transformé en NO_2 qui est un irritant des voies respiratoires.

C'est un messager chimique d'action relativement locale et très rapide : le $NO^{\bullet}$ est un gaz très diffusible, il passe très facilement de l'extérieur vers l'intérieur d'une cellule et réciproquement.

Rôle physiologique important : le $NO^{\bullet}$ est impliqué dans la régulation de la pression sanguine, dans la potentialisation de la mémoire (neurotransmetteur au niveau du SNC), dans l'action cytotoxique des macrophages et des PNN. Le $NO^{\bullet}$ est un messager chimique intracellulaire.

1. Réactivité chimique du NO : sa dégradation

Ces mécanismes diminuent la durée de vie du $NO^{\bullet}$:

- **Asphyxie : le NO se fixe sur l'hémoglobine**

$$NO^{\bullet} + HbO_2/Fe^{2+} \rightarrow MétHb/Fe^{3+}$$

qui est une Hb oxydée incapable de fixer le dioxygène. On produit également des ions nitrates non toxiques éliminés dans les urines.

- **Le NO peut être capté par la fonction thiol de la cystéine des protides**

$$NO^{\bullet} + R - SH \rightarrow R - SNO + H^{+}$$

Il se forme alors des dérivés S nitroso à effets nocifs.

- **Dans les lysosomes des cellules inflammatoires, macrophages et PNN**

$$NO^{\bullet} + O_2^{\bullet -} \rightarrow ONOO^{-} + H^{+}$$

en milieu pH < 7 (ion $O_2^{\bullet -}$: anion superoxyde).

$$ONOOH \rightarrow H^{+} + NO_3^{-}$$

Cet acide peroxynitrique donne des nitrates non toxiques.

Mais malgré sa durée de vie extrêmement courte, le $NO^{\bullet}$ peut agir au niveau des tissus périphériques.

2. Synthèse du NO

Le $NO^{\bullet}$ est synthétisé grâce à un complexe enzymatique appelé la NO synthase.

Il y a deux types de complexes :

2.1 Enzymes d'expression constitutive

Ces enzymes agissent en permanence. Leur substrat est l'arginine.

- Dans la plupart des cellules de l'organisme, et surtout endothéliales : il s'agit de la NO synthase endothéliale.
- Dans le tissu neuronal : il s'agit de la NO synthase neuronale.

2.2 Enzymes inductibles

Leur substrat est toujours l'arginine. On les trouve dans les cellules inflammatoires où ils sont activés par les cytokines (médiateurs de l'inflammation). Dans ce cas, il y a activation de la production de $NO^{\bullet}$.

2.3 Comment s'effectue la synthèse du $NO^{\bullet}$?

Le substrat de l'enzyme, l'arginine-N-ω-hydrolase, est l'arginine.

Un coenzyme est utilisé : il s'agit du $NADPH,H^{+}$, dérivé de la vitamine B_3 ou vitamine PP, qui est un donneur intramoléculaire d'hydrogènes.

Le $NADPH,H^{+}$ est le composé réduit et le $NADP^{+}$ le composé oxydé (cf. Chap. 28). Lors de la synthèse du $NO^{\bullet}$, ce coenzyme subit deux oxydations successives d'où le terme de double oxydation qui caractérise la synthèse du $NO^{\bullet}$.

Première étape : le NADPH,H^+ perd deux électrons (1re oxydation) et l'arginine est hydroxylée par le biais de l'un des deux atomes d'oxygène de l'O_2.

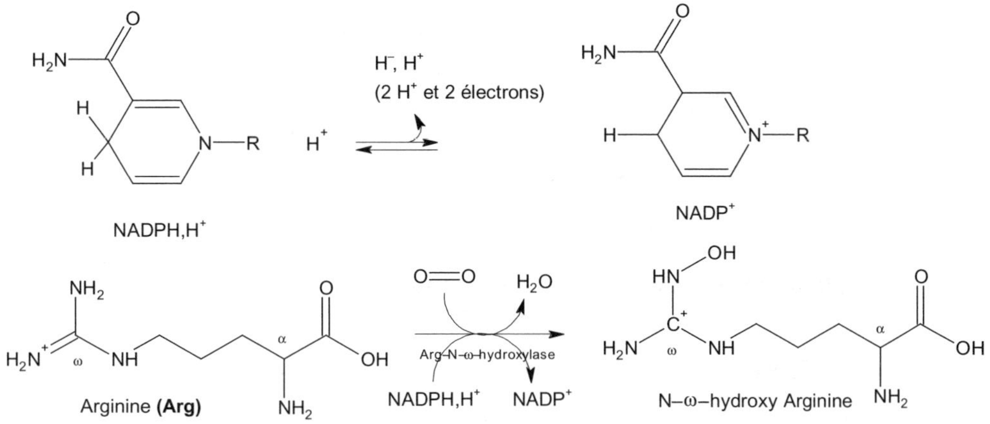

Deuxième étape : le NADPH,H^+ perd un électron (2e oxydation) et le NO• est libéré.

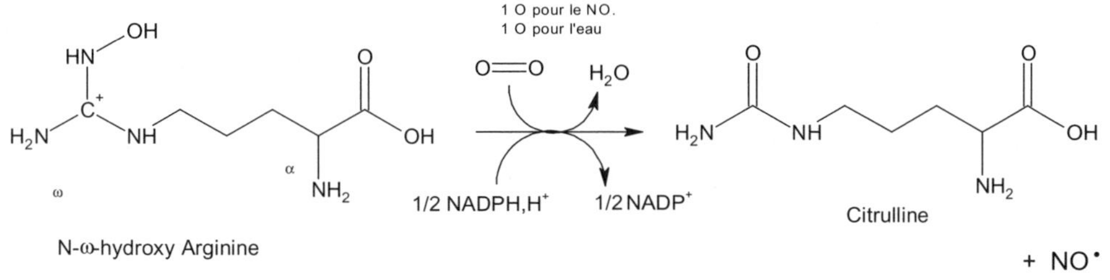

3. Action physiologique du NO

3.1 Le NO• est vasodilatateur

Il est produit par les cellules endothéliales suite à la fixation de médiateurs chimiques locaux tels que l'histamine et la bradykinine (surtout) sur des récepteurs spécifiques de ces cellules. Les sites d'action du NO• ainsi produits sont les fibres musculaires lisses de la paroi artérielle situées juste en dessous des cellules endothéliales.

Histamine et bradykinine associées aux récepteurs des cellules endothéliales entraînent l'activation des canaux calciques (sur la membrane du réticulum des cellules endothéliales). Il faut se souvenir que la concentration en ions calcium dans le cytoplasme est très faible.

Ceci entraîne une augmentation de la concentration en ions calcium intracellulaire, ce qui induit une activation de la NO synthase. Le NO• ainsi produit diffuse dans les cellules musculaires lisses où il active la guanyl cyclase (Fig. 18.1).

Le GMPc décontracte les fibres musculaires lisses et a un effet VD (diminution de la pression artérielle).

D'où l'effet VD du NO•.

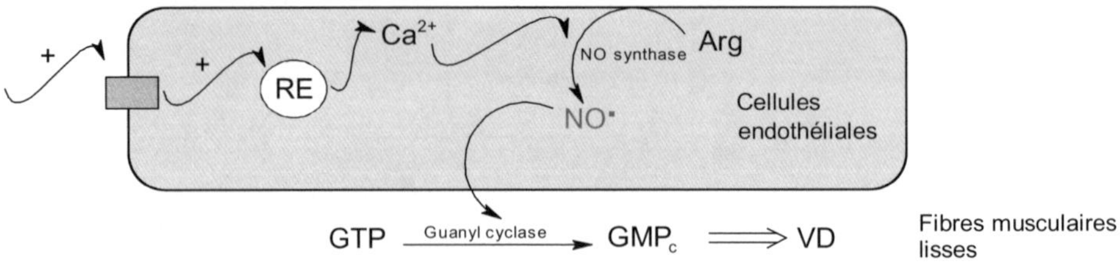

Figure 18.1 Mode d'action vasodilatateur du monoxyde d'azote.

3.2 Potentialisation de la transmission de Nt (mémoire)

L'acide glutamique, Nt excitateur, stocké dans des vésicules présynaptiques est libéré dans la fente synaptique par le neurone présynaptique. Il est reconnu par les récepteurs membranaires postsynaptiques. Il s'ensuit une dépolarisation de la membrane du neurone postsynaptique à l'origine d'un potentiel d'action. Ceci entraîne l'augmentation brusque des ions calcium dans le cytoplasme postsynaptique et ainsi l'activation de la NO synthase. Il y a donc production de NO• à partir de l'arginine. Le NO• diffuse vers et dans le neurone présynaptique pour activer la libération de l'acide glutamique. Le NO• a une action antérograde (qui agit sur le neurone présynaptique) et induit une rétroaction positive (ou rétrograde), le circuit synaptique fonctionne de plus en plus rapidement (Fig. 18.2).

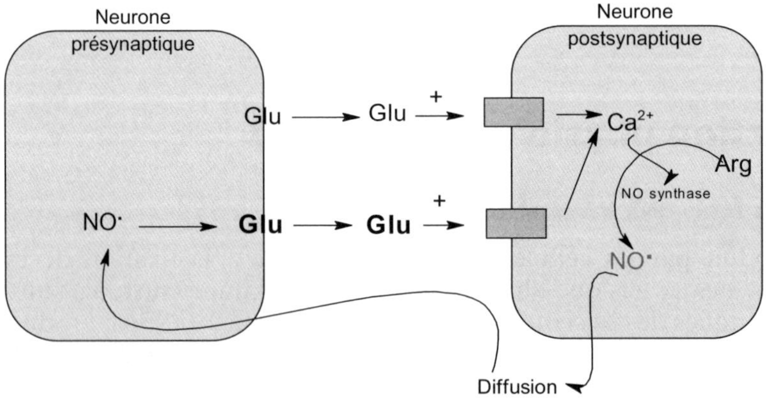

Figure 18.2 Mode d'action sur les neurones du monoxyde d'azote.

3.3 Autres rôles

- Relâchement du tube digestif, des sphincters.
- Action antiagrégante : diminution de la formation des caillots sanguins.
- Rôle cytotoxique des PNN et des macrophages.

4. Historique des médicaments, application médicale

4.1 Détresse respiratoire

Due à une hypertension artérielle pulmonaire avec une vasoconstriction (VC) des vaisseaux pulmonaires. Risque d'œdème du poumon.

Par inhalation du $NO^{\bullet}$ (en faible dose ; dose toxique 50 ppm), on observe un effet VD immédiat. Le $NO^{\bullet}$ est donc utilisé dans le syndrome de la détresse respiratoire.

4.2 Chocs infectieux

Les bactéries $Gram^{-}$ synthétisent des endotoxines qui excitent les cellules inflammatoires, ce qui libère considérablement le $NO^{\bullet}$. Il y a alors un effet VD (baisse de la tension), ce qui entraîne des hémorragies. Il faut donc utiliser des molécules qui inhibent le fonctionnement de la NO synthase.

4.3 En cardiologie

On utilise la trinitrine ou trinitroglycérine qui libère très rapidement du $NO^{\bullet}$, pour traiter l'angine de poitrine (Angor) due à une VC des coronaires. Dans ce cas la prise d'un comprimé de TNT qui, au contact de l'eau de la salive libère du $NO^{\bullet}$, entraîne la diffusion de ce $NO^{\bullet}$, un effet VD et donc diminution de la douleur.

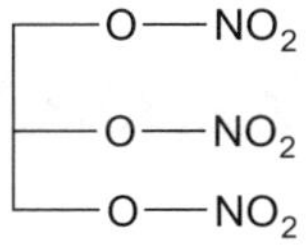

Figure 18.3 Structure de la trinitrine.

4.4 Le Viagra®

Il agit sur certaines catégories de phosphodiestérases.

Le Viagra® présente un effet VD. Il inhibe la phosphodiestérase qui, normalement, hydrolyse le GMPc en GMP ; il y a donc augmentation de la concentration en GMPc (Rappel : le GMPc est un médiateur direct de l'action du NO), donc augmentation de l'action (VD).

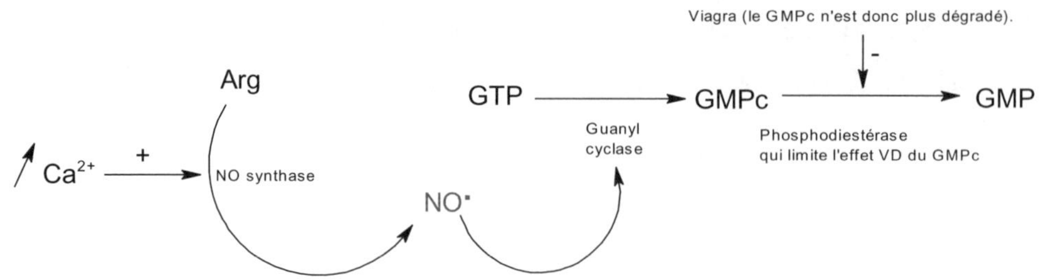

Figure 18.4 Mode d'action du Viagra® sur l'augmentation du GMPc.

Synthèse

Je sais définir

- Gaz radicalaire

Je connais

- Les voies de synthèse du NO
- L'effet vasodilatateur du NO
- Le mécanisme de potentialisation de la mémoire
- Les applications thérapeutiques du NO
- La très grande réactivité du NO

Je sais

- Expliquer l'effet vasodilatateur puissant du NO par libération du GMPc
- Expliquer le rôle du NO dans la potentialisation de la mémoire
- Intégrer la synthèse du NO dans le métabolisme général de l'arginine

Questions à choix multiples

1 Parmi les propositions suivantes, laquelle (lesquelles) s'applique(nt) au mécanisme d'action de la NO synthase?

❒ **a.** La production de NO dépend de deux étapes enzymatiques distinctes.

❒ **b.** Lors de la deuxième étape se déroule une oxydation avec perte de deux électrons.

❒ **c.** La réaction globale consomme deux molécules d'oxygène.

❒ **d.** La réaction globale consomme deux molécules de NADPH,H^+.

❒ **e.** La N-oméga-hydroxyarginine est produite lors de la première étape de la réaction.

2 Parmi les affirmations suivantes relatives au NO, laquelle (lesquelles) est (sont) exacte(s)?

❒ **a.** C'est un gaz très diffusible.

❒ **b.** Il est produit *in vivo* sous l'effet de NO synthases spécifiques.

❒ **c.** Il se comporte comme messager chimique paracrine.
❒ **d.** Il est libéré lors de la deuxième étape catalytique de l'action de la NO synthase.
❒ **e.** Au niveau des cellules cibles, il diminue le taux intracellulaire de GMPc.

3 Parmi les propositions relatives au NO, laquelle (lesquelles) est (sont) exactes ?
❒ **a.** Sa demi-vie dans les tissus est de plusieurs minutes.
❒ **b.** Il réagit lentement avec l'oxygène.
❒ **c.** Il est libéré à partir d'une oxydation de la N-oméga carboxyarginine.
❒ **d.** Il exerce un effet vasoconstricteur.
❒ **e.** Il active la libération de glutamate dans le cerveau.

4 Relevez la ou les particularités exactes du monoxyde d'azote.
❒ **a.** C'est un gaz radicalaire.
❒ **b.** Il est produit à partir de l'arginine.
❒ **c.** Il est éliminé sous forme d'un ion nitrate.
❒ **d.** C'est un messager chimique d'action rapide.
❒ **e.** Il exerce une action vasodilatatrice puissante.

5 Parmi les propositions relatives au NO, laquelle (lesquelles) est (sont) exactes ?
❒ **a.** Le NO active la guanyl cyclase dont le produit, le GMPc, exercera son effet vasodilatateur.
❒ **b.** Pour lutter contre le choc septique, il est possible d'utiliser la N-monométhyl-arginine, analogue de l'arginine, et inhibiteur de la NO synthase.
❒ **c.** La trinitrine exerce un effet vasodilatateur immédiat.
❒ **d.** Le Viagra® inhibe la NO synthase.
❒ **e.** Le Viagra® a pour effet d'augmenter la durée de vie de l'AMPc.

6 Parmi les propositions suivantes, relevez la (ou les) propositions exacte(s).
❒ **a.** La production de monoxyde d'azote est de l'ordre de 1 mol/jour.
❒ **b.** Une trop grande quantité de monoxyde d'azote peut entraîner une asphyxie.
❒ **c.** On peut dire que la synthèse de NO est une double oxydation.
❒ **d.** En cas de détresse respiratoire, il est possible de faire inhaler du monoxyde d'azote.
❒ **e.** Le monoxyde de carbone n'a pas d'action sur les fibres musculaires lisses.

Corrigés

1 Bonne(s) réponse(s) : a., c. et e.

b. Il y a bien une oxydation, mais avec perte d'un seul électron.

c. Une molécule est consommée dans chaque étape.

d. Une molécule d'abord, puis une demi.

2 Bonne(s) réponse(s) : a., b., c. et d.

a. Sa petite taille lui permet de traverser facilement les parois cellulaires.

b. On connaît deux types de complexe, l'un dans les cellules endothéliales, l'autre dans les cellules neuronales.

d. Cette étape est une deuxième oxydation.

e. Il augmente le taux de GMPc, ce qui explique l'effet vasodilatateur.

3 Bonne(s) réponse(s) : e.

a. Sa demi-vie est plus courte, de l'ordre de quelques dizaines de secondes.

b. Il a une grande réactivité.

c. Il s'agit bien d'une oxydation, mais de la N-oméga hydroxyarginine.

d. Son effet est vasodilatateur.

4 Toutes les réponses sont correctes

a. Ce qui explique en partie sa grande réactivité.

c. Les nitrates non toxiques sont ensuite éliminés par les urines.

e. En augmentant la production de GMPc.

5 Bonne(s) réponse(s) : a., b. et c.

c. La trinitrine provoque la libération du NO en quelques secondes.

d. Le Viagra® inhibe les phosphodiestérases.

e. Le Viagra® augmente la durée de vie du GMPc.

6 Bonne(s) réponse(s) : b., c. et d.

a. Elle est de l'ordre de 1 mmol/jour.

b. Le monoxyde de carbone oxyde l'hémoglobine qui est alors incapable de fixer le dioxygène.

c. Le coenzyme NADPH,H^+ est oxydé deux fois.

d. L effet vasodilatateur du monoxyde de carbone permet de traiter ce syndrome de détresse, mais à très faible dose vue sa toxicité.

e. C'est ce qui explique son effet vasodilatateur.

Peptides

19

Plan

1. Insuline (et glucagon)
2. Le glutathion
3. La pénicilline
4. Les hormones peptidiques de l'antéhypophyse
5. Autres peptides impliqués dans la régulation de la douleur
6. Les peptides vasoactifs
7. L'endothéline
8. Peptide natriurétique ; ANF *(Atrial Natriurétique Factor)*
9. Aspartame
10. Ocytocine
11. *Tyroid releasing factor* TRF ou TRH (hormone), ou thyréolibérine

Synthèse

QCM

Corrigés

Objectifs

- Étudier la structure et le rôle de quelques peptides actifs dans l'organisme
- Connaître le contrôle de la glycémie par l'insuline et le glutathion
- Comprendre le rôle de la pénicilline
- Étudier le mécanisme de la douleur, et donc comprendre le mode d'action de certaines drogues
- Comprendre l'intervention de certains peptides dans la régulation de la tension artérielle

Il s'agit de l'association covalente (liaisons amides) de plusieurs AA (jusqu'à 100). Ce sont des combinaisons linéaires le plus souvent.

La séquence se note : Nt-AA_1-AA_2-AA_3-............AAn-Ct

Lorsque l'AA est incorporé dans une séquence, on parle de résidu.

Les rôles sont nombreux, mais on peut citer :

- rôle hormonal ;
- rôle de messager chimique local : parahormone ;
- rôle dans le fonctionnement du système cardiovasculaire, du système nerveux, des fonctions digestives.

Généralement, l'action biologique est courte, les peptides étant très vite dégradés par des peptidases.

1. Insuline (et glucagon)

Ces deux hormones sont synthétisées par les îlots de Langhérans du pancréas : les ilôts β synthétisent l'insuline et les ilôts α, le glucagon.

L'insuline est hypoglycémiante (favorise la pénétration du glucose dans les cellules périphériques), le glucagon à l'effet inverse : hyperglycémiant. L'équilibre entre ces deux hormones régule le taux de glucose sanguin.

1.1 L'insuline

Elle présente une structure ramifiée : deux chaînes peptidiques A (21 AA) et B (30 AA), réunies par des ponts disulfures (liaisons covalentes) (Fig. 19.1).

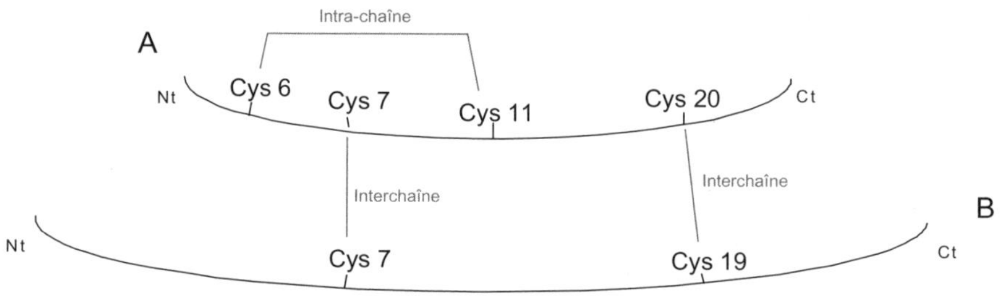

Figure 19.1 Structure de l'insuline.

Les ponts disulfures permettent une structure tridimensionnelle rigide, compacte et globulaire sous la forme d'un quartier d'orange. C'est la partie convexe externe qui est reconnue par le récepteur membranaire spécifique.

Ce sont surtout les régions Ct de A et de B au voisinage du 2e pont diS qui sont engagées dans les interactions avec le récepteur.

Les résidus qui interagissent directement avec le récepteur sont A19, A20, A21, B12, B21 et B23.

Importance des ponts diS : s'il y a réduction, l'activité biologique est suspendue.

Synthèse de l'insuline :

- Pré-pro-insuline (chaîne unique avec 33 AA en plus représentant le peptide de connexion, entre Ct de B et Nt de A) qui commence par l'extrémité Nt de B.

- Sécrétion à l'extérieur de la cellule de la pro-insuline.
- Action de peptidases spécifiques qui reconnaissent les AA basiques.

Libération de trois chaînes A, B et C ; A et B sont oxydées, et C n'a pas de rôle physiologique dans la régulation de la glycémie.

1.2 Le glucagon

Il s'agit d'une hormone plus courte (29 AA), avec un effet hyperglycémiant.

2. Le glutathion

Il est présent dans presque toutes les cellules et lutte contre l'oxydation cellulaire.

Le glutathion est un tripeptide : Nt-Glu-Cys-Gly-Ct ou GSH (-SH : fonction thiol de la cystéine). Il existe sous deux formes : GSH ou G-S-S-G (forme dimérique) (Fig. 19.2).

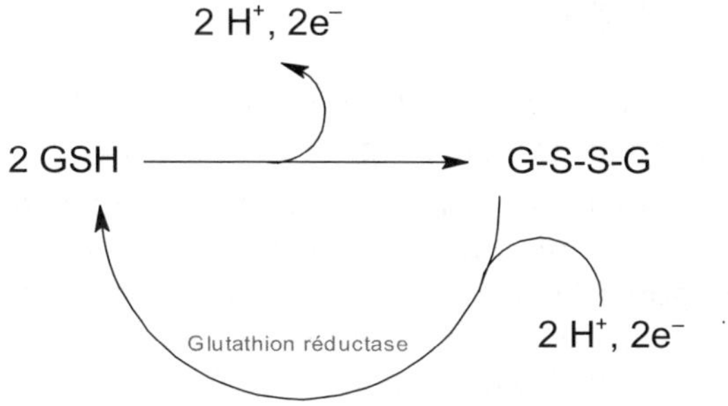

$$2\ GSH + \frac{1}{2}\ O_2 \rightarrow G\text{–}S\text{–}S\text{–}G + H_2O$$

Figure 19.2 Coexistence des deux formes du glutathion.

Dans la majorité de nos cellules, le rapport [GSH]/[GSSG] est d'environ 500 grâce à la glutathion réductase. Ceci explique le caractère fortement réducteur du compartiment cytosolique.

Dans la cellule, il lutte contre les radicaux peroxydants tels que les hydroperoxydes ROOH, hydroxydes radicalaires qui restent agressifs pour la cellule (Fig. 19.3).

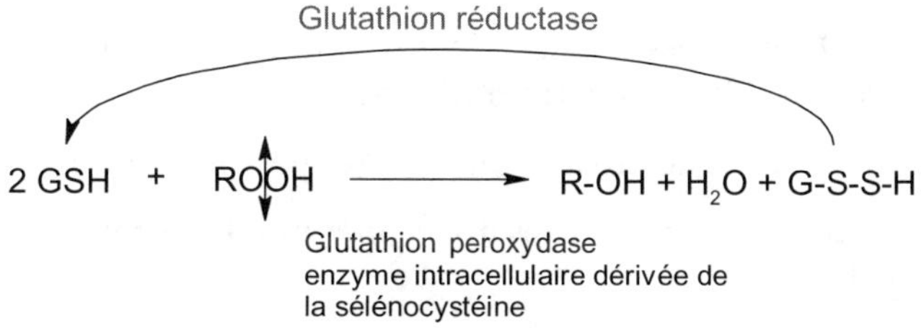

Figure 19.3 Action du glutathion contre les radicaux péroxydes.

Au niveau des globules rouges, il maintient l'ion fer sous sa forme Fe II indispensable pour le bon fonctionnement de l'hémoglobine (cf. Hémoprotéines) (Fig. 19.4).

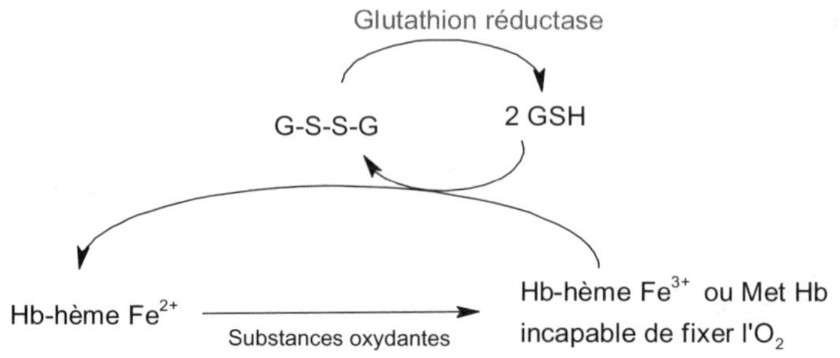

Figure 19.4 Action du glutathion sur l'hémoglobine des globules rouges.

3. La pénicilline

C'est un peptide antibiotique isolé d'un champignon, *Penicillium chrysogenum,* qui agit par mimétisme moléculaire à effet bactéricide.

Ce peptide possède un cycle organique lactame qui ressemble au dipeptide D-Ala-D-Ala naturel produit par les bactéries. Lorsque la bactérie se développe (coque de muréine pour certaines d'entre elles), elle utilise le D-Ala-D-Ala. En présence de pénicilline, la bactérie confond les structures et utilise l'antibiotique d'où arrêt de la fabrication de la muréine (cf. enzymes).

4. Les hormones peptidiques de l'antéhypophyse

Elles sont libérées dans la circulation très rapidement et de façon concomitante (simultanée).

Le POMC ou pro-opio-mélanocortine est le précurseur protéique de grande taille (265 AA) dont la synthèse est stimulée lors d'un stress (la transcription du gène POMC est stimulée).

Lors d'un stress :

- activation de cellules spécialisées de l'hypophyse par le biais d'un influx nerveux qui provient du cortex (hypothalamus) ;
- cet influx nerveux active le clivage du POMC par différentes peptidases ;
- il y a donc libération de nombreuses hormones antéhypophysaires responsables du stress (Fig. 19.5).

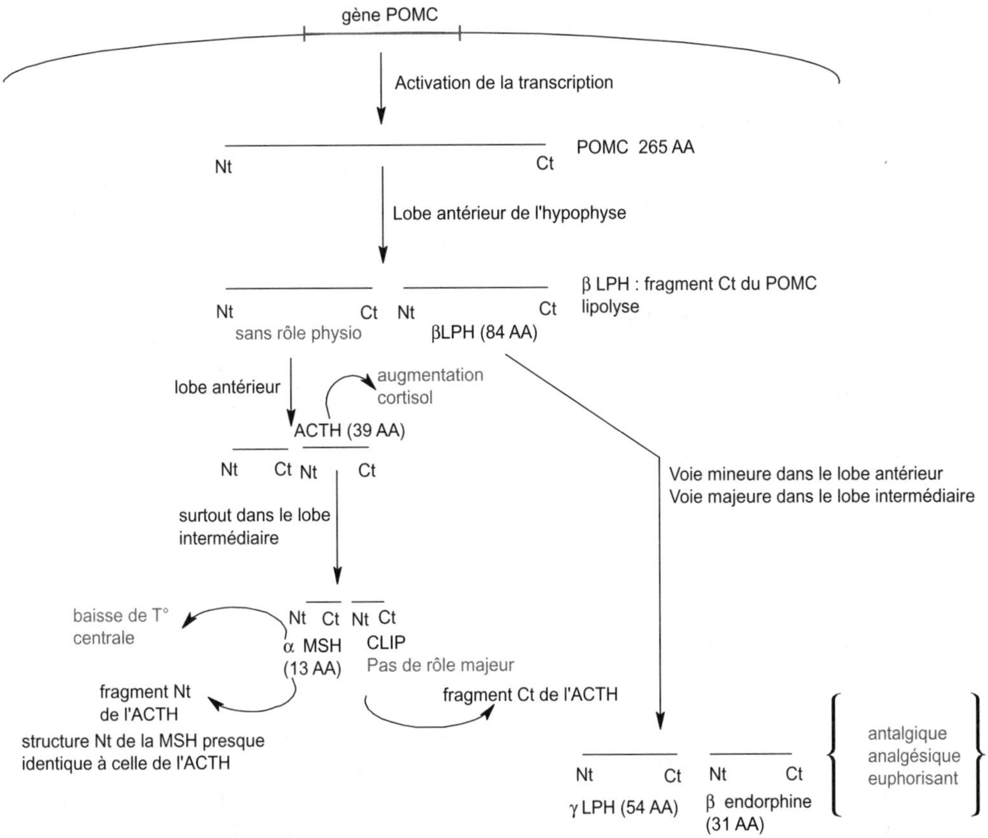

Figure 19.5 Origine des hormones de l'anté-hypophyse.

4.1 Les différentes hormones

ACTH ou adreno-corticotropic hormone ou corticostimuline (39 AA)

Ce sont les 24 premiers AA (du coté Nt) qui sont indispensables à l'action de l'ACTH.

L'ACTH stimule le cortex de la glande surrénale (glande située au-dessus du rein) qui libère une hormone stéroïde, le cortisol.

Le cortisol est le « réveil » métabolique des cellules; sa sécrétion est minimale entre minuit et 6 h du matin, elle est maximale entre 6 h et 8 h du matin.

Le cortisol « découpe » des protéines et des glucides pour fournir de l'énergie.

αMSH ou mélanostimuline (13 AA)

L'αMSH stimule les mélanocytes.

L'αMSH diminue la température centrale en réglant le thermostat de l'hypothalamus (centre de régulation thermique). Cette diminution de température par l'αMSH est un phénomène de défense contre l'augmentation de température observée lors d'un stress infectieux ou autre.

La structure Nt de l'αMSH est identique à celle de l'ACTH puisqu'elle provient du clivage de l'ACTH.

βLPH ou lipotropine (84 AA)

La βLPH est un peptide hormonal qui stimule la lipolyse du tissu adipeux. L'hydrolyse des triglycérides libère des acides gras qui sont hydrolysés à leur tour, ce qui fournit de l'énergie pour le combat ou la fuite.

βendorphine (morphine endogène) (31 AA)

Peptide naturel (opioïde : opiacé endogène) impliqué dans les perceptions douloureuses ; action analgésique (disparition de la sensibilité à la douleur) et antalgique (calme la douleur indépendamment de la cause), effet également euphorisant. Diminution du fonctionnement des circuits neuronaux de la douleur.

Remarque

Les boxeurs présentent une quantité d'endorphine sécrétée considérable.

4.2 Comparaison avec les drogues (cocaïne, héroïne, morphine)

Ce ne sont pas des peptides mais des alcaloïdes, hétérocycles, extraits du pavot. Ce sont des opiacés qui agissent par mimétisme moléculaire. Effectivement, il existe dans leur structure une unité qui ressemble aux endorphines. Ces molécules vont donc se fixer sur les récepteurs aux endorphines, avec une très grande affinité récepteur/ligand d'où l'effet néfaste de ces drogues (Fig. 19.6).

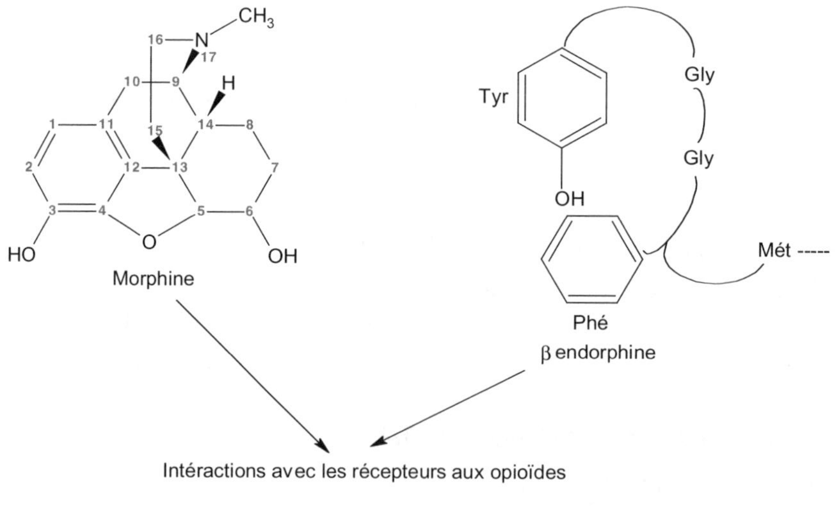

Figure 19.6 Interactions avec les récepteurs aux opioïdes de la morphine et de la β endorphine.

Conséquences de la prise de drogue et du sevrage brutal :

L'action normale des endorphines est de diminuer la sécrétion de la noradrénaline au niveau du cerveau mais pendant un temps très court car les endorphines sont assez rapidement détruites par des peptidases.

Or les drogues, dérivées de la morphine, ne sont pas dégradées par les peptidases, elles ont donc une durée de vie plus longue. Les conséquences sont donc :

- inhibition de la production de noradrénaline au niveau du cerveau ;
- installation d'une incompréhension entre les neurones noradrénergiques pré et postsynaptiques ;
- le neurone postsynaptique qui attend un message se met à synthétiser et à exposer un grand nombre de récepteurs à la noradrénaline sur leur membrane ;
- existence d'un déséquilibre entre les neurones noradrénergiques et les autres neurones (effet euphorisant recherché par les drogués).

Lors d'un sevrage brutal, le neurone présynaptique produit à nouveau de la noradrénaline avec, en face, un grand nombre de récepteurs. Il y a donc excitation soudaine et très importante des neurones noradrénergiques.

- Une drogue de substitution, la méthadone, est utilisée pour le sevrage :
- Durée de vie plus courte que celle de la morphine.
- Les doses administrées sont diminuées régulièrement.
- Permet l'adaptation des neurones postsynaptiques en quelques jours.

5. Autres peptides impliqués dans la régulation de la douleur

Ils agissent par mimétisme moléculaire aux niveaux des récepteurs opioïdes.

5.1 Les enképhalines

Ces peptides, produits au niveau du cerveau, sont beaucoup plus courts que les endorphines. On distingue la Met-enképhaline et la Leu-enképhaline, qui ont une extrémité identique à celle de la βendorphine, et se fixent donc sur les récepteurs aux opioïdes.

Met-Enképhaline : Nt Tyr – Gly – Gly – Phe – Met Ct
Leu-Enképhaline : Nt Tyr – Gly – Gly – Phe – Leu Ct

5.2 Les exorphines

Il s'agit de peptides de quatre AA produits par l'hydrolyse de la caséine du lait chez les nourrissons, qui ressemblent aux enképhalines, et présentent donc un effet analogue. Après fixation, il y a un effet inhibiteur du SNC, et très rapidement déclenchement du sommeil, ainsi qu'une dépendance physique pour le lait.

Tyr – Pro – Phe – Pro

Tyr – Pro – Phe – Val

6. Les peptides vasoactifs

Ils interviennent dans la régulation de la pression artérielle (PA) chez l'homme :

- soit dans le sens de la dilatation, effet hypotenseur ;
- soit dans le sens de la réduction, effet hypertenseur.

6.1 Système kinines-kallicréines (enzyme, effet VD)

Les kininogènes (précurseurs protéiques) sont des peptides actifs de petites tailles, à action locale, sans action systémique, libérés dans certaines cellules périphériques grâce à une activation hormonale. Cette libération se fait sous l'action de protéases (Fig. 19.7).

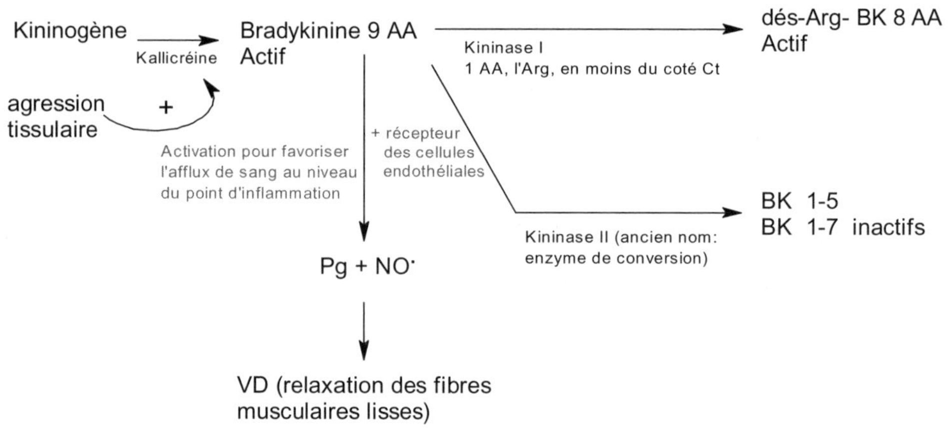

Figure 19.7 Libération des kininogènes.

Il y a formation d'un peptide actif, la bradykinine BK : la BK interagit avec un récepteur, d'où production de seconds messagers chimiques intracellulaires relais tels que les PG et le NO· qui diffuse juste en dessous au niveau des fibres musculaires lisses et qui induit un effet VD.

La BK (9AA) a une action courte de quelques minutes à quelques dizaines de minutes. Elle est dégradée par une kinase de type II. Les points de coupure sont entre 5 et 6 ou entre 7 et 8. Les BK libérés 1-5 et 1-7 sont inactives. La BK peut également subir l'action d'une kinase de type I qui est une carboxypeptidase et qui enlève l'Arg en Ct de la BK. La dés-Arg-BK est active.

6.2 Système rénine (enz)-angiotensine (vasoconstricteur à action systémique)

Le précurseur est l'angiotensinogène, précurseur protéique produit par le foie (Fig. 19.8).

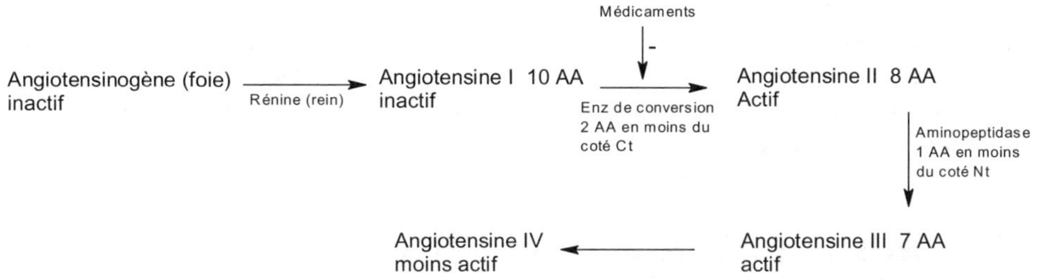

Figure 19.8 Passage de l'angiotensinogène aux différentes angiotensines.

Action systémique, agit sur l'ensemble des vaisseaux sanguins. Système VC.

L'angiotensine II et l'angiotensine III ont un effet VC des fibres musculaires, lisses surtout pour l'angiotensine II.

Il y a également activation de la glande surrénale et libération de l'aldostérone qui provoque la résorption tissulaire des ions sodium ce qui augmente la concentration de ces ions et qui augmente le volume d'eau plasmatique. Il y a donc une action hypertensive sur le contenu et le contenant (paroi des vaisseaux sanguins), ce qui entraîne l'effet VC.

À noter

En pharmacologie, des molécules inhibent l'enzyme de conversion ce qui entraîne la diminution de AII et de AIII avec un effet hypotenseur chez les personnes qui souffrent d'hypertension artérielle.

Relation structure/fonction : pour l'angiotensine II, présence d'un coude entre Asp(1) et His(6) qui expose des AA hydrophobes, Val(3) et Ileu(5) avec Tyr entre les deux. Ces AA assurent la fixation de AII sur son récepteur (Fig. 19.9).

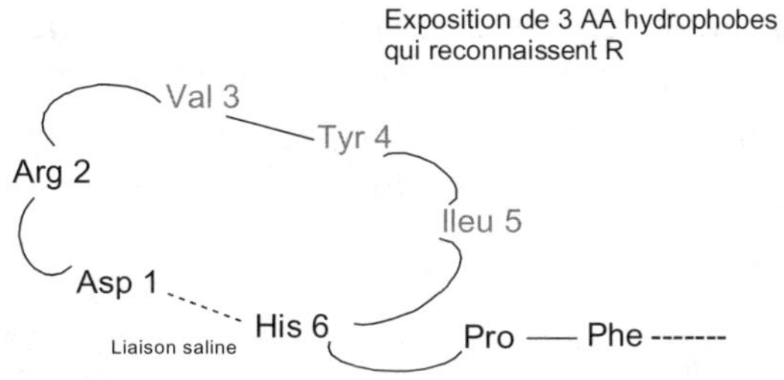

Figure 19.9 Structure de l'angiotensine II.

7. L'endothéline

Elle est produite spécifiquement par des cellules endothéliales de type I ; c'est un messager chimique d'action locale (parahormone) sans action systémique.

Effet VD de quelques secondes suivi pendant une dizaine de minutes d'un effet VC et hypertenseur très puissant (rôle majeur : maintien d'un tonus musculaire de base).

Quand on mesure la tension artérielle, il apparaît deux chiffres, systolique et diastolique qui mesure le tonus de base. Si ce chiffre est élevé, le système de production des endothélines est activé. Si ce chiffre est plus bas, la régulation est plus efficace, l'action de ces endothélines est réduite.

8. Peptide natriurétique ; ANF *(Atrial Natriurétique Factor)*

Ce peptide est produit par la paroi de l'oreillette, a une structure d'environ trente résidus d'AA, et facilite l'élimination du sodium dans les urines.

Son action est opposée à celle de l'endothéline, avec un effet VD des coronaires (fibres musculaires lisses).

Au niveau du rein, il provoque la diminution de l'eau plasmatique (effet hypotenseur).

Sa production est activée sous l'influence de la distension de la cavité des oreillettes.

9. Aspartame

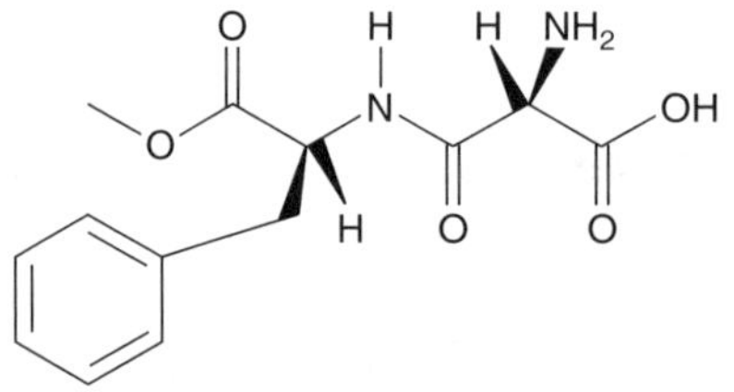

Figure 19.10 Structure de l'aspartame.

L'aspartame est un édulcorant pauvre en calories, environ 200 fois plus sucré que le sucre.

L'aspartame renferme les deux acides aminés constituants des protéines que sont l'acide L-aspartique et la L-phénylalanine (Fig. 19.10).

Au cours de la digestion, l'aspartame se décompose en phénylalanine, en acide asparagique et en petites quantités de méthanol.

Attention

Notez la présence du groupe méthyl sur la phénylalanine engendrant la création d'une liaison ester.

10. Ocytocine

Hormone de neuf acides aminés, produite par le lobe postérieur de l'hypophyse, ayant pour effet notable la contraction de la paroi utérine et la production de lait par les glandes mammaires. On note que des travaux chez certaines espèces semblent démontrer son implication dans le comportement maternel.

L'éthanol inhibe sa sécrétion.

11. *Tyroid releasing factor* TRF ou TRH (Hormone), ou thyréolibérine

Ce peptide de seulement trois acides aminés est considéré comme le plus petit peptide actif connu à ce jour avec le glutathion ; sa structure est L-pyroglutamate-L-Histidine-L-prolinamide (Fig. 19.11).

Il est secrété par l'hypothalamus, agit au niveau du lobe antérieur de l'hypophyse avec production de TSH (tyréostimuline hormone ou *thyroid stimulating hormon*), hormone contrôlant l'activité de la thyroide. La thyroïde est alors activée avec production d'hormones thyroïdiennes comme l'hormone T3 et T4, contenant respectivement 3 et 4 atomes d'iode dans leur structure (cf. Chap. 17).

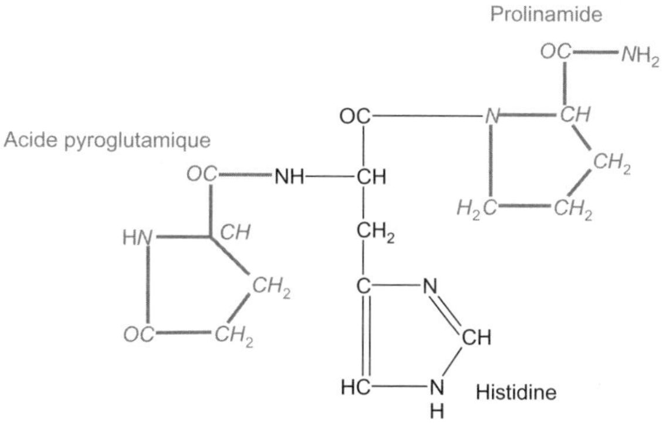

Figure 19.11 Structure du TRF. On notera notamment la similitude des trois cycles.

Synthèse

Je sais définir	**Je connais**
• Peptide • Glycémie • Mimétisme moléculaire • Hypertension et hypotension • Hypervolémie et hypovolémie	• Les principaux peptides actifs de l'organisme • Les effets antagonistes de l'insuline et du glucagon • Le rôle antioxydant du glutathion • Les peptides régulant la pression artérielle

Je sais

- Expliquer le mode d'action des drogues
- Combiner les effets des peptides de l'antéhypophyse en réponse à un stress de l'organisme
- Expliquer les mécanismes de l'hypertension et de l'hypotension

Questions à choix multiples

1 Le glutathion possède les propriétés suivantes :

- ❒ **a.** C'est un tripeptide.
- ❒ **b.** La concentration intracellulaire du glutathion réduit est inférieure à celle du glutathion oxydé.
- ❒ **c.** Il participe aux réactions d'oxydoréduction intracellulaires.
- ❒ **d.** Sous la forme oxydée, il possède un pont disulfure.

2 Parmi les affirmations suivantes relatives à la β-endorphine, laquelle (lesquelles) est (sont) exacte(s) ?

- ❒ **a.** C'est un peptide de moins de 50 acides aminés.
- ❒ **b.** Son extrémité C-terminale est indispensable à sa liaison à des récepteurs spécifiques.
- ❒ **c.** Il exerce un effet analgésique.
- ❒ **d.** Sa production freine la libération de noradrénaline au niveau des neurones noradrénergiques.
- ❒ **e.** C'est le produit de clivage N-terminal de la βLPH.
- ❒ **f.** Il est libéré au niveau du lobe intermédiaire de l'antéhypophyse.

3 Parmi les propositions relatives aux peptides vasoactifs, laquelle ou lesquelles sont vraie(s) ?

- ❒ **a.** La bradykinine peut libérer un peptide vasodilatateur.
- ❒ **b.** La kallicréine possède un effet vasoconstricteur.
- ❒ **c.** L'angiotensine II est libérée sous l'action de la rénine.
- ❒ **d.** Des inhibiteurs de l'enzyme de conversion sont utilisés dans le traitement de l'hypotension artérielle.
- ❒ **e.** Les peptides atriaux natriurétiques sont libérés sous l'effet d'une hypovolémie.

4 Parmi les propositions suivantes, laquelle (lesquelles) est (sont) exacte(s) ?

- ❒ **a.** L'insuline est un polypeptide de 51 acides aminés.
- ❒ **b.** L'insuline contient deux chaînes peptidiques réunies entre elles par des liaisons covalentes.
- ❒ **c.** Les deux extrémités de la chaîne A sont indispensables à la reconnaissance spécifique entre l'insuline et son récepteur.
- ❒ **d.** L'insuline contient deux ponts disulfures.
- ❒ **e.** L'insuline est produite sous forme d'un précurseur inactif ou pro-insuline.

5 Parmi les affirmations suivantes relatives à l'insuline, laquelle (lesquelles) est (sont) vraie(s) ?

❒ **a.** C'est un glycopeptide.
❒ **b.** La pro-insuline, son précurseur, est constitué d'une chaîne polypeptidique unique.
❒ **c.** La réduction des ponts disulfures ne modifie pas son activité biologique.
❒ **d.** L'extrémité N-terminale de la séquence de la chaîne A n'est pas indispensable au mécanisme de liaison à son récepteur.
❒ **e.** Elle favorise le transfert intracellulaire du glucose.

6 Parmi les propositions suivantes, laquelle (lesquelles) est (sont) vraie(s) ?

❒ **a.** La corticostimuline est une hormone antéhypophysaire.
❒ **b.** Les alcaloïdes morphiniques se fixent sur les récepteurs opioïdes.
❒ **c.** La bradikinine est un peptide d'action vasodilatatrice.
❒ **d.** La rénine transforme l'angiotensine I en angiotensine II.
❒ **e.** Certains peptides bactériens à fonction antibiotique sont formés d'AA de la série L.

7 Parmi les propositions suivantes relatives aux peptides vasoactifs, laquelle (lesquelles) est (sont) vraie(s) ?

❒ **a.** L'endothéline est un peptide à effet vasoconstricteur très puissant.
❒ **b.** L'angiotensine II est produite à partir de l'angiotensine I sous l'effet d'une aminopeptidase.
❒ **c.** L'angiotensine II est un peptide à action vasoconstrictive.
❒ **d.** La bradykinine exerce un effet vasodilatateur direct au niveau des cellules musculaires de la paroi artérielle.
❒ **e.** La kininase II hydrolyse les kinines en peptides inactifs.
❒ **f.** La liaison de la bradykinine à son récepteur active la libération de monoxyde d'azote.
❒ **g.** Les inhibiteurs de l'enzyme de conversion entraînent un effet vasodilatateur.
❒ **h.** L'hydrolyse de l'angiotensinogène par la rénine libère directement un peptide à effet vasoconstricteur

8 Parmi les propositions suivantes, laquelle (lesquelles) est (sont) exacte(s) ?

❒ **a.** La β-endorphine est un peptide à action analgésique.
❒ **b.** La séquence Tyr-Gly-Gly-Phe est retrouvée à la fois dans la morphine et la β-endorphine.
❒ **c.** La morphine provient du clivage protéolytique de la β-endorphine.
❒ **d.** La morphine peut se lier aux récepteurs des endorphines.
❒ **e.** L'extrémité N-terminale de la β-endorphine est identique celle des enképhalines.

9 Parmi les propositions suivantes, relevez la (ou les) propositions exacte(s)

❒ **a.** L'ACTH stimule la production du cortisol par l'hypophyse.
❒ **b.** L'ocytocine est impliquée dans la contraction de la paroi utérine.
❒ **c.** L'aspartame a un pouvoir sucrant environ 200 fois supérieur à celui du saccharose.
❒ **d.** Plus un peptide contient d'acides aminés, plus son effet est important.
❒ **e.** Un tripeptide contrôle l'activité de la glande thyroïde.

10 Relevez la (les) propriété(s) qui s'applique(nt) aux alcaloïdes morphiniques.

❒ **a.** Ce sont des peptides.
❒ **b.** Ils possèdent une action analgésique.
❒ **c.** Ils se fixent sur des récepteurs opioïdes.
❒ **d.** Leur structure est stable.
❒ **e.** Ils inhibent la libération de noradrénaline dans le cerveau.

11 Parmi les propositions suivantes, laquelle (lesquelles) est (sont) exacte(s) ?

❒ **a.** La β-lipotropine stimule les mélanocytes.
❒ **b.** L'ACTH stimule la synthèse des glucocorticoïdes.
❒ **c.** La méthadone, molécule opioïde substitut de la morphine et de l'héroïne, est rapidement dégradée par l'organisme.
❒ **d.** C'est la structure primaire de la morphine, molécule exogène, qui lui permet de se fixer sur les récepteurs des endorphines.

12 Parmi les affirmations suivantes, laquelle (lesquelles) est (sont) vraie(s) ?

❒ **a.** L'aspartame est un tripeptide composé d'un acide aspartique, d'une prolinamide et d'une phénylalanine méthylée.
❒ **b.** Un dipeptide est composé de deux acides aminés reliés entre eux par des liaisons non covalentes entre le groupement α carboxylique d'un acide aminé et le groupement α aminé de l'autre.
❒ **c.** L'ocytocine est une hormone peptidique composée de 146 résidus.
❒ **d.** Les enképhalines sont des pentasaccharides qui se fixent à des récepteurs de certaines cellules cérébrales pour y induire une analgésie.
❒ **e.** La corticotropine est une hormone peptidique de 153 résidus.

13 Parmi les affirmations suivantes, laquelle (lesquelles) est (sont) vraie(s) ?

❒ **a.** Les peptides comprenant moins de 10 acides aminés n'ont pas d'activité biologique.
❒ **b.** Le glucagon est une hormone pancréatique de 529 résidus.
❒ **c.** L'aspartame est un dipeptide composé d'un acide glutamique et d'une phénylalanine méthylée.
❒ **d.** Le TRF (*thyrothropin-releasing factor*) est un peptide constitué de 353 résidus d'acides aminés.

Corrigés

1 Bonne(s) réponse(s) : a., c. et d.

b. Sa concentration sous forme réduite est environ 500 fois supérieure.

2 Bonne(s) réponse(s) : a., c., d. et f.

a. C'est un peptide de 31 AA.

b. C'est l'extrémité Nt qui est impliquée dans l'interaction avec les récepteurs.

e. C'est le produit de clivage au niveau C-terminal.

3 Bonne(s) réponse(s) : a.

b. Il s'agit d'un effet vasodilatateur.

c. C'est l'angiotensine I qui est libérée par la rénine, il faut ensuite une enzyme de conversion pour passer de l'angiotensine I à l'angiotensine II.

d. Les traitements médicamenteux ont un effet hypotenseur, et luttent donc contre l'hypertension artérielle.

e. Ils sont libérés sous un effet hypervolémique.

4 Bonne(s) réponse(s) : a., b. et e.

b. Il y a deux ponts disulfures interchaînes.

c. C'est uniquement l'extrémité Ct de la chaîne A.

d. Il y a au total trois ponts disulfures, deux interchaînes et un intrachaîne.

5 Bonne(s) réponse(s) : b., d. et e.

a. Ce peptide régule bien la glycémie, mais n'est pas un glycopeptide qui correspondrait à une molécule possédant une partie protéique et une partie glycannique.

c. La réduction entraîne la perte de l'activité biologique.

e. Son action est bien hypoglycémiante.

6 Bonne(s) réponse(s) : a., b. et c.

d. Cette opération est réalisée par l'enzyme de conversion.

e. Ils sont plutôt de la série D.

7 Bonne(s) réponse(s) : a., c. e., f. et g.

b. Elle est produite sous l'action d'une enzyme de conversion.

d. L'effet est indirect avec la production de seconds messagers tels que le NO.

e. Production de BK 1-5 et 1-7 inactifs.

g. L'enzyme de conversion permet la synthèse de molécules à effet vasoconstricteur.

h. Car l'angiotensine I produite est inactive.

8 **Bonne(s) réponse(s) : a., d. et e.**

b. On trouve bien cette séquence dans la *β*-endorphine, mais pas dans la morphine qui agit par mimétisme moléculaire.

c. La morphine est une molécule exogène et n'est donc pas produite dans l'organisme.

9 **Bonne(s) réponse(s) : b., c. et e.**

a. La production se fait par la surrénale.

b. Il n'y a aucun rapport entre la taille d'un peptide et son efficacité.

c. Il s'agit de la TRF (ou TRH).

10 **Bonne(s) réponse(s) : b., c., d. et e.**

a. Ils ont les mêmes effets que les peptides régulant la douleur, mais ne sont pas eux-mêmes des peptides.

d. Contrairement aux peptides endogènes, ce qui leur donne une durée de vie beaucoup plus grande, donc des effets beaucoup plus marqués.

11 **Bonne(s) réponse(s) : b. et c.**

a. Elle stimule la lipolyse au niveau des tissus adipeux.

d. La structure primaire intervient, mais également la forme tridimensionnelle de la molécule, soit les structures secondaires et tertiaires.

12 **Aucune bonne réponse.**

a. C'est un dipeptide.

b. La liaison qui unit les acides aminés est une liaison peptidique covalente.

c. C'est un nanopeptide.

d. Ce sont des pentapeptides et non des sucres.

e. Il est composé de 39 acides aminés.

13 **Aucune bonne réponse.**

a. On connaît un grand nombre de peptides actifs possédant moins de 10 acides aminés.

b. C'est une hormone pancréatique de 29 acides aminés.

c. C'est un dipeptide constitué par un acide aspartique et une phénylalanine méthylée.

d. Il n'est constitué que de trois acides aminés.

Structure tridimensionnelle des protéines

20

Plan

1. Structure primaire
2. Interactions intervenants dans le repliement des protéines
3. Structure secondaire
4. Structure supersecondaire
5. Structure tertiaire ou tridimensionnelle
6. Structure quaternaire
7. Principaux types de protéines

Synthèse

QCM

Corrigés

Objectifs

- Connaître les différentes structures tridimensionnelles des protéines : primaire secondaire, tertiaire
- Comprendre le mécanisme de repliement des protéines et les facteurs qui le régulent
- Étudier quelques protéines caractéristiques

Les protéines vont assurer des rôles divers et variés dans la nature. Le tableau 20.1 ne donne que quelques exemples de protéines, dont la plupart seront développés dans les chapitres suivants de cet ouvrage.

1. Structure primaire

Il s'agit de l'enchaînement des acides aminés constitutifs de la protéine, reliés entre eux par une liaison peptidique (Fig. 20.1). Cette liaison met en jeu la fonction amine d'un AA et la fonction acide carboxylique d'un autre AA.

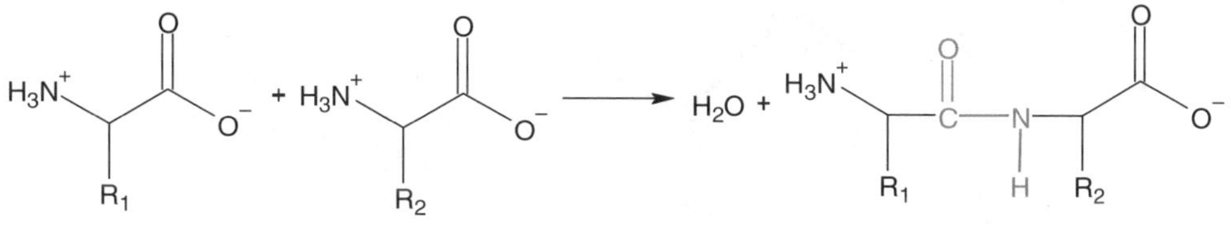

Figure 20.1 Formation de la liaison peptidique.

Tableau 20.1 Exemple de protéines et de leur fonction associée.

Rôle	Nom de la protéine	Action
Enzymes	Cf. Chap. 23, § 23.1	Accélération des vitesses de réaction *in vivo*.
Transport	Hémoglobine Sérum albumine Protéines transmembranaires	Transport du dioxygène. Transport des acides gras libres dans le sang. Canaux tansmembranaires, etc.
Stockage/nutriment	Ferritine Caséine Ovalbumine	Stockage du fer. Protéine du lait. Protéine du blanc d'œuf.
Motricité/modifications morphologiques	Actine et myosine Tubuline	Muscles. Morphologie des cellules.
Structure/soutien	Collagène Élastine Kératine Résiline	Tendons et cartilage. Ligaments. Ongles et cheveux. Ailes de mouches, puces.
Défense	Immunoglobulines Thrombine	Anticorps. Coagulation.
Régulation	Hormones Protéines G Facteurs nucléiques	Réponse aux signaux extracellulaires. Facteurs de régulation de l'expression des gènes.
Autres	Protéines antigel chez les poissons des eaux froides	

La liaison ainsi formée implique une conformation spatiale déterminée. En effet, les atomes engagés dans la liaison peptidique sont dans le même plan. Seules les liaisons entourant l'atome de carbone porteur du radical de l'AA peuvent encore subir une rotation. Les deux angles de rotation ainsi délimités sont représentés sur la figure 20.2.

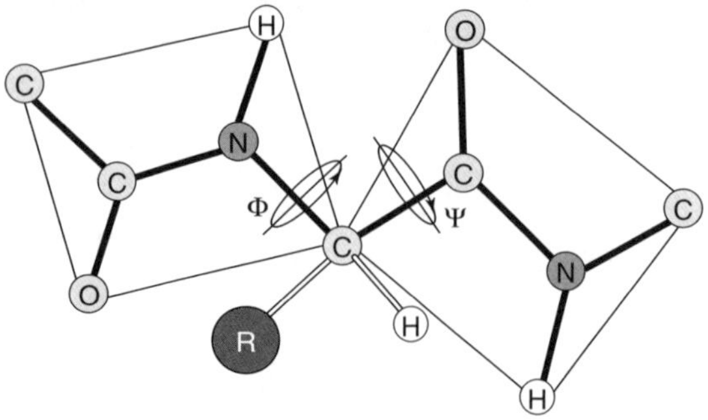

Figure 20.2 Structure de la liaison peptidique.

On trouve au centre un AA relié par deux liaisons peptidiques à l'AA qui le précède et à l'AA qui le suit.

On écrit traditionnellement à gauche l'AA dont la fonction amine est libre (extrémité N terminale) et à droite l'AA dont la fonction acide carboxylique est libre (extrémité C terminale).

La liaison ainsi formée implique une conformation spatiale déterminée. En effet, les atomes engagés dans la liaison peptidique sont dans le même plan (6 atomes au total sont dans ce plan). Seules les liaisons entourant l'atome de carbone porteur du radical de l'AA peuvent encore subir une rotation (le carbone α est donc à l'intersection des plans des liaisons peptidiques) Les deux angles de rotation ainsi délimités sont représentés sur la figure ci dessous. La valeur de ces deux angles dépend de la nature des AA présents dans la protéine.

Cette liaison peptidique est quasi uniquement en configuration *trans*.

Les longueurs des liaisons sont également bien déterminées. La liaison C-N vaut 1,32 Å, longueur comprise entre celle d'une liaison «classique» C-N (1,49 Å) et celle d'une double liaison C=N (1,27 Å). Ces données numériques expliquent la rigidité de cette liaison car la liaison a un caractère partiel de double liaison.

Cas de la proline

La proline entraîne des cas de liaison peptidique en *trans* sous l'effet des prolyl *cis-trans* isomérases qui transforme les liaisons *cis* en *trans*. L'enzyme Pin 1 est une de ces enzymes qui reconnaît spécifiquement la liaison de la proline avec la sérine ou la thréonine. Cette liaison se rencontre dans une protéine, l'APP (*amyloid précursor protein*), qui bascule ainsi en configuration *trans*, ce qui la protège d'un clivage éventuel. Si l'enzyme Pin1 est déficiente, la liaison reste en configuration *cis*, ce qui entraîne son clivage avec la libération d'un peptide A β. Ce peptide s'agglomère dans le SNC pour donner des plaques d'amyloïde observées dans la maladie d'Alzheimer. Les prolyl *cis-trans* isomérases sont donc des cibles thérapeutiques pour la maladie d'Alzheimer. Il faut stimuler l'enzyme Pin1 pour éviter la production du peptide A β.

Toutes les valeurs des angles Φ et Ψ ne sont pas permises. Le biochimiste Ramachandran a établi le diagramme du même nom en plaçant l'angle Ψ en ordonnée et l'angle Φ en abscisse.

Les angles interdits sont notamment ceux dus à l'encombrement stérique des chaînes latérales.

On remarque également que certaines structures n'admettent que certaines valeurs d'angles :

- Feuillets β : $\Phi = -120°$ et $\Psi = +120°$;
- Hélices α : $-50° < \Phi$ et $\Psi < -60°$.

On écrit traditionnellement à gauche l'AA dont la fonction amine est libre (extrémité N terminale) et à droite l'AA dont la fonction acide carboxylique est libre (extrémité C terminale). Dans le squelette peptidique, il y a donc une seule fonction amine libre et une seule fonction carboxyle libre.

Détermination de la séquence primaire

La connaissance de la structure primaire est primordiale puisque tout ou partie de la conformation spatiale de la protéine est contenu dans sa structure primaire.

Il existe des dizaines de méthodes chimiques différentes pour séquencer une protéine, dont la technique de dégradation d'Edman (1re méthode utilisée), qui consiste à modifier chimiquement le premier acide aminé du côté Nter. On hydrolyse ensuite cet acide aminé modifié pour l'identifier par chromatographie.

Une technique plus récente consiste à séquencer directement le gène codant pour la protéine, puis d'en déduire la séquence primaire. Il faut pour cela utiliser l'ARNm à partir duquel on fabrique un ADNc complémentaire beaucoup plus stable, qui va être séquencé. La séquence d'ADN est ensuite traduite en séquence d'acides aminés par le code génétique. On parle alors de séquence peptidique déduite.

2. Interactions intervenants dans le repliement des protéines

Quatre grands types d'interactions interviennent dans le repliement de la chaîne.

2.1. Les interactions hydrophobes

Les acides aminés dont les radicaux sont hydrophobes ont plus d'affinité entre eux qu'avec les molécules d'eau entourant la protéine. La chaîne a donc tendance à se replier de façon à les regrouper entre eux au centre de la molécule, sans contact direct avec l'eau. Inversement, les acides aminés hydrophiles ont tendance à se disposer à la périphérie de façon à être en contact avec l'eau.

2.2. Les interactions ioniques

Les radicaux qui s'ionisent positivement forment des liaisons ioniques avec ceux qui s'ionisent négativement.

2.3. Les liaisons hydrogènes

Elles s'établissent entre un doublet non liant porté par un atome et un atome d'hydrogène relié à un atome électronégatif (ce qui confère un caractère positif à cet atome d'hydrogène).

2.4. Les ponts disulfures

Deux des vingt acides aminés ont des radicaux contenant un atome de soufre ; c'est le cas de la cystéine. Deux cystéines peuvent former une liaison covalente entre elles par l'intermédiaire de l'atome de soufre de leur radical.

3. Structure secondaire

Le premier niveau d'organisation tridimensionnelle d'une protéine est sa structure secondaire. Il s'agit de l'organisation spatiale d'une section de la protéine.

Ces structures sont de deux types :

- des structures ordonnées dont les caractéristiques géométriques sont très bien connues et retrouvées dans presque toutes les protéines. Les valeurs des angles Φ et ψ sont répétitives, et vont prendre successivement et respectivement les mêmes valeurs ;
- des structures désordonnées.

Parmi les structures ordonnées, les hélices α et feuillets β sont les plus fréquentes. Elles sont toutes les deux stabilisées par des liaisons hydrogènes qui s'établissent entre le groupe CO et le groupe NH du squelette peptidique (les chaînes latérales ne sont pas impliquées).

3.1. Hélice α

Il s'agit de la structure secondaire la plus fréquemment rencontrée dans les protéines. Il s'agit d'un enroulement de la chaîne polypeptidique sous forme cylindrique.

L'hélice alpha s'élève de 0,15 nm (la distance entre deux acides aminés successifs est de 1,5 Å) par résidu et de 0,54 nm à chaque tour (pas de l'hélice). Elle compte 3,6 résidus par tour. Il s'agit d'une structure compacte.

Elle est stabilisée dans sa forme hélicoïdale par des ponts hydrogènes établis entre l'hydrogène d'un groupement aminé et l'oxygène d'un groupement carboxylique et situé quatre résidus plus loin (donc entre l'AA n° 1 et l'AA n° 5). On remarque que ces liaisons sont parallèles à l'axe de l'hélice, ce qui permet à l'hélice d'être extensible et élastique. Les protéines riches en hélices α seront donc des protéines contractiles et déformables.

Les chaînes latérales des résidus pointent à l'extérieur de la structure (Fig. 20.3).

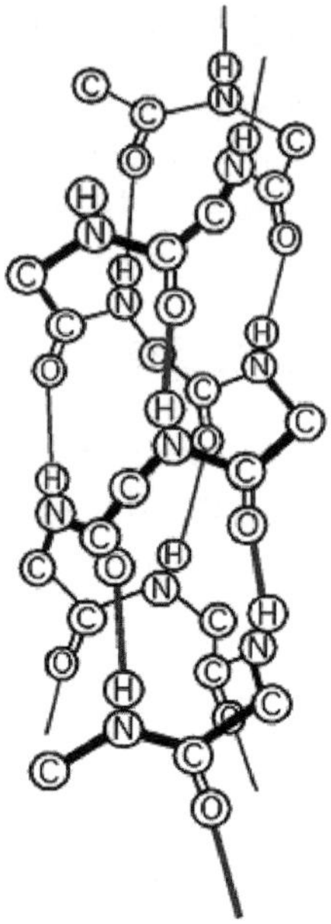

Figure 20.3 Structure de l'hélice alpha.
On voit bien apparaître les liaisons hydrogènes entre les acides aminés. On note que pour ne pas surcharger le schéma, les chaînes latérales n'ont pas été représentées.

On remarque que lorsque l'on regarde l'hélice dans le sens de la structure primaire, celle ci tourne dans le sens des aiguilles d'une montre : on dit qu'elle a un pas à droite.

Comme nous l'avons déjà dit, ce sont les acides aminés qui imposent les valeurs d'angle entre les liaisons peptidiques. De fait, on ne retrouve pas dans les hélices α tous les acides aminés, car certains d'entre eux ne permettraient pas à l'hélice d'adopter sa structure, voire la déstabiliseraient. Ces acides aminés sont :

- la proline, qui présente un fort encombrement stérique, donc entraîne une certaine rigidité de la structure dans laquelle elle est incluse. De plus, la proline ne présentant pas d'atome d'hydrogène dans sa chaîne latérale, ne permet pas d'établir les ponts hydrogènes nécessaires à la stabilisation de l'hélice ;
- la glycine ;
- les acides aminés basiques et acides dont les chaînes latérales sont ionisées ;
- valine, isoleucine et thréonine (chaîne latérale ramifiée sur le carbone β) : VIT

Il existe par contre des acides aminés qui favorisent cette structure en hélice : leucine, tryptophane, alanine et phénylalanine (acides aminés apolaires ou très peu) : FAWL. L'alanine est le plus stabilisant de tous.

Certaines protéines sont très riches en hélice α :

- Les protéines globulaires circulantes dans le plasma (donc non enchâssée dans la membrane) qui présentent vers l'extérieur les AA hydrophiles et masquent en leur sein les acides aminés hydrophobes. Elles sont constituées d'hélices α et de feuillets β (rarement un seul des deux motifs).

- Les protéines formant les récepteurs transmembranaires des cellules couplées aux protéines G (appelés récepteurs R7G). Le récepteur est constitué de trois domaines : un domaine externe N-terminal, un domaine transmembranaire constitué de 7 segments présentant des acides aminés hydrophobes correspondant à 7 hélices α (celles-ci sont reliées par des boucles hydrophiles, trois intracellulaires et trois extracellulaires) et un domaine interne C-terminal (Fig. 20.4).

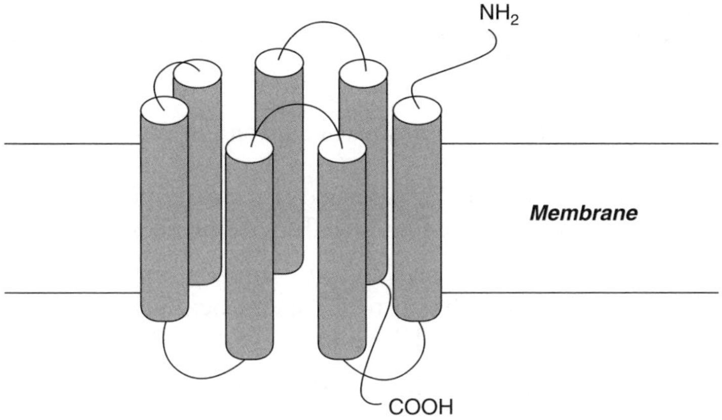

Figure 20.4 Les cylindres matérialisent les sept hélices alpha hydrophobes enchâssées dans la double couche lipidique de la membrane.

Les sept hélices délimitent une cavité qui permettra au messager extracellulaire de se positionner et d'interagir avec le réacteur transmembranaire. De petits acides aminés (glycine et alanine) assureront les liaisons entre les hélices α pour permettre le contact.

- La rhodopsine (association d'opsine et de rétinal) située dans la rétine et assurant la vision et constituée sur le même modèle que précédemment. Les cas de rétinite pigmentaire sont dus à un remplacement (mutation) de la glycine et de l'alanine par des acides aminés plus volumineux qui vont déstabiliser les hélices et faire perdre sa fonction biologique à la rhodopsine. Il y aura alors cécité nocturne, puis diurne.

3.2. Feuillets β plissés

Cette configuration est beaucoup plus étirée que l'hélice α puisque la distance entre deux acides aminés successifs étant de 3,5 A° (plus du double que dans l'hélice α). Les valeurs des angles ϕ et ψ sont identiques, mais de signes opposés, ce qui explique le plissement de ce type de feuillet, les « pliures » se situant au niveau des C_α. Les radicaux seront présentés de part et d'autre des feuillets.

Il existe deux types de feuillets β : parallèles ou antiparallèles (Fig. 20.5).

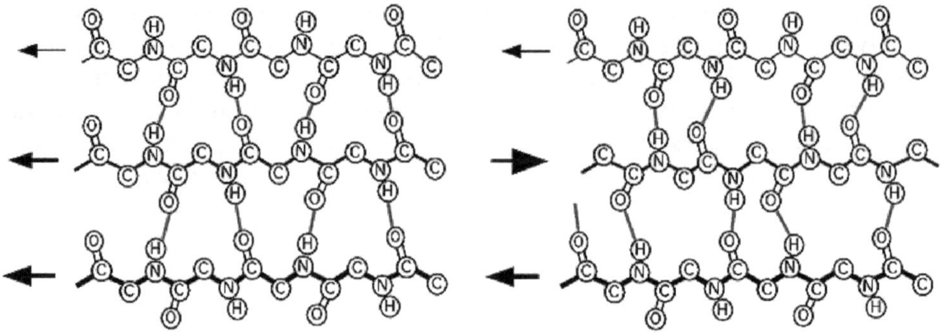

Figure 20.5 À gauche un feuillet β parallèle, à droite un feuillet β antiparallèle.

- Dans le feuillet β parallèle, les chaînes sont dans le même sens et parallèles entre elles. Les liaisons hydrogènes sont alors déformées.
- Dans le feuillet β antiparallèle, les chaînes sont de sens opposé et parallèles entre elles. Cette deuxième structure est alors beaucoup plus stable car les liaisons hydrogènes ne sont pas déformés, donc plus stables.

Les liaisons hydrogènes stabilisant la structure sont perpendiculaires au feuillet.

La présence des feuillets β dans une protéine va lui conférer une certaine rigidité et insolubilité.

Les acides aminés qui favorisent cette structure sont la valine et l'isoleucine, ceux qui la défavorisent sont la proline et la lysine.

À noter

La fibroïne, protéine de la soie, est formée quasi exclusivement de feuillets β antiparallèles. Ces feuillets sont notamment très riches en glycine et en alanine, ce qui entraîne une disposition des chaînes latérales de ces acides aminés telle qu'elles soient toutes orientées dans le même sens. Ceci est à l'origine de la souplesse de cette protéine.

Entre chaque chaîne, il y a une zone qui permet le repliement; cette zone est évidemment très courte dans un feuillet antiparallèle, et on parle alors de boucle ou coude β.

3.3. Coude β

Ce sont des séquences de quatre acides aminés qui permettent à la chaîne de se replier sur elle-même. Cette structure est stabilisée par une liaison hydrogène entre le premier et le quatrième résidu d'acide aminé.

On n'y trouve jamais d'acide aminé apolaire, mais au contraire de la proline en deuxième position.

Alors que presque toutes les liaisons peptidiques sont en configuration *trans*, on trouve dans le coude β un nombre important de ces liaisons en configuration *cis* (grâce à la proline).

3.4. Pelote statistique

Il existe des régions de la protéine qui n'adopte aucune conformation particulière ; on parle alors de pelote statistique. Les valeurs des angles ϕ et ψ ne sont pas répétitives, et on ne trouve pas de liaisons hydrogènes pour les stabiliser.

4. Structure supersecondaire

Une protéine ne prend jamais en totalité une structure en hélice α ou feuillet β. Il existe des combinaisons de ces structures que l'on retrouve dans les protéines globulaires :

- motif $\beta - \alpha - \beta$ formé de deux feuillets β parallèles réunis par une hélice α ;
- motif tout β ;
- méandre β formé de cinq feuillets plissés β reliés par des coudes β.

5. Structure tertiaire ou tridimensionnelle

La structure spatiale d'une protéine résulte du repliement de la chaîne sur elle-même. Pour une protéine donnée, on rencontre une seule structure tertiaire qui correspond à sa forme native, seule forme qui lui permet d'être biologiquement active. C'est la conformation la plus stable, donc la plus basse en énergie.

Cette structure sera maintenue par des interactions faibles qui se produiront entre les chaînes latérales des acides aminés et les atomes du squelette peptidique, alors que la structure secondaire n'intéressait que des liaisons hydrogènes dans le squelette peptidique.

Détermination de la structure tertiaire des protéines

La structure tridimensionnelle d'une protéine peut être déterminée par différentes méthodes :

- Modélisation informatique débutée dans les années quatre-vingt-dix ;
- Radiocristallographie aux rayons X. On bombarde la protéine par un faisceau de rayons X, ce qui permet d'obtenir une carte de densité électronique, mais ce n'est faisable que si la protéine est cristallisée. Mais ces cristaux protéiques étant très riches en eau, la conformation obtenue par cette méthode est très proche de celle de la protéine dans l'organisme.
- Résonance magnétique nucléaire RMN. On utilise alors des protéines en solution.

Alors qu'*in vitro*, le repliement de la protéine s'opère seul, *in vivo*, ce repliement nécessite la présence de protéines chaperonnes : elles permettent à la protéine d'adopter sa conformation rapidement, correctement et dans le bon compartiment cellulaire.

La plupart d'entre elles sont des protéines de choc thermique (protéines HSP *Heat Choc Protein*), c'est-à-dire sont des protéines exprimées en réponse à une augmentation de température ou en cas de stress. Cette augmentation de température empêche les protéines d'adopter leur conformation correcte. Elles vont alors avoir tendance à présenter à leur surface des AA hydrophobes qui sont alors reconnus par ces protéines HSP.

Plusieurs cas peuvent se présenter :

- en cas de faible anomalie, la protéine se lie à HSP 40, l'ensemble est reconnu par HSP 70, qui s'associe ensuite à HSP 90 et HSP 60. La protéine est alors renaturée ;
- en cas d'anomalie grave, la HSP 40 interagit avec la protéine, puis est reconnue par HSP 70. Le domaine Ct de HSP 70 va interagir avec la protéine CHIP, ce qui entraîne une ubiquitinylation de la protéine, qui constitue un marquage pour une dégradation par le protéasome.

Agrégats protéiques

Des agrégats protéiques peuvent se former lorsqu'un grand nombre de protéines mal conformées sont présentes dans la cellule. La surexpression de protéine HSP va ainsi permettre d'éviter la formation de ces agrégats protéiques.

Le glycérol (jusqu'à 50 %) est employé pour stocker les protéines *in vitro* pour préserver la conformation native de la protéine. On essaye de trouver des chaperons chimiques (médicaments) utilisables chez des patients pour traiter des protéines mal conformées.

Les protéines peuvent être mal conformées pour deux raisons principales

- Anomalie de la structure primaire :

  Une mutation ponctuelle qui substitue un acide aminé par un autre. Par exemple, la drépanocytose qui substitue l'AA n° 6 de la chaîne de globine, ce qui forme l'hémoglobine S qui déforme le globule rouge.

- Dysfonctionnement des protéines chaperonnes :

  Il y aura formation d'agrégats protéiques ou plaques d'amyloïdes dans les maladies neurodégénératives. Dans ces agrégats, il se produit des changements de structure secondaire de l'hélice α vers le feuillet β. On passe donc à une structure insoluble dont on ne pourra se débarrasser, et la lésion devient donc quasi irréversible.

  Le tableau suivant présente quelques maladies liées au dysfonctionnement de protéines chaperonnes.

Maladie	Protéine impliquée
Maladie d'Alzheimer	Peptide A β
Maladie de Parkinson	α-synucléine
Maladie de Huntington	Huntingtine
Maladie de Creutzfeld-Jacob	Protéine prion

Maladie de Creutzfeld-Jacob

Maladie qui s'est développée chez des enfants traités par de l'hormone de croissance fabriquée à partir de cadavres humains.

La maladie est due à la protéine PRP qui possède un défaut de conformation que l'on appelle alors PRP SC. On pense qu'une fois que la protéine est sous la forme PRP SC, elle serait capable par autocatalyse d'entraîner les protéines normales à adopter une mauvaise conformation.

6. Structure quaternaire

Certaines protéines sont des oligomères, c'est-à-dire formées par l'association de sous-unités appelées **protomères**. L'activité biologique est liée à cette association et elle disparaît si on la rompt (cf. Chap. 21).

7. Principaux types de protéines

7.1. Protéines fibrillaires

Cette classe regroupe les protéines qui adoptent une configuration en fibre.

Kératine α

On connaît actuellement une cinquantaine de molécules de kératine identifiées par le symbole Kx : cheveux, poils ongles griffes, cornes, filaments du cytosquelette (armature des cellules épithéliales). Ainsi, les kératines K5 et K14 sont trouvées au niveau de la peau.

Elle est riche en résidus de **cystéine**, ce qui permet l'établissement de ponts disulfures qui assurent la stabilité importante de la structure. La kératine étant présente dans la peau et les phanères (cheveux, ongles, griffes, cornes), le taux de cystéine explique la rigidité de certaines structures : élevé pour la corne (18 % de cystéine dans la corne de rhinocéros), bas pour la peau. On y trouve également de la **méthionine**, de l'**alanine** et de la **phénylalanine**.

Comme l'indique son nom, la kératine α est exclusivement constituée d'hélices α.

Elle est formée de deux hélices α droites qui s'enroulent entre elles pour former une superhélice gauche de kératine (dite spire enroulée). Ces enroulements inverses empêchent les hélices de se dérouler et permettent également un compactage (le pas est ici de 5,1 Å). L'une des hélices est de type 1 (acide) et l'autre de type 2 (basique).

Deux types de liaisons favorisent l'établissement de ce dimère :

- Les extrémités N et C terminales de ces hélices sont formées par des parties globulaires qui entourent ce domaine central d'environ 310 AA. Ces 310 AA superenroulés en hélice sont formés de la répétition d'un motif de sept résidus (a-b-c-d-e-f-g), où les AA a et d sont apolaires (hydrophobes) ce qui favorise les interactions entre les deux hélices. On trouve donc du même coté de l'hélice α des AA hydrophobes (une bande hydrophobe), qui entreront en interaction avec la bande hydrophobe de l'autre hélice permettant ainsi l'établissement de liaisons hydrophobes.
- Les ponts disulfures s'établissent entre deux cystéines des deux hélices α, ce qui explique la résistance et l'insolubilité de la kératine. Ils peuvent cependant être réduits en présence de réducteurs.

Ces superhélices de kératine se combinent ensuite de manière antiparallèle pour former des tétramères plus complexes, qui vont eux-mêmes se polymériser.

On passe ainsi du stade protofilaments, puis protofibrilles, puis filaments et fibrilles.

Épidermolyse bulleuse ou EBS

Il s'agit d'une maladie héréditaire due à une mutation des kératines K5 et K14, qui se traduit par l'apparition de cloques (bulles d'air) sur la peau. Ces bulles, qui se forment au moindre choc ou frottement sur la peau du patient, explosent et créent des lésions

La mutation empêche la formation de la spire superenroulée de kératine fonctionnelle au niveau de la couche basale de l'épiderme.

Sérum albumine

Il s'agit de la principale protéine du plasma.

On sépare les protéines par électrophorèse sur un support solide sous l'effet d'un courant électrique. On travaille à pH alcalin (8,6) auquel toutes les protéines sont négatives. Les protéines sont alors colorées par le rouge ponceau, et on voit apparaître 5 bandes qui correspondent aux 5 classes de protéines : sérum albumine, globulines $\alpha 1$, $\alpha 2$, β et γ (immunoglobulines).

La sérum-albumine est produite par le foie sous forme monocaténaire non glycosylée. Elle est formée de 585 acides aminés, dont une trentaine de cystéines.

Ces cystéines sont engagées dans des ponts disulfures intrachaînes à l'exception d'une seule. Cette cystéine « libre » permettra à la sérum-albumine de se lier à d'autres molécules.

C'est une protéine globulaire soluble dans l'eau car elle expose à la surface des groupements hydrophiles. Elle est très riche en hélice α avec peu de feuillets β.

La sérum-albumine possède trois fonctions essentielles :

- **Maintien de la pression oncotique du plasma**

  Il s'agit de la part de pression osmotique due aux protéines, donc due principalement à la sérum-albumine. Elle permet donc la rétention d'eau dans le compartiment intravasculaire.

  Si la concentration plasmatique de sérum albumine chute, il va y avoir passage de l'eau vers le milieu interstitiel, donc hypovolémie et apparition d'œdèmes.

  Si un patient se trouve en choc hypovolémique, l'un des traitements consiste à lui injecter des concentrés riches en sérum albumine.

- **Transporteur**

  Elle assure le transport de beaucoup de substances endo- ou exogènes, notamment de substances hydrophobes.

Endogènes	Exogènes
Acides gras libres circulants Hormones stéroïdiennes (testostérone, œstrogènes…) Cations bivalents (Ca^{2+} et Zn^{2+})	Médicaments hydrophobes

  La sérum-albumine possède deux sites (1 et 2) de liaison de haute affinité, qui interagissent par des liaisons faibles avec les substances liées. Ces liaisons étant réversibles, la molécule transportée pourra quitter la sérum-albumine une fois arrivée à destination.

Remarque

De manière plus rare, l'interaction peut être covalente grâce à la cystéine libre. Cette propriété est utilisée dans certains médicaments comme le Mucomyst® (fluidifiant des bronches). Le médicament ainsi lié à la sérum-albumine est transporté, mais également protégé. La demi-vie augmente donc, ce qui évite la dégradation par le foie (cf. réaction de glucuronoconjugaison).

- **Antioxydant**

  Le taux de sérum albumine peut être le diagnostic de certaines pathologies, et donc utilisé en médecine. Les variations peuvent être d'ordre quantitatif ou qualitatif.

Variations quantitatives :

- Lors du syndrome inflammatoire, on constate une diminution de la sérum-albumine et une augmentation des γglobulines. Il y a donc des protéines de l'inflammation positive (dont la concentration augmente) et des protéines négatives (dont la concentration diminue) comme la sérum-albumine.

  Il existe des cytokines inflammatoires qui régulent négativement la synthèse hépatique de la sérum albumine (IL-1, IL-6 et TNF-α).

- L'hyperalbuminémie est très rare, et résulte souvent d'une perte de liquide vasculaire.

- L'hypoalbuminémie est beaucoup plus fréquente, avec risque d'hypovolémie. Cela peut être le signe d'un problème hépatique (cirrhose), d'une dénutrition (carence en protéine, malabsorption), ou d'une fuite protéique (cutanée chez le grand brûlé, ou d'origine rénale).

Variations qualitatives :

L'électrophorèse montre parfois l'apparition de variants électrophorétiques de la sérum-albumine. Au lieu d'avoir une bande unique, on observera deux pics.

Si la variant migre plus loin que la sérum-albumine normale, on parle de SA rapide, s'il migre moins loin, on parle de SA lente. Cette anomalie n'est pas pathologique.

Cette anomalie peut être héréditaire ou acquise (accompagne transitoirement une pathologie).

Remarque

Lors de la pancréatite aiguë (inflammation du pancréas), il y a libération des enzymes protéolytiques directement dans le pancréas, avec dégradation des protéines de cette glande. Le pancréas va donc être attaqué, comme toutes les protéines endogènes que vont rencontrer ces enzymes. La sérum-albumine va donc elle aussi être clivée, ce qui va modifier son pHi, d'où l'apparition du variant transitoire. Ce variant disparaîtra lorsque la pathologie aura disparu.

Collagène

L'unité de base du collagène est le tropocollagène. Il est constitué de l'enroulement avec pas à droite de trois hélices très étirées qui ont un pas à gauche ; il faut noter que ces hélices (deux chaînes alpha 1 et une chaîne alpha 2) ne sont pas des hélices α au sens de la structure secondaire.

La superhélice de tropocollagène est très longue et fine (300 nm et 1,5 nm).

On y trouve des résidus de glycine et de proline majoritairement, mais également des dérivés d'acide aminé tels que l'hydroxyproline et l'hydroxylysine (cf. Chap. 17).

On y trouve des séquences de type Gly – X – Pro ou Gly – X – Hyp.

Ces résidus d'hydroxyproline et d'hydroxylysine vont permettre de créer des liaisons covalentes (réactions d'aldolisation) entre les fibres de collagène, ce qui lui permet d'adopter des propriétés mécaniques particulières, comme une forte résistance à la traction.

Fibroïne

Il s'agit de la protéine de la soie (cf. hélice α).

Élastine

Cette protéine constitue les ligaments.

On y trouve de nombreux résidus de lysine qui seront des précurseurs de la desmosine, molécule capable de lier jusqu'à quatre chaînes peptidiques. Ceci permettra de former des liaisons croisées, et donc de créer une élasticité dans plusieurs directions.

7.2. Protéines globulaires

Leur nom provient de leur forme en globule, qui leur permet de placer au cœur de la structure des acides aminés à chaîne latérale hydrophobe, donc apolaire, et vers l'extérieur des acides aminés hydrophiles.

De nombreuses interactions hydrophobes sont donc observées au cœur de ces protéines.

On trouve vers la périphérie de nombreux coudes β.

Synthèse

Je sais définir
- Structures primaires, secondaires, tertiaires et quaternaires
- Protéine
- Liaison peptidique
- Diagramme de Ramachandran
- Pont disulfure
- Hélice α
- Feuillets β
- Coude β
- Pelote statistique
- Sous-unité
- Dénaturation protéique
- Protéines chaperonnes

Je connais
- Les différents niveaux structurels des protéines
- Les caractéristiques de la liaison peptidique
- Les différentes interactions expliquant le repliement des protéines
- Les structures secondaires les plus fréquentes
- Le lien entre structure tertiaire et fonction de la protéine
- Quelques exemples de protéines fibrillaires et globulaires
- Le rôle des protéines chaperonnes

Je sais
- Reconnaître et identifier les deux angles de la liaison peptidique
- Expliquer les raisons du repliement des protéines
- Distinguer les niveaux successifs structurels dans les protéines de la structure primaire à la tertiaire, voire quaternaire

Questions à choix multiples

1 Parmi les caractéristiques de l'hélice alpha, relevez la (les) proposition(s) exacte(s).

❒ **a.** C'est une structure secondaire fréquemment rencontrée dans les protéines globulaires.

❒ **b.** Elle est stabilisée par des liaisons hydrogènes intrachaînes situées perpendiculairement à l'axe de l'hélice.

❒ **c.** Des résidus alanyl y sont fréquemment rencontrés.

❒ **d.** Elle ne contient pratiquement jamais de proline.

❒ **e.** Elle est très abondante dans la kératine alpha.

2 Laquelle (lesquelles) des liaisons chimiques suivantes n'est (ne sont) pas indispensable(s) à la stabilisation de la structure secondaire des protéines ?

❒ **a.** Liaisons salines.

❒ **b.** Liaisons hydrogènes.

❒ **c.** Liaisons de coordination.

❒ **d.** Ponts disulfures.

❒ **e.** Liaisons formées par condensation aldolique.

3 Le coude bêta possède la (les) propriété(s) suivante(s) sauf :

❒ **a.** Il n'est jamais rencontré dans la kératine alpha.

❒ **b.** Il est fréquemment observé à l'intérieur des protéines globulaires.

❒ **c.** Il contient préférentiellement les résidus d'acides aminés suivants : proline, sérine, asparagine, glycine.

❒ **d.** Il constitue un élément de structure secondaire des protéines.

4 Parmi les caractéristiques suivantes du coude bêta, relevez la (les) proposition(s) exacte(s).

❒ **a.** Sa conformation est stabilisée par une liaison hydrogène entre le CO lié au carbone alpha du premier acide aminé et le NH lié au carbone alpha du quatrième acide aminé.

❒ **b.** Il ne contient jamais de proline.

❒ **c.** Le troisième acide aminé du coude est souvent une glycine.

❒ **d.** Il est souvent rencontré entre deux feuillets plissés antiparallèles.

5 Parmi les propositions suivantes relatives à la structure des protéines, laquelle (lesquelles) est (sont) exacte(s) ?

❒ **a.** Les chaînes latérales des résidus d'acides aminés hydrophobes sont préférentiellement enfouis à l'intérieur des protéines globulaires.

❒ **b.** La structure tridimensionnelle d'une protéine « native » définit sa conformation thermodynamiquement la plus stable.

❒ **c.** Une protéine oligomérique possède plusieurs sous-unités.

❒ **d.** Toutes les protéines possèdent une structure quaternaire.
❒ **e.** La structure tertiaire des protéines est obligatoirement stabilisée par l'existence d'un ou de plusieurs ponts disulfures.

6 Parmi les propositions suivantes, laquelle (lesquelles) est (sont) exacte(s)?

❒ **a.** La structure quaternaire définit une protéine organisée en plusieurs domaines.
❒ **b.** L'alanine, la leucine et la méthionine sont fréquemment rencontrées dans les feuillets plissés β.
❒ **c.** La structure tertiaire d'une protéine est toujours stabilisée par de nombreuses liaisons faibles.
❒ **d.** La molécule de tropocollagène est riche en résidus de glycine.

7 Parmi les propositions suivantes, laquelle (lesquelles) est (sont) exacte(s)?

❒ **a.** La conformation en pelote statistique définit une chaîne polypeptidique qui ne possède pas de structure secondaire ordonnée.
❒ **b.** L'hélice α et le feuillet plissé β sont des exemples de structure secondaire ordonnée.
❒ **c.** Les domaines d'une protéine globulaire sont reliés entre eux par un pont disulfure.
❒ **d.** Une molécule de tropocollagène contient trois hélices α.
❒ **e.** Dans la structure quaternaire d'une protéine, les sous-unités sont toujours reliées entre elles par des liaisons covalentes.

8 Parmi les propositions suivantes, relevez la (ou les) propositions exacte(s).

❒ **a.** Dans une protéine, les acides aminés sont reliés entre eux par des liaisons non covalentes.
❒ **b.** La liaison peptidique est rigide et plane.
❒ **c.** Les ponts disulfures réunissent les chaînes latérales de résidus de méthionine.
❒ **d.** Séquence ou « structure secondaire » d'une protéine sont synonymes.
❒ **e.** Les protéines sont des polymères linéaires d'acides aminés.

9 L'hélice α présente une (des) caractéristique(s) importante(s), laquelle (lesquelles)?

❒ **a.** C'est une hélice gauche.
❒ **b.** Dans un tour d'hélice se succèdent 3,6 résidus d'acides aminés.
❒ **c.** Elle contient souvent des résidus d'acide glutamique.
❒ **d.** Elle n'est jamais rencontrée dans la structure des protéines membranaires.
❒ **e.** Chaque tour d'hélice contient une seule liaison hydrogène.
❒ **f.** Elle est constituée uniquement de résidus d'acides aminés hydrophiles.

10 Choisir la (les) proposition(s) qui s'applique(nt) aux mécanismes de repliement des protéines.

❒ **a.** Les protéine-disulfide-isomérases accélèrent la formation des ponts disulfures.
❒ **b.** La structure native des protéines est encore dénommée *globule mou*.

❒ **c.** Les protéines chaperonnes facilitent le repliement de la protéine en une structure native.

❒ **d.** Les peptidyl-proline-isomérases agissent en facilitant la formation des coudes β.

❒ **e.** À l'état de globule mou, une protéine possède une structure tertiaire définitive.

11 Parmi les propositions suivantes relatives à la structure des protéines, laquelle (lesquelles) est (sont) exacte(s) ?

❒ **a.** La structure tertiaire représente la conformation globale et tridimensionnelle d'une protéine.

❒ **b.** Les domaines d'une protéine exercent généralement des fonctions biologiques distinctes.

❒ **c.** L'hémoglobine possède une structure quaternaire.

❒ **d.** Les liaisons disulfures sont indispensables à la structure tertiaire des protéines.

❒ **e.** Les interactions hydrophobes sont nombreuses à l'intérieur des protéines globulaires.

12 Dans la liste des propositions suivantes, relevez celle(s) qui est (sont) exacte(s).

❒ **a.** Les protéines sont des homopolymères.

❒ **b.** Les chaînes latérales des résidus d'acides aminés d'une protéine jouent un rôle mineur dans la conformation de celle-ci.

❒ **c.** Une protéine possédant un pont disulfure adopte une structure quaternaire.

❒ **d.** Les protéines peuvent contenir plusieurs centaines d'acides aminés

13 Dans la liste des affirmations relatives à la proline, laquelle (lesquelles) est (sont) exacte(s) ?

❒ **a.** La proline est un iminoacide.

❒ **b.** Elle est souvent rencontrée dans les coudes β.

❒ **c.** Présente dans la triple hélice du collagène, elle participe à la stabilité de la triple hélice en favorisant la conformation relativement étirée du tropocollagène.

❒ **d.** Elle est toujours présente à l'intérieur du cœur hydrophobe des protéines globulaires.

❒ **e.** Dans un polypeptide contenant de la proline, l'angle φ mesuré au niveau de celle-ci est variable.

14 Parmi les propositions suivantes relatives aux liaisons chimiques assurant la stabilité de la structure tertiaire des protéines, laquelle (lesquelles) est (sont) exacte(s) ?

❒ **a.** Elle implique toujours la présence de ponts disulfures.

❒ **b.** Elle dépend essentiellement des liaisons non covalentes.

❒ **c.** Au sein des protéines globulaires, elle implique de nombreuses interactions hydrophobes préférentiellement situées à l'intérieur de la structure protéique.

❒ **d.** Elle peut impliquer des liaisons salines.

❒ **e.** Les liaisons chimiques assurant cette stabilité dépendent en grande partie de la variété des chaînes latérales des résidus d'acides aminés.

15 Parmi les propositions suivantes relatives au repliement des protéines, laquelle (lesquelles) est (sont) exacte(s) ?

❒ **a.** Toutes les protéines adoptent une structure tertiaire stable par un mécanisme de repliement spontané.
❒ **b.** Les protéines chaperonnes évitent l'agrégation des molécules protéiques.
❒ **c.** La protéine disulfide isomérase facilite le repliement des protéines possédant des ponts disulfures.
❒ **d.** La peptidyl-proline isomérase catalyse l'isomérisation des liaisons Pro-X sous la configuration *cis*.

16 Si une protéine possède 940 résidus d'acides aminés, quelle est approximativement sa masse ? (Da = dalton)

❒ **a.** 103,4 kDa.
❒ **b.** 94 kDa.
❒ **c.** 10,3 kDa.
❒ **d.** 9 400 Da.
❒ **e.** 94 000 Da.

17 Parmi les propositions suivantes concernant la structure de l'hélice α des protéines, laquelle (lesquelles) est (sont) exacte(s) ?

❒ **a.** Elle constitue le même pourcentage de structure secondaire dans toutes les protéines.
❒ **b.** Elle contient 6,3 résidus d'acides aminés par tour de spire.
❒ **c.** Elle est maintenue par des liaisons hydrogène entre les chaînes latérales des acides aminés.
❒ **d.** Les résidus de glycine et de tyrosine y sont fréquemment rencontrés.
❒ **e.** Elle oriente les chaînes latérales des acides aminés vers l'extérieur.

18 Parmi les propositions suivantes, relevez la (ou les) propositions exacte(s).

❒ **a.** Les protéines fibreuses riches en feuillet β plissé ont plutôt un caractère rigide.
❒ **b.** Dans une structure en feuillet β plissé, les angles ϕ (phi) et ψ (psi) prennent successivement les mêmes valeurs absolues.
❒ **c.** Dans une structure en feuillet β plissé, l'angle ϕ (phi) est positif, l'angle ψ (psi) négatif.
❒ **d.** Les protéines chaperonnes reconnaissent les protéines mal conformées car celles-ci exposent à leur surface des régions hydrophobes.
❒ **e.** Dans l'hélice α droite de la kératine, la constitution d'une bande hydrophobe est permise car les acides aminés en position 1 et 4 sont du même côté de l'hélice et portent des radicaux polaires.

19 Relevez la (les) caractéristique(s) structurale(s) du feuillet plissé β.

❒ **a.** C'est une conformation très étirée.
❒ **b.** C'est un élément de structure secondaire.

❒ **c.** Un feuillet contient 2 à 5 segments adjacents.
❒ **d.** La valine et l'isoleucine y sont fréquemment rencontrés.
❒ **e.** Sa conformation est toujours stabilisée par des interactions hydrophobes.

20 Parmi les affirmations suivantes relatives aux liaisons chimiques participant à la structure des protéines, laquelle (lesquelles) est (sont) exacte(s) ?

❒ **a.** Les liaisons hydrogène assurent exclusivement la stabilité de la structure tertiaire.
❒ **b.** L'énergie des liaisons salines est de 5 à 20 kcal/mole.
❒ **c.** L'effet hydrophobe met en jeu de nombreuses liaisons hydrogènes.
❒ **d.** Les ponts disulfures sont indispensables à la structure tertiaire.
❒ **e.** Dans une protéine globulaire, des liaisons hydrogène peuvent s'établir entre certaines chaînes latérales et des molécules d'eau.

21 Choisir la (les) proposition(s) qui s'applique(nt) aux mécanismes de repliement des protéines.

❒ **a.** L'adoption d'une structure tertiaire native s'effectue au hasard.
❒ **b.** La peptidyl-proline-isomérase catalyse l'isomérisation des liaisons X-Pro sous la conformation *trans*.
❒ **c.** À l'état de « globule mou », une protéine possède sa structure tertiaire native.
❒ **d.** La liaison peptidique est plane, et les groupe CO et NH sont en orientation *trans*.
❒ **e.** C'est la rotation des plans des liaisons peptidiques successives qui détermine la structure secondaire.

22 Relevez la ou les propriétés qui s'appliquent aux protéines.

❒ **a.** Ce sont des macromolécules.
❒ **b.** Elles contiennent toujours au moins un pont disulfure.
❒ **c.** Leur conformation native correspond à plusieurs structures tertiaires possibles.
❒ **d.** À l'état dénaturé, elles sont très pauvres en liaison amide.

23 Parmi les affirmations suivantes relatives à la conformation des protéines, relevez la ou les propositions exactes.

❒ **a.** La structure primaire correspond à leur structure native et fonctionnelle.
❒ **b.** Une protéine contient toujours au moins un foyer plissé bêta.
❒ **c.** Les hélices alpha sont très riches en tyrosine.
❒ **d.** La structure tertiaire n'est jamais stabilisée par des liaisons chimiques faibles.
❒ **e.** La structure quaternaire est toujours stabilisée par des ponts disulfures.

24 Choisissez les propositions vraies.

❒ **a.** Les protéines ne sont jamais ramifiées.
❒ **b.** La liaison peptidique est souvent en configuration *trans*.
❒ **c.** Les prolines sont surtout présentes dans les coudes β.

❒ **d.** L'hélice α est la structure secondaire la plus fréquente dans les protéines.
❒ **e.** Des liaisons hydrogènes s'établissent parallèlement à l'axe de l'hélice α.

25 Éliminez les grandeurs qui ne correspondent pas à l'hélice α.

❒ **a.** 5,4 Å pour le pas.
❒ **b.** 3,6 AA par tour d'hélice.
❒ **c.** 1 liaison hydrogène par tour d'hélice.
❒ **d.** 5 à 6 Å pour son diamètre.
❒ **e.** 100 à 200 nm de longueur.

26 Dans la liste des propositions suivantes, relevez celle(s) qui est (sont) exacte(s).

❒ **a.** Il existe quatre niveaux de complexité structurale dans les protéines. Ils correspondent à leur structure primaire, secondaire, tertiaire et quaternaire. S'y ajoutent deux niveaux structuraux supplémentaires : les structures supersecondaires et les domaines.
❒ **b.** La structure tertiaire d'une protéine fait référence à la disposition spatiale de tous ses acides aminés.
❒ **c.** Les acides aminés naturels, de la série L, peuvent former des hélices avec pas à droite ou à gauche, mais à de rares exceptions près, seules les hélices avec pas à droite sont trouvées dans les protéines.
❒ **d.** Des acides aminés chargés positivement sont souvent trouvés à proximité de l'extrémité N-terminale d'une hélice α et des acides aminés chargés négativement à proximité de son extrémité C-terminale.
❒ **e.** Dans une chaîne peptidique de fibroïne, les groupements R des acides aminés adjacents sont dans des directions opposées par rapport à la structure en zigzag de la chaîne.

27 Parmi les propositions suivantes, laquelle (lesquelles) est (sont) vraie(s) ?

❒ **a.** Le coude β correspond à une structure en coude serré (d'environ 180°) impliquant quatre acides aminés et trois liaisons peptidiques.
❒ **b.** La résistance à la tension des structures de kératine est amplifiée par un enroulement en super hélice des séquences peptidiques de kératine qui les constituent. Cet enroulement en super hélice se fait en sens opposé à celui de l'enroulement des séquences peptidiques de kératine.
❒ **c.** Dans les structures d'élastine, les séquences polypeptidiques sont reliées par des liaisons covalentes unissant quatre chaînes latérales de lysine.
❒ **d.** Dans le collagène, la séquence en acides aminés est généralement une unité de quatre acides aminés qui se répète, Gly – X – Pro – Y ou Gly – X – hydroxyproline – Y, où X et Y peuvent être n'importe quel acide aminé.
❒ **e.** La conformation des protéines globulaires est entièrement constituée soit de structures hélicoïdales, soit de structures plissées.

Corrigés

1 Bonne(s) réponse(s) : b., d., e. et f.

a. C'est un dérivé d'AA, la lysine.

b. Plutôt à l'intérieur de la structure.

c. La stabilisation se fait bien par des liaisons hydrogènes intrachaînes, mais celles-ci sont parallèles à l'axe de l'hélice.

2 Bonne(s) réponse(s) : a., c., d. et e.

a. Elles interviennent surtout pour le repliement de la protéine en structure tertiaire.

b. Elles sont indispensables à la stabilisation des structures secondaires telles que feuillet β et hélice α.

c. Les liaisons de coordination, c'est-à-dire résultant de l'apport d'un doublet par un atome dans une case quantique vide d'un autre atome, correspondent donc à une liaison d'une énergie équivalente à celle d'une liaison de covalence. De telles liaisons ne stabilisent pas les structures secondaires.

d. On ne trouve pas de ponts disulfures dans les structures secondaires.

e. Ces liaisons interviennent lors des pontages des molécules de tropocollagène.

3 Bonne(s) réponse(s) : a., c., et d.

a. Il s'agit uniquement d'hélice α.

b. La structure secondaire majoritaire dans les protéines globulaires est l'hélice α. Les coudes β se situent à l'extérieur de la structure.

c. Ces quatre acides aminés sont très présents dans les coudes, avec une dominante pour la proline.

d. Il s'agit de l'un des grands type de structure secondaire.

4 Bonne(s) réponse(s) : b., c. et e.

a. L'ion est ferreux Fe^{2+}.

b. La proline y est fréquemment rencontrée.

c. L'hémoglobine est formée de quatre sous unités contre une seule pour la myoglobine

d. Ces coudes se situent entre chaque portion de chaîne antiparallèle du feuillet.

e. C'est la coopération entre ses quatre sous unités qui en est responsable

5 Bonne(s) réponse(s) : a., b. et c.

a. Cette particularité permet à des acides aminés hydrophobes, donc qui n'auraient pas pu normalement coexister dans l'eau, d'être « cachés » au sein de la structure globulaire de la protéine.

b. La structure tridimensionnelle d'une protéine obéit aux lois de la thermodynamique car c'est sous cette conformation que son énergie est minimale.

c. Une protéine oligomérique est une protéine possédant une structure quaternaire, et donc constituée par plusieurs sous-unités.

d. Toutes les protéines ont une structure tertiaire, mais par forcément une structure quaternaire.

e. La présence des ponts disulfures n'est pas obligatoire.

6 Bonne(s) réponse(s) : c. et d.

a. Il ne faut pas confondre sous-unités et domaines ; une protéine avec une structure quaternaire possède au moins deux sous-unités, mais la notion de domaine fait appel à une fonction biologique. Il n'y a donc pas de rapport entre une sous-unité et un domaine.

c. Ce sont ces interactions qui sont de natures différentes qui stabilisent la structure tertiaire (et non pas la structure secondaire).

7 Bonne(s) réponse(s) : a. et b.

a. Le nom de pelote statistique vient d'ailleurs de cette absence de structure ordonnée.

c. Les domaines correspondent à différentes régions d'une protéine ayant des fonctions biologiques différentes, donc reliés entre elles par des liaisons peptidiques, car faisant partie de la même chaîne protéique.

d. Elle contient trois chaînes que l'on appelle α et qui adoptent une conformation hélicoïdale, mais n'ont rien à voir avec une hélice α.

e. Ces sous-unités sont le plus souvent unies par des liaisons faibles, parfois par des liaisons covalentes, mais pas toujours.

8 Bonne(s) réponse(s) : b. et e.

a. La liaison peptidique qui unit les acides aminés est une liaison covalente.

b. Ce sont ses deux grandes caractéristiques.

c. Les ponts disulfures se forment avec la fonction thiol de la cystéine.

d. La séquence est le synonyme de « structure primaire ».

e. Si on prend linéaire au sens chimique du terme, les protéines ne sont jamais ramifiées.

9 Bonne(s) réponse(s) : b.

a. C'est une hélice droite.

c. Elle ne contient que peu d'acides aminés hydrophiles.

d. Les protéines membranaires contiennent ce type de structure secondaire, notamment dans la partie enchâssée dans la membrane.

f. Les hélices α se situent au sein des protéines, et sont donc majoritairement formées d'AA hydrophobes.

10 Bonne(s) réponse(s) : a., c. et d.

b. La structure native correspond à la structure tertiaire.

d. Elles permettent d'obtenir une liaison en configuration *cis*.

e. L'état de globule mou correspond à une structure de transition lors de la synthèse des protéines, avant l'adoption de la structure tertiaire définitive.

11 Bonne(s) réponse(s) : a., b., c. et e.

a. C'est cette structure qui correspond à la conformation de la protéine, et donc à son rôle biologique.

b. C'est d'ailleurs la définition d'un domaine.

c. Il y a quatre sous-unités contenant chacune un noyau hème et une chaîne protéique.

d. Les ponts disulfures stabilisent parfois les structures tertiaires, mais ne sont pas indispensables.

e. Ceci explique que les résidus d'acides aminés hydrophobes se placent au cœur des protéines globulaires.

12 Bonne(s) réponse(s) : d.

a. Les protéines seraient des homopolymères si elles n'étaient constituées que du même résidu d'acides aminés, ce qui est évidemment impossible.

b. Ce sont ces chaînes latérales qui sont impliquées dans le repliement, puisqu'elles gèrent notamment l'établissement des liaisons (faibles et fortes) qui stabilisent la structure tertiaire.

c. Il n'y a pas de lien entre le fait qu'une protéine possède un pont disulfure et le fait qu'elle soit formée de plusieurs sous-unités.

13 Bonne(s) réponse(s) : a., b., c. et e.

a. Cette proposition est souvent considérée comme vraie, bien que la proline ne contiennent pas la fonction imine.

b. Elle permet notamment d'adopter des liaisons peptidiques en configuration *trans*.

c. On rappelle que l'hélice du collagène ne correspond pas à une hélice α des structures secondaires des protéines.

d. Au cœur des protéines globulaires, on trouve essentiellement des hélices α qui ne contiennent jamais de proline.

14 Bonne(s) réponse(s) : b., c., d. et e.

b. Ce sont des liaisons faibles et des liaisons hydrogènes qui assurent ce rôle, donc non covalentes.

d. Les liaisons salines, donc électrostatiques, font partie des liaisons faibles.

e. Ce sont ces chaînes latérales qui portent les groupements qui peuvent établir ces liaisons faibles.

15 Bonne(s) réponse(s) : a., b. et c.

a. Le repliement de la protéine est spontané et ne s'effectue pas au hasard.

b. Elles facilitent d'ailleurs le repliement des protéines dans leur forme native.

c. Elles facilitent ce repliement en accélérant la formation des ponts disulfures.

d. Cette enzyme catalyse bien la liaison sous la configuration *cis*, mais de la liaison X-Pro, c'est-à-dire avant le résidu de proline.

16 **Bonne(s) réponse(s) : b. et e.**

On considère généralement que la masse molaire moyenne d'un acide aminé est de 100 à 110 daltons, donc pour une protéine de 940 acides aminés, cela fait une masse d'environ 94 000 daltons, donc également de 94 kDa.

17 **Bonne(s) réponse(s) : e.**

a. Suivant le type de protéine, le pourcentage n'est évidemment pas le même.

b. C'est le contraire, soit 3,6 résidus d'acide aminé par tour.

c. Les liaisons hydrogènes s'établissent entre les groupements de la chaîne polypeptidique et non entre les chaînes latérales, qui sont d'ailleurs rejetées vers l'extérieur de l'hélice.

e. Les chaînes latérales sont rejetées vers l'extérieur de la chaîne.

18 **Bonne(s) réponse(s) : a., b. et d.**

a. Elles ont un caractère rigide grâce aux liaisons hydrogènes perpendiculaires au plan du feuillet.

c. C'est l'inverse.

e. Tout est correct, sauf que ces acides aminés portent des radicaux apolaires, puisqu'ils sont hydrophobes.

19 **Bonne(s) réponse(s) : a., b., c. et d.**

e. Elle est stabilisée par des liaisons hydrogène.

20 **Bonne(s) réponse(s) : e.**

a. Elles interviennent surtout dans la stabilisation des structures secondaires, les liaisons faibles stabilisant la structure tertiaire.

b. De 5 à 20 kJ/mol.

c. L'effet hydrophobe met en jeu des interactions faibles entre groupements apolaires et l'eau.

21 **Bonne(s) réponse(s) : b., d. et e.**

a. Elle s'effectue spontanément, mais certainement pas au hasard, car en lien direct avec la nature des chaînes latérales des acides aminés.

c. Le globule mou est une structure de transition qui ne correspond pas du tout à la structure tertiaire définitive, et donc native, de la protéine.

d. La structure de la liaison peptidique est plane, et en configuration *trans*, sauf dans les coudes β ou la liaison X-pro est en *cis*.

22 **Bonne(s) réponse(s) : a.**

a. Leur masse peut être extrêmement importante.

c. La protéine native obéit à une seule et même structure tertiaire.

d. La dénaturation d'une protéine ne touche pas à sa structure primaire, donc ne touche pas ses liaisons amides.

23 Aucune bonne réponse.

a. Il s'agit de la structure tertiaire.

d. Ce sont elles qui en sont principalement responsables.

e. Ce n'est qu'une possibilité de liaison entre les sous-unités.

24 Toutes les réponses sont exactes.

a. On ne connaît aucune protéine ramifiée.

b. Elle est le plus souvent en configuration *trans*, sauf au niveau de la proline des coudes β où on la trouve en configuration *cis*.

c. Elles sont nécessaires au repliement à 180° du coude β en adoptant une configuration *cis*.

25 Bonne(s) réponse(s) : a., b. et d.

a. Soit 0,54 nm.

e. La longueur est supérieure.

26 Bonne(s) réponse(s) : a., b., c. et e.

d. Cette proposition est fausse car elle essaye de créer un amalgame avec le fait que l'extrémité N-terminale est chargée positivement grâce à la fonction NH_4^+ et l'extrémité C-terminale est chargée négativement grâce à la fonction COO^-.

e. On y trouve des feuillets β antiparallèles, et dans ce type de feuillet, les groupements latéraux des acides aminés sont dans des directions opposées à celle de la chaîne principale.

27 Bonne(s) réponse(s) : a., b. et c.

b. La super hélice de kératine α possède un pas à gauche alors que les hélices α ont un pas à droite.

c. C'est ce système de liaisons croisées qui explique l'élasticité de cette molécule qui constitue les ligaments.

d. La séquence est de trois acides aminés. Il faut enlever à la proposition l'acide aminé Y.

e. On trouve en effet beaucoup de coudes β, préférentiellement en superficie de la protéine globulaire.

21

Les hémoprotéines

Plan

1. L'hème (groupement prosthétique)
2. Les chaînes protéiques
3. Les liaisons de coordination
4. Formation de la sixième liaison de coordination
5. Intoxication par le monoxyde de carbone CO (100-1 000 ppm)
6. Couleur du sang
7. Courbes d'oxygénation
8. Restitution du dioxygène par l'Hb
9. Phénomène de coopérativité positive
10. Phénomène allostérique
11. Les effecteurs allostériques
12. Pathologies
13. Modifications physiologiques de l'hémoglobine

Synthèse

QCM

Corrigés

Objectifs

- Distinguer hémoglobine et myoglobine
- Connaître leurs similitudes et leurs différences
- Connaître la structure de l'hème
- Identifier clairement les modifications ayant lieu lors de l'oxygénation et la désoxygénation de ces molécules
- Savoir interpréter les courbes d'oxygénation
- Décrire le phénomène de coopération entre les sous-unités de l'hémoglobine
- Connaître le rôle des effecteurs allostériques
- Décrire la drépanocytose

L'hémoglobine (Hb) : Elle représente 90 % des protéines des globules rouges.

Un globule rouge (GR) contient 290×10^6 molécules d'hémoglobine (Hb) dans le sang. La couleur est due au fer de l'hème. Son rôle est de transporter de l'O_2 des alvéoles aux tissus périphériques.

Le transport et le stockage de l'oxygène chez les animaux est assuré par deux molécules que sont l'hémoglobine et la myoglobine.

La myoglobine (Mb) : Son rôle est de stocker l'oxygène dans les muscles.

Il s'agit de protéines globulaires (environ 150 AA par chaîne) : 2 500 atomes pour la Mb et plus de 10 000 atomes pour l'Hb.

Elles possèdent une partie non protéique (groupement prosthétique) appelée **hème** (tétracyclique, hydrophobe, avec un noyau porphyrine).

1. L'hème (groupement prosthétique)

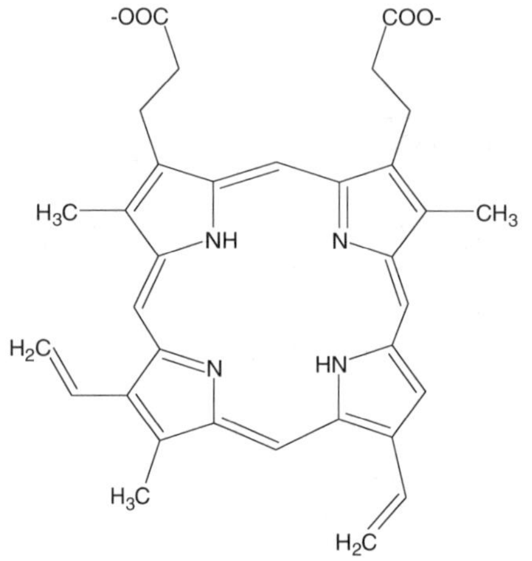

Figure 21.1 Structure de la protoporphyrine IX.

Constituée de quatre noyaux pyrroles (quatre hétérocycles) reliés entre eux par un carbone méthénique, on parle ainsi de structure tétrapyrrolique.

Toutes les doubles liaisons y sont conjuguées : les électrons sont donc délocalisés sur l'ensemble des doubles liaisons.

L'hème est une molécule très hydrophobe.

-CH= : carbone méthénique.

$-CH_3$: méthyle 1, 3, 5, 8.

$-CH=CH_2$: vinyle 2, 4.

$-CH_2-CH_2-COOH$: propanoïque 6, 7.

La protoporphyrine IX (Fig. 21.1) et le fer forment la molécule d'hème.

La poche de l'hème est très hydrophobe, ce qui empêche l'entrée de l'eau qui pourrait oxyder l'ion fer II en fer III.

Les substituants propanoïques sont orientés vers l'extérieur de l'hème (l'hème peut se loger dans l'Hb ou dans la Mb). Ils présentent un caractère acide, par déprotonation, avec introduction de deux charges négatives. Ces charges permettent d'orienter l'hème dans une cavité ménagée dans la structure tertiaire de la partie protéique.

Présence d'un ion Fe^{2+} pour former l'hème. Si l'ion se transforme en ion Fe^{3+}, il ne peut pas y avoir de fixation de l'O_2 sur Hb et sur Mb. Ce caractère réducteur est maintenu grâce à une enzyme, la glutathion réductase (cf. Chap. 19, § 19.2).

2. Les chaînes protéiques

- **Structure I :** la Mb possède une seule chaîne de 153 AA.

  L'Hb possède quatre chaînes différentes deux à deux. Deux chaînes α de 141 AA et deux chaînes β de 146 AA, mais le repliement est à peu près identique.

- **Structure II :** 75% de la chaîne de Mb et de chaque chaîne d'Hb sont sous forme d'hélices α. Il existe, au total, 8 hélices annotées de A à H.

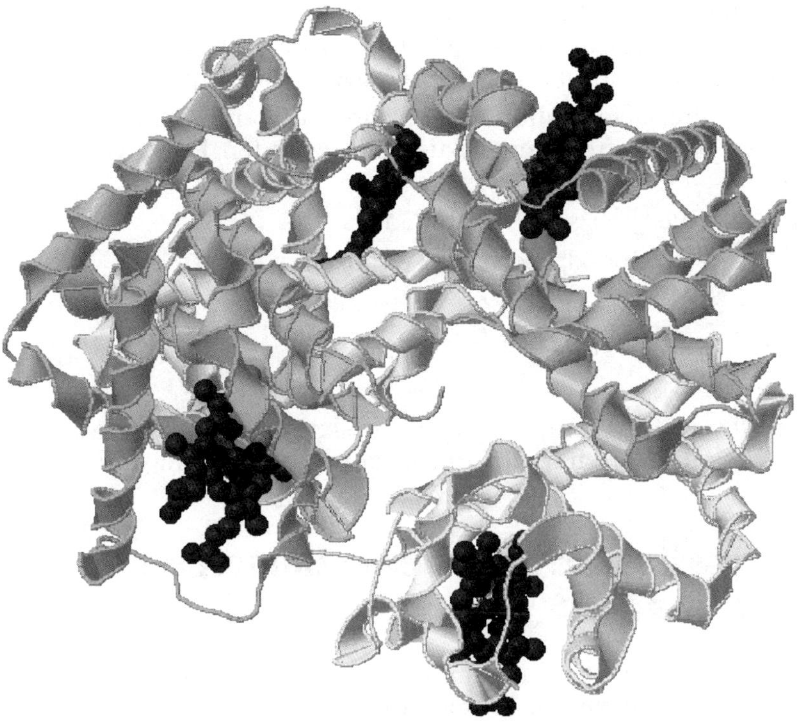

Figure 21.2 Structure tridimensionnelle de l'hémoglobine.

- **Structure III :** présence de nombreuses liaisons hydrophobes (Van der Waals).
- **Structure IV :** uniquement pour Hb (pour Mb, une seule chaîne protéique et une molécule d'hème, donc pas de structure IV).

  L'Hb est tétramérique ou oligomérique : quatre chaînes (2 α et 2 β) et quatre hèmes, ce qui entraîne quatre sous-unités indépendantes (Fig. 21.2).

  La structure IV est stabilisée par des liaisons faibles : liaisons hydrogène, interactions hydrophobes et ioniques

  Chaque chaîne α entre en interaction avec deux chaînes β mais il n'existe que très peu d'interactions entre deux chaînes de même type, ce qui a pour conséquence la mobilité de la protéine pendant la respiration. Quand il y a interaction avec l'O_2, les chaînes bougent un peu les unes par rapport aux autres.

3. Les liaisons de coordination

Dans ce type de liaison, un atome apporte les deux électrons de la liaison.

Au centre de la structure tétrapyrrolique se place un atome de Fe^{2+} à égale distance de chaque atome d'azote. Il s'établit quatre liaisons de coordinance avec les quatre atomes d'azote aux sommets des cycles pyrroles. Une cinquième liaison de coordination perpendiculaire au plan de la molécule s'établit avec l'His F8 (histidine en 8e position de la chaîne F de la partie protéique) dite **His proximale**. L'hème est donc liée par une seule liaison avec la partie protéique.

Pour comprendre la formation des liaisons de coordination, il faut regarder la répartition des électrons autour de l'atome de fer. Le fer est entouré de 26 électrons.

Fer non ionisé : Fe : $1s^2\ 2s^2\ 2p^6\ 3s^2\ 3p^6\ 3d^6\ 4s^2$

Fe^{2+} : $1s^2\ 2s^2\ 2p^6\ 3s^2\ 3p^6\ 3d^6$ (perte de 2 électrons, il en reste 24).

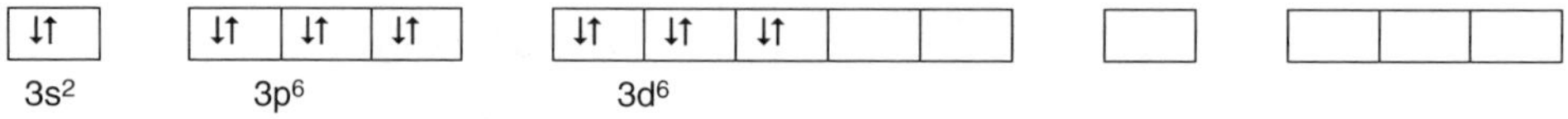

On voit qu'il y a la possibilité d'établir une sixième liaison de coordination avec l'ion fer II, ce qui se produira lorsque le dioxygène se fixera sur la molécule.

4. Formation de la sixième liaison de coordination

Dans la suite de ce chapitre, on notera Hb pour la désoxyHb et HbO_2 pour l'oxyHh; de même, on notera Mb pour la désoxyMb et MbO_2 pour l'oxyMb.

4.1. À l'état désoxygéné

La sixième case quantique est vide, le fer est donc déséquilibré, et la molécule se « courbe » comme un dôme. Il y a en fait un léger déplacement du fer vers la région proximale (His F8). L'His tire sur l'hème ce qui entraîne une torsion du plan de l'hème de 0,4 Å.

La sixième liaison de coordination ne s'établit pas, même avec d'autres AA car il y a un encombrement important dans la partie distale.

4.2. À l'état oxygéné

L'O_2 est dans la poche de l'hème et interagit directement avec l'ion Fe^{2+} en formant la sixième liaison de coordination.

Un déplacement de 0,4 Å se produit vers l'His E7 ou **His distale**, ce qui entraîne l'attraction de l'His F8 vers le centre de la poche de l'hème.

Il existe une inclinaison de la molécule d'O_2 d'un angle de 60° entre la double liaison O=O et le plan de l'hème. L'O_2 est stabilisé grâce à des liaisons hydrogène avec la fonction amine II du noyau imidazol de l'His distale.

À noter

L'inclinaison limite l'affinité entre O_2 et Hb. Sinon, l'affinité serait trop forte et HbO_2 ne pourrait pas libérer l'O_2. Cette inclinaison (toujours identique) est observée avec tous les gaz capables de se lier au Fe^{2+} comme CO et NO.

5. Intoxication par le monoxyde de carbone CO (100 - 1 000 ppm)

Le CO, malgré l'inclinaison, possède une affinité 250 fois plus importante que l'O_2 pour l'hème ; il prend donc la place de l'O_2.

Pour l'hème libre, l'affinité pour le CO est 25 000 fois supérieure à celle pour l'O_2, ce qui démontre le caractère indispensable de la chaîne protéique qui limite cette affinité.

6. Couleur du sang

6.1. Sang veineux : couleur rouge sombre

Parmi les six électrons de l'orbitale 3d, deux électrons occupent des sous-niveaux légèrement supérieurs. Ce sont des électrons à haut spin. L'absorbance dans le visible est différente. Lorsque Fe^{2+} absorbe la lumière visible, les électrons à haut spin repasse à l'état fondamental en émettant une lumière rouge sombre (pour l'Hb à l'état pur, la couleur est bleue).

6.2. Sang artériel : couleur rouge vif

Les six électrons de l'orbitale 3d ont le même niveau énergétique (bas spin). En présence d'O_2, le volume du fer diminue avec des changements de niveaux énergétiques.

La configuration électronique renvoie une longueur d'onde λ plus élevée (plus rouge).

7. Courbes d'oxygénation

La courbe d'oxygénation, appelée également **courbe de saturation**, indique la proportion de molécules ayant fixé l'oxygène en fonction de la pression partielle de O_2 (pO_2), qui est proportionnelle à la concentration en O_2 en milieu aqueux (Fig. 21.3).

Pour la Mb, la courbe est une hyperbole. Pour l'Hb, l'allure est sigmoïdale, ce qui traduit une différence d'affinité pour l'O_2.

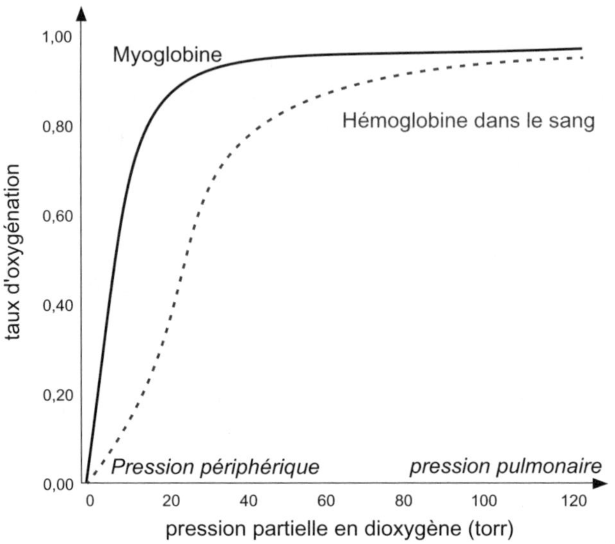

Figure 21.3 Courbe d'oxygénation comparée de la myoglobine et de l'hémoglobine (mesures *in vivo*; 1 torr = 1 mmHg à 0 ° C).

En regardant ces courbes, on pourrait penser que la Mb est meilleure pour lier O_2. Or c'est faux, car dès que la pO_2 augmente un peu, Hb se sature complètement et adopte un comportement très proche de la myoglobine.

Quand $Y = 0{,}5$ (50 % de sites saturés)

Mb $\rightarrow pO_2$ (p_{50}) est très basse à environ 3 mm de Hg.

Hb $\rightarrow pO_2$ (p_{50}) est beaucoup plus élevée à 26 mm de Hg (mesures *in vivo* dans les GR).

La Mb ne peut pas être utilisée pour le transport de l'O_2 car à 20 mm de Hg, on est déjà à 90 % de saturation, ce qui signifie que l'O_2 ne serait libéré dans les tissus périphériques qu'à un taux de 10 %. L'Hb est donc beaucoup plus efficace car pour une pO_2 de 20 mm de Hg (pour les capillaires veineux), la saturation n'est que de 25-30 %, ce qui entraîne une décharge du stock d'O_2 de 70-75 %.

L'Hb est donc mieux adaptée pour transporter l'O_2, du fait de son comportement sigmoïde, non pas parce qu'elle fixe bien l'O_2 dans les poumons (la Mb la fait même mieux qu'elle), mais surtout parce qu'elle libère bien l'O_2 dans les tissus périphériques.

Exemple

Lorsque le muscle est en fonctionnement intense, la pO_2 chute à environ 1 mm de Hg, ce qui fait que la myoglobine libère beaucoup mieux son oxygène, et est donc bien adaptée à cet organe.

8. Restitution du dioxygène par l'Hb

Dans l'air, il y a environ 20 % d'O_2, et on sait que dans les conditions normales, une mole de gaz occupe un volume de 22,4 litres, soit 0,8 mole de N_2 et 0,2 mole d'O_2. Dans un litre d'air, il y a donc 0,2/22,4 = 9 mmol d'O_2, ce qui représente donc la concentration d'O_2 dans l'air.

Dans le plasma humain, on compte 0,1 mmol d'O_2 par litre. La quantité d'O_2 dissoute est donc nettement insuffisante pour l'organisme s'il n'y avait un système de transport adéquat comme l'Hb des GR.

Avec les globules rouges (GR), la concentration en Hb est de 2,3 mmol par litre de sang, soit avec quatre chaînes dans l'Hb, la fixation de quatre molécules d'O_2 ; la concentration en O_2 dans le sang est donc d'environ 10 mmol d'O_2 par litre.

Nous constatons donc que la molécule d'Hb restitue la quantité d'O_2 disponible comparable à celle de l'air.

9. Phénomène de coopérativité positive

On constate par des mesures *in vivo* une augmentation brusque de l'affinité pour la 2e, 3e et 4e molécule d'O_2.

Exemple

K_D pour la 1re molécule d'O_2 = 7,5 M

K_D pour la 4e molécule d'O_2 = 0,0025 M (forte affinité)

L'affinité pour la 4e molécule est 300 fois supérieure à celle pour la 1re molécule. L'affinité pour l'O2 est donc variable pour chaque chaîne d'Hb ; c'est ce que l'on appelle le **phénomène de coopérativité positive**.

La coopérativité positive correspond donc à l'augmentation de l'affinité de chacune des chaînes des molécules d'Hb pour l'O_2 en fonction de l'augmentation de la concentration en O_2.

Cette coopérativité positive traduit le comportement des quatre chaînes de l'Hb. Lorsque la concentration en O_2 est faible, la 1re molécule est fixée avec une faible affinité, l'Hb change de conformation ce qui augmente l'affinité de la 2e puis de la 3e et enfin de la 4e molécule d'O_2.

10. Phénomène allostérique

Le mécanisme de coopérativité s'explique par une transconformation allostérique ; sous l'effet d'effecteur (l'O_2 en l'occurrence) la structure IV de la protéine se modifie.

Il existe une différence d'affinité des chaînes $\alpha 1$, $\alpha 2$, $\beta 1$, $\beta 2$ pour l'O_2. Lorsqu'il y a fixation d'une molécule d'O_2 sur un site, l'affinité de l'O_2 pour le 2e site augmente et ainsi de suite.

Si les chaînes de Hb sont dissociées, il y aura une différence de comportement : il n'y aura plus de coopérativité positive car plus de coopération entre les sites de liaison à l'O_2.

Suite à l'oxygénation, les contacts entre les chaînes seront modifiés, entre $\alpha 1$ et $\beta 1$ d'une part, et entre $\alpha 2$ et $\beta 2$ d'autre part.

Hb est donc dans un état tendu T moins compact grâce à l'existence de huit liaisons salines qui stabilisent les sous-unités et les empêchent de bouger les unes par rapport aux autres.

HbO_2 est dans un état R relâché plus compact à cause de la rupture de ces huit liaisons salines ce qui diminue les contraintes entre les sous-unités ; ceci se traduit par un rapprochement des différentes chaînes.

Lorsque la sixième liaison de coordination s'établit avec l'O_2, il y a déplacement du plan de l'hème de 0,4 Å, ce qui entraîne un déplacement de l'His proximale d'environ 1 Å. Il y a donc déplacement de l'hélice, déplacements qui se transmettent de proche en proche, de la poche de l'hème vers la surface de la chaîne. II y a donc une modification de l'affinité des 3 chaînes successives par rapport à la 1re ayant fixée de l'O_2.

11. Les effecteurs allostériques

Ce sont des effecteurs négatifs (déplacement de la courbe de saturation vers la droite) qui ont tendance à réduire la coopération. Ils jouent de ce fait un rôle physiologique capital. Ce sont les ions H^+, le dioxyde de carbone CO_2, et surtout le 2,3-bisphosphoglycérate (2,3-BPG). Ils favorisent la libération d'O_2 dans les tissus périphériques.

11.1. H^+ : effecteur négatif

Il diminue l'affinité de l'Hb pour l'O_2 par diminution de pH, et il facilite donc la libération de l'O_2, c'est-à-dire la désaturation de l'oxyHb.

Effet Bohr dans les tissus périphériques

Il y a libération de dioxyde de carbone qui, en réagissant avec l'eau (réaction acidobasique), libère de l'acide carbonique qui forme à son tour des ions H^+ ainsi que des ions hydrogénocarbonate HCO_3^-.

Cette production entraîne donc la diminution du pH (7,2). Or, à ce pH, un acide aminé, la βHis 146, s' ionise, ce qui crée une liaison saline avec l'Asp 94. L'état tendu T est favorisé.

Cet effet permet l'élimination d'environ 90 % du dioxyde de carbone. Les 10 % restants seront pris en charge directement par l'hémoglobine qui passe alors sous forme de carbamino hémoglobine ; cette forme stabilise elle aussi l'état T en augmentant les interactions ioniques.

Attention

N'oubliez pas qu'une faible proportion de dioxyde de carbone est dissoute dans le plasma ; il s'agit de la troisième forme de transport de ce gaz dans le sang.

L'effet Haldane dans les poumons

Lorsque l'on passe de l'état T à l'état R, il se produit un éloignement de l'His 146 par rapport à l'Asp 94, ce qui entraîne l'éjection de H^+ qui est capté par l'anhydrase carbonique qui peut faire la réaction inverse de celle qui se produit dans les tissus périphériques et finalement reformer de l'eau et du dioxyde de carbone qui seront expirés.

11.2. 2,3 BPG (naturellement présent dans les GR à 4,5 mmol/L)

Il se loge au centre de la structure IV (entre les quatre chaînes de la désoxyHb) grâce à des liaisons salines avec des charges positives (Nt, Lys F7, His H21) sur les chaînes β. Il favorise l'état T.

Sa concentration est stable, mais elle augmente avec l'altitude. Le 2,3 BPG facilite le fonctionnement de l'Hb car il est essentiel pour que l'Hb puisse libérer l'O_2 dans les capillaires des tissus.

Il est produit naturellement par les globules rouges (cf. métabolisme de la glycolyse).

Attention

En altitude, il y a une adaptation à la diminution de la pO_2 par une augmentation de la concentration en BPG de 4 à 7 mmol/L, ce qui améliore le fonctionnement de l'Hb.

12. Pathologies

Il existe environ 300 formes d'anomalies de l'hémoglobine.

12.1. La drépanocytose

Près de 500 millions de personnes touchées dans le monde, essentiellement en Afrique et en Amérique du nord. Il semble qu'il y ait un lien avec le paludisme.

Elle se caractérise par des globules rouges déformés en faucille, qui sont donc beaucoup plus fragiles, et qui de plus peuvent s'agglomérer, provoquant ainsi la formation de petits Caillaux bloquant les petits vaisseaux sanguins. On peut observer également de nombreuses lésions dans les organes dues à des microthromboses.

C'est au niveau de l'hémoglobine que se situe le problème : au niveau de la chaîne β, un seul AA a été modifié. L'acide glutamique a été remplacé par une valine en position 6. Cette hémoglobine est appelée HbS.

La présence d'un résidu apolaire à la surface de l'hémoglobine diminue fortement la solubilité, ce qui entraîne la précipitation sous forme de filaments à l'intérieur des globules rouges.

12.2. Méthémoglobinémie

Cette maladie se traduit par l'incapacité de l'hémoglobine à fixer le dioxygène, et s'observe surtout chez le nourrisson (maladie du « bébé bleu »).

Nous avons déjà parlé de l'oxydation du fer ferreux en fer ferrique Fe^{3+}. Cette oxydation peut provenir

- d'un disfonctionnement d'une enzyme chargée de transformer l'hémoglobine en méthémoglobine, la méthémoglobine réductase. Cette réaction naturelle, qui ne touche que 1 à 2% de l'hémoglobine, peut être augmentée par une anomalie d'origine génétique ;
- d'une intoxication par des molécules (sulfonamides, nitrates, etc.).

12.3. Polycytémie

Cette maladie se traduit par une augmentation de l'affinité de l'hémoglobine pour le dioxygène, donc par une moins bonne libération de ce dernier aux tissus périphériques.

L'organisme compense donc par une augmentation du nombre de globules rouges.

12.4. Thalassémie

Maladie impliquant une baisse de la synthèse des chaînes de globine (α, β ou les deux), donc une baisse du taux d'hémoglobine ; le symptôme le plus marqué est donc une anémie sévère.

13. Modifications physiologiques de l'hémoglobine

13.1. En fonction de l'âge

Les chaînes de globines ne sont pas les mêmes en fonction du stade de développement de l'individu :

- **Stade embryonnaire.** On trouve une chaîne δ et une chaîne ε (remplaçant respectivement les chaînes α et β de l'adulte).

- **10e semaine : stade fœtal.** On trouve maintenant les chaînes α et γ. L'hémoglobine est alors appelée hémoglobine F.
- **Adulte.** Les chaînes sont appelées α et β, et l'hémoglobine se nomme l'hémoglobine A. cette dernière représente l'énorme majorité de l'hémoglobine adulte, bien que l'on trouve encore des traces d'hémoglobine F.

L'Hb F possède une P50 inférieure à celle de l'Hb A (courbe d'oxygénation plus vers la droite), donc a une plus grande affinité pour le dioxygène (elle est notamment dépourvue de 2,3-BPG). Cette plus grande affinité s'explique par la nécessité du fœtus de puiser l'oxygène non pas dans l'air mais dans le placenta où la pression en oxygène est beaucoup plus faible.

13.2. En cas de diabète

En cas de diabète, on note l'apparition d'une hémoglobine glyquée (ou glycosylée), l'hémoglobine Hb 1Ac.

L'hémoglobine contenue dans les globules rouges se comporte un peu comme une éponge pour le glucose du sang en le stockant.

La mesure de la glycémie donne un instantané du taux de glucose, alors que la mesure du taux de Hb 1Ac donne la meilleure indication de la glycémie des semaines précédents le dosage (trois derniers mois).

Synthèse

Je sais définir

- Groupement prosthétique
- Hémoglobine et myoglobine
- Globine
- Hème
- L'allostérie
- Coopérativité positive
- Effet Bohr et effet Haldane

Je connais

- Les rôles de l'hémoglobine et de la myoglobine
- Les liaisons de coordination établies avec l'ion ferreux
- Le rôle des histidines distales et proximales
- Les courbes d'oxygénation
- Le phénomène de coopérativité positive
- Le phénomène allostérique
- Le rôle des effecteurs négatifs pour l'hémoglobine
- Quelques pathologies dues à des anomalies de l'hémoglobine

Je sais

- Expliquer la différence de comportement de l'hémoglobine et de la myoglobine vis-à-vis du dioxygène
- Interpréter les courbes d'oxygénation
- Expliquer pourquoi les sous-unités de l'hémoglobine coopèrent entre elles
- Expliquer l'intervention de la coopérativité positive et du phénomène allostérique dans le fonctionnement de l'hémoglobine

Questions à choix multiples

1 Laquelle ou lesquelles des affirmations suivantes sont vraie(s)?

- ❒ **a.** La quantité d'oxygène que peut fixer l'hémoglobine du sang et de l'ordre de 0,01 mmole par litre.
- ❒ **b.** L'hème contient un atome de fer à l'état ionisé.
- ❒ **c.** Dans la myoglobine l'histidine distale est toujours reliée au fer de l'hème.
- ❒ **d.** L'hémoglobine est un transporteur plus efficace que la myoglobine pour livrer l'oxygène aux tissus.
- ❒ **e.** Dans le sang veineux périphérique, le taux de saturation de l'hémoglobine en oxygène est inférieur à 5 %.

2 Parmi les affirmations suivantes relatives aux 2,3-B.P.G., laquelle ou lesquelles sont exactes?

- ❒ **a.** C'est un constituant naturel de globules rouges.
- ❒ **b.** Il est absent de la désoxyhémoglobine.
- ❒ **c.** Sa présence dans le muscle explique la faible valeur de la p_{50} de la myoglobine.
- ❒ **d.** En son absence, la courbe de saturation de l'hémoglobine pour l'oxygène est déviée vers la gauche.
- ❒ **e.** Il abaisse l'affinité de l'hémoglobine pour l'oxygène.

3 Parmi les propositions suivantes, laquelle (lesquelles) est (sont) exacte(s)?

- ❒ **a.** La globine de la myoglobine est une chaîne polypeptidique de 350 AA.
- ❒ **b.** La fixation de l'O_2 ne se fait que si le fer héminique est oxydé.
- ❒ **c.** La chaîne protéique est étirée et comporte 8 hélices droites.
- ❒ **d.** Des résidus hydrophiles de ces hélices sont au contact de l'hème.
- ❒ **e.** La courbe de saturation de la myoglobine par l'oxygène est une sigmoïde.
- ❒ **f.** La myoglobine a une plus grande affinité pour l'oxygène que pour l'hémoglobine.

4 Parmi les propositions suivantes, relevez la (ou les) propositions exacte(s).

- ❒ **a.** L'hème est un noyau tétrapyrrolique développant 4 liaisons de coordination avec un ion Fe^{3+}.
- ❒ **b.** La fixation de l'O_2 sur la myoglobine entraîne un retour de l'ion ferreux dans le plan du tétrapyrrole.
- ❒ **c.** Les différences de propriétés biologiques entre la myoglobine et l'hémoglobine s'expliquent par des différences de structure.
- ❒ **d.** La courbe de fixation de l'O_2 sur la myoglobine est une sigmoïde.
- ❒ **e.** L'hémoglobine fixe l'O_2 de manière coopérative en raison de sa structure tétramérique.

5 Parmi les propositions suivantes relatives au fonctionnement allostérique de l'hémoglobine, laquelle (lesquelles) est (sont) vraie(s) ?

❒ **a.** La fixation de l'oxygène à l'hémoglobine répond à un phénomène de coopérativité positive.

❒ **b.** Lors de l'oxygénation, la modification de la structure quaternaire de l'hémoglobine s'accompagne de la rupture de huit liaisons salines.

❒ **c.** La diminution de concentration de H^+ favorise la dissociation de l'oxyhémoglobine.

❒ **d.** Le 2,3 BPG diminue l'affinité de l'hémoglobine pour l'oxygène.

❒ **e.** L'hémoglobine est un transporteur plus efficace que la myoglobine pour livrer l'oxygène aux tissus.

6 Dans la liste suivante, retrouvez la (les) proposition(s) exacte(s).

❒ **a.** L'hémoglobine contient 4 atomes de fer ferreux.

❒ **b.** L'hème est relié à la chaîne protéique de la myoglobine par deux liaisons covalentes.

❒ **c.** L'oxyhémoglobine contient du fer ferrique.

❒ **d.** Le fer de l'hème est maintenu par cinq liaisons de coordination.

❒ **e.** Le monoxyde de carbone possède une affinité pour l'hémoglobine 250 fois supérieure à celle de l'oxygène.

7 Le 2,3-bisphosphoglycérate possède une (des) propriété(s) fonctionnelle(s) spécifique(s), laquelle (lesquelles) ?

❒ **a.** C'est un effecteur allostérique négatif du fonctionnement de l'hémoglobine.

❒ **b.** Il est libéré par les tissus périphériques.

❒ **c.** Une molécule d'hémoglobine peut en contenir quatre.

❒ **d.** Il stabilise la structure « tendue » (état T) de la désoxyhémoglobine.

❒ **e.** Il est maintenu au centre de la molécule d'oxyhémoglobine par des liaisons salines.

8 Parmi les mécanismes moléculaires de la drépanocytose présentés ci-dessous, lequel (lesquels) est (sont) exact(s) ?

❒ **a.** Elle est caractérisée par la présence d'une hémoglobine de structure anormale dénommée HbS.

❒ **b.** Dans cette pathologie, l'hémoglobine se dissocie en quatre monomères insolubles.

❒ **c.** L'hémoglobine de structure anormale correspond à la substitution suivante β6-Glu $\rightarrow$ Val.

❒ **d.** L'anomalie structurale diminue l'affinité de l'hémoglobine pour l'oxygène.

❒ **e.** L'hémoglobine de structure anormale précipite uniquement à l'état oxygéné.

9 Retrouvez la (les) proposition(s) qui s'applique(nt) à la myoglobine.

❒ **a.** C'est une protéine oligomérique.

❒ **b.** Elle contient un ion fer.

❒ **c.** Elle est très riche en hélices α.
❒ **d.** À une faible pression partielle en oxygène, elle possède une affinité pour l'oxygène supérieure à la molécule d'hémoglobine.
❒ **e.** L'hème qu'elle contient est relié à la chaîne protéique par deux liaisons covalentes.
❒ **f.** Elle lie l'oxygène selon un mécanisme de coopérativité maximale.
❒ **g.** Son point de demi-saturation est obtenu pour une pression partielle en gaz carbonique de 1 mm Hg.

10 Parmi les propositions suivantes relatives à l'effet Bohr, laquelle (lesquelles) est (sont) exacte(s)?

❒ **a.** Il s'explique en grande partie par la libération de protons au niveau des cellules périphériques.
❒ **b.** La fixation de protons sur l'hémoglobine favorise l'état « tendu ».
❒ **c.** La rupture des liaisons salines caractéristique de l'état « relâché » de l'hémoglobine favorise l'éjection des protons au niveau des poumons.
❒ **d.** L'anhydrase carbonique est indispensable à la production de gaz carbonique au niveau des alvéoles pulmonaires.
❒ **e.** Le 2,3-BPG produit au niveau des cellules périphériques est en grande partie responsable de l'effet Bohr.
❒ **f.** Les valeurs des p_{50} des molécules d'hémoglobine sont identiques entre le poumon et les tissus périphériques.
❒ **g.** La production de gaz carbonique au niveau des tissus périphériques entraîne une diminution du pH.

11 Dans la liste suivante, quelle(s) est (sont) la (les) proposition(s) vraie(s)?

❒ **a.** La myoglobine est une protéine capable de lier réversiblement l'oxygène.
❒ **b.** La méthémoglobine peut fixer réversiblement quatre molécules d'oxygène.
❒ **c.** L'hémoglobine et la myoglobine ont la même affinité pour l'oxygène qui est indépendante de la PO_2.
❒ **d.** Les structures quaternaires de l'Hb et de l'HbO_2 sont différentes.
❒ **e.** Le résidu d'histidine distale est relié au fer de l'hème par une liaison de coordination.

12 On veut comparer l'activité de quatre molécules d'hémoglobine modifiées par pontage chimique et potentiellement utilisables comme substituts du sang. On dispose de renseignements expérimentaux suivants :

	p_{50} (mm Hg)	nH (coeff. de Hill)
solution d'HbA (Hb normale adulte)	15	3,0
molécule Hb1	3	1,1
molécule Hb2	25	2,9
molécule Hb3	5	3,0
molécule Hb4	15	1,0

Choisissez la (les) molécule(s) qui possède(nt) apparemment les meilleures propriétés fonctionnelles, laquelle (lesquelles) ?

❒ **a.** Hb1 ❒ **b.** Hb2 ❒ **c.** Hb3 ❒ **d.** Hb4

13 Parmi les propositions suivantes relatives à la structure de l'hème de l'hémoglobine, laquelle (lesquelles) est (sont) exacte(s) ?

❒ **a.** Il contient une protoporphyrine de type X.
❒ **b.** Il est relié exclusivement à la chaîne protéique par des interactions hydrophobes.
❒ **c.** Il est présent en quadruple exemplaires dans une molécule d'hémoglobine.
❒ **d.** Il contient trois substituants propanoïques.
❒ **e.** Sa structure polycyclique est toujours parfaitement plane.

14 Parmi les affirmations suivantes relatives au fer de l'hème, laquelle (lesquelles) est (sont) exacte(s) ?

❒ **a.** Il participe directement au mécanisme d'oxygénation.
❒ **b.** Les niveaux énergétiques des électrons de l'orbitale 3d expliquent les différences de couleur entre les formes oxygénées et désoxygénées de l'hémoglobine.
❒ **c.** Il est toujours relié à la chaîne protéique par une liaison de coordination.
❒ **d.** Il est à l'état hexacoordonné dans la désoxyhémoglobine.
❒ **e.** L'hybridation d^2sp^3 de sa troisième orbitale explique l'établissement d'une structure octaédrique hexacoordonnée.
❒ **f.** Sa sixième liaison de coordination s'établit avec la chaîne latérale de l'histidine E7.

15 Le 2,3-bisphosphoglycérate possède une (des) propriété(s) suivante(s), laquelle (lesquelles) ?

❒ **a.** Il augmente l'affinité de l'hémoglobine pour l'oxygène.
❒ **b.** Il est indispensable au fonctionnement de la myoglobine.
❒ **c.** Il favorise l'établissement de liaisons salines entre les chaînes β de l'Hb.
❒ **d.** Il est toujours associé à la structure quaternaire des formes oxygénées et désoxygénées de l'Hb.
❒ **e.** En son absence, la courbe de saturation de l'hémoglobine pour l'oxygène est déviée vers la droite.

16 Parmi les propositions suivantes relatives à l'effet Bohr, laquelle est fausse ?

❒ **a.** Il explique la baisse du pH lors de la libération d'oxygène.
❒ **b.** Le pK de l'His 146 des chaînes β diminue lors de la transition R $\rightarrow$ T.
❒ **c.** Le pK de l'His 146 des chaînes β augmente lors de la transition R $\rightarrow$ T.
❒ **d.** L'anhydrase carbonique facilite la production de gaz carbonique.
❒ **e.** À l'état T, la liaison saline entre His 146 et Asp 94 est favorisée par la protonation de la chaîne latérale de l'histidine.

17 Laquelle (lesquelles) des affirmations suivantes est (sont) vraie(s)?

❒ **a.** La quantité d'oxygène libre soluble dans le sang est de l'ordre de 0,1 mmole/litre.

❒ **b.** L'hème contient 11 doubles liaisons conjuguées.

❒ **c.** Dans les hémoprotéines, l'histidine proximale est toujours reliée au fer de l'hème.

❒ **d.** La distance entre l'atome de fer et l'histidine proximale diminue lors de l'oxygénation.

❒ **e.** La poche de l'hème assure un environnement hydrophobe.

18 Parmi les affirmations suivantes, laquelle (lesquelles) est (sont) exacte(s)?

❒ **a.** Les propriétés allostériques de l'hémoglobine sont indépendantes de sa structure quaternaire.

❒ **b.** Les structures quaternaires de Hb et de HbO2 sont identiques.

❒ **c.** La première molécule d'oxygène se lie à l'hémoglobine avec une affinité plus faible que la deuxième.

❒ **d.** Dans le sang veineux périphérique le taux de saturation de HbO2 est inférieur à 5%.

❒ **e.** Dans la drépanocytose, on observe une déformation des globules rouges en faucille.

19 Parmi les affirmations suivantes, laquelle (lesquelles) est (sont) exacte(s)?

❒ **a.** La fonction de la myoglobine est de stocker l'oxygène.

❒ **b.** Dans la myoglobine non oxygénée, le fer de l'hème se trouve à environ 0,3 angström du plan de l'anneau tétrapyrrole, dans la direction de l'histidine E7.

❒ **c.** Dans la myoglobine, la fixation des atomes du CO au fer de l'hème ne peut prendre qu'une seule disposition : les trois atomes (Fe, C et O) sont parfaitement alignés et cet alignement est perpendiculaire à l'anneau tétrapyrrole.

❒ **d.** Dans le muscle en activité intense, l'affinité de la myoglobine pour l'oxygène est plus importante que dans le muscle au repos.

❒ **e.** Dans l'espace, les chaînes polypeptidiques de l'hémoglobine prennent une disposition approximativement tétraédrique.

20 Parmi les affirmations suivantes, laquelle (lesquelles) est (sont) exacte(s)?

❒ **a.** Dans l'hémoglobine, deux liaisons de coordinence de l'atome de fer de l'hème sont établies avec des résidus d'histidine.

❒ **b.** Durant la transition de la forme T à la forme R de l'hémoglobine, une paire des sous unités α/β effectue une rotation de 15° par rapport à l'autre paire de sous unité α/β.

❒ **c.** L'hémoglobine est formée de 4 chaînes peptidiques et de 1 hème.

❒ **d.** L'affinité de l'hémoglobine pour l'oxygène diminue après qu'une première molécule de dioxygène s'y soit liée.

❒ **e.** La variation d'affinité de l'hémoglobine pour l'oxygène est liée à des modifications de sa structure primaire.

Corrigés

1 Bonne(s) réponse(s) : b. et d.

a. Elle est de l'ordre de 10 mmol/L.

b. L'hème contient un ion Fer II.

c. Que ce soit dans la Mb ou dans l'Hb, la liaison à l'histidine distale ne se fait que lorsque le dioxygène est fixé.

d. L'Hb est plus efficace, non pas parce qu'elle fixe mieux le dioxygène, mais parce qu'elle le libère mieux au niveau des tissus périphériques.

e. D'après les courbes d'oxygénation, le taux de saturation est de l'ordre de 25 %.

2 Bonne(s) réponse(s) : d. et e.

a. Il est fabriqué par les globules rouges, mais il n'en est pas un constituant.

b. Il favorise cette désoxygénation de l'hémoglobine.

c. Il n'est présent que dans l'hémoglobine.

d. En son absence, l'Hb perd un peu de son fonctionnement allostérique, et la courbe de saturation se déplace vers la gauche.

e. Puisqu'il favorise la libération du dioxygène par l'Hb, il abaisse donc l'affinité.

3 Bonne(s) réponse(s) : f.

a. La chaîne possède 153 AA.

b. Le Fer II est réduit par rapport au Fer III, et ce Fer III ne permet pas la fixation du dioxygène. Il faut donc que le fer de l'hème reste sous sa forme réduite.

c. Il y a bien huit hélices, mais la chaîne protéique résultante n'est pas étirée, mais au contraire globulaire.

d. Les résidus hydrophiles sont dirigés vers l'extérieur de l'Hb, c'est-à-dire au contact avec le milieu aqueux.

e. C'est une hyperbole.

4 Bonne(s) réponse(s) : b., c. et e.

a. L'ion est ferreux Fe2+.

c. L'hémoglobine est formée de quatre sous unités contre une seule pour la myoglobine.

d. La courbe est sigmoïde pour l'hémoglobine.

e. C'est la coopération entre ses quatre sous unités qui en est responsable.

5 Bonne(s) réponse(s) : a., b., d. et e.

a. C'est ce phénomène qui explique la spécificité de l'emploi de l'Hb par l'organisme.

b. Les chaînes ne sont liées que par des liaisons faibles qui peuvent se rompre lorsque le dioxygène se fixe.

c. Dans les tissus périphériques, le pH diminue, donc la concentration en ions H^+ augmente, ce qui favorise la libération du dioxygène.

d. Puisque ce composé favorise l'état désoxyhémoglobine.

e. Car l'Hb libère plus facilement le dioxygène aux tissus périphériques.

6 Bonne(s) réponse(s) : a. et e.

a. Les ions Fer II sont appelés *ions ferreux*, les ions Fer III étant eux appelés *ions ferriques*.

b. L'hème est reliée par une liaison de coordinance avec la chaîne protéique.

c. L'Hb transportant le dioxygène contient toujours du Fer II, donc ferreux.

d. Le Fer II est maintenu en place avec quatre liaisons de coordination engagées avec les atomes d'azote du noyau de la porphyrine.

7 Bonne(s) réponse(s) : a. et d.

a. Puisqu'il favorise la libération du dioxygène.

b. Il est naturellement présent dans les globules rouges.

c. Une seule molécule de BPG peut se fixer sur l'hémoglobine.

e. Ce sont bien des liaisons salines qui le maintiennent en place, mais dans la désoxyhémoglobine, pas dans l'oxyhémoglobine.

8 Bonne(s) réponse(s) : a. et c.

b. Les quatre sous-unités ne se dissocient pas, même si la solubilité diminue.

e. Cette anomalie modifie beaucoup la solubilité de la forme désoxygénée, mais a peu d'influence sur la forme oxygénée.

9 Bonne(s) réponse(s) : b., c. et d.

a. L'Hb est formée de quatre sous-unités, mais la myoglobine seulement d'une seule chaîne protéique.

b. Sous forme d'ion Fer II.

c. On en compte huit par chaîne.

d. C'est d'ailleurs pour cela que la myoglobine n'est pas du tout adaptée à la libération du dioxygène au niveau des tissus périphériques.

e. L'hème est reliée par une seule liaison de coordination à la partie protéique.

f. Il ne peut y avoir de coopérativité, puisqu'il n'y a qu'une seule chaîne protéique et une seule hème.

g. La p_{50} est obtenue pour environ 3 mm de Hg.

10 Bonne(s) réponse(s) : a., b., c., d. et g.

a. Cette libération de protons diminue le pH, ce qui favorise la dissociation du dioxygène et de l'Hb.

b. Cet état T correspond à la forme désoxygénée de l'Hb.

c. Ceci traduit l'effet inverse de l'effet Bohr, à savoir l'effet Haldane.

d. C'est elle qui à partir des protons éjectés au niveau des poumons et des ions carbonates reforme du dioxyde de carbone expiré.

e. Il n'est pas produit au niveau des tissus périphériques mais par les globules rouges.

f. On pourrait penser que la valeur de la p_{50} est la même entre les poumons et les tissus périphériques, puisque la molécule d'Hb est la même ; seulement, les effecteurs allostériques interviennent dans les tissus périphériques et modifient donc la valeur de la p_{50}.

g. La production de dioxyde de carbone (appelé dans cette question sous son ancien nom de *gaz carbonique*) permet à l'anhydrase carbonique de le transformer en ions carbonates et en ions H^+, ce qui diminue le pH.

11 Bonne(s) réponse(s) : a. et d.

a. Même si l'affinité de la myoglobine est supérieure à celle de l'hémoglobine pour le dioxygène, la fixation y est également réversible.

b. Lorsque l'ion Fer est sous la forme Fe^{3+}, la fixation du dioxygène est impossible.

c. D'une part, ces deux molécules n'ont pas la même affinité pour le dioxygène, mais de plus cette affinité dépend de la pression partielle en dioxygène.

d. Des liaisons salines rompues ou créées sont responsables de cette modification de structure quaternaire.

e. L'His distale est reliée par un pont hydrogène à la molécule de dioxygène, elle-même reliée par une liaison de coordination avec le fer de l'hème.

12 Bonne réponse : b.

L'Hb 2 est la plus proche des propriétés de l'Hb naturelle, car son coefficient de Hill est quasi identique (ce coefficient calculé sur la courbe dite courbe de Hill traduit la coopérativité de l'Hb et du dioxygène, et serait égale à 4 si la coopérativité était maximale, et égale à 1 si elle était minimale).

La valeur de sa p_{50} qui semble assez différente ne l'est pas tellement si l'on regarde les courbes d'oxygénation, et à beaucoup moins d'importance que le coefficient de Hill qui démontre que cette Hb2 a un comportement proche de celui de l'Hb humaine.

13 Bonne(s) réponse(s) : c.

a. La protoporphyrine est de type IX.

b. Il est relié à la chaîne protéique par une liaison de coordination.

c. Il y a quatre sous-unités contenant chacune un hème.

d. Il n'y a que deux substituants propanoïques en 6 et en 7.

e. Dans la désoxyhémoglobine, le cycle se « bombe ».

14 Bonne(s) réponse(s) : a., b., c. et e.

a. Il établit bien avec le dioxygène une sixième liaison de coordination.

c. Avec l'His proximale.

d. Dans la désoxyhémoglobine, il est à l'état pentacoordonné.

f. La sixième liaison de coordination s'établit avec le dioxygène, et c'est une liaison hydrogène qui s'établit entre le dioxygène et l'His distale E7.

15 Bonne(s) réponse(s) : c.

a. Il diminue l'affinité de l'Hb pour le dioxygène puisqu'il favorise la forme désoxygénée.

b. Il est indispensable au fonctionnement de l'Hb.

c. L'établissement de ces liaisons favorise la forme désoxygénée.

d. Il n'est associé qu'à la forme désoxygénée.

e. C'est en sa présence que la courbe de saturation est déviée vers la droite, car cela explique qu'il diminue l'affinité de l'Hb pour le dioxygène.

16 Bonne(s) réponse(s) : a., c., d. et e.

b. C'est la proposition suivante qui est exacte.

17 Bonne(s) réponse(s) : a., b., c. et e.

b. Il y a bien 11 liaisons alternées avec des liaisons simples.

c. Cette liaison de coordination existe toujours, qu'il y ait ou non du dioxygène fixé.

d. Cette distance augmente car le dioxygène tire l'hème vers l'His distale.

e. Sinon l'eau pourrait oxyder l'ion ferreux en ion ferrique.

18 Bonne(s) réponse(s) : c.

a. Elles dépendent fortement de la structure quaternaire.

b. L'état T et l'état R correspondent à des structures quaternaires différentes.

c. C'est le phénomène de coopérativité positive.

d. Dans le sang veineux, le taux de saturation de l'Hb est de l'ordre de 25%.

19 Bonne(s) réponse(s) : a. et e.

a. Ce qui rend le dioxygène disponible dans les muscles.

b. La distance entre le fer de l'hème et le plan du noyau pyrrole est de 0,4 Å, mais vers l'His F8.

c. Les trois atomes sont effectivement alignés, mais l'ensemble n'est pas perpendiculaire au noyau pyrrole, puisqu'il y a une angulation, la même d'ailleurs que si c'était le dioxygène qui été fixé.

d. L'affinité de la myoglobine est moins importante dans le muscle en forte activité car, dans ce cas, la pO_2 chute à 1 mm de Hg.

20 Bonne(s) réponse(s) : b.

a. La sixième liaison de coordinence s'établit avec le dioxygène, qui se lie grâce à une liaison hydrogène à un résidu d'histidine.

c. Elle est bien formée de quatre chaînes polypeptidiques, mais également de quatre hèmes.

d. Cette affinité augmente.

e. Ce sont des modifications de la structure quaternaire qui sont impliquées.

Partie 4
Les immunoglobulines

22 Les immunoglobulines

Plan	Objectifs
1. Les immunoglobulines (Ig) 2. Le complexe majeur d'histocompatibilité (CMH) Synthèse QCM Corrigés	• Différencier le rôle et la structure des classes d'immunoglobulines • Connaître la structure de base de toutes les immunoglobulines • Connaître le mécanisme de la réponse à une stimulation antigénique • Connaître la structure des protéines du complexe majeur d'histocompatibilité

Lors d'agressions extérieures, des molécules étrangères (appartenant au non soi) appelées antigènes peuvent pénétrer dans l'organisme.

Le système immunitaire est divisé en deux groupes :

- **L'immunité innée**, réagissant immédiatement à l'agression.

  Il s'agit des macrophages.
- **L'immunité acquise**, caractérisée par une réponse adaptée à l'agression et une mémorisation de l'agression.

  Il s'agit des lymphocytes et des cellules présentatrices de l'antigène.

Lorsqu'il y a pénétration d'un Antigène (Ag), il y a deux types de réponses physiologiques du système immunitaire :

- La réponse **cellulaire** : un macrophage engloutit une cellule infectieuse (comme un virus) et digère partiellement ses antigènes ; il dépose alors à sa surface les fragments antigéniques qui en dérivent. Pour être reconnus par une sous-classe de lymphocytes T, les LTH (helper) ou LTA (auxiliaire), ces fragments doivent être présentés en association avec les molécules du système HLA du CMH.

  HLA : *human leucocyte associated Ag.*

  CMH : *complexe majeur d'histocompatibilité.*

Ces LTH synthétisent des interleukines, molécules diffusantes qui auront différents rôles d'activation, notamment pour les lymphocytes T cytotoxiques qui détruiront les cellules infectées de l'organisme porteuses des antigènes ; on remarque que des lymphocytes T cytotoxiques à mémoire seront également produits.

La destruction de la cellule infectée se fait par la production de perforines, molécules qui génèrent dans la membrane cellulaire un canal. Il y a alors lyse de la cellule par différence de pression osmotique (un peu à l'image d'un ballon que l'on perce avec une aiguille...).

Un autre grand phénomène est l'activation et la différenciation des lymphocytes B.

Ces LB se différencient en deux types de cellules : des plasmocytes qui synthétiseront des immunoglobulines qui seront alors présentes dans le plasma, soit donner les LB mémoire qui ne produiront des immunoglobulines qu'en cas d'un second contact avec l'Ag.

- La réponse **humorale** : intervention des immunoglobulines (Ig) ; ce sont des glycoprotéines spécialisées et solubles à fonction anticorps, qui agissent par reconnaissance et fixation de l'antigène.

1. Les immunoglobulines (Ig)

Elles constituent 20 % du total des protéines du plasma, soit environ 15 g/L, d'une masse molaire de 160 000 Da. Elles sont synthétisées par les plasmocytes.

Il existe 5 classes d'immunoglobulines : IgA, IgG, IgD, IgE, IgM.

Les IgG sont majoritaires quantitativement.

La structure de toute immunoglobuline comporte :

- deux chaînes lourdes (H : *heavy*) d'environ 440 AA/chaîne ;
- deux chaînes légères (L : *light*) d'environ 220 AA/chaîne.

1.1 Allure générale en Y

Les deux fragments Fab (ab signifie *antigen binding*) sont deux sites (sites de combinaison) de reconnaissance et de fixation de l'antigène.

Le fragment Fc (*c* pair cristallisé) a un rôle de fixation, notamment sur la fixation des protéines du complément, qui participe à la destruction des cellules étrangères (Ag).

La région charnière ou région flexible permet l'adaptation à la reconnaissance (Fig. 22.1).

À noter

La papaïne est capable de cliver les immunoglobulines au niveau de leur région charnière, on produit bien deux fragments Fab pour un seul fragment Fc.

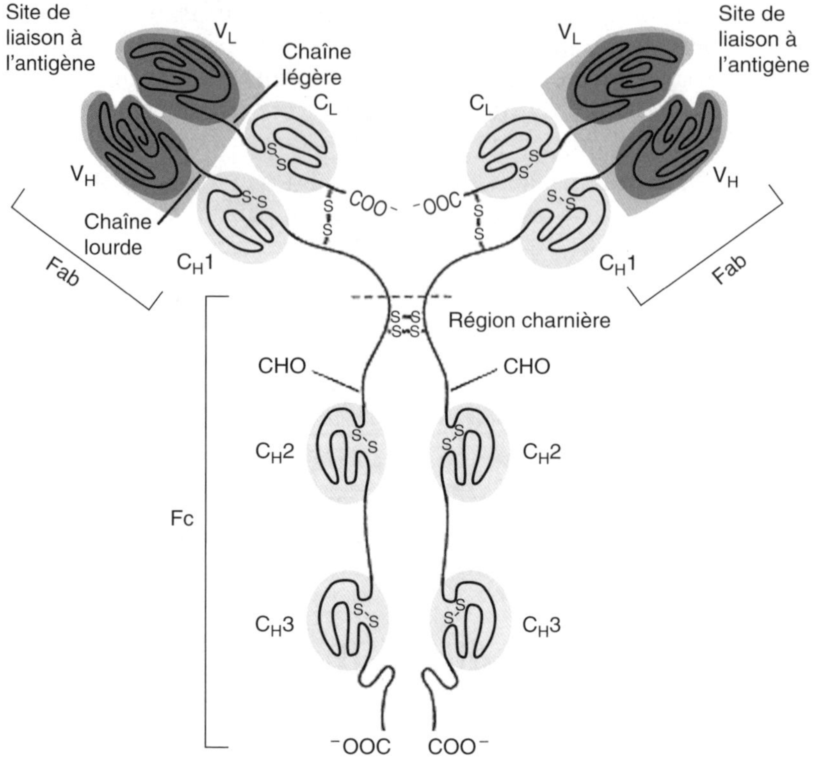

Figure 22.1 Structure générale d'une immunoglobuline.
V_L, V_H sont les domaines variables, C_H, C_L les domaines constants et -CHO une chaîne glycannique.

1.2 Relation structure fonction

Les immunoglobulines sont sécrétées et doivent donc être résistantes. La structure quaternaire est donc fortement stabilisée par des ponts disulfures.

On trouve ces ponts disulfures intrachaînes au niveau des V_H et des V_L, et deux ponts disulfures interchaînes réunissant les deux chaînes lourdes. Ces deux domaines possèdent des structures identiques.

On trouve une chaîne légère unie à chaîne lourde par pont disulfure au niveau du C-terminal : ceci forme une zone charnière qui permet de former un angle variable pour l'adaptation à la taille de l'antigène.

- La chaîne H possède quatre domaines : V_H, C_H1, C_H2, C_H3 très proches dans leurs structures secondaires.
  - 110 AA par domaine.
  - Un pont disulfure par domaine.
  - Les chaînes H sont stabilisées par deux ponts disulfures au début du 3e domaine (donc C_H2).

- Une chaîne L possède deux domaines V_L et C_L
  - 110 AA par domaine vers Nt (région variable).
  - Chaque domaine est stabilisé par un pont disulfure intrachaîne.
  - 20 à 30 AA différents correspondent à la capacité à reconnaître l'antigène.
  - Il existe un pont disulfure entre H et L (au niveau de chaque Fab).

(4 domaines par chaîne H + 2 domaines par chaîne L) × 2
= 12 domaines = 1 320 AA.
2 × 6 ponts disulfures intrachaînes + 4 ponts disulfures interchaînes
= 16 ponts disulfures.

À noter

Les Ig ont toutes 110 AA par domaine car elles proviennent de la duplication d'un même gène qui code pour une protéine de 110 AA.

Entre C_H1 et C_H2, il existe une zone charnière dont la structure secondaire est en pelote statique et qui peut adopter des conformations variables (la charnière ne concerne que les chaînes H).

Les chaînes L peuvent varier au niveau de leur domaine constant ; on peut avoir des chaînes κ (kappa) ou λ (lambda), soit 2 λ ou 2 κ, mais on ne connaît pas de répercutions fonctionnelles majeures en fonction de la présence d'un type de chaîne plutôt qu'un autre.

Les chaînes H peuvent posséder un nombre variable de domaines. Par exemple, dans les IgG, on trouve quatre domaines. Les autres Ig (M et E), auront plus de quatre domaines constants mais, là encore, on ne connaît pas de répercutions fonctionnelles majeures.

La chaîne glycannique au niveau du C_H2 se fixe par une liaison N-glycosidique au niveau d'une asparagine.

Chaque domaine possède une structure tertiaire en sandwich.

1er groupe : 4 feuillets β antiparallèles.

2e groupe : 3 feuillets β antiparallèles.

Les deux groupes étant stabilisés par un pont disulfure intrachaîne.

Dans chaque domaine variable il existe des régions hypervariables HV où 2 à 3 dizaines d'AA peuvent varier. Ces boucles hypervariables sortent à l'extérieur de la structure tertiaire du domaine, trois boucles HV de L se plaçant en face de trois boucles HV de H.

1.3 Mécanisme de reconnaissance antigène/anticorps

L'antigène est une « entité » moléculaire étrangère reconnue, liée, fixée puis détruite dont la taille est très variable.

On définit l'épitope comme étant une petite fraction de l'antigène reconnue par chaque Fab de l'immunoglobuline. La reconnaissance se fait au niveau des extrémités Nt des chaînes H et L.

Ce sont donc les domaines variables (composition en AA différentes) qui sont impliqués. Pour chaque Fab, V_L et V_H comportent le site de combinaison antigénique.

En réalité, ce sont les trois boucles HV qui sont engagées dans la reconnaissance de l'épitope, avec donc l'existence de plusieurs dizaines de milliers d'Ig différentes.

1.4 Constante d'affinité

Soit la réaction de fixation de l'antigène Ag et de l'anticorps Ac :

$$\mathrm{Ag} + \mathrm{Ac} \leftrightarrows \mathrm{Ag} - \mathrm{Ac}$$

Il y a formation d'un complexe réversible car les liaisons sont non covalentes, de type interactions hydrophobes, liaisons H et liaisons ioniques.

On définit alors :

$$K_\mathrm{A} = \text{constante d'affinité} = \frac{[\mathrm{Ag}-\mathrm{Ac}]}{[\mathrm{Ag}]\times[\mathrm{Ac}]} \text{ en L/mol}$$

$$\text{et } K_\mathrm{D} = \frac{1}{K_A} \text{ en mol/L.}$$

Les valeurs moyennes de K_A se situent entre 10^4 et 10^{10} L/mol. Pour $K_\mathrm{A} = 10^{10}$ mol/L, la molécule est très affine et pour $K_\mathrm{A} = 10^4$ mol/L, la molécule est moins affine.

L'affinité d'une immunoglobuline représente donc la force de liaison d'un déterminant antigénique à un site de combinaison antigénique unique. Cette affinité est indépendante du nombre de sites.

1.5 Avidité

L'avidité d'un anticorps pour un antigène correspond au nombre total d'interactions entre l'anticorps et l'antigène.

À priori, l'avidité d'une IgG est de deux car il y a deux sites de combinaisons antigéniques. Or dans le cas des IgM qui sont constituées de cinq molécules d'IgG associées en étoiles (liaisons covalentes au niveau des Fc), l'avidité sera cinq fois supérieure à celle des IgG.

1.6 Principe de l'immunité

Premier contact avec un virus ou 1re introduction d'Ag (vaccin)

L'organisme n'a pas le temps d'envoyer des molécules complètement finies. Il envoie en première intention, 1 à 3 jours après le contact avec l'Ag, des IgM qui ont une faible affinité.

Pour pallier cette faible affinité, l'organisme a fabriqué ces immunoglobulines à 10 sites, qui ont donc une faible affinité mais une très forte avidité.

2e introduction d'un Ag, rappel d'un vaccin ou infection chronique

La concentration en IgM plasmatiques diminue, avec l'apparition des IgG qui se sont adaptées à l'Ag ; l'avidité est maintenant plus faible, mais l'affinité est beaucoup plus importante.

1.7 Répartition quantitative des Ig

Comme nous l'avons déjà dit, les sous-unités des chaînes légères et lourdes diffèrent suivant le type d'immunoglobulines

Immunoglobuline	Chaîne lourde H	Chaîne légère L
Ig G	γ	λ ou κ
Ig M	μ	λ ou κ
Ig A	α	λ ou κ
Ig D	δ	λ ou κ
Ig E	ε	λ ou κ

IgG

Elles représentent environ 75 % des Ig totales et apparaissent secondairement, après l'infection. Elles sont capables de passer la barrière placentaire.

IgM

Ce sont parmi les plus grosses des Ig. Leur rôle est majeur car elles sont les premières à intervenir lors d'une présentation antigénique.

Elles sont constituées de cinq domaines par chaîne. Elles forment un pentamère de structures en Y unies par des ponts diS, ce qui crée une structure en étoile.

On trouve également une chaîne de jonction J supplémentaire de 110 AA constituée d'un domaine unique et qui stabilise l'ensemble (Fig. 22.2).

IgA

Leur rôle est plus mineur. Elles représentent 15 % des IG du sérum. Elles sont produites dans toutes les sécrétions biologiques et elles pourront, par exemple, piéger les Ag des bronches, du tube digestif…

Il s'agit d'un dimère où chaque monomère est équivalent à une IgG (Fig. 22.3). Dans cette molécule, on trouve une pièce J qui stabilise la structure et une pièce S (non visible sur la figure) qui permet la sécrétion de l'IgA.

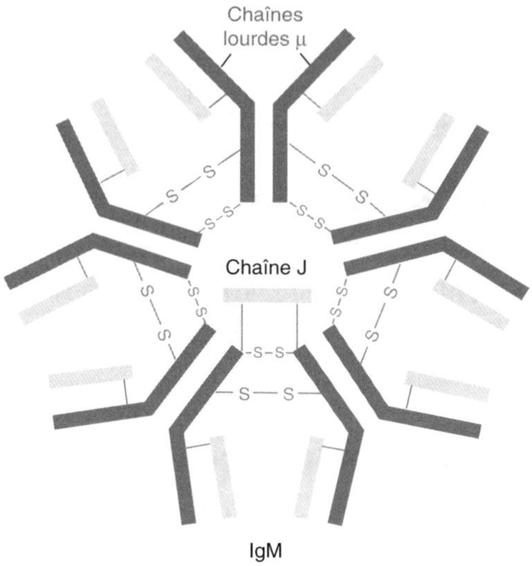

Figure 22.2 Structure d'une IgM.

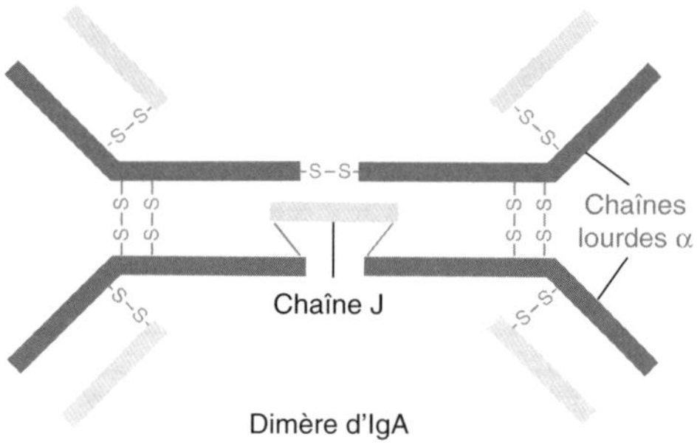

Figure 22.3 Structure d'une IgA.

IgE et D

La séquence en AA est différente.

On y trouve cinq domaines par chaîne H.

C'est une classe minoritaire quantitativement. Elles interviennent dans la réponse allergique, en entraînant des effets secondaires.

1.8 Variabilité des immunoglobulines

Les immunoglobulines d'un même individu sont capables de reconnaître la quasi-totalité des protéines (antigènes) existantes ; on considère que cette variabilité des immunoglobulines chez les individus est due à trois caractéristiques :

- isotypique : variabilité des types de chaînes L et H ;
- idiotypique : variabilité des déterminants antigéniques des immunoglobulines reconnaissant des antigènes différents ;

- allotypique : variabilité des séquences d'ADN qui codent pour ces immunoglobulines, due par exemple à des mutations, des recombinaisons, etc.

2. Le complexe majeur d'histocompatibilité (CMH)

Il s'agit cette fois d'une réponse cellulaire à la présence d'un Ag dans l'organisme.

2.1 Le CMH de classe I

Il est présent sur l'ensemble des cellules. Ce sont des glycoprotéines enchâssées dans la double couche phospholipidique des cellules. Ces molécules présentent des fragments antigéniques reconnus par les lymphocytes LTK (*killers*). Les LTK détruisent les cellules présentatrices de l'antigène (les fragments antigènes sont reconnus comme appartenant au non-soi).

La glycoprotéine de la protéine du CMH I s'enchâsse dans la double couche phospholipidique de la membrane et présente à l'extérieur trois domaines $\alpha 1$, $\alpha 2$ et $\alpha 3$: $\alpha 1$ et $\alpha 2$ à l'extérieur, $\alpha 3$ près de la membrane ($\alpha 1$ et $\alpha 3$ possèdent chacun un pont disulfure intrachaîne). On trouve également un quatrième domaine, le domaine $\beta 2$m (microglobuline) qui est en interaction non covalente avec les domaines α (Fig. 22.4).

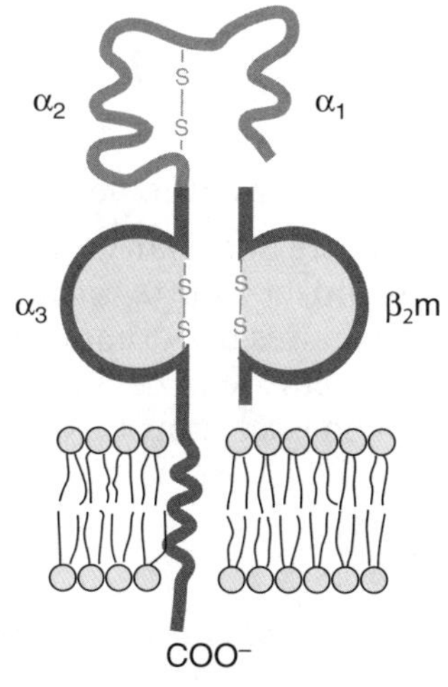

Figure 22.4 Structure de la protéine du CMH I.

Les domaines $\alpha 1$ et $\alpha 2$ ménagent une cavité (un feuillet β et deux hélices α) où se loge le fragment antigénique du non soi de 10 AA maximum.

Au cours de la maturation, il y a présentation des fragments antigéniques dans cette cavité à la surface de la cellule. Si le fragment antigénique est reconnu comme faisant partie du non soi, il y a alors destruction par les LTK.

La cavité est formée au fond de huit feuillets β antiparallèles, avec de chaque côté une hélice α droite (une hélice sur $\alpha 1$ et une hélice sur $\alpha 2$). Sa taille est de 25 Å de longueur, 10 Å de largeur et 12 Å de profondeur.

Les interactions entre la glycoprotéine du CMH I et l'épitope de l'Ag se font par des liaisons hydrogènes situées :

- entre les résidus d'AA aux extrémités de la cuvette et les fonctions COOH et NH_2 libres du peptide ;
- entre l'AA en position variable et les chaînes latérales du peptide.

À noter

> Une anomalie des CMH I entraîne des maladies auto-immunes caractérisées par une destruction des cellules de l'organisme.

2.2 Le CMH de classe II

Présent sur certaines cellules inflammatoires comme les lymphocytes B et les macrophages.

Présentation à des LT auxiliaires des fragments antigéniques du non soi (les LT respectent les cellules quant les fragments présentés appartiennent au soi), ce qui entraîne la production de cellules de l'immunité.

2.3 Les récepteurs des cellules T

Ce sont des protéines transmembranaires avec une structure hétérodimérique.

Elles sont constituées de deux chaînes (reliées entre elles par un pont disulfure) contenant chacune deux domaines, l'un constant et l'autre variable, avec une homologie entre les structures secondaires et tertiaires des domaines variables et constants des Ig. Ces domaines sont vers l'extérieur de la cellule tandis qu'une petite partie de chaque chaîne du coté Ct est enchâssée dans la membrane.

$$\alpha = 280 \text{ AA.}$$
$$\beta = 280 \text{ AA.}$$

On retrouve par exemple des domaines hypervariables qui forment le site de liaison pour l'épitope étranger.

Le domaine variable du lymphocyte T va reconnaître le fragment antigène qui va lui être présenté par une protéine du CMH I ou II. Le fragment peptidique de 8 à 10 AA est porté à bout de bras par les protéines du CMH I ou II et se retrouve à la surface de la cellule présentatrice de l'antigène pour avertir les lymphocytes T.

Synthèse

Je sais définir
- Immunoglobuline
- Complexe majeur d'histocompatibilité (CMH)
- Avidité et affinité

Je connais
- Les différentes classes d'immunoglobulines
- La structure de base en « Y » des immunoglobulines
- L'avidité et l'affinité des différentes immunoglobulines
- Le CMH de classe I et de classe II

Je sais
- Lier la fonction des immunoglobulines à leur structure
- Expliquer le principe de la défense immunitaire et de la vaccination

Questions à choix multiples

1 Parmi les propositions suivantes concernant la réponse immunitaire à un agent infectieux, laquelle (lesquelles) est (sont) exacte(s) ?

❒ **a.** Les anticorps sont des protéines synthétisées et sécrétées par les lymphocytes B activés ou plasmocytes.
❒ **b.** Un antigène est une molécule n'appartenant pas à l'organisme (non-soi).
❒ **c.** Un antigène n'est reconnu que par un seul type d'anticorps.
❒ **d.** La réponse immunitaire peut être soit humorale, soit cellulaire.
❒ **e.** L'antigène est présenté, lors de la réponse cellulaire, par une cellule présentatrice de l'antigène, en association avec une glycoprotéine du complexe majeur d'histocompatibilité de classe I.

2 Parmi les propositions suivantes concernant les IgG, laquelle (lesquelles) est (sont) vraie(s) ?

❒ **a.** Les IgG sont constituées de deux chaînes lourdes (H) identiques et de deux chaînes légères (L) identiques.
❒ **b.** Les chaînes légères et lourdes sont unies entre elles par des ponts disulfures.
❒ **c.** Les IgG sont les premières immunoglobulines qui apparaissent au cours de la réponse immunitaire (réponse primaire).
❒ **d.** Les IgG représentent 20 % des protéines plasmatiques.
❒ **e.** Les chaînes lourdes des IgG comportent trois domaines constants et un domaine variable.

3 Les immunoglobulines G possèdent les propriétés suivantes (vrai ou faux ?) :

❒ **a.** Chaque chaîne légère contient deux domaines.

❒ **b.** Chaque chaîne lourde contient un domaine variable.

❒ **c.** Le site de combinaison antigénique est situé exclusivement au niveau des chaînes lourdes.

❒ **d.** Leur constante d'affinité pour un antigène spécifique est généralement comprise entre 10^4 et 10^{10} L/mol.

❒ **e.** Elles représentent quantitativement la classe majoritaire des immunoglobulines du sérum.

4 Concernant la structure des immunoglobulines G, quelle(s) est (sont) la(les) proposition(s) exacte(s) ?

❒ **a.** La région variable de la chaîne lourde et celle de la chaîne légère sont très différentes en structure primaire ; mais elles possèdent toutes les deux un pont disulfure intrachaîne.

❒ **b.** La région constante des chaînes lourdes comporte 110 AA et trois domaines.

❒ **c.** Le domaine C_H2 est glycosylé.

❒ **d.** Les différents domaines constants sont homologues et présentent une structure tertiaire semblable.

5 Parmi les propositions suivantes, concernant la reconnaissance Ag-Ac, laquelle (lesquelles) est (sont) vraie(s) ?

❒ **a.** Le site de combinaison antigénique est constitué d'une courte séquence de la région variable de chaque chaîne légère.

❒ **b.** La reconnaissance d'un épitope s'effectue grâce à trois régions hyper variables séparées par des séquences d'ossature.

❒ **c.** L'association Ag-Ac est réversible ; sa « force » est mesurée par la constante d'affinité K_{ad}.

❒ **d.** L'affinité d'un Ac pour un Ag est de l'ordre de 10^4 L/mol.

❒ **e.** Une IgM a une avidité antigénique inférieure à celle d'une IgG.

6 Parmi les propositions suivantes concernant les différentes classes d'Ig, laquelle (lesquelles) est (sont) vraie(s) ?

❒ **a.** La réponse secondaire à un contact antigénique est marquée par l'apparition massive d'IgG.

❒ **b.** Les IgG, premières Ig synthétisées en réponse à un stimulus antigénique, sont pentavalentes.

❒ **c.** Les sous-unités des IgG sont unies par ponts disulfures au niveau de leurs C_H3.

❒ **d.** Les IgG ne passent pas la barrière placentaire.

❒ **e.** Les IgA sont des Ig de sécrétion pouvant exister sous forme de dimères unis par une pièce sécrétoire.

❒ **f.** Les IgE sont présentes chez le sujet sain en quantité importante.

❒ **g.** Les IgA sont présentes dans le lait maternel. Elles sont ainsi impliquées dans le transfert d'immunité au nourrisson, au cours des trois premiers mois de la vie.

7 Parmi les propositions suivantes concernant le récepteur T, laquelle (lesquelles) est (sont) exacte(s) ?

❒ **a.** Ce récepteur ne peut reconnaître que des fragments antigéniques courts.

❒ **b.** La reconnaissance antigénique par les cellules T nécessite la présentation de l'antigène par une cellule présentatrice de l'antigène, en association avec une protéine du CMH.

❒ **c.** Le récepteur des cellules T ne peut reconnaître une molécule antigénique que sous forme native.

❒ **d.** Les protéines du CMH de l'homme ou HLA sont très variables. Ce polymorphisme restreint les possibilités de compatibilité entre cellules de deux individus différents.

❒ **e.** La sécrétion du récepteur T est bloquée par des antimitotiques.

8 Parmi les propositions suivantes, relevez la (ou les) propositions exacte(s).

❒ **a.** Les immunoglobulines peuvent être regroupées en 5 classes, selon la nature de leurs chaînes lourdes.

❒ **b.** Les formes précoces des IgM peuvent être retrouvées intégrées à la membrane cellulaire des lymphocytes T cytotoxiques.

❒ **c.** Le fragment Fc (cristallisable) est formé de la partie C-terminale de ses deux chaînes lourdes.

❒ **d.** Les IgA sont présentes principalement dans le tractus intestinal.

❒ **e.** La variabilité idiotypique des immunoglobulines est due à des différences de la structure primaire des chaînes lourdes et légères qui les constituent.

9 Parmi les propositions suivantes concernant le CMH, laquelle (lesquelles) est (sont) exacte(s) ?

❒ **a.** Il restreint la réponse immunitaire humorale.

❒ **b.** Le CMH de classe I ne se trouve qu'à la surface des cellules du système immunitaire.

❒ **c.** Le CMH de classe II est responsable du rejet de greffe.

❒ **d.** La classe du CMH présentant la molécule antigénique discrimine le type de cellules T impliquées dans la réponse immunitaire.

❒ **e.** Les glycoprotéines du CMH sont les seules cellules impliquées dans la reconnaissance du fragment antigénique par le récepteur T.

10 Les glycoprotéines de classe I du CMH possèdent des propriétés spécifiques, laquelle (lesquelles) ?

❒ **a.** Elles sont présentes à la surface de presque toutes les cellules de l'organisme.

❒ **b.** Elles sont constituées de l'association de deux chaînes α de structure identique.

❒ **c.** Elles permettent la présentation de fragments d'antigènes aux récepteurs des cellules T.

❒ **d.** Le site de fixation de l'antigène est situé sur les domaines $\alpha 1$ et $\alpha 3$.

❒ **e.** Elles peuvent présenter n'importe quelle structure antigénique quelle que soit leur taille.

11 Parmi les propositions suivantes concernant la présentation de l'antigène, lesquelles sont exactes ?

❒ **a.** L'épitope antigénique se loge dans un sillon formé par la réunion de deux domaines $\alpha 1$ et $\alpha 2$ du CMH.

❒ **b.** La « niche » dans laquelle se loge l'épitope à présenter est formée de 8 feuillets β parallèles et de deux hélices α.

❒ **c.** La cuvette où se loge l'épitope permet la fixation d'un peptide d'environ 20 AA en conformation étirée.

❒ **d.** Les interactions entre peptide antigénique et résidus conservés de la cuvette du CMH participent à la discrimination soi/non-soi.

❒ **e.** Dans la présentation du peptide par le CMH, 2 ou 3 AA de la région variable de la cuvette permettent la stabilisation de la fixation de l'épitope.

12 Concernant la structure des glycoprotéines du CMH I, quelle (quelles) est (sont) la (les) proposition(s) vraie(s) ?

❒ **a.** La molécule de CMH est un hétéro-dimère-glycoprotéinique présentant un domaine variable et un domaine constant sur chaque chaîne.

❒ **b.** La molécule de CMH présente un très long domaine intracytoplasmique.

❒ **c.** La molécule de CMH est constituée d'une chaîne protéique majeure enchâssée dans la membrane plasmique et associée de façon non covalente à la β-2-microglobuline.

❒ **d.** La β-2-microglobuline présente un domaine transmembranaire hydrophobe.

❒ **e.** Elle est associée au domaine $\alpha 3$ de la chaîne majeure du CMH. Toutes deux présentent une homologie avec les domaines constants des Ig.

13 Quelle(s) est(sont) la(les) proposition(s) qui s'applique(nt) aux IgM ?

❒ **a.** Ce sont des glycoprotéines à fonction anticorps.

❒ **b.** Elles sont constituées de l'association de 20 chaînes protéiques distinctes.

❒ **c.** Elles possèdent 10 sites de combinaison antigénique.

❒ **d.** Elles ont une avidité pour l'antigène supérieure aux IgG.

❒ **e.** Elles sont produites sélectivement lors d'une première stimulation antigénique.

❒ **f.** Leur taille est environ cinq fois supérieure à celle d'une IgG.

❒ **g.** Ce sont les principales immunoglobulines des sécrétions.

14 Parmi les propositions suivantes, relevez la (ou les) propositions exacte(s).

❒ **a.** La membrane glomérulaire intacte est imperméable à un monomère intact d'IgG.

❒ **b.** Un excès de chaînes légères d'IgG dans le sang peut se retrouver dans les urines.

❒ **c.** Si la valence théorique d'une IgM est de 10, sa valence réelle est de 5.

❒ **d.** Les boucles hypervariables sont retrouvées dans les domaines de type Ig : V_L et C_L.

❒ **e.** Les immunoglobulines produites uniquement sous forme monomérique sont les IgG, les IgA et les IgE.

15 Parmi les propositions suivantes, laquelle (lesquelles) est (sont) exacte(s) ?

- ❒ **a.** Les fragments de particules étrangères à l'organisme que le macrophage expose à sa surface sont « présentés » par un groupe de protéines particulières appartenant à la superfamille des immunoglobulines : les protéines MHC.
- ❒ **b.** Le polymorphisme des protéines MHC est si faible qu'il est très possible que deux individus possèdent des protéines MHC de séquence identique.
- ❒ **c.** Les lymphocytes T auxiliaires peuvent reconnaître et fixer les complexes formés par le débris des particules étrangères à l'organisme que le macrophage « présente » à sa surface. La liaison conduit à une activation de ces lymphocytes et à leur multiplication sélective (clonale).
- ❒ **d.** Les lymphocytes T cytotoxiques peuvent reconnaître et fixer les complexes formés par les débris des particules étrangères à l'organisme que le lymphocyte B « présente » à sa surface. La liaison conduit à une multiplication massive et à une maturation de ce lymphocyte B en plasmocytes.
- ❒ **e.** Les lymphocytes B synthétisent et sécrètent dans le plasma les immunoglobulines.

16 Parmi les propositions suivantes, laquelle (lesquelles) est (sont) exacte(s) ?

- ❒ **a.** Toutes les immunoglobulines comportent deux chaînes légères identiques et deux chaînes lourdes identiques reliées par des ponts disulfures.
- ❒ **b.** Les chaînes légères possèdent un domaine variable (V) du côté de son extrémité carboxyle et un domaine constant (C) vers l'extrémité aminée.
- ❒ **c.** À l'origine de la diversité des anticorps, on invoque trois mécanismes majeurs dont la recombinaison de segments de gènes au cours de la maturation des lymphocytes B.
- ❒ **d.** La digestion d'une immunoglobuline par la papaïne produit un fragment Fab liant les antigènes et deux fragments Fc responsables des fonctions effectrices des différentes immunoglobulines comme la fixation du complément.
- ❒ **e.** On considère qu'il existe chez chaque individu moins de 10 000 variantes distinctes d'anticorps.

17 Parmi les propositions suivantes, laquelle (lesquelles) est (sont) exacte(s) ?

- ❒ **a.** Les macrophages peuvent, grâce à des récepteurs spécifiques appartenant à la superfamille des immunoglobulines, reconnaître et fixer les complexes formés par les débris de particules étrangères à l'organisme que les lymphocytes T auxiliaires « présentent » à leur surface. La liaison conduit à une activation de ces lymphocytes et à leur multiplication sélective (clonale).
- ❒ **b.** Les chaînes légères et les chaînes lourdes des immunoglobulines sont synthétisées sous forme de molécules séparées et sont ensuite assemblées dans les lymphocytes B ou les plasmocytes en molécules d'immunoglobulines matures.
- ❒ **c.** Les immunoglobulines G sont des pentamères composés de 3 chaînes lourdes glycosylées et de 2 chaînes légères.

Corrigés

1 Bonne(s) réponse(s) : a., b. et d.

b. C'est la raison pour laquelle elle sera reconnue par les anticorps.

c. Un antigène peut présenter plusieurs épitopes, donc être reconnu par différents anticorps.

d. Si elle est humorale, elle implique l'intervention des anticorps, si elle est cellulaire, elle implique l'intervention des lymphocytes T.

e. La présentation de l'antigène n'implique pas seulement le CMHI, mais également le CMH II.

2 Bonne(s) réponse(s) : a., b., d. et e.

b. On compte en effet quatre ponts disulfures interchaînes.

c. Elles n'apparaissent que dans un second temps ; les premières immuno-globulines qui interviennent sont les IgM.

3 Bonne(s) réponse(s) : a., b., d. et e.

c. Le site de combinaison antigénique est situé sur le domaine variable, aussi bien des chaînes L que des chaînes H (V_L et V_H).

4 Bonne(s) réponse(s) : c. et d.

a. Ces domaines variables de la chaîne L et de la chaîne H sont de structures identiques.

b. Il y a bien trois domaines, mais comportant chacun 110 AA, soit un total de 330 AA.

d. Puisque tous ces domaines dérivent d'un même gène.

5 Bonne(s) réponse(s) : b., c. et d.

a. La chaîne lourde intervient également.

b. Ce sont les séquences hypervariables des domaines variables.

c. La liaison Ag-Ac est effectuée par des liaisons faibles.

e. Son avidité est cinq fois plus grande que pour une IgG.

6 Bonne(s) réponse(s) : a., d., e. et g.

b. Cette description correspond aux IgM.

c. Ce sont bien des ponts disulfures qui unissent les sous-unités, mais il n'y en a pas au niveau du C_H3.

f. Les IgE ne sont présentes que lors d'une réponse allergique.

7 Bonne(s) réponse(s) : a., b. et d.

a. Contrairement aux anticorps qui reconnaissent des molécules natives, les récepteurs des lymphocytes T ne reconnaissent que des fragments d'antigènes dérivés des molécules natives.

c. Voir réponse précédente.

e. Les récepteurs des cellules T ne sont pas sécrétés.

8 Bonne(s) réponse(s) : a., c., d. et e.

a. IgG, IgM, IgA, IgD et IgE

9 Bonne(s) réponse(s) : d.

a. Il restreint la réponse immunitaire cellulaire.

b. Les protéines du CMH I se trouvent à la surface de presque toutes les cellules de l'organisme.

c. Avec ce que nous venons de dire précédemment, on comprend que ce sont les protéines du CMH I qui sont responsables du phénomène de rejet des greffes.

d. Les protéines du CMH I présentent le fragment d'antigène aux lymphocytes T killer, tandis que les protéines du CMH II présentent le fragment d'antigène à des lymphocytes T auxiliaires.

e. On sait que le phénomène principal de reconnaissance Ag-Ac est dû à la reconnaissance par le récepteur des cellules T du fragment d'Ag qui leur est présenté, mais on sait aussi que la cellule T possède en surface d'autres molécules qui reconnaissent également la protéine du CMH ainsi que des marqueurs sur la cellule cible.

10 Bonne(s) réponse(s) : a., c. et e.

b. Il y a une seule chaîne α associée à la $\beta 2$-microglobuline.

d. Ce sont les domaines $\alpha 1$ et $\alpha 2$ qui forment une cuvette constituant un site de fixation pour un fragment d'antigène de 8 à 10 AA.

e. Quelle que soit la taille de l'antigène « natif », elles présenteront un fragment de cet antigène.

11 Bonne(s) réponse(s) : a., d. et e.

b. Un seul feuillet β et deux hélices α.

c. La fixation se fait bien en conformation étirée, mais pour un peptide ne dépassant pas 10 AA.

d. Ces interactions mettant en jeu des liaisons hydrogènes avec les extrémités du peptide antigénique évitent la fixation d'un peptide trop court, qui ne permettrait pas la distinction entre une molécule du soi ou du non-soi.

e. Il s'agit du deuxième type d'interaction entre le fragment antigénique et la cuvette du CMH.

12 Bonne(s) réponse(s) : c. et e.

a. Il y a confusion avec le récepteur des lymphocytes T.

b. Ce domaine est au contraire très court.

d. Cette microglobuline est totalement extracellulaire.

13 Bonne(s) réponse(s) : a., c., d., e. et f.

b. Il y a bien cinq répétitions de structure IgG, chacune formée de quatre chaînes protéiques, et donc 20 au total, mais il ne faut pas oublier la chaîne J, qui constitue la vingt-et-unième chaîne.

c. Deux sites multiplié par cinq.

d. L'avidité correspond en effet au nombre de sites de fixation avec l'antigène.

e. Elles seront ensuite relayées par les IgG.

f. Puisque l'on peut considérer qu'elles sont le résultat de la combinaison de cinq IgG.

g. Il s'agit des IgA.

14 Bonne(s) réponse(s) : a., b. et c.

a. Ce sont les chaînes légères d'IgG qui peuvent la traverser.

c. Notamment à cause de la gêne stérique lors de liaison Ag-Ac.

d. Dans les domaines V_L et V_H.

e. Les IgA sont sous forme d'un dimère.

15 Bonne(s) réponse(s) : a. et c.

b. Au contraire, il est presque impossible que deux individus aient des protéines MHC identiques.

d. Les lymphocytes T cytotoxiques (ou *killers*) détruisent la cellule porteuse de l'antigène.

e. Ce sont les plasmocytes qui synthétisent les immunoglobulines.

16 Bonne(s) réponse(s) : a. et c.

b. Les domaines constants sont du côté C terminal.

d. Il y a production d'un seul fragment Fc, puisque les chaînes sont reliées par des ponts disulfures.

17 Aucunes bonnes réponses

a. Les macrophages ne possèdent pas d'immunoglobulines de surface. De plus ce sont eux qui présentent les fragments d'antigènes aux LTA après avoir détruit les cellules étrangères. Ceci entraîne l'activation de ces LTK.

b. La synthèse a lieu dans le lymphocyte ou le plasmocyte sous la forme définitive.

c. Il y a deux chaînes lourdes glycosylées et deux chaînes légères.

Partie 5
Les enzymes

Les enzymes, de nature protéique la plupart du temps, sont des biocatalyseurs présentant une extraordinaire spécificité pour leur substrat. Très rapidement on s'est demandé comment les enzymes parvenaient à de tels résultats, et ce sont les chimistes Michaelis et Menten qui ont publié les travaux sur l'existence d'un complexe intermédiaire enzyme-substrat, et qui ont donné leur nom à la constante qui caractérise les enzymes et leur fonctionnement, la constante de Michaelis-Menten.

23 Étude thermodynamique du mode d'action

Plan	Objectifs
1. Nomenclature **2.** Mécanisme moléculaire **3.** Aspect énergétique **Synthèse** **QCM** **Corrigés**	• Interpréter la courbe énergétique du déroulement d'une réaction chimique avec et sans enzyme • Connaître le mécanisme moléculaire expliquant le rôle de catalyseur des enzymes

1. Nomenclature

La nomenclature très complexe des enzymes, basée au départ sur les réactions qu'elles catalysaient ou sur des noms consacrés par l'usage, a rapidement nécessité la mise en place d'une nomenclature officielle par la commission des enzymes (EC) qui a subdivisé les enzymes en six catégories principales de EC1 à EC6 :

- EC 1 : Oxydoréductases : catalysent les réactions d'oxydoréduction ;
- EC 2 : Transférases : transfèrent des groupements chimiques ;
- EC 3 : Hydrolases : hydrolysent des liaisons ;
- EC 4 : Lyases : lysent des liaisons par d'autres moyens que des hydrolyses ;
- EC 5 : Isomérases : permettent de passer d'un isomère à un autre ;
- EC 6 : Ligases : relient des groupements entre eux.

La nomenclature est ensuite précédée de trois autres chiffres qui désignent respectivement le substrat général de l'enzyme, puis le substrat particulier de l'enzyme et enfin un numéro d'ordre attribué à l'enzyme.

2. Mécanisme moléculaire

Les enzymes sont des protéines, mais on connaît cependant des exceptions, tels que les ribozymes qui sont des ARN à action catalytique.

Attention

Certains professeurs tiennent compte de cette exception, d'autres non.

Elles permettent à une réaction thermodynamiquement possible de se dérouler plus vite en augmentant la vitesse de réaction (de 10^6 à 10^{16} fois).

Le modèle d'action est le modèle clé-serrure où le substrat (molécule transformée par l'enzyme) se retrouve piégé dans une cavité de l'enzyme (structure tertiaire de l'enzyme). Cette cavité contient le site actif où plusieurs chaînes latérales d'AA vont établir des interactions faibles avec le substrat.

Ces interactions seront maximales lorsque le substrat sera sous la forme d'un état de transition très instable, avec la possibilité pour l'enzyme de basculer vers la formation du produit ou de revenir vers l'état de substrat.

On peut ainsi résumer les actions de l'enzyme sur le substrat :

- enlèvement des molécules d'eau qui entourent le substrat ;
- déformation au niveau électronique de la structure du substrat ;
- alignement des groupes catalytiques de l'enzyme avec les groupes réactifs du substrat ;
- positionnement stéréospécifique du substrat.

À noter

Il est tout à fait possible qu'une même enzyme catalyse la réaction inverse.

Nous comprenons donc que l'étude d'une enzyme réside autant dans la connaissance du fonctionnement et de la structure de ses sites actifs et catalytiques, que dans la connaissance de ses différentes structures (primaire, secondaire, tertiaire et éventuellement quaternaire).

Différentes techniques vont ainsi nous permettre d'accéder à la connaissance du fonctionnement de l'enzyme :

- études cinétiques : compréhension de la vitesse de la réaction, et donc du fonctionnement théorique de l'enzyme ;
- études chimiques : modification chimique d'un résidu d'acide aminé pour étudier la répercussion sur le fonctionnement de l'enzyme ;

- études génétiques : modification de la séquence d'ADN pour entraîner la substitution d'un acide aminé dans la séquence primaire de l'enzyme ;
- études physiques : diffraction des rayons X, etc. pour la connaissance des dimensions.

3. Aspect énergétique

Une réaction chimique nous fait passer de l'état réactif à l'état produit en passant par un intermédiaire de transition.

Les enzymes agissent uniquement en diminuant l'énergie d'activation (notée *Ea* ou encore $\Delta G'°$) ; elles ne peuvent donc pas rendre possible une réaction thermodynamiquement impossible, mais elles accélérent une réaction déjà thermodynamiquement possible.

On va donc du même point de départ (le substrat) au même point d'arrivée (le produit), mais en passant par un chemin différent beaucoup plus facile (Fig. 23.1).

À noter

On peut voir une réaction chimique comme un chemin nous menant d'un point de départ (état réactif) à un point d'arrivée (état produit) en passant par un col (état de transition) représentant la barrière énergétique à franchir (énergie d'activation) ; l'enzyme agit en facilitant le trajet, un peu comme si elle creusait un tunnel nous permettant d'aboutir au même point d'arrivée, mais en allant beaucoup plus vite, puisque le chemin est beaucoup plus facile.

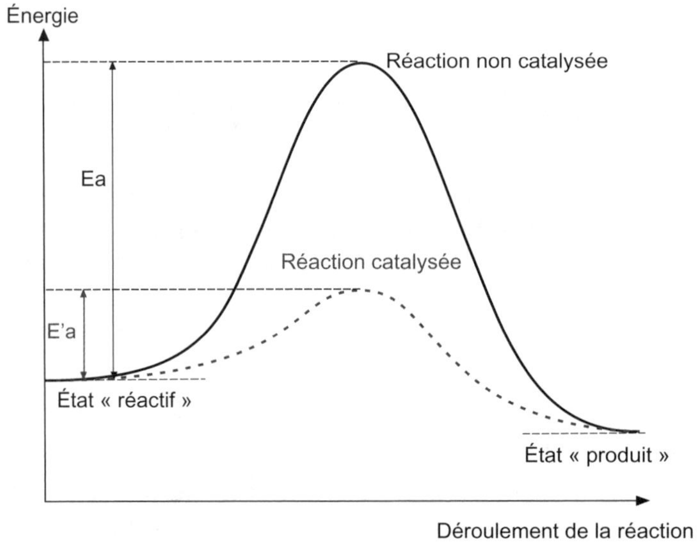

Figure 23.1

La valeur de $\Delta G'^{\circ}$ est invariable et caractéristique d'une réaction donnée, alors que ΔG dépend de la température et de la concentration des réactifs pour lesquels la réaction a réellement eu lieu.

- Si $\Delta G < 0$, la réaction est exergonique, donc thermodynamiquement possible, donc catalysable par une enzyme.
- Si $\Delta G > 0$, la réaction est endergonique et ne peut donc pas se faire, sauf si elle est couplée à une autre réaction très exergonique.
- Si $\Delta G = 0$, on a atteint l'état d'équilibre de la réaction.

Lorsque l'équilibre est établi, on sait que $\Delta G = 0$, soit $\Delta G'^{\circ} = -R \cdot T \cdot \log k$, où k représente la constante d'équilibre.

Cette constante d'équilibre est égale au rapport des concentrations des produits sur les concentrations des réactifs.

Synthèse

Je sais définir
- Enzyme
- Substrat d'une enzyme
- Endergonique et exergonique
- Énergie d'activation

Je connais
- Le mécanisme moléculaire d'action des enzymes
- Les profils énergétiques des réactions chimiques

Je sais
- Interpréter une courbe thermodynamique de profil énergétique d'une réaction et expliquer le mode d'action d'une enzyme

Questions à choix multiples

1 Parmi les propositions suivantes, laquelle (lesquelles) est (sont) exacte(s) ?

❒ **a.** Les ribozymes sont des molécules d'ARN à action catalytique.
❒ **b.** Une réaction enzymatique est d'autant plus rapide que la valeur de ΔG est négative.
❒ **c.** Le site actif d'une enzyme caractérise une région de sa structure tertiaire capable de lier le substrat.
❒ **d.** Les groupes catalytiques d'une enzyme appartiennent toujours à son coenzyme.
❒ **e.** Le substrat se lie à l'enzyme par des liaisons chimiques faibles non covalentes.

2 Parmi les propositions suivantes, laquelle (lesquelles) est (sont) exacte(s) ?

❒ **a.** L'énergie d'activation d'une réaction chimique correspond à la différence d'énergie libre entre l'état de transition et l'état final.
❒ **b.** La valeur du $\Delta G'°$ d'une réaction chimique dépend de sa constante d'équilibre.
❒ **c.** Une réaction chimique est d'autant plus rapide que son énergie d'activation est faible.
❒ **d.** La valeur du $\Delta G'°$ (ou *Ea*) dépend de la nature des réactifs participant à une réaction chimique.
❒ **e.** La valeur de $\Delta G'°$ (ou *Ea*) est proportionnelle à la vitesse d'une réaction chimique.

3 Soit une réaction enzymatique dont on connaît les paramètres suivants :

$A + B \leftrightarrow C + D$, $\Delta G = -4$ kcal/mol, $\Delta G'° = +6{,}8$ kcal/mol.
D'autre part, on sait que, pour une constante d'équilibre égale à 10,
$\Delta G'° = -1{,}36$ kcal/mol.

Parmi les propositions suivantes, laquelle (lesquelles) est (sont) exacte(s) ?

❒ **a.** La réaction a lieu spontanément dans le sens de la formation des produits C et D.
❒ **b.** La réaction est exergonique.
❒ **c.** Dans les conditions physiologiques, le rapport (C) (D) / (A) (B) est égal à 10^{-5}.
❒ **d.** En l'absence d'enzyme, la vitesse de la réaction serait réduite d'un facteur égal à 10^2.

4 Parmi les propositions suivantes, laquelle (lesquelles) est (sont) exacte(s) ?

❒ **a.** Les enzymes augmentent la vitesse des réactions qu'elles catalysent.
❒ **b.** Au cours d'une réaction enzymatique l'énergie libre maximale est atteinte par l'état de transition.

❒ **c.** Une réaction enzymatique est d'autant plus rapide que la différence d'énergie libre entre substrats et produits est importante.
❒ **d.** Les enzymes diminuent l'énergie d'activation des réactions qu'elles catalysent.
❒ **e.** L'équilibre d'une réaction est lié à la valeur de $\Delta G'°$.
❒ **f.** Le critère de spontanéité d'une réaction est fourni par la valeur de ΔG.
❒ **g.** Les enzymes accélèrent uniquement les réactions exergoniques.

5 Éliminez de cette liste la (les) proposition(s) exacte(s).

❒ **a.** On définit l'énergie d'activation d'une réaction comme la différence d'énergie entre l'état final et l'état initial.
❒ **b.** La valeur de ΔG dépend de la nature de la réaction et de la concentration des réactifs.
❒ **c.** Dans les conditions intracellulaires, la concentration en substrat des réactions enzymatiques n'est pratiquement jamais saturante.
❒ **d.** Le katal correspond à la quantité d'enzyme capable de transformer une mole de substrat par seconde.

6 Parmi les propositions relatives à la catalyse enzymatique, laquelle (lesquelles) est (sont) exacte(s) ?

❒ **a.** L'équilibre d'une réaction est proportionnel à la concentration d'enzymes.
❒ **b.** La variation d'énergie libre standard ne dépend pas de la nature de la réaction.
❒ **c.** Une réaction exergonique s'accompagne toujours d'une variation positive de l'énergie libre standard.
❒ **d.** La constante d'équilibre d'une réaction est proportionnelle à ΔG.
❒ **e.** Une réaction enzymatique très rapide est caractérisée par une valeur très élevée de ΔG.

7 La variation d'énergie libre d'une réaction enzymatique possède la (les) propriétés suivantes, laquelle (lesquelles) ?

❒ **a.** Dans les conditions intracellulaires, sa valeur est souvent différente de celle de $\Delta G'°$.
❒ **b.** Elle varie en fonction de la température.
❒ **c.** Si sa valeur est fortement positive, la réaction est endergonique.
❒ **d.** Sa valeur est nulle à l'équilibre.

8 Parmi les propositions relatives aux enzymes, laquelle (lesquelles) est (sont) exacte(s) ?

❒ **a.** Ce sont toutes des holoprotéines.
❒ **b.** Les ribozymes sont des enzymes particulières qui hydrolysent les ARN.
❒ **c.** Elles multiplient les vitesses d'un facteur 1 000.
❒ **d.** Ce sont des biocatalyseurs.
❒ **e.** Ont une efficacité inférieure à celle des catalyseurs chimiques artificiels car leur mode d'action *in vivo* les rend sensibles aux variations des conditions physiologiques comme le pH.

9 Parmi les propositions relatives aux enzymes, laquelle (lesquelles) est (sont) exacte(s) ?

❒ **a.** Pour être efficace, elles nécessitent l'action d'un cofacteur.
❒ **b.** Une enzyme est chargée de fixer les réactifs dans son site actif, pendant qu'une autre s'occupe de les faire réagir.
❒ **c.** Elles ont un degré élevé de spécificité pour un substrat.
❒ **d.** Les AA qui constituent le site actif de l'enzyme sont des AA situés dans des régions proches dans la structure primaire de la chaîne protéique de l'enzyme.
❒ **e.** Les enzymes sont les intermédiaires d'une réaction biologique.

10 Parmi les propositions suivantes, relevez la (ou les) propositions exacte(s)

❒ **a.** La taille du site actif est généralement très petite par rapport à la taille de l'enzyme.
❒ **b.** Le site actif constitue un micro-environnement non polaire d'où l'eau est généralement exclue.
❒ **c.** Le substrat est lié au site actif de l'enzyme exclusivement par des liaisons covalentes.
❒ **d.** Le site actif est constitué de résidus d'acides aminés qui sont toujours proches dans la séquence primaire de l'enzyme.
❒ **e.** Le site actif de l'enzyme présente une complémentarité de forme avec le substrat.

11 Parmi les propositions relatives à la spécificité des enzymes, laquelle (lesquelles) est (sont) exacte(s) ?

❒ **a.** Elle permet de différencier des énantiomères.
❒ **b.** Elle permet de catalyser plusieurs types de réaction.
❒ **c.** Elle permet de produire différents produits à partir d'un même substrat.
❒ **d.** Une enzyme avec une spécificité large reconnaît de nombreux substrats.
❒ **e.** Cette même enzyme catalyse différents types de réactions chimiques.

12 Parmi les propositions relatives à la spécificité des enzymes, laquelle (lesquelles) est (sont) exacte(s) ?

❒ **a.** Les enzymes augmentent souvent les vitesses de réaction d'un facteur 10^{12} ou plus.
❒ **b.** Les enzymes augmentent la vitesse des réactions en liant les réactifs (leurs substrats) de façon spécifique au niveau d'un centre actif.
❒ **c.** Les enzymes augmentent la vitesse des réactions en rapprochant et en orientant les réactifs.
❒ **d.** Les enzymes augmentent la vitesse des réactions en rapprochant la couronne d'hydratation des réactifs.
❒ **e.** Les enzymes augmentent la vitesse des réactions en déstabilisant l'état de transition par lequel le complexe de collision doit passer.

Corrigés

1 Bonne(s) réponse(s) : a., c. et e.

a. Ce sont effectivement les seules enzymes de nature non protéique connues.

b. La valeur négative indique simplement que cette réaction est exergonique, c'est-à-dire possible thermodynamiquement.

c. Des interactions faibles type liaisons hydrogènes permettront cette liaison.

d. La partie catalytique est parfois partagée entre l'enzyme et son coenzyme. De plus, certaines enzymes ne possèdent pas de coenzyme.

e. Il faut donc qu'il y ait une parfaite correspondance entre le site de l'enzyme et le substrat. On comprend donc pourquoi il y a une si grande complémentarité entre les deux.

2 Bonne(s) réponse(s) : b., c. et d.

a. Il s'agit de la différence entre l'état initial et l'état de transition.

b. On sait que $\Delta G'° = -R \cdot T \cdot \log K$, avec K constante d'équilibre, lorsque l'équilibre est atteint ($\Delta G = 0$).

c. L'énergie d'activation étant faible, on atteint l'état de transition, et donc ensuite les produits, beaucoup plus vite que si cette énergie d'activation était élevée.

d. Ce sont ces réactifs qui déterminent le mécanisme de la réaction, donc son profil énergétique, donc sa valeur de $\Delta G'°$.

e. Il n'y a pas proportionnalité entre $\Delta G'°$ et la vitesse de la réaction, c'est-à-dire qu'il n'y a pas de relation du type $v = k \cdot \Delta G'°$.

3 Bonne(s) réponse(s) : a., b. et c.

a. ΔG est négatif, donc la réaction est possible spontanément.

b. Ceci est encore dû à la valeur négative de ΔG qui traduit le fait que la réaction va libérer de l'énergie, donc qu'elle est exergonique.

c. Ce rapport est égal à la valeur de la constante d'équilibre de cette réaction, qui vaut bien 10^{-5} lorsque la variation d'énergie libre est égale à + 6,8 kcal/mol. En effet, $RT.\log 10^{-5} = -5 \times 1{,}36 = -6{,}8$ kcal/mol, donc $\Delta G'° = +6{,}8$ kcal/mol.

d. Puisque les enzymes accélèrent les réactions d'un facteur 10^6 à 10^{16}.

4 Bonne(s) réponse(s) : a., b., d., e. et f.

a. C'est leur rôle premier.

b. Ceci est d'ailleurs vrai pour les réactions chimiques non catalysées. C'est l'état de transition qui correspond à l'état d'énergie maximal, donc celui qui doit être franchi pour pouvoir basculer de l'état « réactifs » à l'état « produits ».

c. Elle est d'autant plus rapide que l'énergie d'activation est faible.

d. Les enzymes changent le mécanisme de la réaction en passant par un nouvel état de transition dont l'énergie est plus faible, donc atteint plus facilement et plus rapidement.

e. Puisque la constante d'équilibre est liée à la valeur de $\Delta G'°$.

f. Si cette valeur est négative, la réaction est spontanée.

g. Elles peuvent aussi accélérer des réactions endergoniques, si toutefois celles-ci sont couplées à une réaction exergonique qui leur apporte l'énergie nécessaire.

5 Bonne(s) réponse(s) : b., c. et d.

a. Il s'agit de la différence d'énergie entre l'état initial et l'état de transition. C'est cette valeur d'énergie qu'il faudra dépasser pour que la réaction ait lieu.

b. Elle est fonction du type de réaction, donc de la nature des réactifs, mais elle est également liée à la concentration des réactifs.

c. La concentration des réactifs est tellement faible qu'il est presque impossible d'arriver à la saturation pour l'enzyme *in vivo*.

d. Il s'agit de la bonne définition, même si cette unité n'est plus très employée.

6 Bonne(s) réponse(s) : a.

a. On peut considérer que l'enzyme est un des réactifs de l'équation, et donc que sa concentration intervient dans la formule de la constante d'équilibre.

b. Chaque réaction possède sa valeur de $\Delta G'°$.

c. Il n'y a pas de rapport direct entre les deux, car il ne faut pas confondre la variation de l'énergie libre standard $\Delta G'°$ avec la variation de l'énergie ΔG.

d. Elle est proportionnelle à $\Delta G'°$, pas à ΔG, puisqu'à l'équilibre $\Delta G = 0$.

e. Elles est caractérisée par une valeur faible de $\Delta G'°$, puisqu'elle abaisse l'énergie d'activation de la réaction.

7 Toutes les réponses sont exactes.

a. Car ΔG et $\Delta G'°$ sont le plus souvent différentes.

c. Cependant, peu importe que cette valeur soit fortement positive ; il suffit simplement qu'elle soit positive.

8 Bonne(s) réponse(s) : d.

a. Certaines enzymes ne contiennent qu'une partie protéique, et sont donc des holoprotéines, mais certaines ont besoin pour fonctionner d'un coenzyme qui n'est pas de nature protéique, donc sont des hétéroprotéines.

b. Ce sont des enzymes de nature ARN.

c. Le facteur d'accélération est au moins de 10^6.

d. Elles catalysent des réactions biologiques.

e. Il est vrai que les enzymes sont très sensibles aux moindres variations physiologiques, comme le pH, mais leur efficacité est cependant bien supérieure à celle de tous les catalyseurs chimiques.

9 Bonne(s) réponse(s) : c.

a. Toutes les enzymes n'ont pas besoin de ce coenzyme.

b. C'est la même enzyme qui a ces deux rôles.

d. À cause des repliements de la chaîne protéique, les AA situés dans le site actif peuvent être placés très loin les uns des autres dans la chaîne, mais se retrouver très proches dans le site actif (cf. Chap. 20, § 20.5).

e. L'enzyme va catalyser la formation de cet intermédiaire, mais elle n'en est pas un elle-même.

10 Bonne(s) réponse(s) : a., b. et e.

b. Ce qui éloigne la couronne d'hydratation des réactifs pour augmenter la réactivité.

c. Par des liaisons faibles.

d. Ils peuvent être très éloignés dans la séquence grâce au repliement de la protéine.

11 Bonne(s) réponse(s) : a. et d.

a. La forme tridimensionnelle de la molécule est différente entre deux énantiomères, donc seul un énantiomère à la bonne conformation pour se fixer dans le site de l'enzyme.

b. À une enzyme correspond une réaction ; il faut cependant noter que quelques enzymes peuvent catalyser la réaction inverse.

c. Pour la raison précédemment énoncée.

e. Même si l'enzyme peut reconnaître plusieurs substrats, elle ne peut catalyser qu'un seul type de réaction.

12 Bonne(s) réponse(s) : a., b. et c.

d. Les enzymes éloignent les molécules d'eau qui solvatent les réactifs pour leur permettre une réaction plus rapide.

e. Le complexe est au contraire stabilisé.

24 Étude cinétique

Plan

1. Rappel de la cinétique d'une réaction chimique catalysée
2. Signification de V_{max}
3. Signification de K_M
4. Signification de k_3
5. Signification de k_3/K_M

Synthèse

QCM

Corrigés

Objectifs

- Interpréter mathématiquement le mécanisme de fonctionnement des enzymes
- Connaître la théorie de Michaelis et la définition de la constante du même nom
- Expliquer la signification des constantes caractéristiques d'une enzyme

1. Rappel de la cinétique d'une réaction chimique catalysée

Soit la réaction chimique où S (substrat) donne ES (complexe enzyme substrat) et ensuite P (produit), réalisée en présence d'un catalyseur enzymatique E. Pour une concentration donnée et fixe de E, la vitesse *v* d'apparition de P augmente avec la concentration de S et tend vers une valeur maximale V_{max}, vitesse maximale qui, en outre, est proportionnelle à la concentration en catalyseur. Ces données s'interprètent en supposant que le catalyseur E se combine à S en donnant naissance à un composé intermédiaire ES, qui se décompose en P (produit de la réaction) et E (catalyseur régénéré) :

$$E + S \underset{k_2}{\overset{k_1}{\rightleftarrows}} ES \xrightarrow{k_3} E + P$$

On applique l'approximation de l'état quasi stationnaire de Bodenstein (complexe difficile à former et disparaissant facilement ; concentration du complexe négligeable), soit le raisonnement suivant :

$$\frac{d[\mathrm{ES}]}{dt} = k_1 \cdot [\mathrm{S}] \cdot [\mathrm{E}] - k_2 \cdot [\mathrm{ES}] - k_3 \cdot \mathrm{P} = 0$$

$$[\mathrm{E}]_0 = [\mathrm{E}] + [\mathrm{ES}] \Rightarrow [\mathrm{E}] = [\mathrm{E}]_0 - [\mathrm{ES}]$$

$$0 = k_1 \cdot [\mathrm{S}] \cdot ([\mathrm{E}]_0 - [\mathrm{ES}]) - k_2 \cdot [\mathrm{ES}] - k_3 \cdot [\mathrm{ES}]$$

$$[\mathrm{ES}] = \frac{k_1 \cdot [\mathrm{S}] \cdot [\mathrm{E}]_0}{k_1 \cdot [\mathrm{S}] + k_2 + k_3}$$

$$v = \frac{dP}{dt} = k_3 \cdot [\mathrm{ES}] = \frac{k_3}{[\mathrm{S}] + \dfrac{k_2 + k_3}{k_1}} \cdot [\mathrm{S}] \cdot [\mathrm{E}]_0 = \frac{k_3}{[\mathrm{S}] + K_\mathrm{M}} \cdot [\mathrm{S}] \cdot [\mathrm{E}]_0$$

$$= \frac{V_{\max} \cdot [\mathrm{S}]}{[\mathrm{S}] + K_\mathrm{M}}$$

Cette équation fondamentale est appelée **équation de Michaelis-Menten** (1911).

L'étude de l'activité enzymatique se fait par une série de mesures de vitesses de réactions, réalisées pour différentes concentrations de substrat. On remarque que la vitesse tend vers une limite correspondant à une vitesse maximale $V_{\max}$.

Pour analyser plus facilement le fonctionnement de l'enzyme, on transforme souvent l'expression de la vitesse en une expression inverse de la vitesse :

$$\frac{1}{v} = \left(\frac{K_\mathrm{M}}{V_{\max} \cdot [\mathrm{S}]}\right) + \left(\frac{1}{V_{\max}}\right)$$

où K_M (constante de Michaelis) et $V_{\max}$ correspondent, en enzymologie, à la constante de la réaction de l'enzyme et à la vitesse maximale d'action de l'enzyme. La courbe représentative de $1/v = f(1/a)$ est une droite qui coupe l'axe des ordonnées en 1/Vmax et celui des abscisses en $1/K_\mathrm{M}$, valeurs qui peuvent être déterminées avec précision. Cette présentation, la plus utilisée en enzymologie, porte le nom de **représentation de Lineweaver et Burk** (1932) (Fig. 24.1).

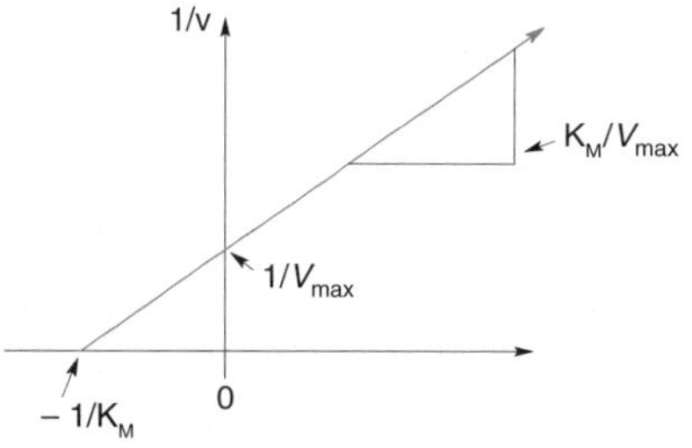

Figure 24.1 Représentation de Lineweaver et Burke.

Sur la **représentation de Michaelis** (Fig. 24.2), on observe bien l'allure en hyperbole de la courbe représentant l'évolution de la vitesse en fonction de la concentration en substrat pour une concentration en enzyme constante.

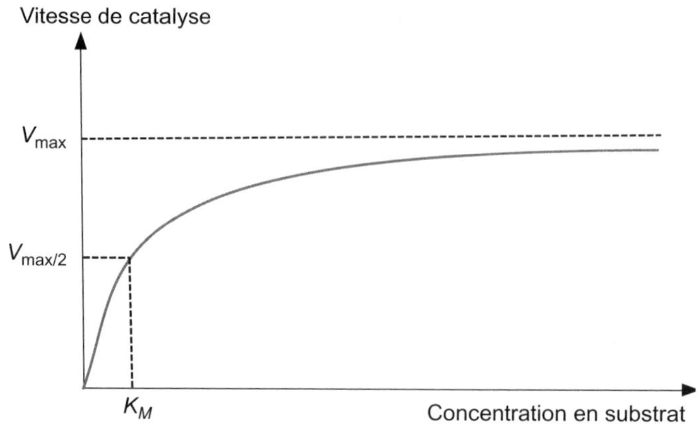

Figure 24.2
Évolution de la vitesse en fonction de la concentration en substrat, dite courbe de Michaelis.

L'analyse de cette courbe permet de dire que :

- quand la concentration en substrat prend la valeur de K_M, alors la vitesse est égale à la moitié de la vitesse maximale ;
- quand la concentration en substrat est faible, alors on peut négliger cette concentration devant K_M, et donc la vitesse est proportionnelle à la concentration en substrat ;
- quand la concentration en substrat est importante, alors on peut négliger K_M devant cette concentration, et alors la vitesse tend vers la vitesse maximale.

2. Signification de V_{max}

V_{max} est par définition la vitesse de réaction qui serait observée pour une concentration saturante de substrat, la totalité de l'enzyme se trouvant alors associée aux molécules de substrat.

V_{max} représente donc le nombre de moles de produit qu'une mole d'enzyme est susceptible de faire apparaître par unité de temps.

Il faut cependant bien comprendre que cette valeur est une valeur caractéristique de l'enzyme, mais ne correspond pas à la réalité, puisque les concentrations en substrat dans l'organisme sont en général très faibles.

Exemple

Les valeurs de ces vitesses peuvent être considérables. Ainsi, la catalase, qui favorise la dégradation de H_2O_2 en $H_2O + 1/2\ O_2$, possède une vitesse de 10^6 moles de O_2 par minute et par mole d'enzyme à 37 °C, en tampon phosphate de Na (pH 7,2). En d'autres termes, cette enzyme, placée dans ces conditions (dont la précision est nécessaire), peut réduire environ cent fois son poids en eau oxygénée par minute (le poids moléculaire de la catalase est de 250 000).

On définit ainsi l'unité internationale de vitesse enzymatique comme étant l'utilisation d'1 µmol de substrat/min.

On définit également le katal comme étant la quantité d'enzyme qui catalyse 1 mol de substrat/s.

3. Signification de K_M

K_M est une constante caractéristique essentielle d'une enzyme, puisqu'avec V_{max} elle détermine rigoureusement la vitesse de la réaction ; elle représente la concentration en substrat pour laquelle l'enzyme est à demi saturée, et donc pour laquelle on observe une vitesse de réaction $V = V_{max/2}$.

K_M représente la constante de dissociation du complexe enzyme-substrat, constante parfois appelée constante de dissociation apparente du complexe enzyme-substrat.

L'inverse du K_M d'une enzyme pour un substrat est donc une approximation de l'affinité de l'enzyme pour ce substrat.

Les valeurs usuelles de K_M sont comprises entre 10^{-1} et 10^{-7} mol. L^{-1}.

4. Signification de k_3

Il s'agit du témoin de l'évolution de la seconde étape qui aboutit à la formation du produit P. Il chiffre donc **l'activité** catalytique moléculaire de l'enzyme (son *turnover*), c'est-à-dire le nombre de moles de produit libérées par l'enzyme en une seconde. On peut donc dire que plus constante k_3 est élevée, et plus l'enzyme fonctionne correctement.

Ces constantes sont en général comprises entre 10^2 et 10^7 s^{-1}.

Exemple

L'anhydrase carbonique présente l'une des constantes k_3 la plus élevée égale à 1.10^6 s^{-1}.

5. Signification de k_3/K_M

Lorsque l'on effectue le rapport de k_3 sur K_M : on obtient la relation :

$$\frac{k_3 \cdot k_1}{k_2 + k_3}$$

Mais avec les valeurs usuelles des différentes constantes, ce rapport est équivalent à k_1, constante de formation du complexe enzyme substrat ES. D'ailleurs, plus ce rapport tend vers k_1, et plus la formation du complexe ES conduit nécessairement à la production du produit P ; on dit donc que ce rapport correspond à **l'efficacité catalytique de l'enzyme**.

Son unité de donne en $s^{-1}.mol^{-1}.L$.

Enzymes non michaeliennes

Il existe des enzymes, comme les enzymes oligomériques (constituées de plusieurs sous-unités), qui n'obéissent pas au modèle de Michaealis et Menten grâce à une coopération entre les sous-unités. Elles ne sont pas de ce fait qualifiées d'enzymes michaeliennes.

Synthèse

Je sais définir

- V_{max}
- Constante de Michaelis
- K_3
- Activité catalytique ou *turnover*
- Efficacité catalytique

Je connais

- l'équation de Michaelis-Menten et la constante du même nom
- Les différentes grandeurs de cette équation
- Les caractéristiques des enzymes Michaéliennes

Je sais

- Expliquer la représentation de Lineweaver et Burke
- Expliquer le rôle de chaque grandeur littérale de l'équation de Michaelis dans le fonctionnement de l'enzyme
- Donner les caractéristiques d'une enzyme en fonction des grandeurs littérales qui lui correspondent

Questions à choix multiples

1 Parmi ces propositions relatives au modèle de Michaelis-Menten, laquelle (lesquelles) est (sont) vraie(s) ?

❒ **a.** La formation d'un intermédiaire dénommé le « complexe enzyme-substrat » est nécessaire à la catalyse.

❒ **b.** On suppose que la concentration du complexe enzyme-substrat reste stationnaire au cours de la catalyse.

❒ **c.** À la fin de la réaction, l'enzyme ne peut plus être réutilisée.

❒ **d.** La constante de Michaelis est égale à la concentration en substrat pour laquelle la vitesse de la réaction atteint la moitié de sa valeur maximale.

❒ **e.** La constante k_3 chiffre le *turnover* de l'enzyme.

2 Éliminez de cette liste la (les) proposition(s) exacte(s).

❒ **a.** La constante de Michaelis d'une combinaison enzyme-substrat s'exprime en terme de concentration.

❒ **b.** La constante de Michaelis est inversement proportionnelle à l'affinité de l'enzyme pour son substrat.

❒ **c.** La constante de Michaelis représente la concentration en substrat nécessaire pour lier à l'enzyme la moitié du substrat présent.

❒ **d.** La constante de Michaelis représente la concentration en substrat pour laquelle la vitesse de la réaction est égale à la moitié de la vitesse maximale.

❒ **e.** La constante de Michaelis est indépendante à la fois de la concentration en enzyme et de la concentration en substrat.

3 Laquelle (lesquelles) des propositions suivantes s'applique(nt) à la signification de la constante de Michaelis?

❒ **a.** Elle est toujours égale à la constante de dissociation du complexe ES.

❒ **b.** Elle s'exprime en litres/mole.

❒ **c.** Elle est inversement proportionnelle à l'affinité de l'enzyme pour son substrat.

❒ **d.** Elle représente la concentration de substrat nécessaire pour saturer la moitié de l'enzyme.

❒ **e.** Elle reflète l'efficacité catalytique d'une enzyme.

❒ **f.** Elle est d'autant plus élevée que l'affinité de l'enzyme pour son substrat est importante.

4 Éliminez de cette liste la (les) proposition(s) exacte(s).

❒ **a.** K_M correspond à la constante de dissociation du complexe ES lorsque k_3 est très inférieur à k_2.

❒ **b.** k_3 chiffre l'efficacité catalytique d'une réaction enzymatique dans les conditions physiologiques.

❒ **c.** Dans les conditions intracellulaires, la concentration en substrat des réactions enzymatiques n'est jamais saturante.

❒ **d.** L'efficacité catalytique d'une enzyme est limitée par la vitesse d'association avec le substrat.

❒ **e.** Le Katal correspond à la quantité d'enzyme capable de transformer une mole de substrat par seconde.

5 On étudie la réaction catalysée par la phosphofructoaldolase dans les globules rouges.

Fructose-1,6-bisphosphate ↔ Glycéraldéhyde-3-phosphate + Dihydroxy-acétone phosphate

F-1,6- BP — G-3- P — DHAP

On mesure les caractéristiques suivantes :
$K_M = 3 \times 10^{-4}$ M [F- 1,6- BP] = 30 µM [G3P] = 20 µM [DHAP] = 150 µM

La variation d'énergie libre standard est de + 5,7 kcal/mol. On sait que pour $K = 10$, $R \cdot T \cdot \ln K = 1{,}36$ kcal/mol.

À partir de la liste suivante, retrouver la (les) proposition(s) exacte(s).

❒ **a.** La valeur de ΔG est négative.
❒ **b.** La réaction est irréversible.
❒ **c.** La réaction se déroule dans des conditions proches de l'équilibre.
❒ **d.** La réaction est endergonique.
❒ **e.** La réaction se déroule à la vitesse maximale.
❒ **f.** La réaction est spontanée.

6 On compare l'activité catalytique de trois enzymes. On possède les valeurs suivantes :

	K_M (M/L)	k_3	k_3/K_M
Acétylcholinestérase	$9{,}5 \times 10^{-5}$	$1{,}5 \times 10^4$	$1{,}6 \times 10^8$
Catalase	$2{,}5 \times 10^{-2}$	10^7	$4{,}0 \times 10^8$
Uréase	$2{,}4 \times 10^{-2}$	$1{,}4 \times 10^4$	$5{,}8 \times 10^5$

Dans la liste suivante, retrouver la (les) proposition(s) vraie(s) ?

❒ **a.** L'acétylcholinestérase possède le *turnover* le plus élevé.
❒ **b.** L'uréase possède l'affinité la plus élevée.
❒ **c.** La catalase possède le *turnover* le plus faible.
❒ **d.** La catalase possède l'efficacité catalytique la plus élevée.
❒ **e.** L'uréase possède l'efficacité catalytique la plus élevée.
❒ **f.** L'acétylcholinestérase possède l'affinité la plus faible.

7 Parmi les affirmations suivantes, laquelle (lesquelles) s'applique(nt) à k_3/K_M ?

❒ **a.** C'est une constante de réaction.
❒ **b.** Elle reflète le *turnover* d'une enzyme.
❒ **c.** Elle reflète l'efficacité catalytique d'une réaction dans les conditions physiologiques.
❒ **d.** Sa valeur maximale ne peut dépasser la valeur de k_1.
❒ **e.** Sa valeur maximale est de l'ordre de 10^9 mol · M^{-1} · s^{-1}.

8 Concernant l'hypothèse de Michaelis et Menten, laquelle (lesquelles) des affirmations suivantes est (sont) vraie(s) ?

❒ **a.** Pour une très faible concentration en substrat, la réaction est d'ordre 1.
❒ **b.** K_M est inversement proportionnel à l'affinité de l'enzyme pour son substrat lorsque k_2 est très supérieure à k_3.
❒ **c.** K_M est égale à la concentration en substrat lorsque la moitié de l'enzyme est saturée par le substrat.
❒ **d.** La vitesse maximale est directement proportionnelle à la concentration en enzyme.
❒ **e.** La constante de Michaelis s'exprime en s^{-1}.

9 On veut comparer l'efficacité catalytique de deux enzymes E1 et E2. À partir des données suivantes, retrouvez-la (les) proposition(s) exacte(s) :
E1 : $K_M = 10^{-2}$ moles/L, $k_3 = 200\,000$ sec^{-1} ; E2 : $K_M = 10^{-5}$ moles/L, $k_3 = 200$ sec^{-1}

❒ **a.** E1 possède un *turnover* inférieur à E2.

❒ **b.** E1 possède une efficacité catalytique supérieure à E2.

❒ **c.** La vitesse de catalyse exercée par E2 est supérieure à celle exercée par E1.

❒ **d.** E1 et E2 possèdent une efficacité catalytique identique.

❒ **e.** Compte tenu de ces données, on ne peut comparer les efficacités catalytiques de ces deux enzymes.

10 Des biologistes souhaitent caractériser l'influence de l'aspartate 221 du site actif de l'aminopeptidase A sur l'activité de l'enzyme par mutagénèse dirigée. Le tableau ci-dessous résume les caractéristiques cinétiques de la forme sauvage (normale) et des formes mutées de l'enzyme vis-à-vis d'un substrat synthétique.

Enzyme	K_M (M)	K_3 (s^{-1})	K_3/K_M ($s^{-1}.M^{-1}$)
Asp221(sauvage)	$1{,}84 \cdot 10^{-3}$	32,1	$1{,}74 \cdot 10^4$
Asp221Glu	$3{,}61 \cdot 10^{-3}$	8,0	$0{,}22 \cdot 10^4$
Asp221Ala	$4{,}36 \cdot 10^{-3}$	5,0	$0{,}11 \cdot 10^4$

Parmi les propositions suivantes, retrouvez la (ou les) réponse(s) exacte(s)

❒ **a.** Le nombre de turnover des 2 enzymes mutées est inférieur à celui de l'enzyme sauvage.

❒ **b.** La réduction d'efficacité catalytique des 2 enzymes mutées résulte à la fois d'une réduction de l'affinité pour le substrat et d'une réduction de l'activité moléculaire spécifique.

❒ **c.** Pour la forme mutée Asp221Ala, la durée moyenne d'un événement catalytique est de 0,25 s.

❒ **d.** La mutation Asp221Ala entraîne la perte d'une charge négative au niveau du site actif.

❒ **e.** Les données expérimentales ci-dessus permettent d'affirmer que l'Asp221 du site actif de l'enzyme participe à la liaison du substrat et à sa catalyse.

11 Une préparation purifiée de DPPIV renfermant 18 μg d'enzyme possède une activité enzymatique de 600 mUI. Sachant que la masse moléculaire de la DPPIV est d'environ 90 000 daltons, retrouvez la (ou les) proposition(s) correcte(s).

❒ **a.** Pour cette préparation enzymatique, la constante catalytique k_3 est de 50 s^{-1}.

❒ **b.** Cette préparation enzymatique est capable d'hydrolyser 0,6 μmoles de substrat/minute.

❒ **c.** La constante catalytique k_3 représente le nombre d'événements catalytiques par unité de temps ou par mole d'enzyme.

❒ **d.** L'activité moléculaire spécifique est un paramètre intrinsèque de l'enzyme.

Corrigés

1 Bonne(s) réponse(s) : a., b., d. et e.

a. C'est d'ailleurs ce complexe qui est à la base de la théorie de Michaelis sur la catalyse enzymatique.

b. Ce qui permet d'appliquer l'approximation de l'état quasi stationnaire de Bodenstein.

c. Le principe même d'un catalyseur est que celui-ci se retrouve inchangé à la fin de la réaction. Même s'il a été consommé dans une étape de la réaction, il est forcément régénéré dans une autre étape.

e. C'est-à-dire l'activité catalytique moléculaire de l'enzyme.

2 Bonne(s) réponse(s) : a., b., d. et e.

a. Puisqu'elle équivaut à la concentration en substrat pour laquelle la vitesse est égale à la moitié de V_{max}.

b. K_M représente la constante de dissociation de l'enzyme pour son substrat, donc son inverse représente bien l'affinité de l'enzyme pour son substrat.

c. Cf. proposition suivante ; il s'agit de la concentration en substrat nécessaire pour que la moitié de l'enzyme soit saturée, c'est-à-dire que l'on soit à la moitié de la vitesse maximale.

3 Bonne(s) réponse(s) : c. et d.

a. En général, c'est le cas, mais ce sont les valeurs des constantes cinétiques des réactions qui le détermine.

b. Son unité correcte est la mole/litre.

e. Elle ne reflète que l'affinité, c'est-à-dire la facilité avec laquelle l'enzyme et le substrat se lient.

f. Comme le K_M est inversement proportionnel à l'affinité de l'enzyme pour son substrat, plus elle est élevée, moins l'enzyme est affine pour son substrat.

4 Bonne(s) réponse(s) : a., c., d. et e.

a. Dans ces conditions, on sait que l'inverse du K_M traduit l'affinité d'une enzyme pour son substrat, donc le K_M traduit la dissociation du complexe enzyme-substrat.

b. Cette constante chiffre le *turnover* de l'enzyme, son activité catalytique.

c. Les concentrations en substrat sont beaucoup trop faibles.

5 Bonne(s) réponse(s) : c. et d.

On donne la valeur de la variation de l'énergie libre standard, soit la valeur de $\Delta G'°$. On sait que $\Delta G = \Delta G'° + RT \log K$, et que K à une valeur égale aux rapports des concentrations des produits sur celles des réactifs, soit 100.10^{-6}, donc 10^{-4}. Ceci donne pour $RT \log K = -4 \times 1,36 = -5,44$, donc pour $\Delta G = +0,26$.

c. Puisque la valeur de ΔG est proche de zéro.

d. Puisque la valeur de ΔG est positive.

e. Puisque l'on se trouve dans les conditions physiologiques, donc loin de la concentration en substrat saturante, la vitesse est obligatoirement inférieure à la vitesse maximale.

f. Il faudrait que ΔG soit négative.

6 **Bonne(s) réponse(s) : d.**

a. C'est la catalase qui possède la valeur de k_3 la plus élevée.

b. C'est l'inverse du K_M qui traduit l'affinité, or c'est l'acétylcholinestérase qui a le K_M le plus faible, donc l'affinité la plus forte pour son substrat.

c. C'est au contraire elle qui a le *turnover* le plus élevé.

d. C'est le rapport k_3/K_M qui traduit l'efficacité de l'enzyme. Or c'est bien la catalase qui possède le rapport le plus élevé.

f. C'est l'affinité la plus forte.

7 **Bonne(s) réponse(s) : c., d. et e.**

a. Puisqu'il s'agit du rapport de deux constantes.

b. C'est k_3 seule qui traduit le *turnover* de l'enzyme.

e. La valeur maximale est de l'ordre de 10^8 à 10^9, et l'unité est correcte.

8 **Bonne(s) réponse(s) : a., b., c. et d.**

d. Puisqu'il s'agit du produit de la constante k_3 par la concentration en substrat saturante.

e. Elle s'exprime en mol · L^{-1}.

9 On calcule le rapport de k_3/K_M pour les deux enzymes, et l'on constate qu'il est le même dans les deux cas, à savoir 2.10^7.

a. Puisque sa valeur de k_3 est très largement supérieure.

b. Le rapport k_3/K_M est le même pour les deux enzymes, à savoir 2.10^7 : elles ont donc la même efficacité catalytique.

c. Aucune donnée ne permet d'accéder à cette vitesse de catalyse.

d. Puisque la valeur de k_3/K_M est identique.

e. Puisque l'on est capable de calculer la valeur du rapport k_3/K_M.

10 **Bonne(s) réponse(s) : a., b., d. et e.**

a. Puisque les valeurs de k_3 sont inférieures pour les formes mutées.

b. Diminution des valeurs de k_3 et de K_M.

c. La durée moyenne de l'événement catalytique est de $1/k_3$, soit 1/5 = 0,20 s.

d. Il suffit d'analyser la structure des deux acides aminés.

e. Puisque les valeurs de k_3 et K_M sont modifiées.

11 **Bonne(s) réponse(s) : a., b. et d.**

600 mUI correspond à $600 \cdot 10^{-3}$ µmol de substrat/min, soit une activité spécifique de $600 \cdot 10^{-3}$ µmol·min^{-1}·18 µg^{-1}, donc $1 \cdot 10^{-8}$ mol·s^{-1}·18µg^{-1}. La masse molaire étant de $9 \cdot 10^4$g mol^{-1}, on obtient une constante $k_3 = (1 \cdot 10^{-8} \times 9 \cdot 10)^4/18 \cdot 10^{-6} = 50\ s^{-1}$.

c. Uniquement par unité de temps.

d. k_3 est bien un paramètre intrinsèque de l'enzyme.

25 Les effecteurs

Plan	Objectifs
1. Les effecteurs physiques 2. Les effecteurs chimiques **Synthèse** **Exercices et QCM** **Corrigés**	• Connaître les différences classes d'effecteurs • Différencier le mécanisme de fonctionnement des effecteurs chimiques • Comprendre les courbes de Lineweaver et Burke

1. Les effecteurs physiques

1.1. La température

Lorsque la température augmente, la vitesse de l'enzyme augmente par une augmentation de la fourniture d'énergie au complexe enzyme substrat, mais au-delà d'une certaine température, qui est en général proche de 45 °C, il y a inactivation par dénaturation des chaînes protéiques de l'enzyme. Cette température est la température optimale de fonctionnement de l'enzyme (Fig. 25.1).

On considère généralement qu'une augmentation de 10 °C augmente la vitesse de la réaction d'un facteur 2 environ.

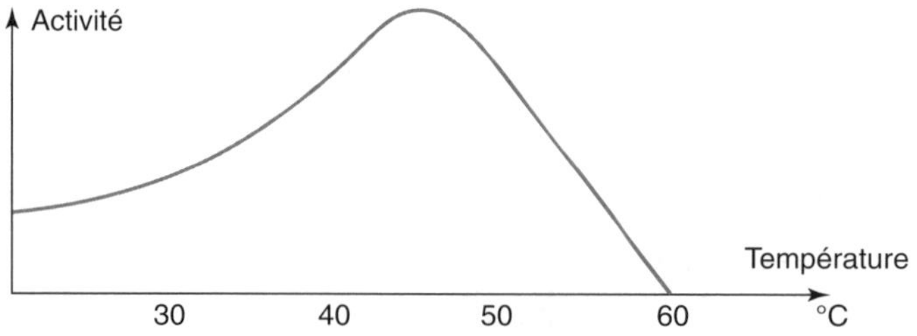

Figure 25.1 Évolution de l'activité théorique d'une enzyme en fonction de la température.

Attention

N'oubliez pas que la dénaturation est un phénomène irréversible, et qu'il est donc impossible, on refroidissant l'enzyme, de la rendre de nouveau fonctionnelle.

Exemple

La Taq polymérase, utilisée en PCR (cf. *Biologie moléculaire*, Chap. 11, § 11.4), est une exception car elle est active jusqu'à 90 °C.

1.2. Le pH

Chaque enzyme possède un pH optimum de fonctionnement; en deçà ou au-delà de cette valeur de pH, la vitesse de catalyse de l'enzyme chute rapidement. La plupart possèdent un pH optimum proche de la neutralité, mais on connaît quelques exceptions.

Exemples

- l'arginase est active à un pH proche de 8;
- la pepsine est active à un pH très acide proche de 2;
- les enzymes des lysosomes sont très actives à des pH acides de l'ordre de 4 à 5.

Chaque enzyme possède un pH optimum de fonctionnement; en deçà ou au-delà de cette valeur de pH, la vitesse de catalyse de l'enzyme chute rapidement.

Nous savons en effet que l'action de l'enzyme est liée à la fixation du substrat dans le site actif de l'enzyme, liaison faite de liaisons électrostatiques, ponts hydrogènes, entre les groupements caractéristiques du substrat et certains résidus d'acides aminés de l'enzyme. Le pH va donc agir à trois niveaux :

- Les chaînes latérales des acides aminés sont différemment ionisées en fonction du pH, notamment pour les acides aminés acides et basiques qui ont un pka caractéristique. Le pH va donc modifier l'affinité de l'enzyme pour son substrat (modification de K_M), mais également modifier sa vitesse de catalyse (V_{max}).
- Certains groupements caractéristiques du substrat seront ou non ionisés ce qui permettra leur interaction avec le site catalytique de l'enzyme.
- Le degré d'ionisation de certains acides aminés influe sur la conformation générale de l'enzyme, donc sur la forme fonctionnelle de celle-ci.

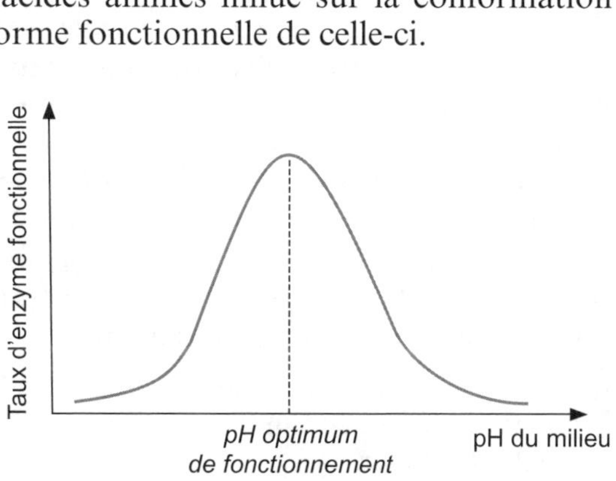

Figure 25.2 Évolution théorique du taux d'enzymes fonctionnelles en fonction du pH pour une enzyme hypothétique.

2. Les effecteurs chimiques

Les effecteurs regroupent les activateurs et les inhibiteurs.

2.1. Les activateurs sont de deux types

- les ions métalliques qui sont parfois nécessaires au bon fonctionnement du site actif de l'enzyme, où ils sont souvent placés;

  Nous pouvons citer les ions Mg^{2+} pour certaines kinases, Zn^{2+} pour l'anhydrase carbonique.

À noter

Il existe des cas rares où l'ion activateur est un anion. On connaît ainsi les ions chlorures activateur de l'amylase salivaire.

- les coenzymes, molécules organiques de petites tailles, liés de manière faible à l'enzyme (cf. Chap. 28). Ce sont souvent des dérivés de vitamines.

À côté des activateurs on trouve des inhibiteurs dont nous allons développer le rôle et le mode d'action.

2.2. Les inhibiteurs irréversibles

Comme leur nom l'indique, ces inhibiteurs bloquent de manière irréversible l'activité catalytique de l'enzyme, soit en modifiant la conformation de l'enzyme, soit en bloquant le site actif.

- Minéraux : les métaux lourds, tels que le plomb ou le cadmium, ont un effet toxique par blocage d'un AA du site actif.
- Molécules alkylantes : elles bloquent le site actif en se liant à des résidus d'AA porteurs de fonctions thiols SH de manière covalente.

Exemple

Le Di-isopropyl fluorophosphate (DIFP, ou gaz sarin) se lie à des résidus de sérine de l'acétylcholine estérase, qui ne peut plus dégrader l'acétylcholine (en formant de l'acide acétique et de la choline) qui va donc s'accumuler provoquant le syndrome cholinergique (excès de salivation, blocage de la respiration, asphyxie). L'acétylcholine estérase a un site actif divisé en deux zones : le site P qui contrôle plus spécifiquement l'accès du substrat au site actif, et le site A qui possède l'activité catalytique. On y trouve notamment une sérine qui va réagir avec la liaison ester en formant un intermédiaire covalent. On parle alors d'acyl-enzyme. Le DIFP va se lier avec cette sérine, avec libération d'acide HF, ce qui forme une liaison très stable, et donc définitive.

Le parathion (utilisé comme insecticide) et le malathion (traitement anti-poux chez l'homme) sont utilisés en traitement local, et sont des inhibiteurs irréversibles de l'acétylcholine estérase.

Il existe également des inhibiteurs réversibles de l'acétylcholine estérase utilisés lors d'un défaut cholinergique (défaut d'acétylcholine) observé lors de la maladie d'Alzheimer.

2.3. Les inhibiteurs réversibles

Contrairement aux premiers, ils peuvent se dissocier du complexe enzyme substrat, et sont de différents types :

Inhibiteurs compétitifs

Il y a compétition entre le substrat et l'inhibiteur pour occuper le site actif de l'enzyme : l'inhibiteur doit donc avoir une analogie structurelle avec le substrat. Ce type d'inhibition peut être levé par un excès de substrat.

L'étude cinétique amène au schéma suivant :

$$E + S \underset{k_{-1}}{\overset{k_{+1}}{\rightleftarrows}} ES \xrightarrow{k_2} E + P$$
$$E + I \underset{k_{-3}}{\overset{k_{+3}}{\rightleftarrows}} EI$$

On isole ainsi le k_i de l'inhibiteur :

$$k_i = \frac{k_{-3}}{k_{+3}}$$

De cette expression on obtient une nouvelle expression de K_M, donc de la vitesse de catalyse :

$$v = \frac{V_{max} \cdot S}{k_M \cdot \left(1 + \frac{1}{k_i}\right) + S}$$

Avec cette nouvelle expression de la vitesse, on comprend donc que pour les faibles concentrations en substrat (négligeables devant la nouvelle expression de K_M) la vitesse de catalyse de l'enzyme va diminuer, alors que pour des concentrations saturantes en substrat, la vitesse continuera de tendre vers V_{max} (le substrat l'emportera alors devant l'inhibiteur vu sa grande majorité).

La répercussion d'un tel inhibiteur apparaît clairement sur la représentation de Lineweaver et Burke (Fig. 25.3) :

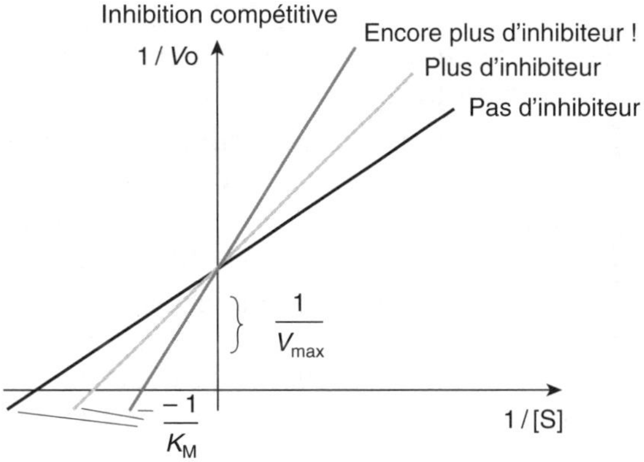

Figure 25.3 Évolution de la représentation de Linweaver et Burke de l'enzyme en fonction de la concentration en inhibiteur compétitif.

Avec ce type d'inhibiteur, la V_{max} de l'enzyme n'est pas modifiée. Par contre, l'inhibiteur favorisant la dissociation du complexe enzyme substrat, le K_M augmente, donc l'affinité de l'enzyme pour son substrat diminue, lorsque la concentration en inhibiteur augmente.

Un cas intéressant d'inhibition compétitive utilisée en thérapie concerne l'enzyme de conversion (ECA pour enzyme de conversion des angiotensines) déjà rencontrée dans la formation des peptides vasoactifs (cf. Chap. 19) pour le système kinine-kallicréines et le système rénine-angiotensine.

- Les kininogènes (précurseurs protéiques) sont des peptides actifs de petites tailles, à action locale, sans action systémique, libérés dans certaines cellules périphériques grâce à une activation hormonale.

  Cette opération se fait sous le contrôle de l'ECA, enzyme qui va donc cliver la bradykinine, et donc provoquer sa baisse de concentration. Cette bradykinine ayant au final un effet vasodilatateur et donc hypotenseur, l'ECA est donc considérée comme ayant un effet au contraire hypertenseur. Les inhibiteurs médicamenteux de cette ECA auront donc un effet hypotenseur (C.Q.F.D.).

- Système rénine – angiotensine (Vasoconstricteur à action systémique)

Le précurseur est l'angiotensinogène, précurseur protéique produit par le foie.

Ces molécules provoquent un effet hypertenseur par vaso constriction.

L'ECA contrôle le passage de l'angiotensine I en angiotensine II. En pharmacologie, des molécules inhibent cette enzyme de conversion ce qui entraîne la diminution de l'AII et de l'AIII avec un effet hypotenseur chez les personnes qui souffrent d'hypertension artérielle et d'insuffisance cardiaque.

Applications classiques des inhibiteurs irréversibles

L'intoxication par le **méthanol** («alcool de bois», présent notamment dans l'alcool à brûler) entraîne la libération dans l'organisme de formaldéhyde (formol) qui attaque le nerf optique provoquant une cécité, puis la mort à plus forte dose, par l'action de l'alcool déshydrogénase. L'éthanol est un inhibiteur compétitif de cette enzyme et est donc un agent thérapeutique contre cette intoxication.

De même, l'intoxication par l'**éthylène glycol** (antigel) se traduit par l'action de cette même enzyme, l'alcool déshydrogénase, qui libère de l'acide oxalique qui crée des cristaux dans le système rénal. Là encore, l'éthanol est un agent thérapeutique.

La tanscriptase réverse qui est particulièrement active pour la transcription de l'ADN viral lors d'une infection possède un inhibiteur compétitif qu'est l'**AZT** *(Azidothymidine)*, utilisé pour lutter contre le virus du SIDA.

Les **sulfamides**, excellents bactériostatiques, sont des analogues de l'acide paraminobenzoïque, indispensable à beaucoup de bactéries car permettant à une enzyme de le transformer en acide folique, molécule indispensable pour le transport des carbones des bactéries.

Ces médicaments présentent une homologie de structure avec les substrats : ainsi certains médicaments vont reproduire la fin de la séquence en acides aminés de l'angiotensine I, à savoir Phe – Ala- Pro.

Exemple

Le méthotrexate® (laboratoire Avensis) est un médicament hospitalier luttant contre le cancer en inhibant une enzyme impliquée dans la réplication de l'ADN : si la cellule ne peut se diviser, la tumeur ne peut se développer. Ce médicament est un inhibiteur compétitif de l'acide folique au niveau de l'enzyme nommée dihydrofolate-réductase, enzyme chargée de former le tétrahydrofolate, donneur de groupe méthyle dans la synthèse de certaines bases (cf. *Biologie moléculaire*, Chap. 2). Les bases n'étant plus synthétisées, l'ADN ne peut plus être répliqué. Le méthotrexate subit des glutamination dans la cellule, et se fixe sur l'enzyme avec une affinité plus importante que le substrat originel.

Inhibiteurs non compétitifs

Ces inhibiteurs se fixent aussi bien à l'enzyme qu'au complexe enzyme substrat, puisque leur fixation se fait sur un autre site que le site de fixation du substrat. Ces inhibiteurs n'ont donc pas d'analogies structurelles avec le substrat.

L'étude cinétique conduit au schéma suivant :

$$\mathrm{E + S \rightleftarrows ES \longrightarrow E + P}$$

$$\mathrm{ES + I \rightleftarrows ESI \longrightarrow EI + P}$$

$$\mathrm{E + I \rightleftarrows EI}$$

$$\mathrm{EI + S \rightleftarrows ESI \longrightarrow EI + P}$$

Ce qui nous donne une nouvelle expression de la vitesse :

$$v = \frac{V_{\max} \cdot \mathrm{S}}{(K_M + \mathrm{S})\left(1 + \frac{I}{k_i}\right)} = \frac{\dfrac{V_{\max}}{\left(1 + \frac{I}{k_i}\right)} \cdot \mathrm{S}}{K_M + \mathrm{S}}$$

On voit donc que le $V_{\max}$ de l'enzyme diminue avec la concentration en inhibiteur, mais que le K_{M} reste inchangé (Fig. 25.4).

Exemple

La caféine est un inhibiteur non compétitif pour la phosphodiestérase qui catalyse la transformation de l'AMP en AMPc.

Bien que ce type d'inhibition soit rare, des médicaments fonctionnent sur ce mode, tel l'acétazolamide (diamox®), inhibiteur de l'anhydrase carbonique (cf. hémoglobine) utilisé notamment dans le traitement du glaucome. Il évite l'accumulation de liquide autour de l'œil, diminuant ainsi la pression interoculaire.

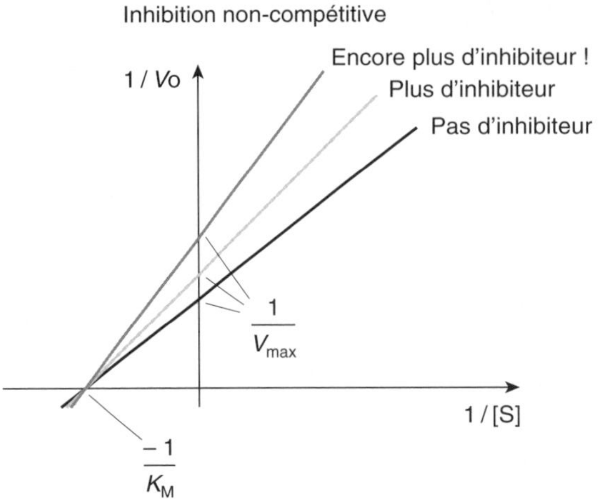

Figure 25.4 Représentation de Lineweaver et Burke de l'enzyme en fonction de la concentration en inhibiteur non compétitif.

À noter

Il semblerait qu'il puisse exister des cas d'inhibition mixte, c'est-à-dire présentant à la fois les caractéristiques de l'inhibition compétitive et non compétitive (l'affinité et la V_{max} diminuent tous les deux).

Inhibiteurs incompétitifs

L'inhibiteur ne peut se fixer que sur le complexe enzyme substrat ES.

$$E + S \rightleftarrows ES + I \longrightarrow ESI$$

L'expression de la vitesse devient :

$$v = \frac{\dfrac{V_{max}}{\left(1+\dfrac{I}{k_i}\right)} \cdot S}{\dfrac{k_M}{\left(1+\dfrac{I}{k_i}\right)} + S}$$

On observe alors qu'à la fois le K_M et la V_{max} sont modifiés. Plus la concentration en inhibiteur va augmenter, et plus V_{max} va diminuer ainsi que K_M ; l'affinité apparente de l'enzyme pour son substrat augmente donc (Fig. 25.5)!

Exemple

Le lithium (en fait des dérivés des sels de Lithium), qui est utilisé pour soigner les psychoses maniaco dépressives (troubles bipolaires) en régulant l'humeur, agit suivant ce mécanisme sur l'inositol phosphatase, enzyme chargée de la transformation de l'IMP en inositol. L'accumulation d'inositol dans certains neurones étant présumée responsable des troubles du comportement, l'inhibition de cette enzyme permet d'abaisser le taux d'inositol dans ces neurones.

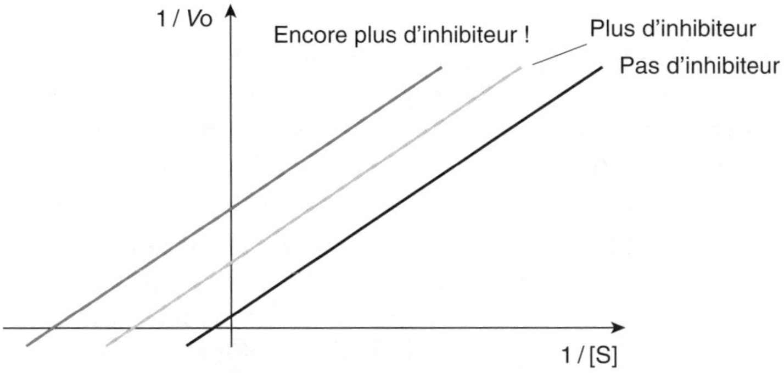

Figure 25.5 Représentation de Lineweaver et Burke de l'enzyme en fonction de la concentration en inhibiteur incompétitif.

Inhibiteurs de l'état de transition

Ces molécules sont des analogues de l'état de transition et se comportent donc comme des inhibiteurs compétitifs très efficaces.

Exemple

Les antiprotéases utilisées dans la lutte contre le SIDA miment l'état de transition d'une enzyme (une protéase acide) indispensable à la production de protéines virales nécessaires à l'action infectieuse du virus.

Inhibition par un substrat « suicide »

Certains inhibiteurs irréversibles comme la pénicilline sont appelés « substrat suicide » : ces inhibiteurs se lient dans un premier temps de manière réversible à l'enzyme (inhibiteurs réversibles), puis établissent dans un second temps une liaison de covalence définitive (inhibiteurs irréversibles) avec l'enzyme.

$$E + I \underset{k_{-i}}{\overset{k_i}{\rightleftarrows}} EI \xrightarrow{k_2} EI^*$$

où EI* désigne le complexe enzyme-pénicilline stable.

La constante d'inhibition vaut donc :

$$k_I = \frac{k_{-i}}{k_i}.$$

Pour la pénicilline, on peut aussi parler de coefficient d'acylation $\frac{k_2}{k_I}$. Plus il est élevé, plus l'antibiotique est efficace.

Exemple

La pénicilline (famille des β lactamines) inhibe la transpeptidase nécessaire à la dernière étape de la synthèse du peptidoglycanne de la paroi bactérienne des bactéries Gram + (cf. peptidoglycannes). La pénicilline finie par se lier avec un groupe hydroxyle du site actif de l'enzyme ce qui rend le complexe pénicilline-enzyme très stable, et explique donc l'efficacité de cette gamme d'antibiotiques.

Cette enzyme est impliquée dans la synthèse de la muréine formée de chaînes de N-acétyl glucosamine et d'acide N acétyl muraminique liés en β (1-4). L'acide muramique porte des tétrapeptides (AEKA) terminés par des résidus d'alanine. Ce tétrapeptide est d'abord synthétisé sous la forme d'un pentapeptide terminé par deux résidus d'alanine (AEKAA), où la dernière liaison sera clivée par cette enzyme. La pénicilline agit comme un analogue de structure de la séquence alanine-alanine, et se lie de manière covalente à un résidu de sérine du site actif de l'enzyme.

Ils semblent que les bactéries (tel le pneumocoque) réussissent à développer des résistances aux antibiotiques :

- En hydrolysant la pénicilline avant qu'elle n'ait le temps de faire cette liaison de covalence avec l'enzyme grâce à des β lactamases. Nous avons donc créé des inhibiteurs de ces β lactamases comme l'acide clavulanique. L'augmentin® est ainsi constitué d'un antibiotique (ampicilline) et d'un inhibiteur des β lactamases.
- En fabriquant plus de β lactamases pour lutter contre les antibiotiques.
- En mutant des acides aminés importants pour les liaisons avec l'antibiotique.

Synthèse

Je sais définir
- Effecteur, activateur et inhibiteur
- Inhibiteurs réversibles et irréversibles
- Inhibiteurs compétitifs, non compétitifs et incompétitifs
- Constante d'inhibition

Je connais
- Différents effecteurs physiques et chimiques
- Les différents types d'inhibiteurs chimiques

Je sais
- Expliquer l'influence d'un effecteur sur le fonctionnement de l'enzyme
- Donner le type d'inhibiteur chimique en relation avec ses effets sur le fonctionnement de l'enzyme

Exercices et QCM

1 L'effet du pH sur une réaction enzymatique a été étudié *in vivo* en utilisant deux tampons, respectivement à pH 7,6 et à pH 9. L'activité de l'enzyme a été mesurée en suivant la réduction du NAD à 340 nm (cf. tableau ci-dessous).

Concentration du substrat ($\times 10^{-4}$ M)	Augmentation de l'absorption au cours des 5 premières minutes	
	pH 7,6	pH 9
0,174	0,074	0,034
0,267	0,085	0,047
0,526	0,098	0,075
1,666	0,114	0,128
4,000	0,114	0,167

En vous servant de ces données, présentez les arguments qui vous permettront de déterminer à quelle valeur de pH l'enzyme a la plus grande affinité pour le substrat.

2 Interprétez les différents **effets immédiats du pH** sur l'activité des 3 enzymes suivantes : papaïne, pepsine et trypsine.

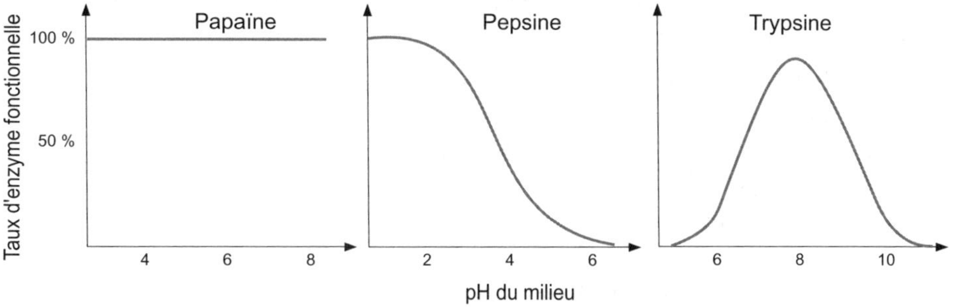

3 Parmi les propositions suivantes relatives à l'action des inhibiteurs d'enzymes, laquelle (lesquelles) est (sont) exacte(s) ?

❒ **a.** L'inhibiteur compétitif possède une analogie structurale avec le substrat.

❒ **b.** L'inhibiteur non compétitif agit toujours de façon irréversible.

❒ **c.** L'aspirine est un inhibiteur réversible de la cyclo-oxygénase.

❒ **d.** L'addition d'un inhibiteur non compétitif augmente la valeur du K_M d'une réaction enzymatique.

❒ **e.** Lors d'une intoxication par l'éthylène-glycol, on utilise l'éthanol comme inhibiteur compétitif de l'alcool déshydrogénase.

4 Parmi les propositions suivantes, relevez la (ou les) propositions exacte(s). La transpeptidase bactérienne (E) interagit avec la pénicilline (I) selon la réaction suivante :

$$E + I \underset{k_i}{\overset{k_{-i}}{\rightleftarrows}} E - I \xrightarrow{k_2} E - I^*$$

On rappelle que $K_I = k_{-i}/k_i$.

Parmi les propositions suivantes, retrouvez la (ou les) réponse(s) exacte(s)

❒ **a.** Le coefficient k_2/K_I représente l'efficacité d'acylation de la transpeptidase par l'antibiotique.

❒ **b.** Le sigle E-I* désigne le complexe covalent pénicillyl-enzyme.

❒ **c.** Une souche bactérienne résistante à la pénicilline exprimera une transpeptidase ayant un k_2/K_I inférieur à celui d'une enzyme issue d'une souche sensible.

❒ **d.** La résistance bactérienne à la pénicilline peut résulter de la présence d'une β-lactamase.

❒ **e.** Les *β* lactamines sont des inhibiteurs réversibles de la transpeptidase bactérienne possédant une homologie structurale avec le dipeptide Ala-Ala.

5 Parmi les propositions suivantes, relevez la (ou les) propositions exacte(s). Une enzyme est placée en présence de concentrations en inhibiteur croissantes. Les représentations de Lineweaver et Burke nous donne un faisceau de droites qui convergent en un seul point de l'axe des abscisses.

Lorsque la concentration en inhibiteur est de $9 \cdot 10^{-6}$ M, on obtient une valeur de Ki de $3 \cdot 10^{-6}$ est une Vmax de $4 \cdot 10^{-6}$ UI.

❒ **a.** L'inhibiteur est un inhibiteur non compétitif.

❒ **b.** La Vmax apparente est de $1 \cdot 10^{-6}$ UI.

❒ **c.** La Vmax apparente dépend de la concentration en inhibiteur.

❒ **d.** Cet inhibiteur se fixe dans le site actif de l'enzyme.

❒ **e.** Le K_M est inchangé.

6 Parmi les propositions suivantes, laquelle (lesquelles) est (sont) exacte(s) ?

❒ **a.** L'inhibiteur « substrat-suicide » est un inhibiteur compétitif.

❒ **b.** L'inhibiteur « substrat-suicide » présente une analogie structurale avec le substrat et un groupe réactionnel supplémentaire.

❒ **c.** La pénicilline, inhibiteur de la transpeptidase, forme avec l'enzyme un acyl-enzyme covalent et réversible.

❒ **d.** La dernière étape de l'inhibition de la transpeptidase correspond à l'hydrolyse de l'acyl-enzyme. Elle est rapide.

❒ **e.** La bactérie peut muter et développer un mécanisme de défense tel que la production de *β*-lactamases qui ont une constante de réaction élevée.

7 Parmi les propositions suivantes, laquelle (lesquelles) s'applique(nt) aux inhibiteurs compétitifs ?

- ❒ **a.** Ce sont des molécules qui se fixent toujours au niveau du site actif.
- ❒ **b.** Ils diminuent l'efficacité catalytique de l'enzyme qu'ils inhibent.
- ❒ **c.** Ils diminuent la valeur de K_M.
- ❒ **d.** Ils sont plus actifs aux fortes concentrations en substrat.
- ❒ **e.** Ils peuvent être utilisés comme agents thérapeutiques.

8 Parmi les propositions suivantes, laquelle (lesquelles) est (sont) exacte(s) ?

- ❒ **a.** À 0 °C, l'enzyme est dénaturée, ce qui explique une vitesse de réaction presque nulle.
- ❒ **b.** À 100 °C, l'enzyme est inhibée de manière réversible, car en cas de refroidissement, celle ci retrouve son activité.
- ❒ **c.** La température moyenne des enzymes humaines est de l'ordre de 37 °C.
- ❒ **d.** Certaines enzymes gastriques ont un pH optimum proche de 10.
- ❒ **e.** La plupart des enzymes ont un pH optimum proche de 7.

9 Parmi les propositions suivantes, laquelle (lesquelles) est (sont) exacte(s) ?

- ❒ **a.** Les inhibiteurs ne peuvent pas se fixer sur le complexe enzyme substrat une fois ce dernier formé.
- ❒ **b.** Certains inhibiteurs ne modifient que la V_{max} de l'enzyme.
- ❒ **c.** Un inhibiteur peut être caractérisé par son k_i.
- ❒ **d.** Certains métaux lourds dénaturent irréversiblement le site actif des enzymes.
- ❒ **e.** Des molécules alkylantes se lient de manière irréversible par des liaisons ioniques au site actif des enzymes.

10 Parmi les propositions suivantes, laquelle (lesquelles) est (sont) exacte(s) ?

- ❒ **a.** Le lithium, inhibiteur de l'inositol phosphatase, empêche ainsi la formation d'IMP qui en s'accumulant, provoque des troubles comportementaux.
- ❒ **b.** Ce médicament modifie la V_{max} et le K_M de l'enzyme.
- ❒ **c.** C'est un inhibiteur non compétitif.
- ❒ **d.** Son mode d'action fait intervenir un complexe ternaire.
- ❒ **e.** C'est un substrat incompétitif.

11 Parmi les propositions suivantes, laquelle (lesquelles) est (sont) exacte(s) ?

- ❒ **a.** Des inhibiteurs enzymatiques peuvent être utilisés comme médicaments anticancéreux.
- ❒ **b.** La pénicilline est un inhibiteur compétitif de la transpeptidase.
- ❒ **c.** Une fois placée dans le site actif de l'enzyme, la pénicilline établit une liaison de covalence avec un résidu de sérine de ce site actif.
- ❒ **d.** La tanspeptidase est impliquée dans la synthèse de la muréine, peptidoglycanne de structure de la paroi bactérienne.
- ❒ **e.** Les médicaments inhibiteurs de l'enzyme ECA entraînent notamment la production d'angiotensine II active qui présente un effet vasodilatateur et hypotenseur.

12 Parmi les propositions suivantes concernant les inhibiteurs non compétitifs, laquelle (lesquelles) est (sont) exacte(s) ?

❒ **a.** La V_{max} varie en fonction de la concentration en inhibiteur.

❒ **b.** Les représentations de Lineweaver et Burke en fonction de la concentration en inhibiteur présentent des pentes identiques.

❒ **c.** Les représentations de Lineweaver et Burke en fonction de la concentration en inhibiteur présentent des ordonnées à l'origine identiques.

❒ **d.** Les courbes de la vitesse en fonction de la concentration en substrat tendent vers des limites différentes quand la concentration en inhibiteur varie.

❒ **e.** En tant qu'inhibiteur non compétitif, le méthotrexate peut être employé pour inhiber la synthèse des nucléotides, donc de l'ADN. Il lutte de ce fait contre le développement des tumeurs.

13 Le propofol, molécule anesthésique, est un inhibiteur de la *fatty acide amide hydrolase* (FAAH). Dans la représentation de Lineweaver-Burk, les droites obtenues en l'absence et en présence de l'inhibiteur convergent en un même point de l'axe des ordonnées. En présence de propofol (25.10^{-6} M), la valeur de K_M de l'enzyme varie de 1,5 mM à 4,5 mM. Dans la liste suivante, relevez la (les) proposition(s) exacte(s).

❒ **a.** Le propofol est un inhibiteur compétitif.

❒ **b.** La valeur du k_i est égale à $12{,}5.10^{-6}$ M.

❒ **c.** Le propofol possède une homologie de structure avec le substrat naturel de l'enzyme.

❒ **d.** Le propofol augmente l'affinité de l'enzyme pour son substrat.

❒ **e.** Le propofol ne modifie pas la valeur de V_{max} de l'enzyme.

14 Un nouvel inhibiteur a été développé vis-à-vis de la pyrophosphatase. La courbe expérimentale de mesure de la vitesse de la réaction obtenue selon la linéarisation de Lineweaver-Burk en l'absence et en présence d'inhibiteur (1.10^{-5} M) donne deux droites parallèles. On connaît les valeurs suivantes : $K_M = 3.10^{-6}$ M et $k_i = 2.10^{-5}$ M. D'autre part, K'_M et V'_M représentant les valeurs de K_M et V_M mesurées en présence d'inhibiteur.

Retrouvez la (les) proposition(s) exacte(s).

❒ **a.** $K'_M = 2.10^{-6}$ M.

❒ **b.** V'_M est inférieure à V_M.

❒ **c.** K'_M est supérieure à K_M.

❒ **d.** L'inhibiteur est non compétitif.

❒ **e.** En présence de l'inhibiteur, l'affinité apparente de l'enzyme pour son substrat augmente.

Corrigés

1 L'enzyme, dans les conditions physiologiques, est en présence d'une concentration faible de substrat, or à ces concentrations, on observe une activité de l'enzyme supérieure à pH 7,6 qu'à pH 9. L'affinité étant liée à l'activité, on peut donc penser que c'est à pH 7,6 qu'elle sera la plus grande, bien que l'activité de l'enzyme soit supérieure à pH 9, mais pour des concentrations élevées, et même saturantes, comme le montre la stagnation de l'absorbance dès 1,666 pour pH 7,6. L'enzyme est donc la plus affine à pH 7,6.

2 Papaïne : le pH n'aura aucun effet puisque son activité est constante quel que soit le pH.

Pepsine : la pepsine fonctionne bien en dessous de pH 2, ensuite, son activité chute très rapidement.

Trypsine : le pH optimum de fonctionnement est proche de 8.

Attention

Vous voyez ici trois enzymes qui illustrent la diversité de comportement face aux variations de pH.

3 **Bonne(s) réponse(s) : a. et e.**

a. Pour occuper le site actif à la place du substrat, il faut que l'inhibiteur ait une grande analogie structurelle avec le substrat.

b. Ces inhibiteurs non compétitifs font partie des inhibiteurs réversibles.

c. C'est un inhibiteur irréversible des Cox.

d. Le K_M reste inchangé quelle que soit la concentration de cet inhibiteur non compétitif.

4 **Bonne(s) réponse(s) : a., b., c. et d.**

e. Ce sont des inhibiteurs irréversibles.

5 **Bonne(s) réponse(s) : a., b. c. et e.**

b. Car $V_{app} = \dfrac{V_{max}}{\left(1+\dfrac{I}{ki}\right)} = \dfrac{4.10^{-6}}{\left(1+\dfrac{9.10^{-6}}{3.10^{-6}}\right)} = 1.10^{-6}UI$

d. Il se fixe en dehors du site.

e. Il n'y a pas de modification d'affinité de l'enzyme pour son substrat naturel.

6 Bonne(s) réponse(s) : b. et e.

a. Ce type d'inhibiteur agit d'abord comme un inhibiteur réversible, puis ensuite comme un inhibiteur irréversible.

b. Il faut que cet inhibiteur puisse se positionner dans le site actif de l'enzyme, donc être proche structurellement du substrat naturel de cette enzyme, mais également posséder un groupe fonctionnel supplémentaire pour pouvoir établir une liaison de covalence avec l'un des résidus d'acide aminé du site actif.

c. Il est vrai que la pénicilline établit, pour inhiber cette enzyme, une liaison de covalence qui forme un acyl-enzyme, mais cette formation est irréversible.

d. C'est justement parce que cette hydrolyse de l'acyl enzyme est très lente que l'on peut considérer que cette inhibition est irréversible.

e. Il y aura grâce à ces enzymes une destruction de la pénicilline avant qu'elle n'ait eu le temps d'établir l'acyl enzyme.

7 Bonne(s) réponse(s) : a., b. et e.

a. C'est pour cette raison qu'il y a compétition avec le substrat naturel de l'enzyme.

b. Ils diminuent l'affinité de l'enzyme pour son substrat (K_M), donc son efficacité catalytique (k_3/K_M),

c. La valeur du K_M est bien modifiée, mais celle-ci augmente.

d. Lorsque la concentration en substrat est forte, le substrat l'emporte sur l'inhibiteur. C'est d'ailleurs sur ce principe que sont basées certaines indications thérapeutiques pour ôter l'inhibiteur du site actif de l'enzyme.

e. Voir la question précédente.

8 Bonne(s) réponse(s) : e.

a. À cette température, l'enzyme est inhibée, mais de manière réversible. Il suffit d'une remontée de température pour augmenter l'agitation moléculaire du milieu, et donc le nombre de rencontres entre l'enzyme et son substrat.

b. La dénaturation de la chaîne protéique est irréversible.

c. La température moyenne est de l'ordre de 45 °C.

d. Les enzymes gastriques doivent pouvoir fonctionner à des pH très acides, soit proches de 1.

e. Les valeurs de pH physiologiques étant proches de 7.

9 Bonne(s) réponse(s) : b. et c.

a. Les inhibiteurs incompétitifs peuvent le faire.

b. Les inhibiteurs non compétitifs.

d. Ils se lient de manière irréversible au site actif, mais ils ne le dénaturent pas.

e. Les liaisons sont des liaisons de covalence.

10 **Bonne(s) réponse(s) : b. et d.**

a. Le lithium empêche la formation d'inositol à partir d'IMP.

c. C'est un inhibiteur incompétitif.

d. Puisqu'il y a formation d'un complexe ternaire ESI.

e. Un inhibiteur n'est pas considéré comme étant un substrat de l'enzyme qu'il inhibe (sauf peut-être pour les inhibiteurs compétitifs, analogues structuraux du substrat de l'enzyme…).

11 **Bonne(s) réponse(s) : a., c. et d.**

a. Comme le méthotrexate.

b. C'est un inhibiteur irréversible.

e. Les inhibiteurs de l'ECA inhibent la synthèse d'angiotensine II qui présente un effet hypertenseur, avec au final un effet hypotenseur de ces médicaments.

12 **Bonne(s) réponse(s) : a. et d.**

b. Puisque la V_{max} varie, la pente varie.

c. L'ordonnée à l'origine représentant l'ordonnée lorsque l'abscisse vaut zéro, celles-ci sont différentes puisque V_{max} est différente.

d. Puisque la V_{max} diminue quand la concentration en inhibiteur augmente.

e. Faux ; tout est vrai, sauf que cet inhibiteur est compétitif.

13 **Bonne(s) réponse(s) : a., b., c. et e.**

b. Sachant que le K_M de l'enzyme est modifié par la relation, $k_M\left(1+\frac{[I]}{k_i}\right)$, et qu'ici le K_M est multiplié par trois, il faut donc que $\left(1+\frac{[I]}{k_i}\right)$ soit égal à trois. Le rapport $\frac{[I]}{k_i}$ doit donc être égal à deux, soit k_i être égal $12{,}5.10^{-6}$ M.

c. Puisqu'il y a compétition avec le substrat.

d. Le K_M est augmenté, donc l'affinité pour le substrat diminue.

14 **Bonne(s) réponse(s) : a., b. et e.**

a. Le facteur $\left(1+\frac{[I]}{k_i}\right)$ nous donne $1+(1.10^{-5}/2.10^{-5}) = 1{,}5$. Si on multiplie la valeur de K_M par ce facteur de 1,5, on obtient bien 2.10^{-6} M.

b. La valeur de $1/V'_M$ est supérieure à $1/V_M$, donc V'_M est inférieure à V_M.

c. La valeur de $-1/K'_M$ est inférieure à $-1/K_M$, donc $1/K'_M$ est supérieure à $1/K_M$, donc K'_M est inférieure à K_M.

d. C'est un inhibiteur incompétitif.

e. Puisque K'_M est inférieure à K_M, alors l'affinité apparente augmente.

26 Régulation des enzymes

Plan

1. Régulation par phosphorylation : la glycogène phosphorylase
2. Contrôle par clivage protéolytique
3. Les isoenzymes

Synthèse

QCM

Corrigés

Objectifs

- Connaître les différents modes de régulation des enzymes
- Expliquer le fonctionnement de ces modes de régulation
- Savoir décrire un exemple de chacun de ces modes de régulation

Les voies métaboliques sont en général constituées d'un très grand nombre d'étapes qui sont bien souvent contrôlées par l'action d'enzymes.

Comme nous l'avons déjà vu en cinétique chimique, l'étape la plus lente est celle qui va contrôler l'ensemble de la voie métabolique ; il s'agit donc de l'étape pour laquelle l'enzyme agit le moins vite, et c'est cette étape qui va être soumise à régulation. Il existe évidemment des modes divers et variés de régulation des enzymes, comme l'utilisation d'inhibiteurs vus au chapitre précédent.

Un mode particulier de régulation qu'est la régulation allostérique, des enzymes du même nom, sera vu au chapitre suivant étant donné son importance et ses spécificités très particulières.

1. Régulation par phosphorylation : la glycogène phosphorylase

Nous allons particulièrement nous intéresser à la régulation de la dégradation du glycogène au niveau des muscles, contrôlée par la glycogène phosphorylase (Fig. 26.1).

Le glycogène est une molécule de stockage du glucose (cf. Chap. 4, 5 et 6) qui doit être dégradée pour libérer son glucose sous l'action de la glycogène phosphorylase : c'est la glycogénolyse.

A contrario, la synthèse de glycogène à partir de glucose-1-P est contrôlée par la glycogène synthase : c'est la glycogénogenèse.

1.1. La glycogène phosphorylase

Cette enzyme existe sous deux formes : la forme a active car phosphorylée sur deux résidus de Sérine appartenant aux deux sous unités, et la forme b inactive déphosphorylée.

La phosphorylation est contrôlée par une phosphorylase kinase, et la déphosphorylation par une phosphorylase phosphatase.

1.2. La glycogène synthase

Cette enzyme existe également sous deux formes, mais cette fois c'est la forme déphosphorylée qui est active, et la forme phosphorylée inactive (Fig. 26.1).

Lorsque l'insuline va agir, elle entraîne l'activation des phosphatases, c'est-à-dire des enzymes déphosphorylantes, qui vont donc déphosphoryler à la fois la glycogène phosphorylase et la glycogène synthase. Le résultat sera donc une désactivation de la glycogénolyse, et une activation de la glycogénogenèse : le taux de glycogène augmente, le taux de glucose chute, d'où l'action hypoglycémiante de l'insuline.

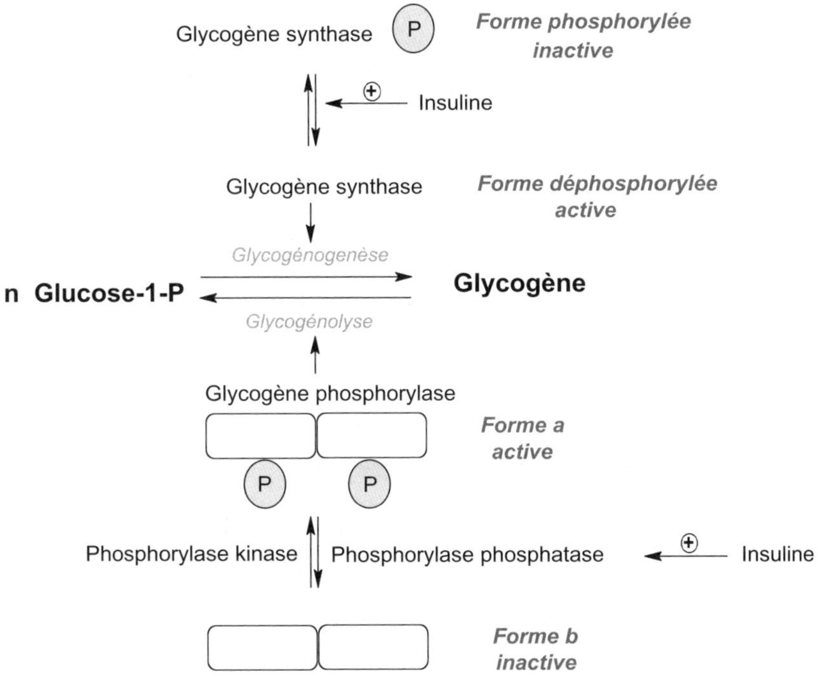

Figure 26.1 Contrôle de la voie métabolique du glycogène..

Nous verrons au chapitre suivant la régulation allostérique de cette enzyme.

2. Contrôle par clivage protéolytique

Certaines enzymes sont synthétisées sous une forme d'un précurseur inactif, ceci pour éviter qu'elles ne catalysent certaines réactions dans la cellule qui les a produites, ce qui pourrait engendrer des réactions nocives pour cette cellule. Ce précurseur doit donc subir, de manière unique et irréversible, un clivage pour engendrer une enzyme active et fonctionnelle.

Ce précurseur est appelé proenzyme (ou zymogène) et subit l'action de protéases pour libérer l'enzyme active.

Citons le cas des enzymes digestives :

- le pepsinogène qui engendre la pepsine ;
- le trypsinogène en trypsine ;
- chymotrypsinogène en chymotrypsine ;
- la procarboxypeptidase en carboxypeptidase.

Si l'on s'intéresse au cas du trypsinogène, on remarque qu'une séquence de 6 acides aminés est clivée du côté N terminal par une entéropeptidase duodénale, ce qui engendre la production de la trypsine active, enzyme chargée d'hydrolyser les liaisons peptidiques lors de la digestion des aliments :

(Nter) Val-Asp-Asp-Asp-Asp-Lys-Ile-... (Cter) trypsinogène inactif
(Nter) Val-Asp-Asp-Asp-Asp- Lys + Trypsine active

La trypsine active va alors autoactiver sa propre synthèse, mais également le clivage du chimotrypsinogène en chimmotrypsine, ainsi que d'autres clivages (proélastase, procarboxypeptidase)

On peut remarquer que l'organisme va également contrôler l'action de ces enzymes par une durée de vie courte (quelques heures) une fois libérées dans l'intestin, mais également par l'existence d'inhibiteur spécifique comme l'antitrypsine (inhibiteur compétitif). Nous voyons donc que tout est fait pour réguler au mieux cette enzyme, dont « l'emballement » éventuel pourrait être catastrophique, puisqu'une protéase comme celle-ci pourrait détruire toutes les protéines à sa disposition, y compris celle de l'organisme.

3. Les isoenzymes

Comme leur nom l'indique, il s'agit de différentes conformations d'une seule et même enzyme qui peuvent être produites par des organes différents, à des âges cellulaires différents.

Ces enzymes catalysent la même réaction, à partir du même substrat, et en engendrant le même produit ; c'est leur fonctionnement qui est différent, et donc des constantes qui seront différentes (affinité, efficacité, vitesse maximale de catalyse, capacité).

3.1. La lactico déshydrogénase

Cette enzyme catalyse la transformation de l'acide lactique en acide pyruvique, étape finale de la glycolyse anaérobie dans la cellule. Il s'agit d'une enzyme tétramèrique constituée soit de chaînes M (dans les muscles et le foie), soit de chaînes H (dans le cœur).

Plusieurs combinaisons de ces chaînes sont ainsi rencontrées dans l'organisme, et constituent des isoenzymes ; on en connaît actuellement cinq (M_4, M_3H_1, M_2H_2, M_1H_3 et H_4). On pense que l'intérêt de la présence de ces isoenzymes est qu'elles ne sont pas toutes sensibles aux mêmes molécules régulatrices de leur activité ; ainsi dans le cœur, qui ne peut tolérer longtemps la présence de lactate, l'iso enzyme H_4 est inhibée par ce même lactate, ce qui oblige l'organisme à se tourner vers la glycolyse aérobie, et stoppe donc la voie anaérobie. Au contraire, le muscle pouvant supporter des taux de lactate supérieur, l'enzyme M_4 n'est pas sensible à ce lactate.

3.2. La créatine kinase

Comme son nom l'indique, cette enzyme catalyse la phosphorylation de la créatine à partir de l'ATP, phosphocréatine utilisée par le muscle comme réserve énergétique.

On connaît trois isoenzymes : CK-MM dans les cellules musculaires, CK-MB dans le myocarde et CK-BB dans le cerveau.

Ces différentes isoenzymes peuvent être dosées séparément, et l'augmentation du taux de telle ou telle forme sera le signe d'une nécrose de l'organe dans lequel elle est la plus abondante, expliquant ainsi la libération de l'isoenzyme correspondante.

Synthèse

Je sais définir
- Étape d'engagement
- Isoenzyme

Je connais
- La régulation par phosphorylation
- La régulation par clivage protéolytique
- Les isoenzymes

Je sais
- Expliquer la régulation de la glycogène phophorylase et son rôle dans le métabolisme du glucose
- L'intérêt pour l'organisme de la régulation par clivage protéolytique

Questions à choix multiples

1 Parmi les propositions suivantes, laquelle (lesquelles) est (sont) exacte(s) ?

- ❐ **a.** L'activation du trypsinogène est un phénomène réversible contrôlé par une kinase spécifique.
- ❐ **b.** L'entéropeptidase hydrolyse la sixième liaison peptidique du trypsinogène pour libérer la trypsine active.
- ❐ **c.** L'isoenzyme H_4 de la lactodéshydrogénase est inhibée par un excès de pyruvate.
- ❐ **d.** Le dosage des isoenzymes peut être utilisé pour préciser l'origine d'une nécrose cellulaire.
- ❐ **e.** La trypsine est responsable de l'activation protéolytique du chymotrypsinogène en chymotrypsine.

2 Parmi les propositions suivantes relatives à la glycogène phosphorylase musculaire, laquelle (lesquelles) est (sont) vraie(s) ?

- ❐ **a.** Elle peut être activée sous l'effet d'une kinase spécifique.
- ❐ **b.** C'est une enzyme allostérique dimérique.
- ❐ **c.** Elle est constituée de l'assemblage covalent de deux protomères.
- ❐ **d.** Sous sa forme « b », elle peut être activée par l'AMP.
- ❐ **e.** Elle catalyse une étape irréversible de la dégradation du glycogène.
- ❐ **f.** Elle libère du glucose -1-phosphate.

3 Parmi les affirmations suivantes concernant les isoenzymes, laquelle (lesquelles) est (sont) exacte(s) ?

- ❐ **a.** Elles correspondent aux différentes formes moléculaires d'une même enzyme.
- ❐ **b.** Elles exercent une activité catalytique identique.
- ❐ **c.** Elles sont produites par des tissus différents.
- ❐ **d.** Leur dosage spécifique peut être utilisé pour localiser l'origine tissulaire d'une nécrose.
- ❐ **e.** Elles possèdent une structure identique.

4 Parmi les propositions suivantes, relevez la (ou les) propositions exacte(s).

- ❐ **a.** La lactico déshydrogénase est une enzyme dimérique.
- ❐ **b.** Les deux types de sous unité la composant sont de type H ou M.
- ❐ **c.** L'isoenzyme H_4 est sensible au lactate.
- ❐ **d.** Cette enzyme catalyse la formation de lactate.
- ❐ **e.** Un taux élevé de lactate peut provoquer des crampes.

5 Parmi les propositions suivantes concernant la protéolyse, laquelle (lesquelles) est (sont) exacte(s) ?

❐ **a.** C'est un processus d'activation.
❐ **b.** C'est un mécanisme irréversible.
❐ **c.** La conversion du chymotrypsinogène en chymotrypsine est un processus autocatalytique.
❐ **d.** L'antitrypsine bloque l'action de la trypsine selon un mécanisme non compétitif.
❐ **e.** Ce sont des protéases qui transforment le zymogène en enzyme active.

6 À propos de la régulation de l'activité enzymatique, retrouvez-la (les) proposition(s) exacte(s).

❐ **a.** La phosphorylation est un mode de régulation covalent.
❐ **b.** La phosphorylation est un phénomène rapide, irréversible mais contrôlable.
❐ **c.** La glycogène synthase phosphorylée est pleinement active.
❐ **d.** L'insuline favorise la déphosphorylation de la glycogène synthase.
❐ **e.** La glycogène phosphorylase est une enzyme allostérique activée par phosphorylation.

7 Le trypsinogène et la trypsine sont deux formes moléculaires d'une même enzyme. On étudie leurs caractéristiques cinétiques vis-à-vis d'un même substrat synthétique *in vitro* :

	Trypsinogène	Trypsine
k_3 (s^{-1})	4.10^{-3}	0,47
K_M (M)	$6,3.10^{-4}$	$5,8.10^{-4}$
k_3/K_M ($M^{-1}.s^{-1}$)	6,34	$8,1.10^{2}$

Dans la liste suivante, relevez la (les) proposition(s) exacte(s).

❐ **a.** L'affinité de la trypsine pour son substrat est un peu inférieure à celle du trypsinogène.
❐ **b.** L'activité moléculaire spécifique de la trypsine est plus de 100 fois supérieure à celle du trypsinogène.
❐ **c.** L'efficacité catalytique du trypsinogène est faible.
❐ **d.** Le trypsinogène est la forme inactive de l'enzyme.
❐ **e.** Le trypsinogène possède un nombre de *turnover* supérieur celui de la trypsine.

Corrigés

1 Bonne(s) réponse(s) : b., c., d. et e.

a. Cette activation est irréversible et unique.

e. C'est une des voies de régulation de cette transformation.

2 Bonne(s) réponse(s) : a., b., d. et f.

b. Constituée de deux sous unités.

c. Les deux protomères (sous unités) sont unis par des liaisons faibles, ce qui explique un autre mode de régulation de cette enzyme par régulation allostérique.

d. C'est d'ailleurs l'activation par l'AMP qui conduit à la formation d'une forme « b » déphosphorylée, mais pourtant active.

e. La glycogénolyse est un phénomène réversible.

3 Bonne(s) réponse(s) : a., b., c. et d.

e. Puisque la première proposition est vraie.

4 Bonne(s) réponses(s) : b., c. et e.

a. C'est une enzyme tétramérique.

b. La sous unité H prédominant dans le cœur (*heart*) et la M dans le muscle (*muscle*).

d. Elle catalyse la transformation de lactate en pyruvate.

5 Bonne(s) réponse(s) : a., b. et e.

d. Selon un mécanisme compétitif.

6 Bonne(s) réponse(s) : a., d. et e.

a. Puisque la liaison avec le groupe phosphate et l'enzyme met en jeu une liaison de covalence.

b. Ce phénomène est réversible.

c. Elle est inactive lorsqu'elle est phosphorylée.

d. Ce qui active la formation de glycogène.

7 Bonne(s) réponse(s) : b., c. et d.

a. La trypsine à un K_M un peu inférieur, donc une affinité légèrement supérieure.

b. L'activité étant donnée par k_3, celle de la trypsine est plus de 100 fois supérieure.

c. L'efficacité catalytique n'est que de 6,34.

d. Il faut que le trypsinogène soit clivé pour qu'il soit transformé en trypsine active.

e. Sa valeur de k_3 est la plus faible.

Les enzymes allostériques

27

Plan

1. Mode d'action
2. Structure des enzymes allostériques
3. Courbe de Hill
4. Action des effecteurs allostériques
5. Le modèle allostérique
6. Exemple : cas de la glycogène phosphorylase

Synthèse

QCM

Corrigés

Objectifs

- Comprendre le fonctionnement des enzymes dites allostériques
- Connaître les deux modèles de fonctionnement de ces enzymes
- Interpréter et comprendre les courbes de Hill
- Connaître les différents modes de régulation subis par la glycogène phosphorylase

1. Mode d'action

Il s'agit de protéines oligomériques, c'est-à-dire constituées de plusieurs sous unités fonctionnant de manière coopérative et qui jouent un rôle important dans les régulations métaboliques. On les trouve dans de nombreuses voies de synthèse. La première étape de ces voies de synthèse, appelée l'étape d'engagement, est souvent celle qui est catalysée par une enzyme oligomérique. Ces enzymes ont en effet la propriété d'être régulée par des effecteurs allostériques, qui sont bien souvent des produits des voies métaboliques; ainsi, le rétrocontrôle négatif, s'opère sur l'enzyme allostérique par le produit final de la synthèse, qui inhibe sa propre synthèse.

À noter

Vous pouvez considérer que ces enzymes allostériques se comportent comme des vannes qui s'ouvrent et se ferment en fonction de la concentration en substrat et en effecteurs.

Lorsque l'on étudie leur cinétique en traçant la vitesse en fonction de la concentration en substrat, la courbe n'est pas une hyperbole (enzyme Michaelienne), mais une courbe sigmoïde, comme celle déjà rencontrée dans l'étude de l'hémoglobine. Ceci traduit un effet coopératif positif, c'est-à-dire le fait que la fixation de la première molécule de substrat facilite la seconde, qui elle-même facilité la troisième, etc.

Soit donc la réaction : $E + nS \rightleftharpoons E(S)_n$ dont la constante d'équilibre s'écrit k_H pour constante de Hill. Comme cette constante correspond à la concentration en substrat pour laquelle la moitié de l'enzyme est saturée, certains auteurs parlent de $k_{0,5}$.

On obtient la vitesse de fonctionnement de l'enzyme allostérique comme étant égale à :

$$v = \frac{V_{max} \cdot [s]^n}{k_H + [s]^n}$$

Nous verrons que ce nombre n porte le nom de **coefficient de Hill**. Il correspond donc théoriquement au nombre maximum de molécules de substrat que peut fixer l'enzyme allostérique, donc au nombre de sous unités de cette enzyme.

À noter

Vous avez déjà rencontré un fonctionnement semblable lors de l'étude de l'hémoglobine, qui est elle aussi une protéine allostérique, mais bien évidemment, ne pensez pas pour autant que l'hémoglobine est une enzyme...

Alors que les enzymes Michaeliennes ne sont pleinement actives qu'à de faibles concentrations en substrat, les enzymes allostériques sont pleinement efficaces à des concentrations fortes en substrat, comme le montre leur vitesse de catalyse.

Par contre, dès qu'un seuil de concentration en substrat est franchi (égale au k_H de l'enzyme), l'enzyme allostérique réagit très fortement à la moindre variation de concentration (Fig. 27.1) ce qui permet une très bonne adaptation de l'activité enzymatique à ces variations.

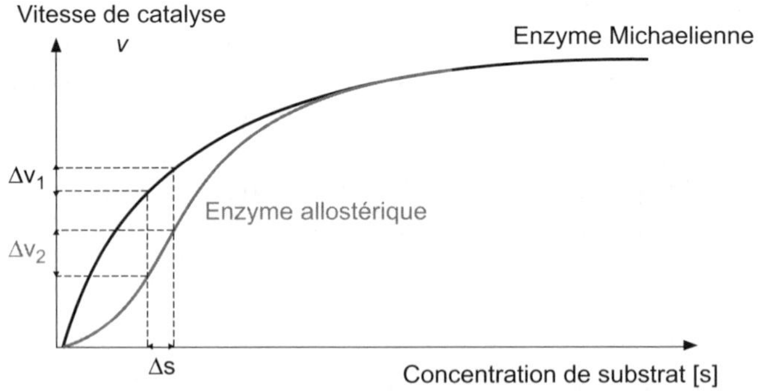

Figure 27.1 Comparaison des courbes de cinètique des enzymes Michaeliennes et des enzymes allostèriques.

Le ΔS traduit la variation hypothétique de la concentration en substrat.

On constate que pour une variation de concentration en substrat ΔS, la réponse de l'enzyme allostérique Δv_2 est bein supérieure à celle de l'enzyme Michaelienne Δv_1.

2. Structure des enzymes allostériques

Ce sont des protéines à structure quaternaire, donc des protéines oligomériques, formées de l'assemblage d'un nombre variable de sous unités appelées protomères. Comme pour les autres protéines, l'assemblage entre les sous unités se fait par des liaisons faibles non covalentes.

Sur chaque protomère on trouve un site actif qui permet la fixation d'une molécule de substrat. On trouve également un ou plusieurs sites de fixation d'effecteurs allostériques qui sont soit des inhibiteurs, soit des activateurs, et qui n'ont aucune analogie structurale avec le substrat, puisque ne se fixant pas dans le site actif.

3. Courbe de Hill

La représentation dite de Hill permet d'étudier de manière complète l'effet de coopérativité entre les sous unités des enzymes allostériques.

La transformation de l'expression de la vitesse de catalyse de l'enzyme allostérique donne :

$$\log\left(\frac{v}{V_{\max} - v}\right) = n_H \cdot \log[\mathrm{S}] - \log k_H$$

Ce qui permet d'effectuer le tracé de la courbe d'équation :

$$\log\left(\frac{v}{V_{\max} - v}\right) = f(\log[\mathrm{S}])$$

L'intérêt d'une telle représentation est la mesure de la pente appelée coefficient de Hill n_H qui permet d'accéder à l'indice de coopérativité de l'enzyme (Fig. 27.2).

Ainsi, lorsque le coefficient de Hill est égal à 1, l'enzyme ne subit pas le phénomène de coopérativité, et il s'agit donc d'une enzyme Michaelienne ; au contraire, des valeurs de coefficient supérieures à 1 traduisent le phénomène de coopérativité. Enfin, des valeurs inférieures à 1 traduiraient une coopérativité négative, c'est-à-dire une baisse d'affinité pour le substrat.

Par exemple, si une enzyme possède quatre sous unités, on peut s'attendre à ce que son coefficient de Hill tende vers quatre, sans jamais pouvoir dépasser cette valeur extrême.

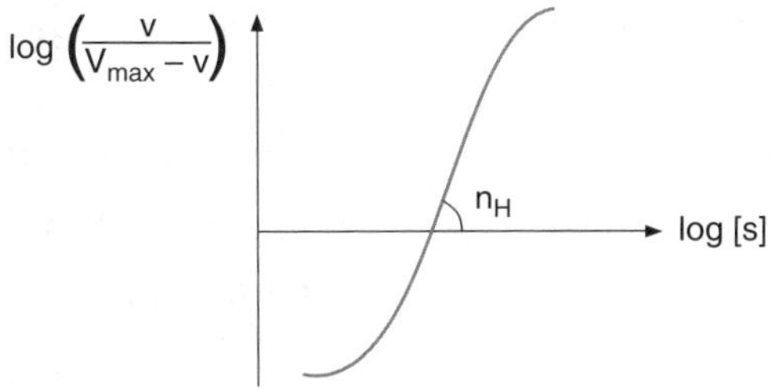

Figure 27.2 Courbe de Hill d'une enzyme allostérique.

4. Action des effecteurs allostériques

Certains de ces effecteurs ont été vus lors de l'étude des hémoprotéines.

4.1. Les activateurs

La fixation de l'activateur va induire une modification conformationnelle de l'enzyme appelée transition allostérique, qui va modifier le site actif de l'enzyme et augmenter son affinité pour le substrat. On peut même passer d'une courbe sigmoïde à une courbe hyperbolique, c'est-à-dire se rapprocher du fonctionnement d'une enzyme Michaelienne.

L'activateur va diminuer, voire annuler, les liaisons faibles existant entre les sous-unités et ainsi favoriser un état dit relâché R. Nous voyons donc que l'activateur diminue le phénomène de coopérativité, ce qui explique qu'il puisse éventuellement amener une enzyme allostérique à se comporter comme une enzyme Michaelienne.

4.2. Les inhibiteurs

Le phénomène est sensiblement le même qu'avec un activateur, sauf que la fixation entraîne cette fois une baisse d'affinité de l'enzyme pour son substrat.

L'inhibiteur va renforcer les liaisons faibles entre les sous unités et ainsi favoriser un état dit tendu T.

À noter

Les activateurs déplacent la courbe de cinétique vers la gauche, tandis que les inhibiteurs la déplacent vers la droite.

5. Le modèle allostérique

Le comportement des enzymes allostériques est décrit par deux modèles basés sur deux théories différentes

5.1 Modèle concerté de Monod, Changeux et Wyman

Chaque protomère ne contient qu'un seul site de fixation pour le substrat, l'enzyme ne peut être que dans deux états, et toutes les sous-unités sont dans un état ou dans autre :

- état T : état tendu, faible affinité pour le substrat, forme inactive ;
- état R : état relâché, forte affinité pour le substrat, forme active.

L'enzyme possède ainsi une symétrie qui doit être conservée quelle que soit sa conformation.

À noter

Il n'est ainsi pas possible qu'une partie des sous unités soit sous la forme T et une autre partie sous la forme R.

Les deux formes sont évidemment en équilibre, ce qui explique que des effecteurs puissent déplacer l'équilibre dans un sens ou dans un autre.

On peut alors définir une constante L comme étant le rapport des deux formes, soit L = [T]/[R]. Les activateurs vont donc diminuer la constante L en favorisant l'état R, les inhibiteurs l'augmenter.

5.2. Modèle séquentiel de Koshland

Chaque sous unité passe individuellement d'un état à un autre. Cependant, le changement d'état d'une sous-unité influe sur le changement des autres sous unités.

Dans un tel modèle, la symétrie de l'enzyme n'est plus conservée, et les possibilités de formes intermédiaires sont beaucoup plus nombreuses.

Remarque
Alors que ce modèle séquentiel permet d'expliquer à la fois les phénomènes de coopérativité positive et négative, le modèle concerté ne permet lui que d'expliquer le phénomène de coopérativité positive.

6. Exemple : cas de la glycogène phosphorylase

Nous avons déjà étudié cette enzyme pour illustrer la régulation par phosphorylation. Nous allons donc reprendre la figure précédente pour la compléter par la régulation allostérique que subit également cette enzyme (Fig. 27.3).

On observe donc que l'AMP est un activateur allostérique, alors que l'ATP et le glucose sont des inhibiteurs allostériques.

Lors d'un effort physique, l'ATP va être immédiatement consommé, ce qui va entraîner la formation d'AMP dont la concentration va augmenter ; tout concourt dans le sens du déplacement de l'équilibre vers la forme b relâchée, donc active. Il y aura alors augmentation de la glycogènolyse, avec dégradation du glycogène en glucose-1-phosphate qui permettra à la cellule de se fournir en énergie sur du plus long terme.

L'effet combiné de la phosphorylation sous l'action d'hormones hyperglycémiantes (comme l'adrénaline) et de la régulation allostérique est d'ailleurs remarquable :

Dès le début de l'effort musculaire, l'augmentation, même brève de la concentration en AMP entraîne une dégradation du glycogène en faisant passer l'enzyme sous sa forme b relâchée active.

L'augmentation du taux de glucose qui s'en suit fait donc repasser après quelques dizaines de seconde l'enzyme sous sa forme b tendue inactive ; mais ce laps de temps a permis à l'organisme de secréter des hormones hyperglycémiantes qui

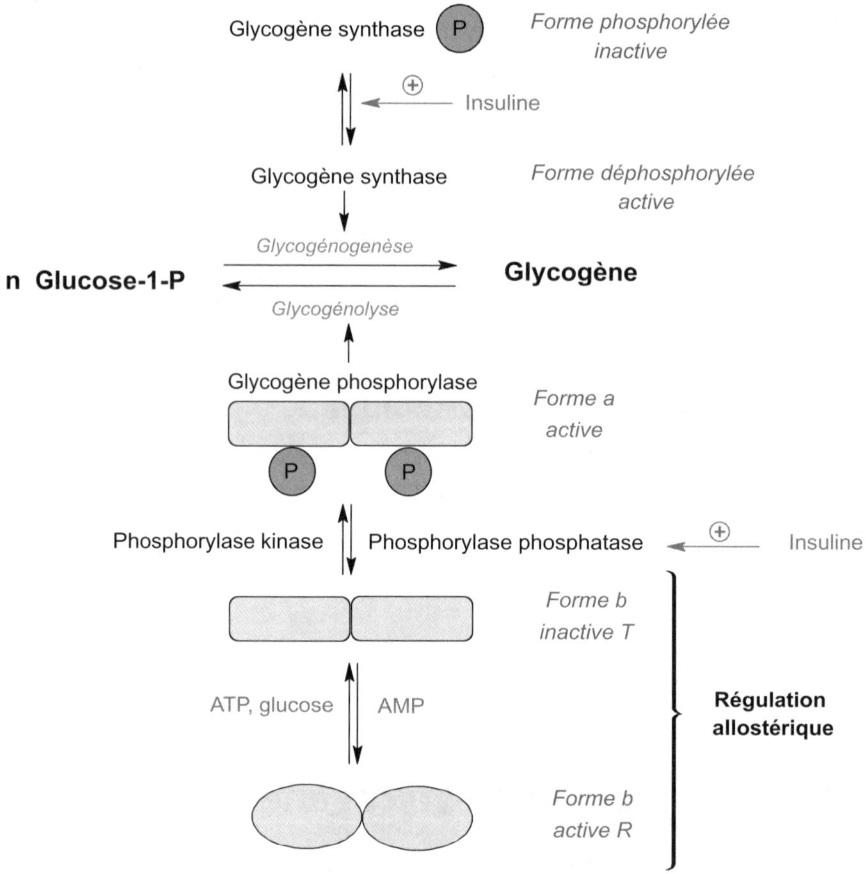

Figure 27.3 Régulation par phosphorylation et régulation allostérique de la glycogène phosphorylase musculaire.

prennent le relais en basculant la forme b tendue de l'enzyme vers sa forme a active phosphorylée, indépendante de la régulation allostérique AMP/ATP.

Synthèse

Je sais définir

- Enzyme allostérique
- Rétrocontrôle négatif
- Effecteur allostérique

Je connais

- La courbe de Hill et le coefficient de Hill
- Les coopérativités positive et négative
- Les modèles concertés et séquentiels

Je sais

- Expliquer la différence de fonctionnement entre une enzyme allostérique et une enzyme Michaélienne
- Comparer les deux modèles de fonctionnement des enzymes allostériques
- Interpréter le fonctionnement de la glycogène phoshorylase d'après le modèle allostérique

Questions à choix multiples

1 Parmi les propositions suivantes relatives à l'intérêt physiologique des enzymes allostériques, relevez la (les) proposition(s) exacte(s).

- ❒ **a.** Elles sont surtout actives aux très faibles concentrations en substrat.
- ❒ **b.** Elles sont très sensibles à de faibles variations de la concentration en substrat autour de la valeur de K_M.
- ❒ **c.** Leur activité catalytique peut être modulée par des effecteurs allostériques.
- ❒ **d.** Elles participent activement à la régulation des voies de biosynthèse.
- ❒ **e.** Elles sont toujours plus efficaces que les enzymes michaéliens.

2 Parmi les propositions concernant les enzymes allostériques, laquelle (lesquelles) est (sont) exacte(s)?

- ❒ **a.** Ce sont toujours des protéines oligomériques.
- ❒ **b.** Elles sont plus actives que les enzymes michaéliennes aux faibles concentrations en substrat.
- ❒ **c.** Les effecteurs allostériques se fixent toujours au niveau du site actif de l'enzyme.
- ❒ **d.** Dans le modèle concerté, l'activateur allostérique diminue la valeur de la constante L.
- ❒ **e.** L'ATP et le glucose-6-phosphate facilitent la transconformation de la glycogène-phosphorylase b de l'état T vers l'état R.
- ❒ **f.** Elles présentent une cinétique de type sigmoïde qui traduit un effet coopératif.

3 Dans la liste des affirmations suivantes, laquelle (lesquelles) est (sont) vraie(s)?

- ❒ **a.** Les enzymes allostériques possèdent une structure IV.
- ❒ **b.** Les activateurs allostériques favorisent la transition vers l'état R.
- ❒ **c.** Les inhibiteurs allostériques ne peuvent fixer qu'une molécule de substrat.
- ❒ **d.** Les inhibiteurs allostériques diminuent les interactions entre les sous-unités.

4 Laquelle (lesquelles) des propositions suivantes s'applique(nt) aux enzymes allostériques?

- ❒ **a.** En présence d'inhibiteur allostérique l'effet de coopérativité est renforcé.
- ❒ **b.** Elles sont plus actives que les enzymes michaéliennes, quelle que soit la concentration en substrat.
- ❒ **c.** Elles exercent un rôle régulateur important dans les voies métaboliques.
- ❒ **d.** Elles exercent un rôle régulateur plus efficace aux faibles concentrations en substrat.

5 Parmi les propositions suivantes, relevez la (ou les) propositions exacte(s).

❒ **a.** Au cours de l'effort musculaire, l'accumulation d'AMP va conduire à une stimulation de la glycogène phosphorylase car l'AMP est un activateur allostérique de l'enzyme.

❒ **b.** En présence d'AMP, la constante allostérique augmente.

❒ **c.** Les inhibiteurs allostériques de l'isoforme hépatique de la glycogène phosphorylase permettent d'augmenter la libération hépatique de glucose.

❒ **d.** Le glucagon favorise la libération de glucose à partir du glycogène en stimulant la déphosphorylation de la glycogène phosphorylase.

❒ **e.** Le modèle concerté de Monod-Wyman-Changeux permet d'expliquer à la fois la coopérativité positive et a coopérativité négative.

6 L'insulysine est une enzyme dégradant l'insuline dont le site actif contient un résidu de glutamate en position 111. Les données cinétiques mesurées *in vitro* pour la forme sauvage et les formes mutées de l'enzyme sont données dans le tableau suivant :?

Enzyme	K_M (M)	k_3 (s^{-1})	Allure de la courbe $v = f$ ([S])
Sauvage	$28{,}7.10^{-6}$	162,580	Sigmoïde
Mutant E111F	$27{,}4.10^{-6}$	11,4	Hyperbole
Mutant E111L	$14{,}0.10^{-6}$	6,5	Hyperbole
Mutant E111A	204.10^{-6}	17,5	Hyperbole

Parmi les propositions suivantes, laquelle (lesquelles) est (sont) exacte(s)?

❒ **a.** La forme sauvage est une enzyme michaelienne.

❒ **b.** La forme sauvage est une enzyme allostérique.

❒ **c.** La mutation E111L entraîne une diminution de l'affinité de l'enzyme pour son substrat.

❒ **d.** La mutation E111A réduit fortement l'affinité de l'enzyme pour son substrat.

❒ **e.** La mutation E111F réduit considérablement le nombre de *turnover*.

Corrigés

1 Bonne(s) réponse(s) : b., c. et d.

a. Les enzymes allostériques sont efficaces aux fortes concentrations en substrat.

b. Même si, au sens strict, cette constante devait s'appeler k_H (constante de Hill).

e. Tout dépend de la concentration en substrat à laquelle on étudie le fonctionnement de l'enzyme.

2 Bonne(s) réponse(s) : a., d. et f.

a. Elles sont formées d'au moins deux protomères.

b. C'est le contraire.

c. C'est le substrat qui s'y fixe, les effecteurs se fixant sur d'autres sites.

d. L'activateur va augmenter la proportion de forme R, donc diminuer la valeur de L.

e. C'est la passage de la forme R à la forme T qui est favorisé.

3 Bonne(s) réponse(s) : a. et b.

a. Puisqu'elles sont constituées d'au moins deux sous-unités.

c. Chaque protomère peut fixer une molécule de substrat.

d. Ils augmentent les interactions entre les sous-unités, et favorisent ainsi l'état T.

4 Bonne(s) réponse(s) : c.

a. L'inhibiteur favorise l'état tendu, pour lequel l'affinité de l'enzyme pour son substrat est faible, donc pour lequel l'effet de coopérativité entre les sous-unités est faible.

b. Elles sont plus actives que les enzymes michaéliennes, mais aux fortes concentrations en substrat, au-delà de k_H.

c. Leur mode de fonctionnement, à la manière d'une « vanne », les rend particulièrement adaptés à la régulation des voies métaboliques.

d. Ils sont pleinement efficaces à des fortes concentrations en substrat.

5 Bonne(s) réponses(s) : a.

b. La constante L diminue puisque l'on favorise l'état R.

c. Puisque l'on inhibe la glycogène phosphorylase, on inhibe la libération de glucose.

d. Il stimule la phosphorylation pour libérer du glucose.

e. C'est le modèle de Koshland.

6 Bonne(s) réponses(s) : b., d. et e.

a. La courbe sigmoïdale est caractéristique d'une enzyme allostérique.

c. Le K_M diminue, donc l'affinité augmente.

d. Le K_M augmente fortement, donc l'affinité est fortement réduite.

e. Comme toutes les mutations étudiées ici, la valeur de k_3 diminue fortement.

28 Les coenzymes

Plan	Objectifs
1. Coenzymes des oxydoréductases 2. Coenzymes des réactions d'hydroxylation 3. Coenzymes des transférases **Synthèse** **QCM** **Corrigés**	• Savoir décrire le rôle d'un coenzyme • Connaître les principaux coenzymes intervenant dans les réactions métaboliques

Comme nous l'avons déjà dit, les coenzymes sont des entités qui vont aider au fonctionnement de l'enzyme et qui lui sont faiblement liées par des liaisons type Van Der Waals. Ces coenzymes étant de nature non protéique, on peut parler de groupement prosthétique à leur encontre.

Leur nature est très diverse, mais on peut distinguer que la plupart des coenzymes sont des dérivés de vitamines (ce qui explique la nécessité de ces vitamines dans l'alimentation).

On peut distinguer deux grands modes d'action de ces coenzymes :

- Le coenzyme reste lié à son enzyme et participe ainsi directement au mécanisme catalytique ; dans ce cas, le coenzyme fait partie du site actif de l'enzyme, et se retrouve inchangé à la fin de la réaction.
- Le coenzyme fixe certains substrats et les transporte d'une enzyme à une autre. Il faut donc que les deux enzymes disposent d'un site de fixation pour ce coenzyme qui peut alors être appelé un cosubstrat. On trouvera notamment dans cette catégorie les coenzymes des oxydoréductions cellulaires qui fournissent l'énergie de l'organisme.

Cependant, la manière la plus simple et la plus utilisée pour traiter de ces coenzymes et de les classer suivant les enzymes dont ils sont les coenzymes.

1. Coenzymes des oxydoréductases

1.1. Coenzymes nicotiniques

Parmi ces coenzymes les plus anciennement connus, on place le NAD (Nicotinamide Adénine Dinucléotide) et le NADP (Nicotinamide Adénine Dinucléotide Phosphate) (Fig. 28.1).

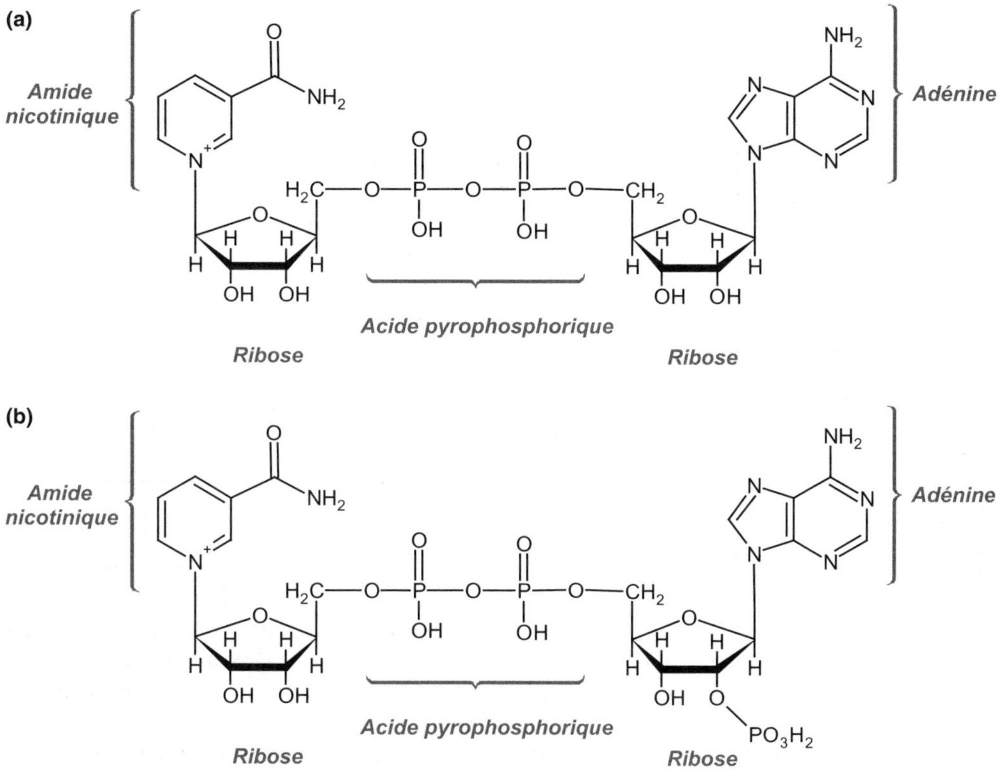

Figure 28.1 Structures du NAD **(a)** et du NADP **(b)**.

Ces deux coenzymes sont considérés comme des dinucléotides car le nicotinamide est un dérivé de la pyridine. C'est d'ailleurs ce noyau qui va constituer la partie réactive de la molécule en se combinant à l'hydrogène. Un seul atome d'hydrogène se fixe sur le coenzyme pendant qu'un ion H^+ apparaît dans le milieu (Fig. 28.2). On peut d'ailleurs suivre l'évolution de ces réactions d'oxydoréduction par la baisse du pH.

Nous voyons donc que tout se passe comme si le NAD^+ avait accepté un ion hydrure H^-.

Le NADH est capable très facilement de céder l'atome d'hydrogène capté, et participe ainsi à de nombreuses oxydoréductions cellulaires ; au contraire, le NADP servira de réserve d'hydrogène lors de biosynthèses, telle que celle des acides gras.

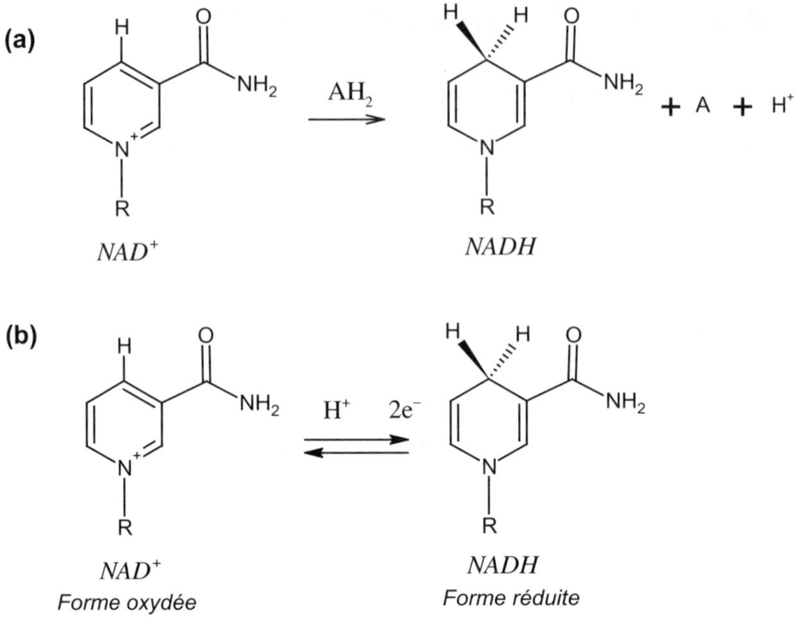

Figure 28.2 Réactions entre le NAD et un substrat donneur d'hydrogèns **(a)** et demi-équation d'oxydoréduction du couple NAD^+/NADH **(b)**.

Spectres d'absorption

Sous sa forme oxydée, on constate que le cycle nicotinique et le cycle de l'adénine sont des cycles aromatiques qui vont donc conférer à cette molécule de NAD^+ une absorption dans l'ultraviolet (260 nm). Au contraire, sous sa forme réduite, le cycle nicotinique perd son aromaticité (les doubles liaisons du cycle ne sont plus conjuguées), et on observera un second maximum d'absorption décalé vers les longueurs d'onde visibles (360 nm). Cette propriété spectrométrique permet donc de suivre l'activité d'une enzyme utilisant ce coenzyme pour son fonctionnement.

À noter

Le NAD est le coenzyme de nombreuses enzymes telles que des déshydrogénases : alcool, lactate, malate déshydrogénases.

Le NADP est le coenzyme des glucose et glutamate déshydrogénases, ainsi que de la glutathion réductase.

1.2. Coenzymes flaviniques

La structure de base de ces enzymes est une riboflavine constituée par un noyau isoalloxasine et d'une molécule de ribitol. On connaît ainsi le FMN (flavine mononucléotide), et surtout le FAD (flavine adénine dinucléotide) qui dérive du premier par la création d'une liaison anhydride d'acide avec une molécule d'AMP (Fig. 28.3).

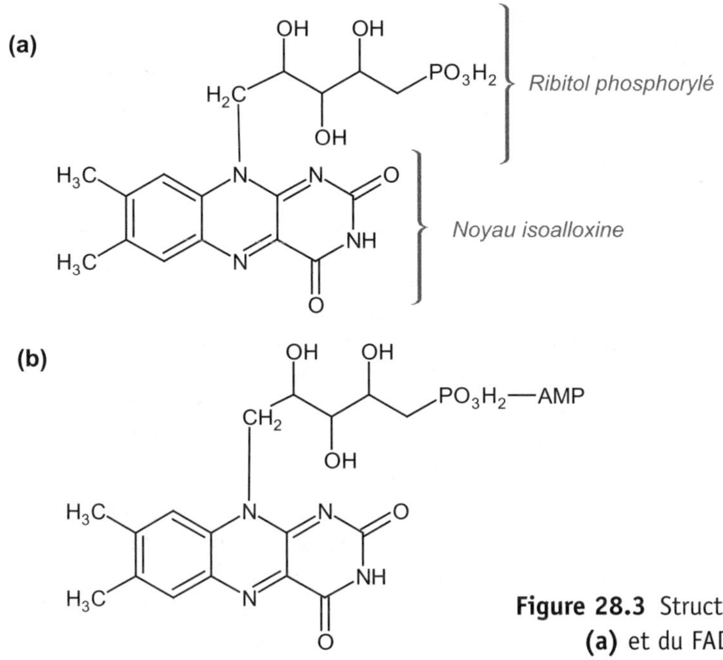

Figure 28.3 Structures du FMN **(a)** et du FAD **(b)**.

Ce coenzyme intervient comme le NAD pour beaucoup de déshydrogénases, mais capte à une molécule de substrat deux atomes d'hydrogènes pour basculer sous la forme $FADH_2$ (Fig. 28.4).

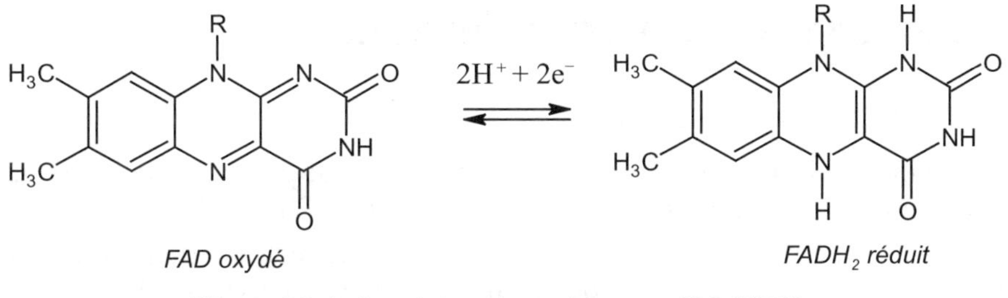

Figure 28.4 Couple oxydant-réducteur FAD/$FADH_2$.

À noter

Le FAD est le coenzyme de la succino déshydrogénase et de la glucose oxydase.
Le FMN intervient au niveau de la NADH déshydrogénase.

Nous pouvons remarquer que les coenzymes flaviniques sont très souvent les accepteurs d'hydrogènes transportés par des coenzymes nicotiniques.

2. Coenzymes des réactions d'hydroxylation

Le coenzyme concerné est la tétrahydrobioptérine (Fig. 28.5), ou BH4, impliqué dans le transfert des groupes hydroxyles OH.

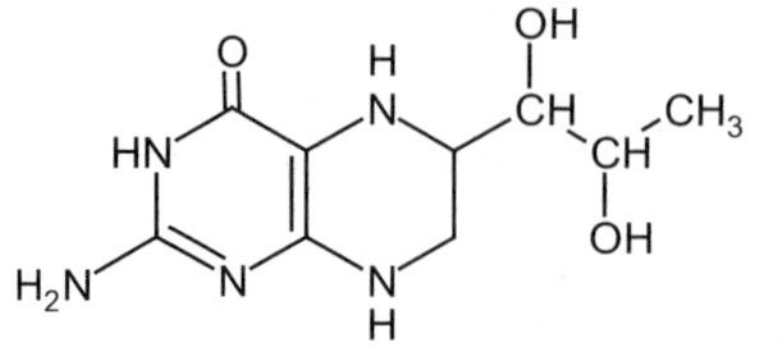

Figure 28.5 Structure de la tétrahydrobioptérine.

Phénylcétonurie (PCU)

La BH4 est le coenzyme de la phénylalanine hydroxylase qui catalyse la réaction permettant la transformation de la phénylalanine en tyrosine. Une déficience dans cette enzyme, qui peut être due à un mauvais fonctionnement du coenzyme, entraîne alors une accumulation de phénylalanine qui présente une toxicité pour le système nerveux central. On observe alors des troubles mentaux, des spasmes, des psychoses.

Le traitement consiste notamment à donner un régime pauvre en phénylalanine, mais également enrichi en tyrosine, s'il s'agit d'une déficience générale de l'enzyme due par exemple à une mutation sur le gène codant cette enzyme (cf. *Biologie moléculaire*) ; on évitera donc la consommation d'aliments contenant de l'aspartame (cf. *peptides*).

Si la déficience touche le coenzyme, on donnera un complément alimentaire en BH4.

3. Coenzymes des transférases

3.1. Coenzyme A (CoA)

Ce coenzyme est impliqué dans les transferts de groupements acyles, d'où son nom de coenzyme d'Acylation ou Coenzyme A (Fig. 28.6).

C'est le groupement thiol SH qui constitue la partie réactive de la molécule, en créant une liaison thioester avec des groupements carboxyles. On connaît ainsi l'acétyl CoA formé avec un résidu d'acide acétique.

$$R-COOH + HS-CoA \rightarrow R-CO-S-CoA + H_2O$$

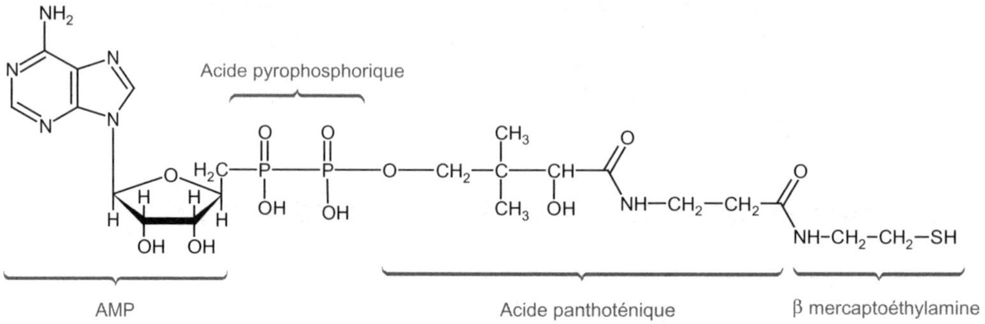

Figure 28.6 Structure du conenzyme A.

Il faut cependant remarquer que la liaison thioester étant une liaison riche en énergie, il faudra l'hydrolyse d'une molécule d'ATP et l'intervention d'une thiokinase pour que cette réaction ait lieu.

3.2. Acide tétrahydrofolique

Ce coenzyme (Fig. 28.8) est impliqué dans le transfert de nombreux groupements monocarbonés, et intervient donc dans de nombreuses voies de synthèse, notamment de bases nucléiques (cf. *Biologie moléculaire*, Chap. 2).

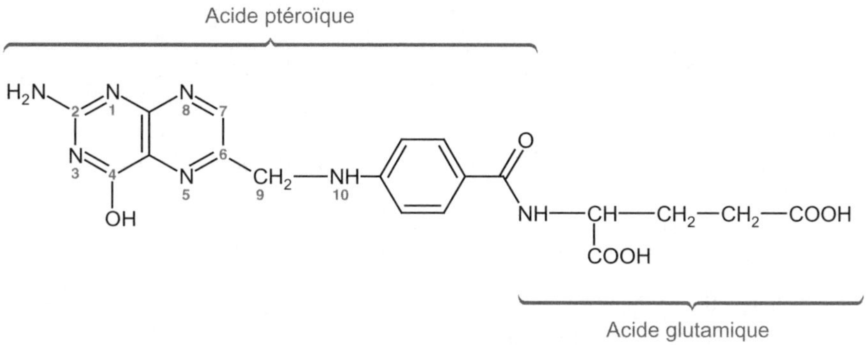

Figure 28.7 Structure du l'acide folique.

L'acide folique (Fig. 28.7) peut être tétrahydrogéné pour former l'acide 5,6,7,8-tétrahydrofolique (Fig. 28.8), composé qui pourra ensuite, sur les atomes d'azote 5 et 10, fixer des groupements formyl, formine, méthyl ou méthylène.

Nous connaissons ainsi le N5 méthyl THF, le N5 formyl THF, le N5 formimino THF, le N10 formyl THF, le N5 N10 méthényl THF et le N5 N10 méthylène THF (Fig. 28.9).

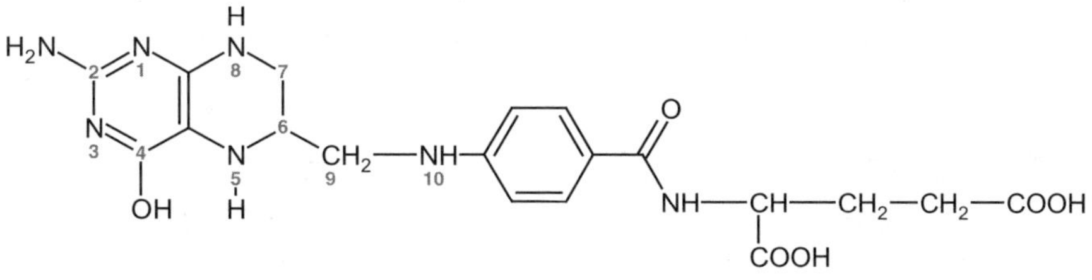

Figure 28.8 Structures du l'acide tétrahydrofolique (THF or FH_4)

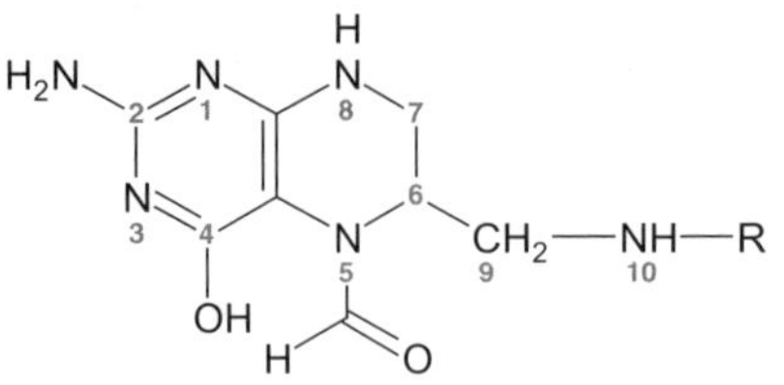

N5 formyl THF

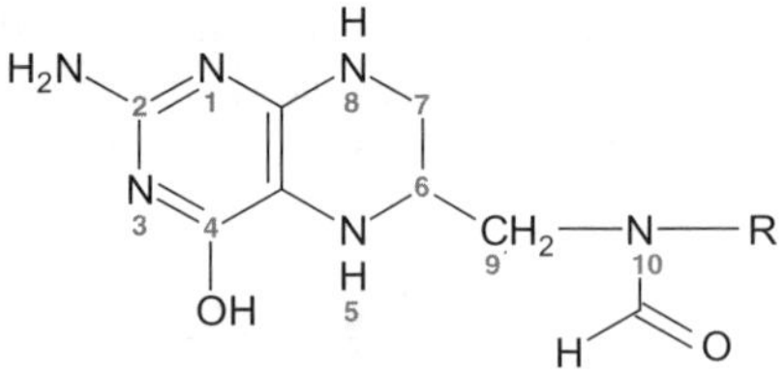

N10 formyl THF

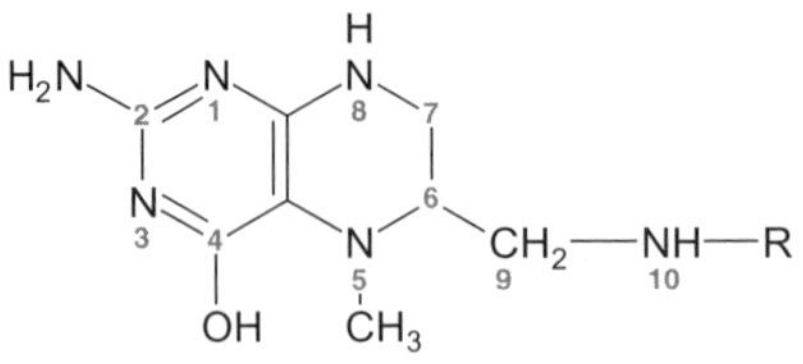

N5 méthyl THF

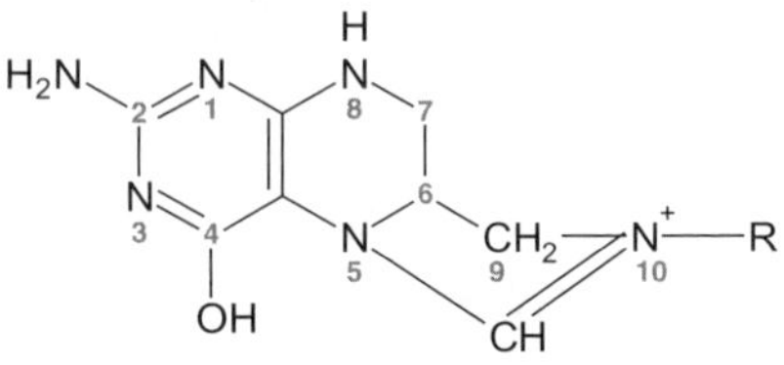

N5 N10 méthényl THF

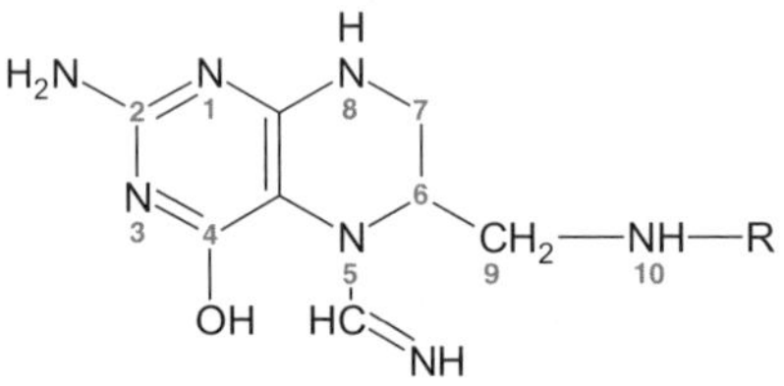

N5 formimino THF

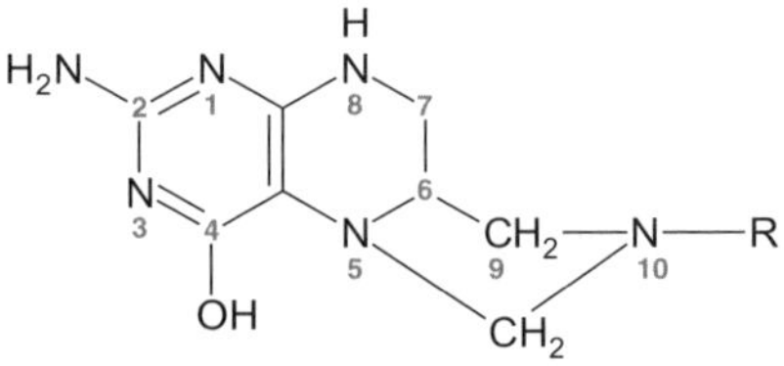

N5 N10 méthylène THF

Figure 28.9 Structures des dérivés du THF.

3.3. Phosphate de pyridoxal

Ce coenzyme (Fig. 28.10) est primordial dans le métabolisme des acides aminés, intervenant au niveau de transférases, de lyases, ou encore d'isomérases.

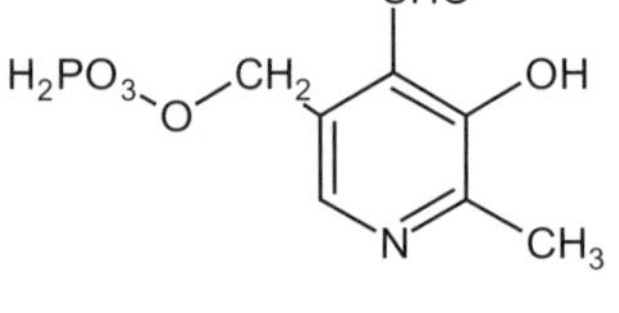

Figure 28.10 Structure du phosphate de pyridoxal.

La partie réactive de la molécule est constituée par la fonction aldéhyde, capable de fixer les acides aminés et de les faire réagir suivant un mécanisme en quatre temps (Fig. 28.11) :

- formation d'un intermédiaire aldimine (base de Schiff) avec le groupe α aminé d'un premier acide aminé et la fonction aldéhyde du phosphate de pyridoxal;
- transformation de l'intermédiaire aldimine en cétimine;
- hydrolyse de la structure;
- transfert du groupement sur un substrat avec formation d'un nouvel acide aminé.

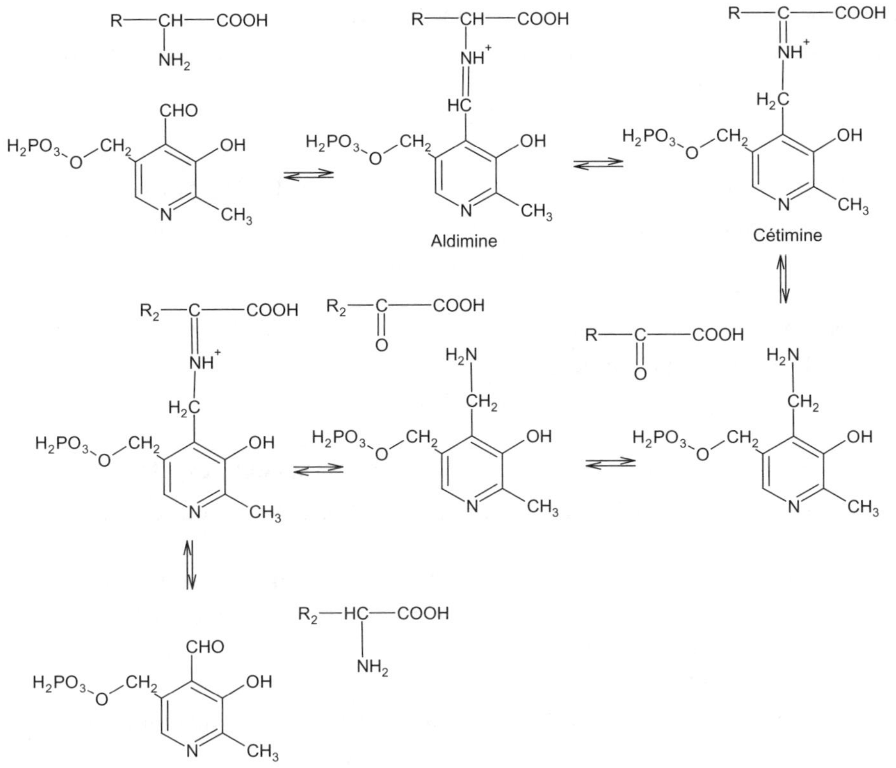

Figure 28.11 Mode d'action du phosphate de pyridoxal dans le cas du transfert d'un groupe aminé d'un acide aminé à un autre.

Synthèse

Je sais définir
- Coenzyme

Je connais
- La structure et le fonctionnement des principaux coenzymes

Je sais
- Expliquer le rôle des coenzymes dans le fonctionnement des enzymes en relation avec leur structure

Questions à choix multiples

1 Parmi les propositions suivantes, laquelle (lesquelles) est (sont) exacte(s) ?

❒ **a.** Dans les réactions d'oxydoréduction impliquant le NAD^+, deux atomes d'hydrogène du substrat sont transférés au NAD^+.

❒ **b.** Le $NADP^+$ participe, comme le NAD^+ aux réactions d'oxydoréduction cellulaires.

❒ **c.** Lors de sa réduction, le NAD^+ capte un ion hydrogène.

❒ **d.** Le NAD^+ et le FAD participent comme coenzymes des réactions d'oxydoréduction.

❒ **e.** Le NAD^+ est un dérivé de la pyridine.

2 Parmi les propositions suivantes, laquelle (lesquelles) est (sont) exacte(s)?

❒ **a.** Sous la forme oxydée du NAD, le cycle nicotinamide possède un atome d'hydrogène de moins par rapport à la forme réduite.

❒ **b.** Le NAD dérive de la vitamine PP.

❒ **c.** Le NAD contient deux molécules de ribose.

❒ **d.** Le FAD est un dinucléotide.

❒ **e.** C'est le coenzyme de la succino-deshydrogénase.

3 Parmi les propositions suivantes, laquelle (lesquelles) est (sont) exacte(s)?

❒ **a.** Les réactions d'oxydoréduction impliquant le NAD peuvent être suivies par spectrophotométrie.

❒ **b.** Sous sa forme réduite, le NAD possède une charge nette électrique positive.

❒ **c.** Dans le NADP, une molécule d'acide phosphorique est estérifiée sur le carbone 2' de l'un des riboses.

❒ **d.** Le NAD contient une fonction amide.

❒ **e.** La réaction de réduction peut être suivie par pHmétrie par augmentation du pH.

Corrigés

1 **Bonne(s) réponse(s) : d. et e.**

a. Un seul atome d'hydrogène provient du substrat.

b. Le NADP participe aux réactions de biosynthèse.

c. Il capte en fait un ion hydrogène H^+ et deux électrons, ce qui revient à la fixation d'un ion hydrure H^-.

2 **Bonne(s) réponse(s) : Toutes les réponses sont correctes**

3 **Bonne(s) réponse(s) : a., c. et d.**

a. Ceci est dû à la perte de l'aromaticité du cycle nicotinamide au cours de la réaction.

b. C'est sous sa forme oxydée qu'il est NAD^+.

d. Au niveau du cycle qui lui doit d'ailleurs son nom, le cycle nicotinamide.

e. La réaction peut effectivement être suivie par pHmétrie, mais c'est une baisse du pH que l'on observe, puisqu'il y a production dans le milieu d'ion hydrogène H^+.

Partie 6

Le métabolisme

29 La dégradation des glucides et la glycolyse

Plan

1. Digestion des glucides
2. Absorption des glucides
3. La glycolyse

Synthèse

QCM

Corrigés

Objectifs

- Connaître les principales enzymes de la glycolyse
- Identifier les molécules importantes
- Connaître les systèmes de régulation de la glycolyse

1. Digestion des glucides

Les glucides présents dans l'alimentation sont principalement des polysaccharides (amidon en tête), des disaccharides (saccharose, lactose) et des oses simples (glucose, fructose).

Les poly et disaccharides vont subir une digestion consistant à la lyse des liaisons entre les oses par des enzymes situées dans la bouche, l'estomac et l'intestin. Nous pouvons ainsi citer :

- Les α-amylases salivaires et pancréatiques, dégradant les liaisons α 1-4 entre les α-glucoses contenus dans l'amidon. Il y a alors production de molécules appelées les dextrines, qui aboutissent ensuite au maltose, puis au glucose. Les liaisons α 1-6 n'étant pas dégradées par ces enzymes, on trouve à coté du maltose de l'isomaltose (glucose α 1-6 glucose).
- Les disaccharidases intestinales agissent sur les disaccharides et sont présentes sur les entérocytes de la muqueuse intestinale. Le tableau ci-dessous donne quelques exemples de ces disaccharidases :

Enzymes	Substrat	Produits
Maltase	Maltose	Glucose
Isomaltase ou 1-6 glucosidase	Isomaltose	Glucose
Saccharase	Saccharose, maltose	Fructose, glucose
Lactase	Lactose	Glucose, galactose
Tréhalase	Tréhalosc	Glucose

Attention

N'oubliez pas que certains sucres ne peuvent être hydrolysés car l'homme ne possède pas les enzymes adéquates. C'est le cas de la cellulose, car nous ne disposons pas de β-glucosidase.

Sucres lents et rapides

Les monosaccharides présents dans certains aliments sucrés (sucreries, bonbons, boissons sucrées…) vont être très rapidement assimilés et constituent de ce fait des sucres rapides. Ils se retrouvent ainsi très rapidement dans les voies métaboliques. De plus, le temps de digestion de ces sucres étant très court, ils contribuent à rendre le duodénum hypertonique, avec des risques de douleurs intestinales et de nausées si la quantité de sucre est trop importante. Au contraire, les polysaccharides devant être hydrolysés par les enzymes pour libérer leurs oses constitutifs, sont appelés des sucres lents. Les oses vont être produits de manière progressive ce qui permet à l'organisme de mieux gérer cet apport énergétique.

2. Absorption des glucides

Les glucides sont des molécules très polaires et donc très hydrophiles, qui nécessitent de ce fait un transport actif pour passer la double couche lipidique de l'entérocyte. Ce transport actif met en œuvre des mécanismes sodium dépendants, qui peut se faire dans le sens du gradient de concentration, ou contre ce gradient (Fig. 29.1).

- Le système SGLT 1 (*Sodium Glucose Transporter*) fonctionne dans le sens du gradient de concentration du sodium, et fait rentrer ce dernier dans l'entérocyte, accompagné du glucose qui pénètre lui contre son gradient de concentration. La protéine SGLT 1 possède deux sites de fixation distincts pour chacune de ces deux molécules. Le sodium sera ensuite expulsé de la cellule par une pompe Na+/K+ATP dépendante.

- Le système des GLUT (*Glucose Transporter*) fonctionne dans le sens du gradient de concentration du glucose, et permet à ce dernier de sortir de l'entérocyte pour se retrouver dans la circulation sanguine. Au niveau de l'intestin, le transporteur est le GLUT 2.

Absorption du fructose

L'absorption du fructose se fait suivant un mécanisme différent, mettant en jeu le transporteur GLUT 5. Ce dernier se situe sur la paroi intestinale, et ne peut faire entrer le fructose dans l'entérocyte que dans le sens de son gradient de concentration. On parle ainsi de diffusion, mais il faudrait en fait parler de diffusion facilitée. En effet, un sucre très polaire comme le fructose ne peut pas simplement diffuser à travers une membrane lipidique. Une fois dans l'entérocyte, c'est à nouveau le transporteur GLUT 2 qui fait passer le fructose dans le sang.

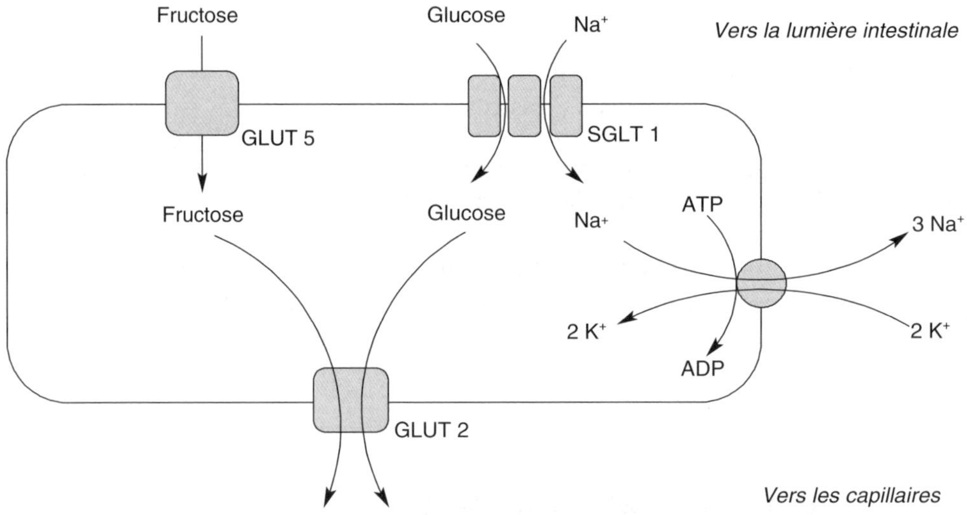

Figure 29.1 Absorption des glucides au niveau de l'entérocyte.

Attention

Certains auteurs estiment que le transporteur GLUT 5 est spécifique du fructose, alors que d'autres pensent qu'il peut également permettre la pénétration de glucose et de galactose. Dans cette deuxième hypothèse, la pénétration se ferait uniquement si le gradient de concentration des sucres est favorable.

3. La glycolyse

L'utilisation du glucose dans l'organisme se nomme la glycolyse, ou encore voie de Embden-Meyerhoff-Parnas. Cet ensemble de réactions peut avoir lieu dans le cytosol de toutes les cellules, aussi bien en anaérobiose qu'en aérobiose. La première phase se déroule en anaérobie et consiste à transformer le glucose en pyruvate. Dans une deuxième phase, le pyruvate pourra être transformé soit en lactate par fermentation (phase anaérobie), soit rentré dans le cycle de Krebs par passage dans les mitochondries pour produire de l'ATP (phase aérobie) : c'est la respiration.

Universalité de la glycolyse

La première phase de la glycolyse est la même quel que soit l'organisme, du plus simple au plus évolué. La transformation du glucose en pyruvate doit donc être le mode de production énergétique le plus ancien commun à l'ensemble des espèces. Lorsque les premiers êtres vivants sont apparus sur Terre, l'atmosphère était dépourvue d'oxygène, d'où le développement de cette voie anaérobie. Le développement d'une voie aérobie s'est fait plus tard, mais les espèces ont conservées la voie anaérobie par sécurité, lors d'un manque temporaire d'oxygène.
Cette universalité tend à confirmer la filiation des espèces lors de l'évolution, mais montre également le rôle crucial joué par le glucose comme fournisseur principal d'énergie pour les êtres vivants.

3.1. Formation du pyruvate

Dans cette première suite de réactions, une molécule de glucose va permettre la formation de deux molécules de pyruvate et de deux molécules d'ATP d'après le bilan général suivant :

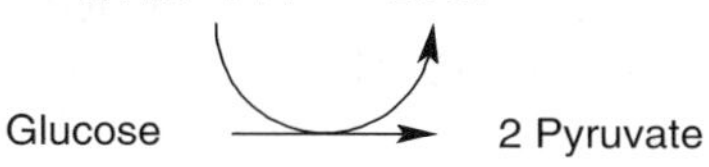

On peut en fait diviser cette suite de réactions en deux grandes étapes :

- L'étape à 6 carbones qui conduit à la formation de fructose-1,6-bisphosphate. Cette première étape comprend 3 réactions qui vont consommer de l'ATP pour réaliser les phosphorylations. On considère souvent qu'il s'agit d'une étape d'activation des sucres (Fig. 29.2)
- L'étape à 3 carbones qui produit les deux molécules de pyruvate et entraîne la formation de liaisons énergétiques aboutissant à la formation d'ATP. Chaque molécule de pyruvate amène à la production de deux molécules d'ATP, soit quatre au total. Le bilan final est donc bien la production de deux molécules d'ATP par molécule de glucose.

Etape à 6 carbones

Nous savons déjà que dès son entrée dans la cellule, le glucose est phosphorylé en glucose-6-phosphate. Cette réaction est catalysée par une **hexokinase** avec l'ATP comme donneur de phosphate. Cette réaction libérant une grande quantité d'énergie est exothermique et irréversible. On peut noter que les hexokinases sont couplées aux GLUT pour l'entrée du glucose et sa phosphorylation.

L'hexokinase possède une affinité très grande pour le glucose, et elle contribue donc à le faire rentrer dans les cellules, même si sa concentration sanguine est faible. Elle maintient donc un fort gradient de concentration entre les milieux intra et extra-cellulaires. On peut noter que l'hexokinase est une enzyme allostérique inhibée par le glucose-6-phosphate, et nécessitant la présence d'ion magnésium Mg^{2+}. On contrôle donc l'étape d'engagement de la glycolyse, ceci afin d'éviter des dépenses énergétiques inutiles.

Remarque
Il existe une **glucokinase** qui possède une affinité beaucoup plus faible pour le glucose, et qui se trouve localisée dans le foie. Elle ne fonctionne donc qu'à des concentrations en glucose élevées, et s'occupe donc d'éliminer le glucose de la circulation sanguine juste après le repas.

Le glucose-6-phosphate formé dans cette première étape peut provenir d'autres sources comme le glucose-1-phosphate provenant de l'hydrolyse du glycogène, ou de l'interconversion d'autres oses.

La deuxième réaction est catalysée par une **phosphohexose iomérase** qui forme le fructose-6-phosphate. Il s'agit donc d'une isomérisation de fonction d'un aldose en un cétose. Cette réaction est réversible. D'un point de vue strictement chimique, cette réaction est donc une oxydoréduction intramoléculaire.

À noter

Pour être très précis, le substrat de la phosphohexose isomérase est l'anomère α du glucose. Il semble donc que cette enzyme soit également capable d'isomériser le β-glucose en α glucose pour ensuite le transformer en fructose-6-phosphate.

La troisième réaction permet la formation de fructose-1,6-bisphosphate, réaction catalysée par la **phosphofructokinase-1 (PFK 1)**. Comme lors de la première étape, l'ATP est donneur de phosphate. Là encore, la réaction étant fortement exothermique, la réaction est irréversible (Fig. 29.2).

Cette enzyme étant la plus lente de toute la voie métabolique, elle constitue l'étape cinétiquement limitante et contrôle donc toutes les autres. On considère donc que cette enzyme est l'enzyme clef de la glycolyse.

Cette étape étant également l'étape d'engagement dans la glycolyse, cette enzyme est une enzyme allostérique sur laquelle agissent de nombreux effecteurs (cf. régulation de la glycolyse).

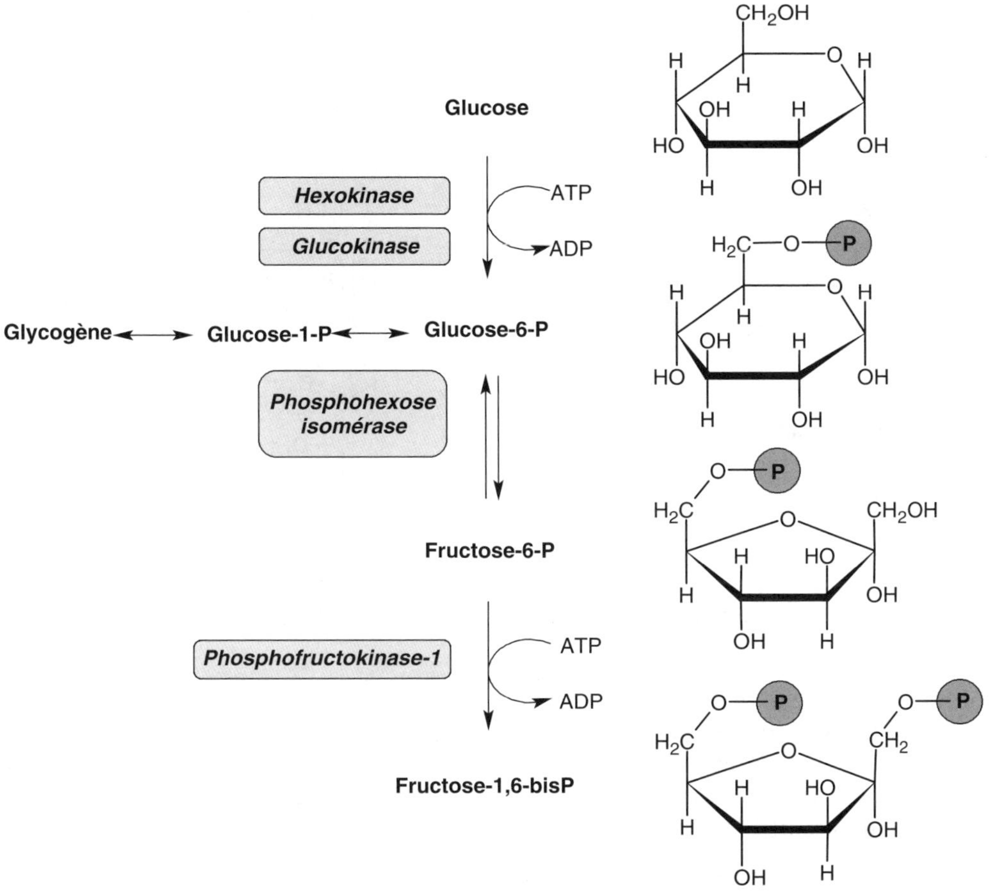

Figure 29.2 Formation du fructose-1,6-bisphosphate (étape à 6 carbones).

Etape à 3 carbones

Le fructose-1,6-bisphosphate va être clivé en sucres à 3 carbones, le **glycéraldéhyde-3-phosphate** et la **dihydroxyacétone phosphate** grâce à l'**aldolase**. Cependant, seul le glycéraldéhyde-3-phosphate permet à la glycolyse de se poursuivre. Une **phosphotriose isomérase** permet donc l'interconversion de ces deux trioses entre eux. L'équilibre est fortement déplacé vers la formation de glycéraldéhyde-3-phosphate puisque ce dernier est consommé dans la glycolyse. (Fig. 29.3) On peut noter que cette formation des trioses phosphate est réversible, ce qui permet de former un hexose. L'aldolase est donc une enzyme fortement impliquée dans les interconversions de sucres dans l'organisme.

La suite des réactions de la glycolyse va impliquer des réactions d'oxydoréduction et de phosphorylation permettant de générer de l'ATP.

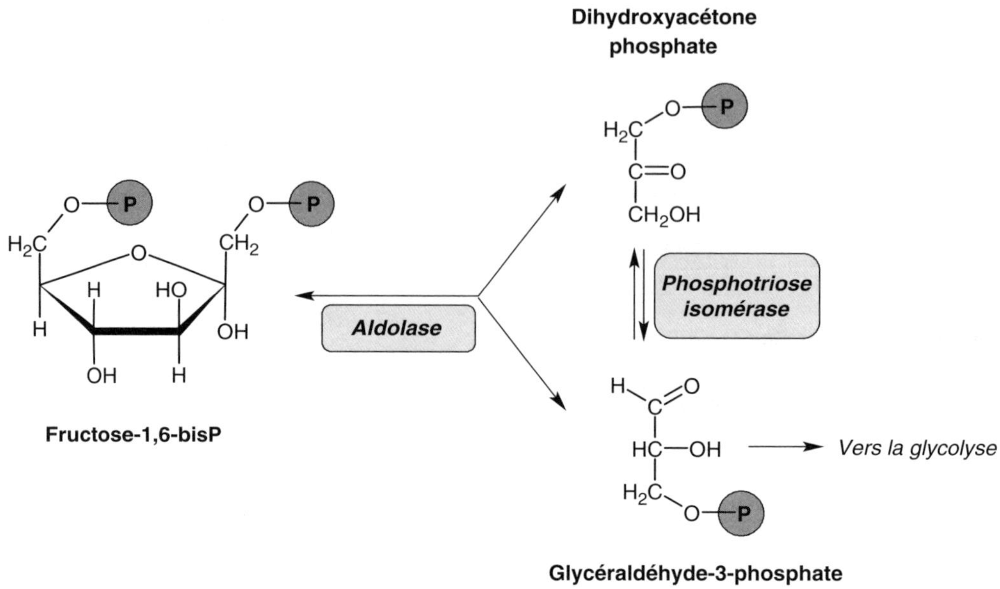

Figure 29.3 Formation des trioses phosphate.

Le glycéraldéhyde-3-phosphate va subir une phosphorylation pour former le **1,3-bisphosphoglycérate** (Fig. 29.4) Il s'agit d'une étape cruciale de la glycolyse car nous allons former une molécule riche en énergie par la formation d'une liaison acyl-phosphate. Cette étape est catalysée par la **glycéraldéhyde-3-phosphate déshydrogénase** utilisant le NAD^+ comme coenzyme.

Il s'agit d'une enzyme à structure quaternaire puisque formée de quatre sous-unités identiques, contenant des résidus de cystéine dans le site actif impliqués dans le mécanisme d'action de la catalyse. Grâce au groupement thiol SH de ses résidus de cystéine, l'enzyme crée une liaison de covalence avec le substrat. Elle va alors le transformer en 1,3-bisphophoglycérate, ce qui va rompre la liaison de covalence avec l'enzyme, et ainsi libérer le produit formé (Fig. 29.5).

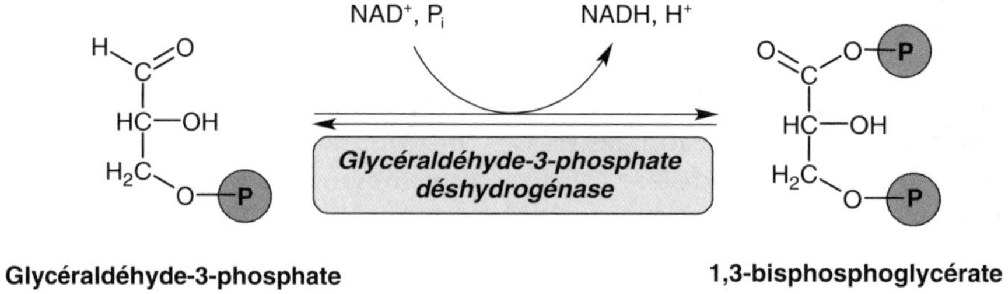

Figure 29.4 Bilan de l'action de la glycéraldéhyde-3-phosphate déshydrogénase.

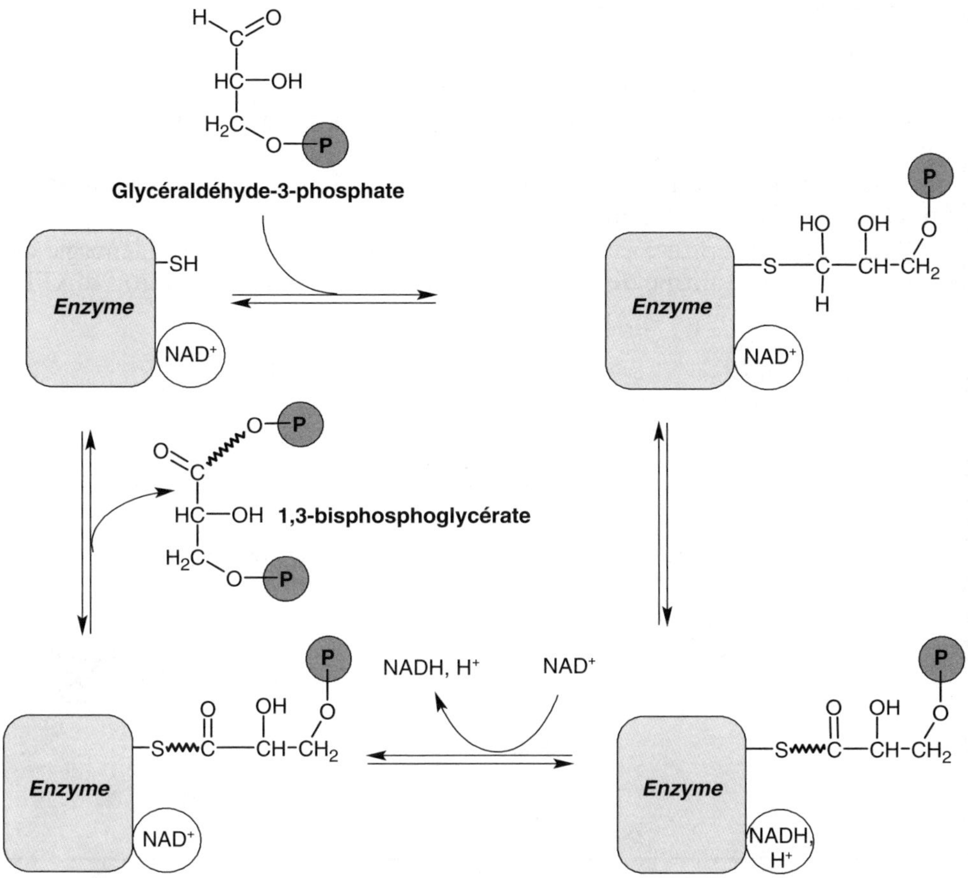

Figure 29.5 Mode d'action de la glycéraldéhyde-3-phosphate déshydrogénase.

Les liaisons en zigzag représentent les liaisons énergétiques dans les molécules. On constate qu'en créant le 1,3-bisphosphoglycérate, on a transféré dans la molécule une liaison riche en énergie.

La molécule de 1,3-bisphophoglycérate ayant été formée, il est maintenant possible de transférer l'un des groupes phosphates sur de l'ADP pour former la première molécule d'ATP et le **3-phosphoglycérate**. Cette réaction est catalysée par une kinase, la **phosphoglycérate kinase** (Fig. 29.6).

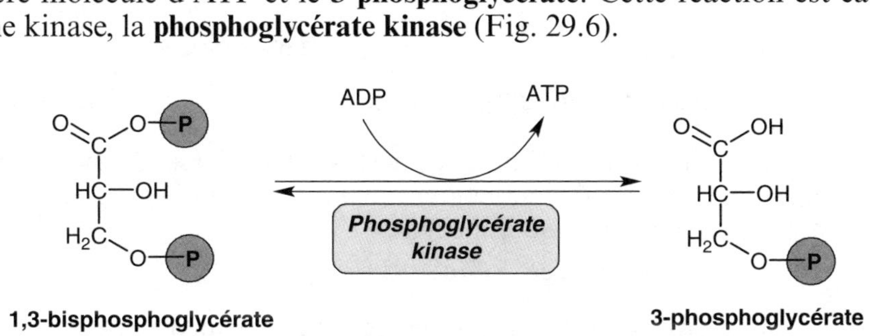

Figure 29.6 Formation de la première molécule d'ATP.

Le globule rouge

Dans le globule rouge, cette transformation du 1,3-bisphosphoglycérate en 3-phosphoglycérate est « shuntée » par la production du 2,3-bisphophoglycérate (2,3 BPG). Cette molécule est indispensable au fonctionnement de l'hémoglobine en facilitant la libération de l'oxygène dans les tissus périphériques (cf. Chap. 21, Hémo-protéines).

Le 2,3 BPG peut ensuite être convertie en 3-phosphoglycérate. L'énergie est alors dissipée sous forme de chaleur, et il n'y a donc plus production d'ATP.

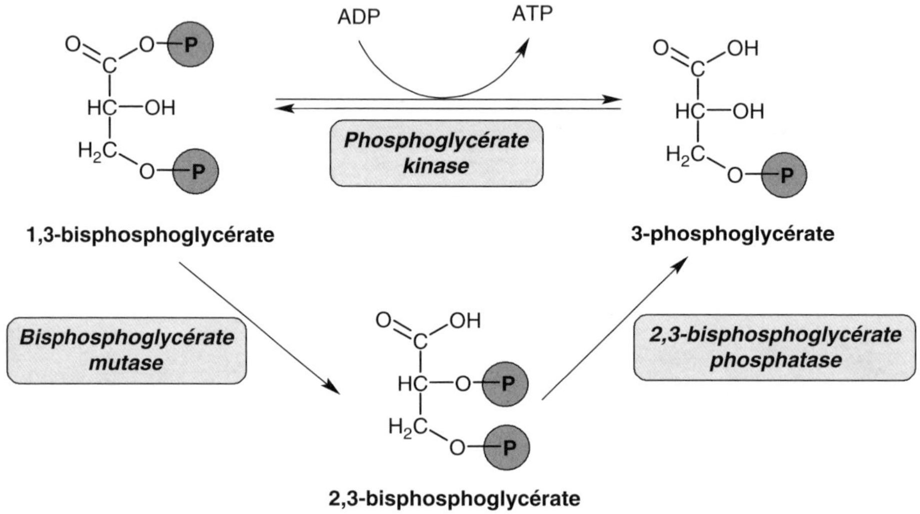

Le 3-phosphoglycérate est alors isomérisé en **2-phosphoglycérate** sous l'action de la **phosphoglycérate mutase** (Fig. 29.7).

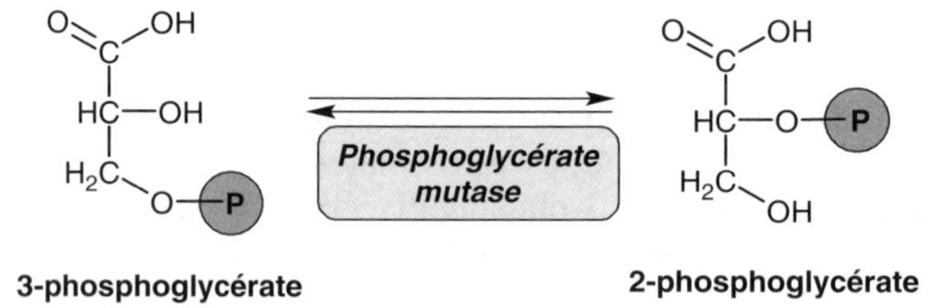

Figure 29.7 Isomérisation du 3-phosphoglycérate en 2-phosphoglycérate.

Le 2-phosphoglycérate va ensuite subir une déshydratation pour former le **phosphoénolpyruvate**, seconde molécule énergétique après le 1,3-bisphosphoglycérate. Cette réaction est catalysée par l'**énolase** (Fig. 29.8).

Remarque

L'énolase est une enzyme inhibée par le **fluorure**. Cette propriété est utilisée avant la mesure de la glycémie d'un patient pour bloquer temporairement la glycolyse.

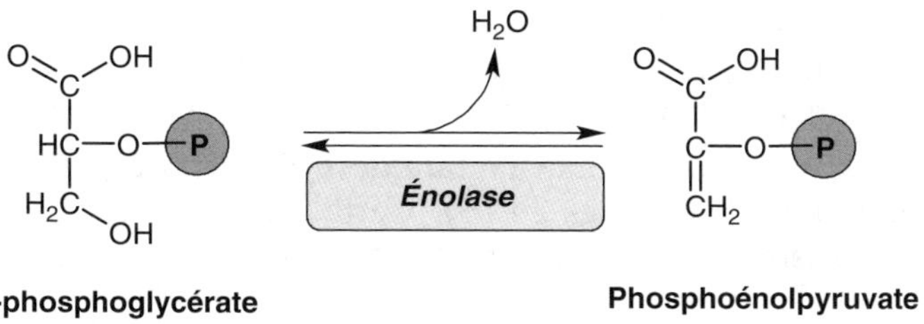

Figure 29.8 Déshydratation du 2-phosphoglycérate.

Nous arrivons à la dernière étape de la glycolyse anaérobie, qui consiste en l'utilisation du phosphoénolpyruvate pour former le **pyruvate** (forme céto) et une seconde molécule d'**ATP** (Fig. 29.9). Cette étape, irréversible dans les conditions physiologiques, est catalysée par la **pyruvate kinase** (enzyme constituée de quatre sous-unités).

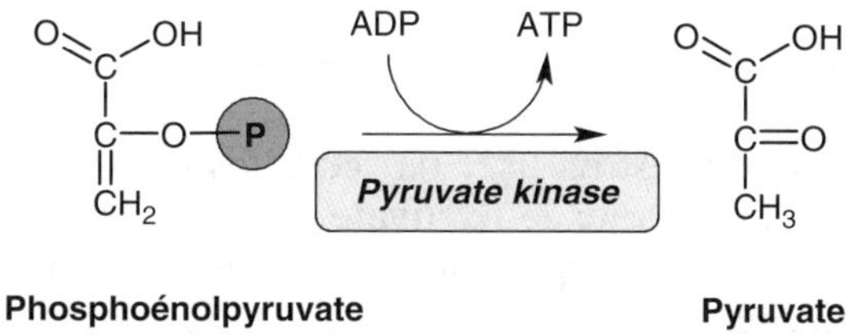

Figure 29.9 Formation de la seconde molécule d'ATP et du pyruvate.

Bilan énergétique de la glycolyse

Lors de la transformation du glucose en glucose-6-phosphate, puis lors de la transformation du fructose-6-phosphate en fructose-1,6-bisphosphate, nous avons utilisé deux molécules d'ATP.

Nous avons vu que dans la suite de la glycolyse, il se formait deux molécules d'ATP par molécule de glycéraldéhyde-3-phosphate. Or une seule molécule de fructose-1,6-bisphosphate libère deux molécules de glycéraldéhyde-3-phosphate.

Le bilan énergétique global est donc de deux molécules d'ATP consommées pour quatre molécules produites, soit un total de deux molécules d'ATP produites par molécules de glucose.

Nous notons qu'en plus de ces deux molécules d'ATP produites, il s'est formé deux molécules de NADH, H^+. La cellule va devoir réoxyder ces deux molécules, et dispose pour cela de deux voies métaboliques, qui correspondent aux deux voies d'utilisation du pyruvate formé.

3.2. Utilisation du pyruvate

Voie anaérobie

En absence de dioxygène, le pyruvate subira des réactions dites de fermentations, dont les principales sont la **fermentation lactique** et la **fermentation alcoolique**.

La **fermentation lactique** se produit dans les muscles en fonctionnement intenses, et donc en défaut de dioxygène. Le **lactate** ainsi formé s'accumule au niveau des muscles et peut ainsi déclencher des crampes musculaires douloureuses.

Cette réaction est catalysée par la **lactate déshydrogénase** (LDH) qui utilise le NADH comme coenzyme (Fig. 29.10). Cette réaction va donc permettre au $NADH,H^+$ de transmettre ses hydrogènes au pyruvate, et donc de repasser sous forme NAD^+.

Nous pouvons noter que les globules rouges étant dépourvus de mitochondries, ils ne peuvent effectuer que la voie anaérobie et donc produire du lactate.

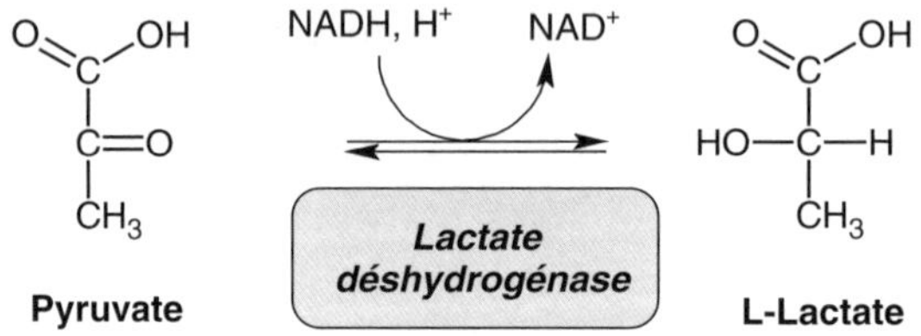

Figure 29.10 Régénération du NADH lors de la fermentation lactique.

La **fermentation alcoolique** est réalisée par certains microorganismes comme les levures, capables de transformer le pyruvate en dioxyde de carbone et en éthanol. Cette réaction est connue depuis des millénaires et permet la fabrication des boissons à base d'alcool.

Le pyruvate est d'abord décarboxylé en acétal avec production de dioxyde de carbone, puis l'acétal est réduit en éthanol. Cette deuxième étape permet la régénération du NADH.

Quoi qu'il en soit, nous constatons que cette utilisation suivant une voie anaérobie du pyruvate ne produit pas de nouvelles molécules d'ATP. Nous comprenons donc que cette voie entièrement anaérobie de la dégradation du glucose est peu intéressante d'un point de vue énergétique puisque son bilan est seulement de deux molécules d'ATP produites.

Voie aérobie

Ce sont maintenant les chaînes respiratoires de la mitochondrie qui vont pouvoir régénérer le NADH. Le pyruvate rentre alors dans le **cycle de Krebs** et sera dégradé en dioxyde de carbone avec production de 15 molécules d'ATP par molécule de pyruvate, soit un bilan de 30 molécules d'ATP produites par molécule de glucose.

Pour pouvoir entrer dans ce cycle de Krebs, le pyruvate doit subir une décarboxylation oxydative qui le transforme en acétyl-CoA. Une suite de réactions est nécessaire catalysées par un complexe enzymatique, la **pyruvate déshydrogénase** (Fig. 29.11).

On compte plus de 90 sous-unités dans ce complexe accroché à la face interne de la mitochondrie, réalisant trois réactions enzymatiques successives : décarboxylation, transacétylation et déshydrogénation.

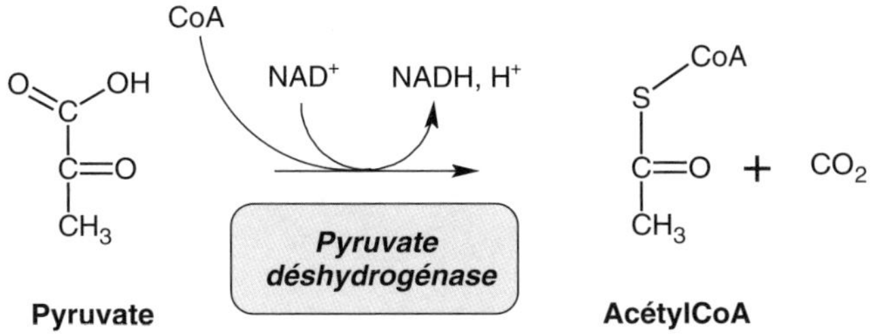

Figure 29.11 Formation de l'acétylCoA à partir du pyruvate.

3.3. Régulation de la glycolyse

Dans l'ensemble de la glycolyse, nous avons vu que seules trois étapes sont irréversibles : la formation du glucose-6-phosphate, la formation du fructose-1,6-bisphosphate et la formation du pyruvate. Les trois enzymes catalysant ces réactions sont donc soumises à régulation.

Une autre régulation consiste pour la cellule à réaliser soit la glycolyse aérobie dans la mitochondrie, soit la glycolyse anaérobie dans le cytosol. C'est bien évidemment la disponibilité en dioxygène qui va orienter vers une voie ou une autre. Normalement, la quantité en dioxygène est toujours suffisante, sauf en cas de ralentissement de la respiration ou du rythme cardiaque. C'est donc la glycolyse aérobie qui l'emporte, ce qui correspond à un meilleur rendement en ATP. La glycolyse anaérobie est donc ralentie, phénomène connu sous le nom d'**effet Pasteur**.

Comme nous l'avons vu, la glycolyse a pour but la formation d'énergie, donc d'ATP à partir du glucose. Il est donc logique que cette voie métabolique soit sous le contrôle de l'ATP. En particulier, l'ATP va être un inhibiteur allostérique de la **phosphofructokinase-1** (PFK 1), alors que l'AMP sera un activateur allostérique de cette même enzyme. Souvenons nous que cette enzyme contrôle l'étape d'engagement de la glycolyse et qu'elle correspond à l'étape cinétiquement limitante

En résumé, lorsque la cellule aura un niveau énergétique élevé, l'ATP va bloquer la glycolyse. Nous pouvons voir ce contrôle comme une rétro inhibition, puisque l'ATP est le produit final de la glycolyse par le cycle de Krebs.

Il existe beaucoup d'autres régulations de la glycolyse, notamment par les molécules produites durant cette voie métabolique. La figure 29.12 schématise une partie de ces régulations et résume ainsi toute la glycolyse que nous venons d'étudier.

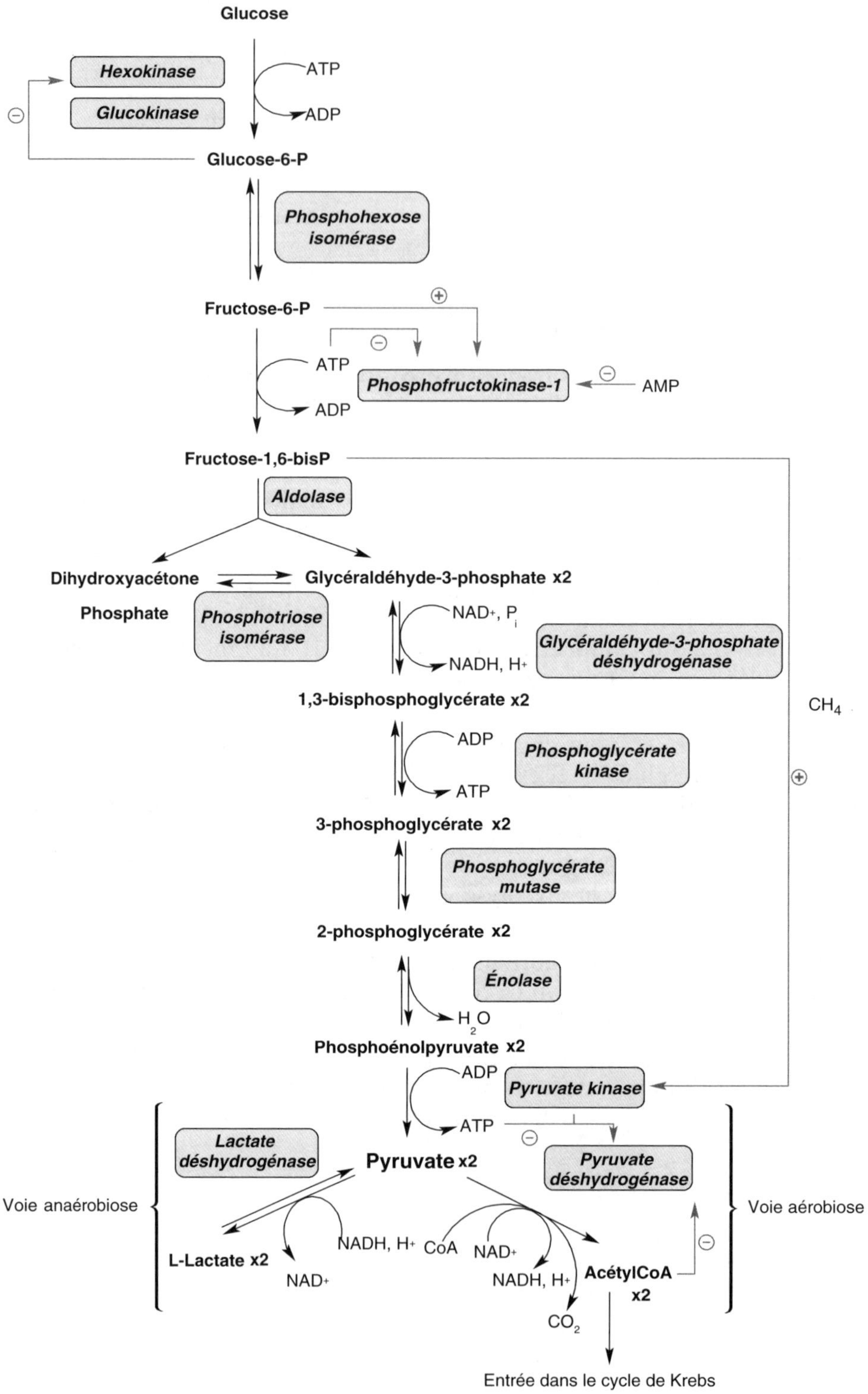

Figure 29.12 Schéma de la glycolyse et principales voies de régulation.

Synthèse

Je sais définir
- Glycolyse
- Fermentations alcooliques et lactiques
- Phases aérobie et anaérobie

Je connais
- L'absorption intestinale des sucres
- Les principales étapes de la glycolyse
- Les intermédiaires principaux, comme le pyruvate et l'acétyl-CoA
- Les voies de régulation de la glycolyse

Je sais
- Distinguer la phase aérobie de la phase aérobie et expliquer leurs différences
- Faire le bilan énergétique de la glycolyse

Questions à choix multiples

1 Parmi les propositions suivantes, indiquez laquelle (lesquelles) est (sont) exacte(s).

❒ **a.** La transformation du glucose en pyruvate est une réaction commune à la plupart des espèces vivantes.
❒ **b.** La glycolyse est purement aérobie.
❒ **c.** Le but de la glycolyse est la formation de deux pyruvates et de deux molécules d'ATP.
❒ **d.** La glycolyse fait intervenir de très nombreux composés phosphorylés.
❒ **e.** Les composés phosphorylés sont piégés dans le cytoplasme et ne peuvent sortir de la cellule.

2 Parmi les propositions suivantes, indiquez laquelle (lesquelles) est (sont) exacte(s).

❒ **a.** La glycolyse se produit en grande partie dans le cytoplasme des cellules.
❒ **b.** Seul le glucose peut alimenter la glycolyse.
❒ **c.** L'étape à carbones de la glycolyse permet une activation des sucres.
❒ **d.** Le glucose est phosphorylé dès son entrée dans la cellule.
❒ **e.** La glucokinase hépatique a une très grande affinité pour le glucose.

3 Parmi les propositions suivantes, indiquez laquelle (lesquelles) est (sont) exacte(s).

❒ **a.** Les glucokinases catalysent l'étape d'engagement de la glycolyse
❒ **b.** Les étapes à 6 carbones consomment de l'ATP.
❒ **c.** La phosphofructokinase-1 est l'enzyme clef de la glycolyse.
❒ **d.** Comme son nom l'indique, l'aldolase ne permet la formation que d'aldose.
❒ **e.** Les trois étapes transformant le glucose en fructose-1,6-bisphosphate sont irréversibles.

4 Parmi les propositions suivantes concernant la glycéraldéhyde-3-phosphate déshydrogénase, indiquez laquelle (lesquelles) est (sont) exacte(s).

❒ **a.** Cette réaction permet la formation d'une liaison riche en énergie.
❒ **b.** Elle nécessite la consommation d'une molécule d'ATP.
❒ **c.** L'enzyme intervient par la fonction thiol d'un résidu de cystéine
❒ **d.** Il s'agit dune réaction d'oxydation.
❒ **e.** Le coenzyme est une molécule de NAD^+.

5 Parmi les propositions suivantes, indiquez laquelle (lesquelles) est (sont) exacte(s).

❒ **a.** La formation du pyruvate à partir du glycéraldéhyde-3-phosphate produit 2 molécules d'ATP.
❒ **b.** Le pyruvate est un carrefour métabolique permettant d'orienter vers la voie aérobie ou anaérobie.
❒ **c.** La voie anaérobie produit du lactate et de l'ATP.
❒ **d.** La production de lactate permet de régénérer le NAD^+.
❒ **e.** Les levures produisent du lactate et du dioxyde de carbone à partir du pyruvate.

6 Parmi les propositions suivantes, indiquez laquelle (lesquelles) est (sont) exacte(s).

❒ **a.** La voie aérobie passe par la formation d'acétyl-CoA.
❒ **b.** La formation de l'acétyl-CoA peut être vue en partie comme une décarboxylation du pyruvate.
❒ **c.** La formation du pyruvate est réversible, ce qui permet à la cellule de pouvoir resynthétiser du glucose.
❒ **d.** Dans la voie aérobie, ce sont les chaînes de respiration mitochondriales qui permettront la régénération du NAD^+.
❒ **e.** La voie aérobie permet une moindre synthèse d'ATP que la voie anaérobie.

7 Parmi les propositions suivantes concernant la régulation de la glycolyse, indiquez laquelle (lesquelles) est (sont) exacte(s).

❒ **a.** La principale régulation fait intervenir la quantité de glucose et les besoins énergétiques de la cellule.
❒ **b.** Les trois réactions irréversibles de la glycolyse sont soumises à régulation.
❒ **c.** La phosphofructokinase est l'enzyme la plus soumise à des régulations.
❒ **d.** Le citrate produit dans le cycle de Krebs, contrôle l'étape d'engagement de la glycolyse.
❒ **e.** L'hexokinase est contrôlée par le niveau énergétique de la cellule.

8 Parmi les molécules suivantes de la glycolyse, indiquez laquelle (lesquelles) est (sont) produite(s) en même temps qu'une molécule d'ATP.

❒ **a.** Glucose-6-phosphate.
❒ **b.** Fructose-1,6-bisphosphate.
❒ **c.** Glycéraldéhyde-3-phosphate.

❒ **d.** 3-phosphoglycérate.
❒ **e.** Pyruvate.

Corrigés

1 Bonne(s) réponse(s) : a., c., d. et e.

b. Elle peut avoir lieu en anaérobie et en aérobie.

e. Grâce aux charges négatives portées par le groupe phosphate.

2 Bonne(s) réponse(s) : a., c. et d.

b. Beaucoup d'autres sucres peuvent alimenter la glycolyse par le phénomène d'interconversion des sucres.

e. Elle ne fonctionne que pour des concentrations élevées en glucose.

3 Bonne(s) réponse(s) : a., b. et c.

c. Elle est d'ailleurs soumise à de nombreuses régulations allostériques.

d. Étant réversible, elle permet la formation de fructose-1,6-bisphosphate qui est un cétose.

e. La transformation du glucose-6-phosphate en fructose-6-phosphate est réversible.

4 Bonne(s) réponse(s) : a., c., d. et e.

b. C'est l'oxydation de la molécule qui permet de libérer de l'énergie stockée alors dans la liaison acyl-phosphate.

5 Bonne(s) réponse(s) : a., b. et d.

c. Il y a bien production de lactate, mais pas d'ATP.

e. Elles produisent du dioxyde de carbone et de l'éthanol.

6 Bonne(s) réponse(s) : a., b. et d.

b. Puisqu'il y a production de dioxyde de carbone.

c. C'est l'une des trois étapes irréversibles de la glycolyse.

e. Elle permettra au contraire une synthèse en plus grand nombre de molécules d'ATP.

7 Bonne(s) réponse(s) : a., b. et c.

d. Il est l'un des contrôles de la phosphofructokinase.

e. Son contrôle se fait par le taux de sucre. C'est la pyruvate kinase qui est sous contrôle de l'état énergétique de la cellule.

8 Bonne(s) réponse(s) : d. et e.

a. Consommation d'une molécule d'ATP.

b. Consommation d'une molécule d'ATP.

30 Néoglucogenèse

Plan

1. Formation du glucose à partir du pyruvate
2. Substrats de la néoglucogenèse
Synthèse
QCM
Corrigés

Objectifs

- Comprendre les différentes voies de production de glucose dans l'organisme
- Connaître les substrats permettant la synthèse du glucose

Nous allons aborder les différentes voies métaboliques qui permettent d'obtenir du glucose à partir de molécules non glucidiques. Ces voies sont primordiales car elles permettent à l'organisme de se fournir en glucose même lorsque les glucides alimentaires font défauts. Nous savons en effet que le glucose est indispensable comme fournisseur d'énergie, et notamment qu'il est indispensable au cerveau.

1. Formation du glucose à partir du pyruvate

Nous pourrions penser que cette voie de synthèse n'est que l'inverse de la glycolyse, puisqu'elle transforme le pyruvate en glucose. Or il ne peut s'agir d'une simple inversion de la glycolyse, puisque nous avons montré que trois réactions sont irréversibles car libérant une trop grande quantité d'énergie : entre le pyruvate et le phophoénolpyruvate, entre le fructose-1,6-bisphosphate et le fructose-6-phosphate, et enfin entre le glucose-6-phosphate et le glucose.

Il faut donc des enzymes spécifiques qui catalyseront les réactions inverses de celles de la glycolyse. Les autres réactions étant réversibles, ce sont les mêmes enzymes que celles de la glycolyse qui sont impliquées.

1.1 Pyruvate en phosphoénolpyruvate

Cette réaction se déroule en deux étapes distinctes : la **pyruvate carboxylase** transforme le pyruvate en **oxaloacétate**, puis la **phosphoénolpyruvate carboxykinase** transforme cet oxaloacétate en **phosphoénolpyruvate**. Dans cette deuxième étape, le GTP sert de donneur de phosphate.

La pyruvate carboxylase étant une enzyme mitochondriale, il faut que le pyruvate pénètre à l'intérieur de la mitochondrie pour être transformé en oxaloacétate. Mais chez certaines espèces, la phosphoénolpyruvate carboxykinase est soit mitochondriale, soit cytoplasmique. Dans ce cas, l'oxaloacétate est transformé en malate qui sort de la mitochondrie pour ensuite devenir du phosphoénolpyruvate. Le reste des étapes se fait dans le cytoplasme (Fig. 30.1).

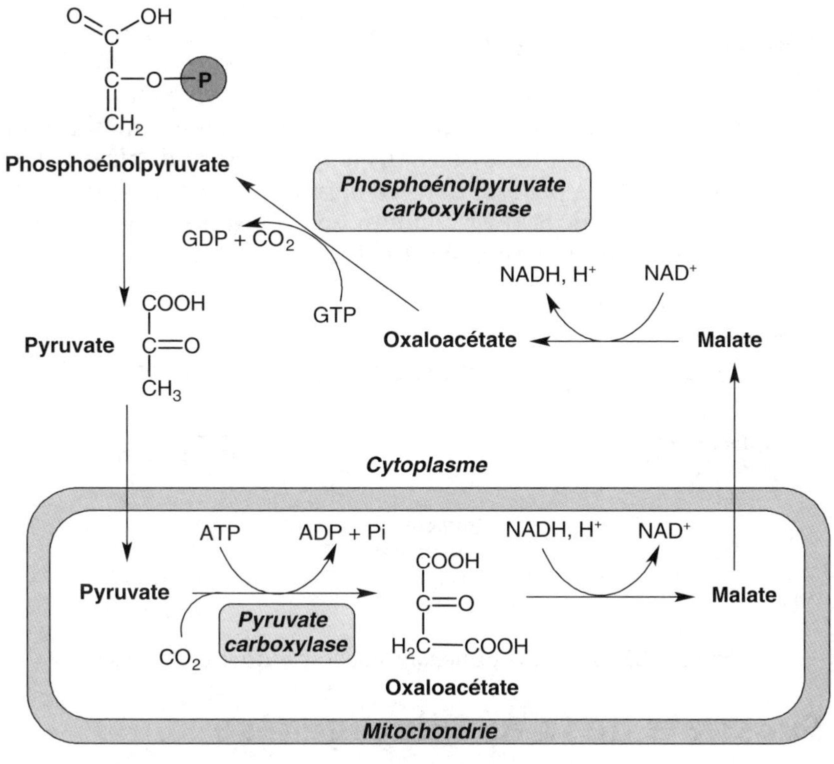

Figure 30.1 Passage du pyruvate au phosphoénolpyruvate.

1.2. Fructose-1,6-bisphosphate en fructose-6-phosphate

Cette réaction est catalysée par la **fructose-1,6-bisphosphatase**, enzyme allostérique soumise à régulation. Comme nous le verrons, le glucose-6-phosphate permet la synthèse du glycogène, molécule de stockage des sucres chez l'Homme. Ainsi, la fructose-1,6-bisphosphatase est une enzyme clef dans la production du glycogène, et sa présence dans un tissu permet de connaître sa possibilité de synthèse. Cette réaction a lieu là encore dans le cytoplasme (Fig. 30.2).

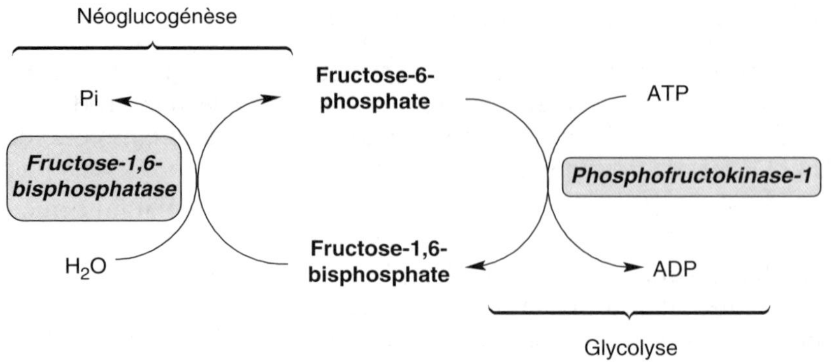

Figure 30.2 Glycolyse et néoglucogenèse autour du fructose.

1.3. Glucose-6-phosphate en glucose

Cette étape est catalysée par la glucose-6-phosphatase, enzyme essentiellement hépatique, permettant à cet organe de fournir du glucose dans la circulation sanguine. Cette enzyme étant localisée dans le réticulum endoplasmique, il faut que le glucose-6-phosphate pénètre dans ce dernier grace à un transporteur. Le glucose formé ressortira alors du réticulum endoplasmique pour rejoindre la circulation sanguine grâce au système GLUT 2 (Fig. 30.3).

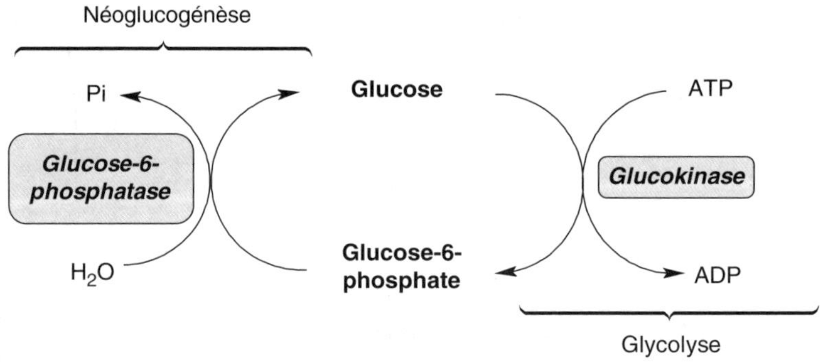

Figure 30.3 Glycolyse et néoglucogenèse autour du glucose.

2. Substrats de la néoglucogenèse

Comme nous venons de le voir, la synthèse du glucose se fait à partir de pyruvate. Mais les origines de ce pyruvate peuvent être multiples. On considère cependant qu'il y a deux sources à ce pyruvate : l'**alanine** (issue de la dégradation des protéines) et le **lactate** (produit par le muscle en fonctionnement anaérobie).

Une troisième molécule peut servir à fabriquer du glucose, le **glycérol** (provenant de la lipolyse des triglycérides du tissu adipeux), mais qui rejoint la néoglucogenèse au niveau des trioses phosphates.

Il ne faudrait pas oublier que l'autre intérêt de la néoglucogenèse est de débarrasser l'organisme de toutes ces substances métaboliques, notamment pour le lactate et le glycérol.

2.1 L'alanine

La relation entre l'alanine et le glucose est connue sous le nom de cycle glucosealanine. Le glucose produit par le foie arrive au muscle qui le dégrade en pyruvate, qui est à son tour aminé en alanine. L'alanine sort du muscle pour retourner au foie, qui la désamine pour former du pyruvate qui peut redonner du glucose…

La désamination de l'alanine en pyruvate est catalysée par l'**alanine aminotransférase** (Fig. 30.4).

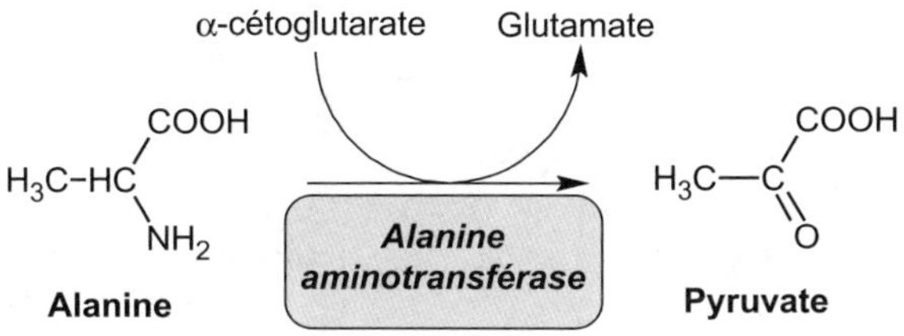

Figure 30.4 Transformation de l'alanine en pyruvate.

2.2. Le lactate

Ce lactate est le produit de la glycolyse anaérobie dans les muscles et les globules rouges. Passant dans la circulation sanguine, il retourne au foie où il pourra redonner du glucose. Ce cycle porte le nom de cycle de l'acide lactique ou **cycle de Cori**.

Pour que le lactate puisse permettre la synthèse de glucose, ce dernier est transformé en pyruvate par la **lactate déshydrogénase**, enzyme qui catalyse également la réaction inverse réversible (Fig. 30.5).

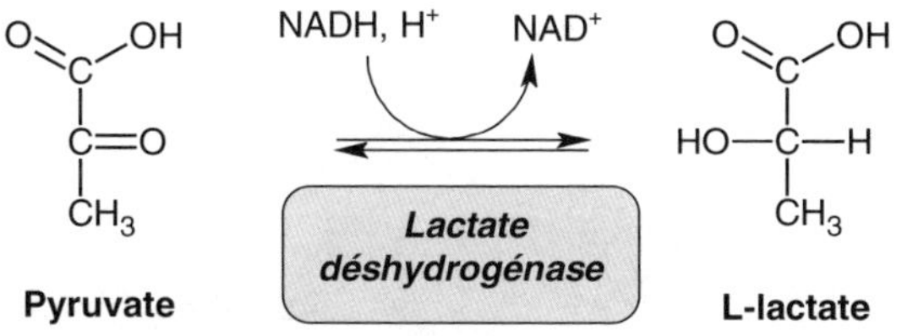

Figure 30.5 Transformation réversible du pyruvate en lactate.

2.3. Le glycérol

Contrairement aux deux molécules que nous venons de voir, le glycérol « intègre » la néoglucogenèse au niveau des trioses phosphates. Il est tout d'abord transformé en glycérol-3-phosphate par la **glycérol kinase** utilisant de l'ATP, puis en **dihydroxyacétone phosphate** par la **glycérol-3-phosphate déshydrogénase** utilisant le NAD^+ comme coenzyme (Fig. 30.6).

Deux molécules de dihydroxyacétone phosphate permettront donc de synthétiser une molécule de fructose-1,6-bisphosphate, molécule qui rentre dans la néoglucogenèse.

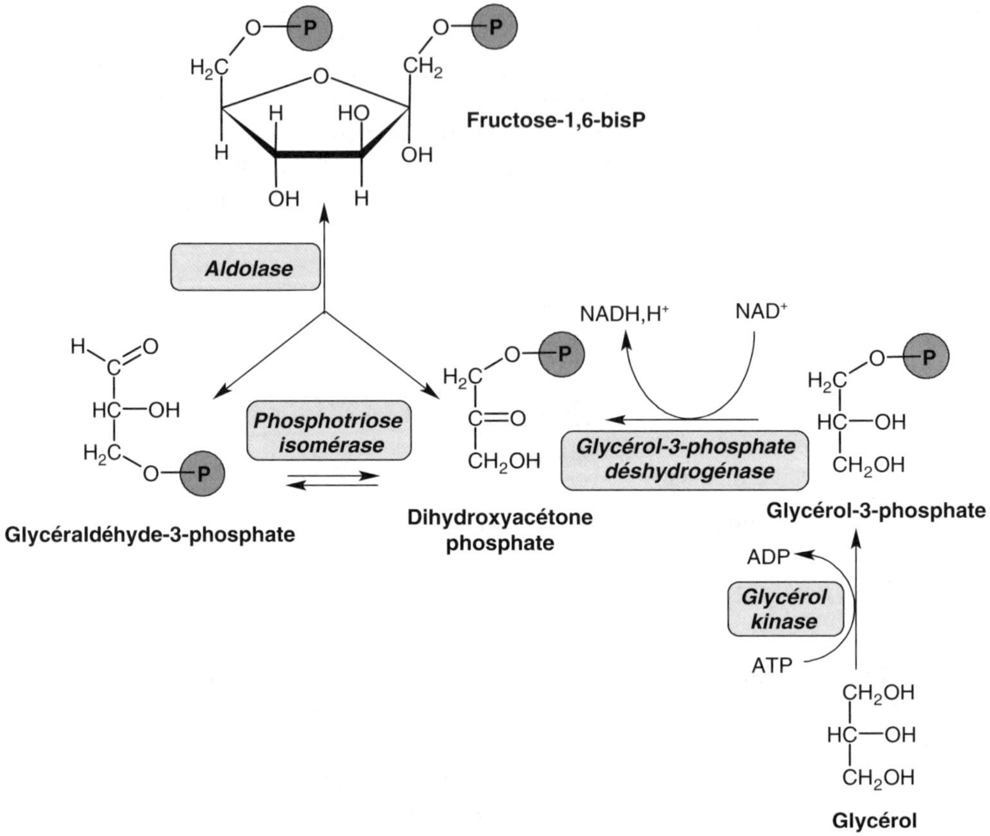

Figure 30.6 Obtention du fructose-1,6-bisphoshate à partir du glycérol.

Synthèse

Je sais définir

- Néoglucogenèse

Je connais

- L'intérêt de le néoglucogenèse
- Les trois réactions irréversibles de la glycolyse
- Le rôle important du pyruvate
- Quelques sources de pyruvate dans les voies métaboliques

Je sais

- Indiquer sur la glycolyse quelles sont les étapes réversibles et irréversibles
- Lier la formation du pyryvate à d'autres voies métaboliques

Questions à choix multiples

1 Parmi les propositions suivantes, indiquez laquelle (lesquelles) est (sont) exacte(s).

- ❒ **a.** Le foie joue un rôle majeur dans le maintien de la glycémie.
- ❒ **b.** La néoglucogenèse n'est que l'inverse de la glycolyse.
- ❒ **c.** Son but est de former du glucose à partir de pyruvate.
- ❒ **d.** La néoglucogenèse nécessite de l'ATP et du NADH.
- ❒ **e.** La néoglucogenèse explique que le cerveau a toujours un apport en glucose même lorsque ce dernier est absent de la ration alimentaire.

2 Parmi les propositions suivantes concernant la transformation du pyruvate en phosphoénolpyruvate, indiquez laquelle (lesquelles) est (sont) exacte(s).

- ❒ **a.** Cette réaction consomme de l'ATP.
- ❒ **b.** Cette réaction consomme du GTP.
- ❒ **c.** Elle se déroule en deux étapes distinctes.
- ❒ **d.** La pyruvate carboxylase est une enzyme cytoplasmique.
- ❒ **e.** Le bilan correspond à la consommation de deux molécules de dioxyde de carbone.

3 Parmi les propositions suivantes concernant la fructose-1,6-bisphosphatase, indiquez laquelle (lesquelles) est (sont) exacte(s).

- ❒ **a.** Elle libère une molécule de phosphate inorganique.
- ❒ **b.** C'est une enzyme allostérique soumise à régulation.
- ❒ **c.** Elle catalyse une réaction de déphosphorylation.
- ❒ **d.** Elle permet la formation de glucose-6-phosphate.
- ❒ **e.** C'est une enzyme cytoplasmique.

4 Parmi les propositions suivantes concernant la glucose-6-phosphatase, indiquez laquelle (lesquelles) est (sont) exacte(s).

- ❒ **a.** C'est une enzyme cytoplasmique.
- ❒ **b.** Elle est présente essentiellement au niveau hépatique.
- ❒ **c.** Elle catalyse la dernière étape de la néoglucogenèse.
- ❒ **d.** Le glucose formé nécessite un transporteur spécifique pour sortir de la cellule.
- ❒ **e.** C'est une enzyme essentielle pour la régulation de la glycémie.

5 Parmi les propositions suivantes, relevez la (ou les) propositions exacte(s).

- ❒ **a.** Les étapes réversibles de la glycolyse sont utilisées par la néoglucogénèse.
- ❒ **b.** La néoglucogénèse est localisée en totalité dans le cytosol.
- ❒ **c.** Le glycérol peut participer à la néoglucogénèse après transformation en dihydroxyacétonephosphate.
- ❒ **d.** La transformation de l'alanine en pyruvate est une décarboxylation.
- ❒ **e.** Le lactate substrat de la néoglucogénèse est le produit de la glycolyse anaérobie musculaire.

Corrigés

1 Bonne(s) réponse(s) : a., c., d. et e.

a. Il peut capter le glucose et le stocker sous forme de glycogène, ou au contraire le libérer si nécessaire.

b. De par la présence de trois réactions irréversibles, il ne peut s'agir d'une simple inversion de la glycolyse.

2 Bonne(s) réponse(s) : a., b. et c.

a. La deuxième étape consomme du GTP.

b. La première étape consomme de l'ATP.

d. Elle se trouve dans la mitochondrie.

e. La première étape consomme une molécule de dioxyde de carbone, mais la seconde en produit une.

3 Bonne(s) réponse(s) : a., b., c. et e.

d. Elle forme du fructose-6-phosphate.

4 Bonne(s) réponse(s) : b., c., d. et e.

a. Elle est localisée dans le réticulum endoplasmique.

c. Puisqu'elle permet la production de glucose.

d. Le transporteur GLUT2.

5 Bonne(s) réponses(s) : a., c. et e.

b. Une partie se déroule dans la mitochondrie et le réticulum endoplasmique.

c. C'est une désamination.

Métabolisme du glycogène

31

Plan

1. Glycogénogenèse
2. Glycogénolyse

Synthèse

QCM

Corrigés

Objectifs

- Comprendre les deux voies principales du métabolisme du glycogène : glycogénogenèse et glycogénolyse
- Connaître les mécanismes de régulation de ces deux voies et les lier à ceux de la glycolyse

Le glucose, issu de l'alimentation, peut avoir deux orientations : être dégradé par les voies métaboliques telles que la glycolyse, ou être dirigé vers le foie ou le muscle pour une mise en réserve sous forme de **glycogène**.

Le stock de glycogène du foie est relativement faible, puisqu'il n'est que de 1 000 à 2 000 kcal (soit les besoins moyens en énergie d'une journée à jeun). Il faut donc que l'organisme renouvelle ce stock rapidement et constamment.

Le stock de glycogène des muscles est plus important (grâce à la masse de muscles) mais n'est utilisé qu'en cas d'effort musculaire intense et prolongé.

1. Glycogénogenèse

La synthèse du glycogène (ou glycogénogenèse) nécessite du **glucose-1-phosphate**. Ce dernier peut être obtenu par isomérisation à partir du glucose-6-phosphate grâce à une **phosphoglucomutase** (Fig. 31.1).

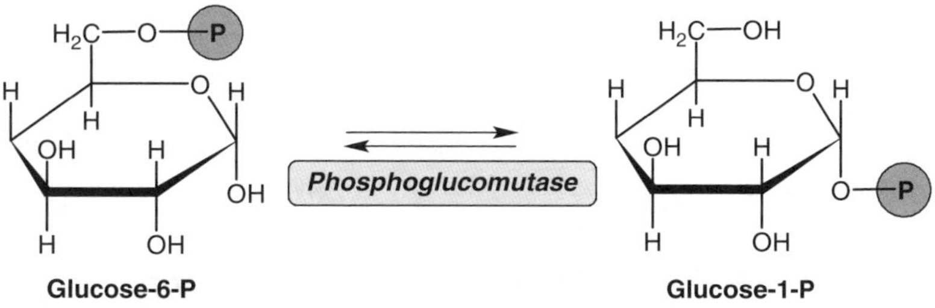

Figure 31.1 Isomérisation du glucose-1-phosphate en glucose-6-phosphate.

Il faut ensuite que ce glucose-1-phosphate soit activé en **UDP-glucose** grâce à une **UDP-glucose pyrophosphorylase** qui utilise l'UTP (Fig. 31.2).

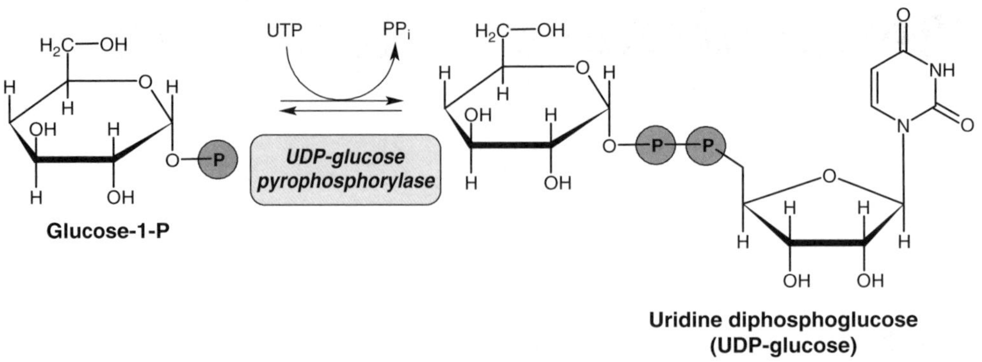

Figure 31.2 Activation du glucose-1-phosphate en UDP-glucose.

L'UDP-glucose va ensuite permettre le transfert du glucose sur une extrémité non réductrice d'une chaîne de glycogène, qui joue donc le rôle d'amorce. Cette réaction est catalysée par la **glycogène synthase** qui catalyse la création de liaison α 1-4.

Les amorces de glycogène sont créées à partir d'une protéine, la **glycogénine**, qui possède la propriété de s'autoglucosyler sur un résidu de tyrosine. D'autres molécules de glucose vont alors venir se greffer et ainsi former une amorce de glycogène à parti de laquelle la glycogène synthase pourra agir.

Comme nous l'avons déjà vu, le glycogène possède de nombreux points de branchements en α 1-6, et il faudra donc une enzyme spécifique pour permettre la création de ces liaisons : l'**amylo α 1-4, α 1-6 transglucosidase**.

La glycogène synthase est l'enzyme clef de cette glycogénogenèse, et elle est donc soumise à régulation, comme développée dans le chapitre consacré aux enzymes (cf. Chap. 26, La régulation des enzymes). Nous rappellerons simplement ici qu'elle est soumise à une régulation par phosphorylation, la forme déphosphorylée étant la forme active de l'enzyme (Fig. 31.3).

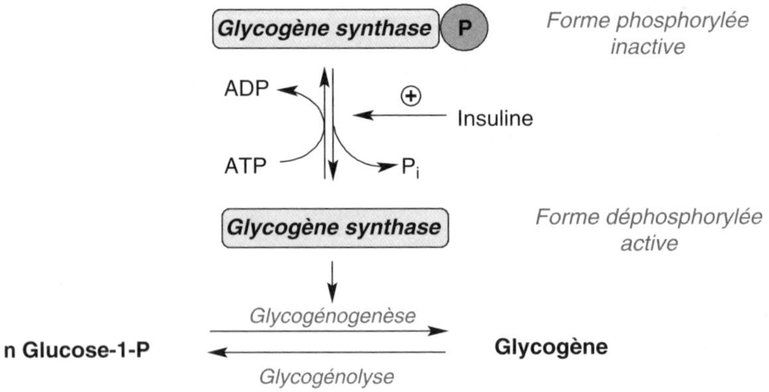

Figure 31.3 Régulation de la glycogène synthase.

La phosphorylation a lieu sous l'action de **protéines kinases** telle la **protéine kinase A** dépendante de l'AMPc, et la déphosphorylation sous l'action d'une **protéine phosphatase de type 1 G**.

2. Glycogénolyse

Tout comme pour la glycolyse et la néoglucogenèse, la dégradation du glycogène n'est pas une simple inversion de sa synthèse. En effet, la dégradation du glycogène se fait à partir des extrémités non réductrices, et libère directement des molécules de **glucose-1-phosphate**. Cette réaction est catalysée par la **glycogène phosphorylase**.

Cette enzyme, tout comme la glycogène synthase, est soumise à une régulation par un système de phosphorylation-déphosphorylation. Mais cette fois, c'est la forme phosphorylée de l'enzyme qui est active et la forme déphosphorylée qui est inactive (Fig. 3.4).

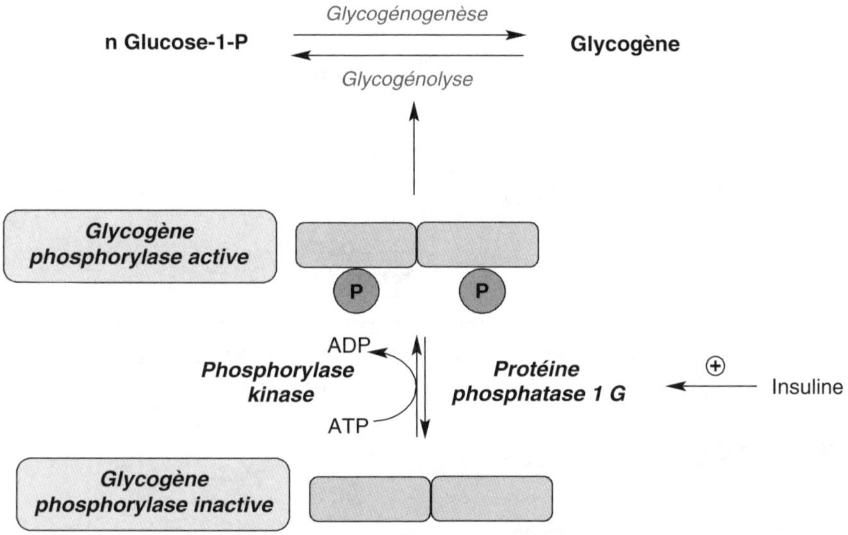

Figure 31.4 Régulation de la glycogénolyse.

Ainsi, par un système de régulation opposé dans ses effets, mais basé sur le même principe, l'activité de ces deux enzymes est réciproque. C'est donc l'équilibre entre ces deux enzymes qui régule le métabolisme du glycogène.

Mais une analyse encore plus fine de l'interdépendance de ces deux enzymes apparaît encore plus clairement lorsque nous étudions la régulation des enzymes elles mêmes régulatrices. Nous observons en effet que ce sont les mêmes enzymes qui régulent l'activité de la glycogénogenèse et de la glycogénolyse (Fig. 31.5). Ainsi, les mêmes enzymes peuvent inhiber une voie métabolique tout en activant l'autre voie.

Lorsque nous observons l'action de l'AMPc sur l'ensemble de ces mécanismes, nous comprenons que ce dernier active la libération de glucose en inhibant la synthèse de glycogène et en stimulant sa dégradation. Cet AMPc étant produit par action de l'adrénaline (dans le foie et les muscles) ou du glucagon (dans le foie), cela explique l'action fortement hyperglycémiante de cette hormone en cas de stress.

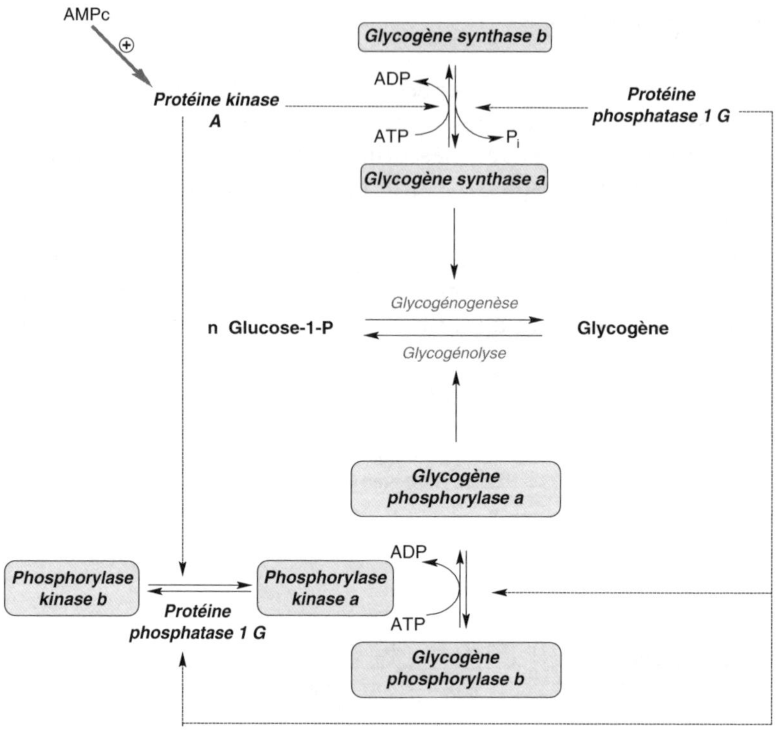

Figure 31.5 Interconnections entre la régulation de l'activité de la glycogène synthase et celle de la glycogène phosphorylase.

Synthèse

Je sais définir
- Glycogénogenèse
- Glycogénolyse

Je connais
- Les modes de régulation de la glycogène synthase et la glycogène phosphorylase
- Les événements qui influent sur la synthèse ou la dégradation du glycogène

Je sais
- Expliquer toutes les voies de régulation du métabolisme du glycogène
- Relier le métabolisme du glycogène à celui du glucose

Questions à choix multiples

1 Parmi les propositions suivantes, indiquez laquelle (lesquelles) est (sont) exacte(s).

❒ **a.** Le glycogène est le polymère de réserve du glucose chez l'homme.
❒ **b.** Son métabolisme met en jeu comme seul organe le foie.
❒ **c.** La libération de glucose à partir du glycogène se fait lors d'un besoin énergétique de l'organisme.
❒ **d.** Le stock de glycogène du foie n'est utilisé que lors d'un effort intense et prolongé.
❒ **e.** La régulation du stock de glycogène par le foie met en jeu l'insuline et le glucagon.

2 Parmi les propositions suivantes concernant la néoglucogenèse, indiquez laquelle (lesquelles) est (sont) exacte(s).

- ❒ **a.** Le glucose-6-phosphate est une molécule commune à la glycolyse et à la néoglucogenèse.
- ❒ **b.** La première étape met en jeu une isomérisation.
- ❒ **c.** L'hydrolyse de l'UTP est nécessaire à la synthèse de glycogène.
- ❒ **d.** La forme UDP-glucose est une forme activée du glucose.
- ❒ **e.** La formation de l'UDP-glucose entraîne le rejet d'un groupe phosphate.

3 Parmi les propositions suivantes concernant la néoglucogenèse, indiquez laquelle (lesquelles) est (sont) exacte(s).

- ❒ **a.** La glycogène synthase est l'enzyme clef de la synthèse du glycogène.
- ❒ **b.** L'incorporation de glucose dans le glycogène s'accompagne de la libération d'UDP.
- ❒ **c.** La glycogène synthase permet de synthétiser le glycogène ramifié.
- ❒ **d.** L'enzyme branchant correspond à une activité amylo (α 1-4, α 1-6) transglucosidase.
- ❒ **e.** La glycogénine est nécessaire à la synthèse du glycogène.

4 Parmi les propositions suivantes, indiquez laquelle (lesquelles) est (sont) exacte(s).

- ❒ **a.** La glycogène synthase est active sous forme phosphorylée.
- ❒ **b.** L'insuline active la déphosphorylation de la glycogène synthase.
- ❒ **c.** Le glucagon est hyperglycémiant avec activation de la protéine kinase A.
- ❒ **d.** La déphosphorylation de la glycogène synthase est due à une protéine phosphatase de type 1.
- ❒ **e.** L'AMPc est un inhibiteur de la protéine kinase A.

5 Parmi les propositions suivantes, indiquez laquelle (lesquelles) est (sont) exacte(s).

- ❒ **a.** La dégradation du glycogène correspond exactement à l'inverse de sa synthèse.
- ❒ **b.** La glycogénolyse se produit en de multiples points à l'intérieur de la molécule de glycogène.
- ❒ **c.** La glycogène phosphorylase catalyse cette réaction.
- ❒ **d.** La régulation de cette voie métabolique se fait à l'inverse de celle de la glycogénogénèse.
- ❒ **e.** La forme déphosphorylée de l'enzyme est active.

6 Parmi les propositions suivantes, relevez la (ou les) propositions exacte(s)

- ❒ **a.** L'enzyme glycogène synthase a comme substrat le glucose-1-phosphate.
- ❒ **b.** Dans les muscles, l'adrénaline et le glucagon ont les mêmes effets sur la glycogénolyse.
- ❒ **c.** La glycogène phosphorylase musculaire peut être activée allostériquement par l'ATP.
- ❒ **d.** Le calcium en se liant à la calmoduline active la phosphorylase kinase.
- ❒ **e.** Les glycogènes phosphorylases hépatique et musculaire sont différentes.

Corrigés

1 Bonne(s) réponse(s) : a., c. et e.

b. Le métabolisme du glycogène met en jeu le foie et les muscles (les deux organes où il est stocké).

d. Cela correspond plutôt au stock de glycogène des muscles.

2 Bonne(s) réponse(s) : a., b., c. et d.

b. Grâce à la phosphoglucomutase.

c. Pour activer le glucose sous forme d'UDP-glucose.

e. Il y a production d'une molécule de pyrophosphate. L'UTP amène un groupe phosphate qui s'ajoute à celui déjà présent dans le glucose-6-phosphate, ce qui nécessite le rejet de deux groupes phosphates.

3 Bonne(s) réponse(s) : a., b., d. et e.

c. Cette enzyme ne crée que des liaisons en 1-4 et pas en 1-6. Il faut pour cela l'intervention de l'enzyme branchant.

4 Bonne(s) réponse(s) : b., c. et d.

a. La forme phosphorylée est inactive.

b. Ce qui permet d'activer la formation du glycogène, donc de faire baisser la glycémie.

c. Ce qui inhibe la glycogène synthase.

e. C'est un activateur de cette enzyme.

5 Bonne(s) réponse(s) : b., c. et d.

a. On ne passe pas par les mêmes intermédiaires.

b. Elle se produit à partir des extrémités non réductrices de la molécule.

d. Puisque ces deux voies ont un effet inverse.

e. À l'inverse de la glycogénogénèse, l'enzyme qui contrôle la glycogénolyse est active sous forme phosphorylée.

6 Bonne(s) réponses(s) : a., b., d. et e.

b. Ces deux molécules entraînent la production d'AMPc qui active la glycogénolyse.

c. L'ATP est un inhibiteur allostérique de cette enzyme.

d. Le calcium active la phosphorylase kinase de la forme b inactive vers la forme b active (régulation allostérique).

Cycle de Krebs

32

Plan

1. Étude des différentes étapes du cycle
2. Bilan du cycle de Krebs
3. Interconnexions et régulations du cycle de Krebs

Synthèse

QCM

Corrigés

Objectifs

- Connaître les différentes étapes du cycle de Krebs
- Savoir établir le bilan du cycle
- Comprendre son importance en lien avec les autres voies métaboliques

Ce cycle mitochondrial constitue, avec la glycolyse, une des voies métaboliques les plus importantes pour l'organisme. C'est elle, en effet, qui possède le plus d'interconnexion avec toutes les autres voies métaboliques. Elle correspond à la voie finale du métabolisme des glucides, des lipides et des protéines, car tous aboutissent à la production d'acétyl-CoA qui est l'une des portes d'entrée dans ce cycle.

Sa finalité est la production d'intermédiaires métaboliques (tel le NADH, H^+) qui serviront dans les chaînes oxydatives de la respiration cellulaire mitochondriale à la production d'ATP.

Ce cycle est également appelé cycle des acides tricarboxyliques ou cycle de l'acide citrique, mais il est le plus souvent appelé cycle de Krebs par référence à Hans Krebs qui le découvrit en 1937.

1. Étude des différentes étapes du cycle

Le cycle va permettre à chaque tour de condenser une molécule d'acétyl-CoA avec une molécule d'oxaloacétate pour former du citrate et deux molécules de dioxyde de carbone.

Il se déroule dans la mitochondrie en présence de dioxygène. Le taux de dioxygène va donc contrôler ce cycle : en absence de dioxygène, le cycle est totalement inhibé.

1.1. Synthèse du citrate

L'amorçage du cycle se fait par condensation entre l'oxaloacétate (molécule à quatre atomes de carbone) et l'acétyl-CoA. L'enzyme catalysant cette réaction est la **citrate synthase**, qui permet une condensation aldolique entre le groupe méthyl de l'acétyl-CoA et le groupe carbonyle de l'oxaloacétate. Un intermédiaire réactionnel, le **citryl-CoA**, est produit pour évoluer immédiatement vers le citrate (Fig. 32.1). C'est parce que ce citrate contient trois fonctions acides carboxyliques que le cycle de Krebs est également appelé cycle des acides tricarboxyliques.

Cette réaction peut être considérée comme irréversible.

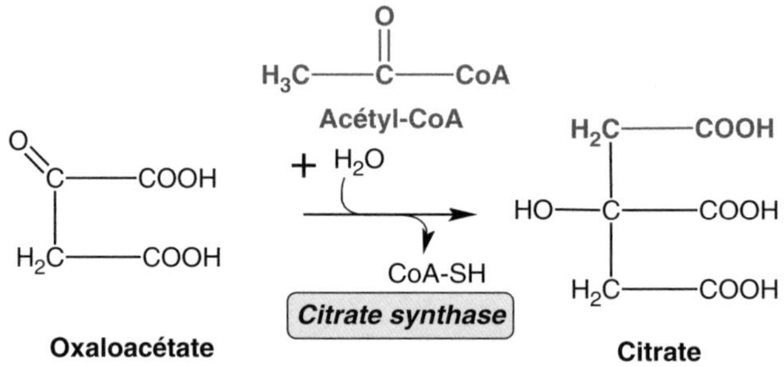

Figure 32.1 Synthèse du citrate.

1.2. Du citrate à l'isocitrate

Il s'agit d'une réaction d'isomérisation qui transforme le citrate en **isocitrate**, c'est-à-dire qui transforme une fonction alcool tertiaire en une fonction alcool secondaire. Cette réaction étant directement impossible, on passe par un intermédiaire, le ***Cis*-aconitate**. Il y a donc successivement une déshydratation puis une hydratation.

Une même enzyme, l'**aconitase**, catalyse les deux réactions. Bien qu'il s'agisse d'un équilibre, la réaction est fortement déplacée vers la production d'isocitrate, et peut donc être considérée comme totale (Fig. 32.2).

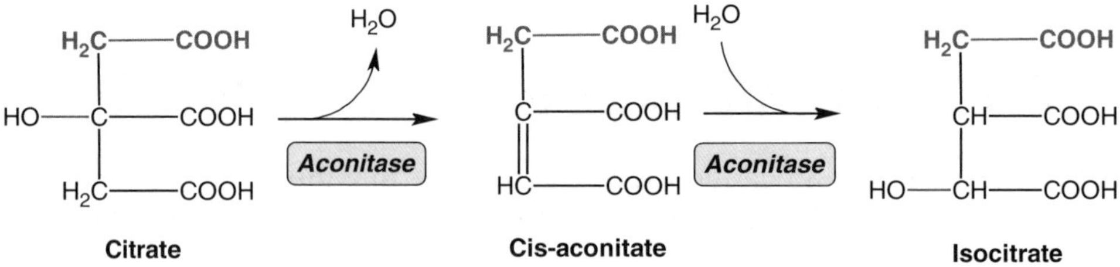

Figure 32.2 Formation de l'isocitrate.

Des expériences ont prouvé que l'aconitase réagit toujours sur la partie du citrate qui provient de l'oxaloacétate, bien que ce dernier semble être un composé symétrique. En réalité, la disposition des atomes dans l'espace montre que l'enzyme peut distinguer ces deux parties de la molécule.

1.3. De l'isocitrate au succinyl-CoA

L'isocitrate va subir successivement deux décarboxylations qui le transforment en ***α*-cétoglutarate**, puis en **succinyl-CoA**.

La première réaction de décarboxylation est catalysée par l'**isocitrate déshydrogénase**, enzyme qui possède comme coenzyme le NAD^+ (Fig. 32.3). Il faut noter cependant qu'il existe d'autres isoformes de cette enzyme qui utilisent le $NADP^+$ comme co-enzyme. Cette première décarboxylation ayant lieu sur le carbone β, on parle de β-décarboxylation.

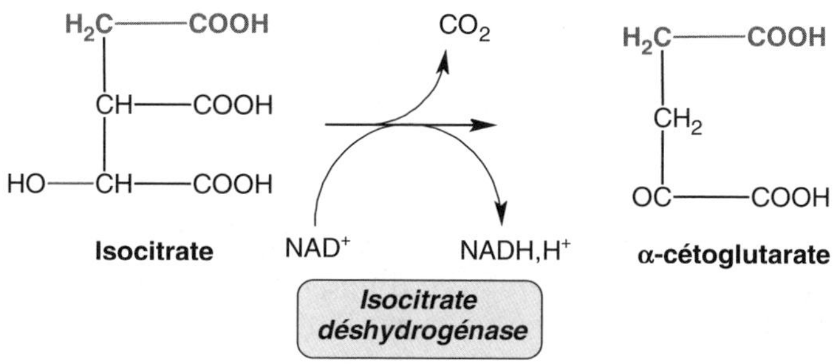

Figure 32.3 Formation de l'α-cétoglutarate.

L'α-cétoglutarate va subir une nouvelle décarboxylation oxydative catalysée par un complexe enzymatique constitué de 20 sous-unités, l'***α*-cétoglutarate déshydrogénase**, pour produire le **succinyl-CoA** (Fig. 32.4). Là encore, cette enzyme utilise le NAD^+ comme coenzyme (il y a au total cinq coenzymes dans ce complexe : pyrophosphate de thiamine, le lipoate, le NAD, le FAD et le coenzyme A). On peut noter que ce complexe enzymatique a un fonctionnement très proche de celui de la **pyruvate déshydrogénase**.

Le succinyl-CoA possède une liaison thioester très énergétique, ce qui a notamment pour conséquence de déplacer cet équilibre et de rendre la réaction quasi-totale.

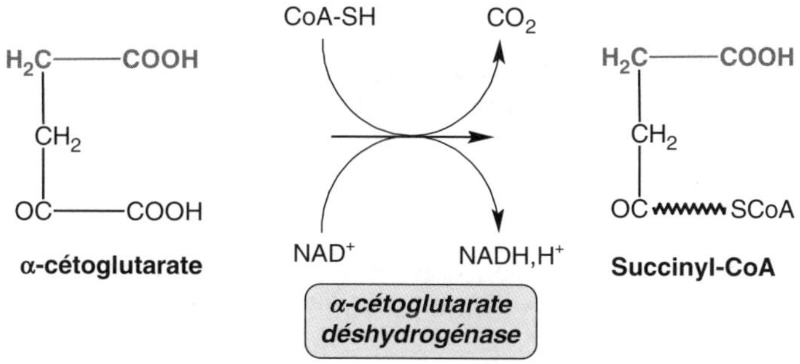

Figure 32.4 Formation du succinyl-CoA.

1.4. Formation du succinate

L'énergie qui est stockée dans le succinyl-CoA par la liaison thioester va permettre, lors de la formation du **succinate**, de générer une molécule de GTP, elle-même pouvant ensuite permettre la synthèse d'une molécule d'ATP. L'enzyme qui catalyse cette réaction est la **succinate thiokinase** (Fig. 32.5).

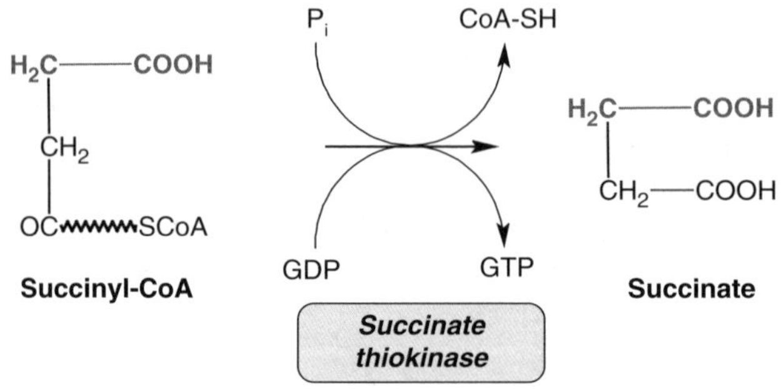

Figure 32.5 Formation du succinate.

Remarque

Il est important de remarquer que seule cette étape de synthèse du succinate va directement permettre la production d'une molécule énergétique. Les autres molécules énergétiques seront produites par l'intermédiaire des chaînes d'oxydation de la respiration cellulaire.

1.5. Régénération de l'oxaloacétate

Le succinate est tout d'abord déshydrogéné pour former le **fumarate** grâce à la **succino-déshydrogénase** (Fig. 32.6). Cette enzyme utilise le FAD comme coenzyme. La réaction est stéréospécifique car elle ne produit que le *trans*-fumarate.

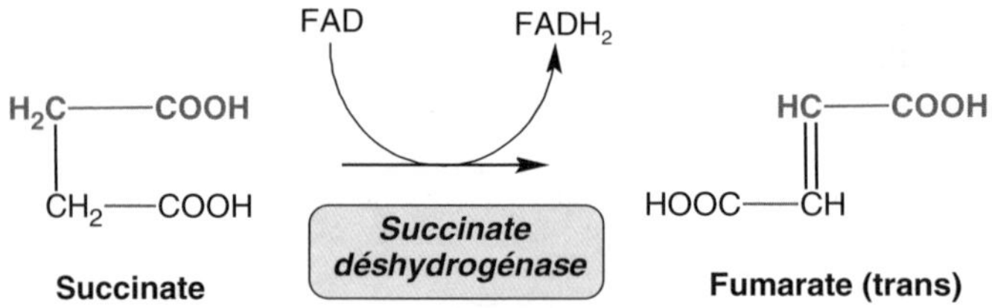

Figure 32.6 Formation du *trans*-fumarate.

Le fumarate est ensuite hydraté en **L-malate** grâce à la **fumarase** (Fig. 32.7). La réaction est là encore stéréospécifique puisque seul le L-malate est formé.

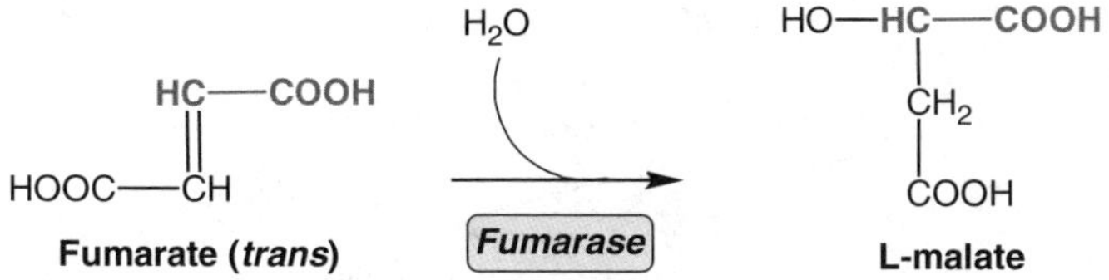

Figure 32.7 Formation du L-malate.

Il ne reste plus au L-malate qu'à être déshydrogéné en **oxaloacétate** par une enzyme qui utilise là encore le NAD comme coenzyme, la **malate déshydrogénase** (Fig. 32.8).

L'oxaloacétate ainsi formé est disponible pour un nouveau tour du cycle de Krebs.

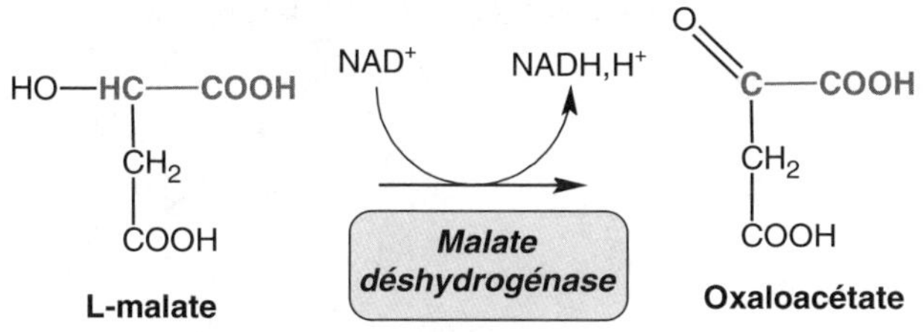

Figure 32.8 Formation de l'oxaloacétate.

2. Bilan du cycle de Krebs

Il est évident que le bilan du cycle de Krebs (Fig. 32.9) ne peut pas uniquement se faire sur les molécules qui ont été formées (ou utilisées), mais doit prendre en compte l'utilisation des coenzymes par les chaînes d'oxydation cellulaires.

Nous pouvons donc considérer que le bilan énergétique du cycle de Krebs est donc pour chaque tour de :

- Production de trois molécules de NADH, H^+ qui produiront chacune 3 ATP : 9 ATP au total;
- Production d'une molécule de $FADH_2$ qui génère 2 ATP.
- Une molécule d'ATP produite à partir de la production directe d'un GTP dans le cycle.

Chaque tour de cycle génère donc **12 ATP/tour**.

Mais si nous considérons que le cycle de Krebs est le point final de la glycolyse aérobie, le bilan est beaucoup plus intéressant. Nous avions en effet déjà vu que chaque molécule de glucose produit 2 pyruvates, 2 ATP et 2 NADH, H^+. Ce qui nous donne pour l'instant 8 ATP par glucose.

Mais les deux molécules de pyruvates sont transformées en deux molécules d'acétyl-CoA avec la production de 2 NADH, H^+. Nous avons donc 6 ATP de plus dans cette étape.

Chaque molécule d'acétyl-CoA entre dans le cycle de Krebs avec 12 ATP/tour.

Le bilan pour chaque molécule de glucose utilisée par la voie de la glycolyse aérobie est donc de $8 + 6 + (2 \times 12)$ = **38 ATP/glucose**.

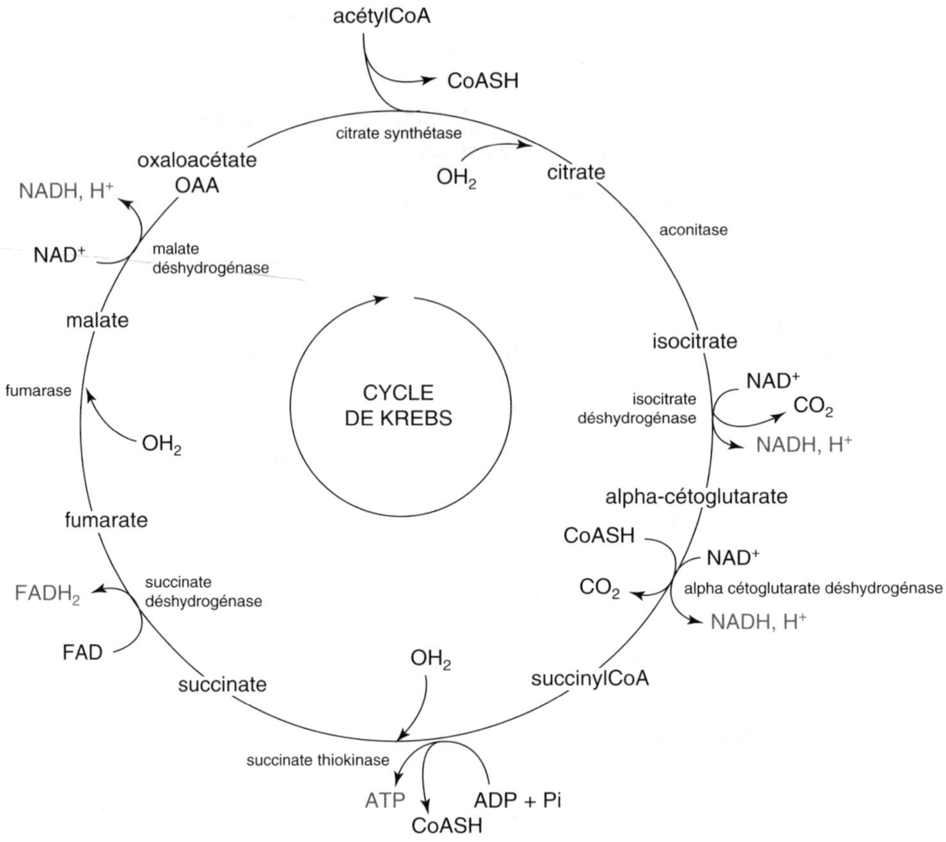

Figure 32.9 Le cycle de Krebs.

3. Interconnexions et régulations du cycle de Krebs

3.1. L'acétyl-CoA

Les sources en acétyl-CoA sont nombreuses et variées dans l'organisme, même si la principale reste le métabolisme des sucres par la voie de la glycolyse.

La β-oxydation des acides gras fournit également de grande quantité d'acétyl-CoA (cf. Chap. 33, Lipolyse et β-oxydation), ainsi que le métabolisme de certains acides aminés qui fournit le précurseur de l'acétyl-CoA, à savoir le pyruvate. Nous verrons dans le chapitre consacré au métabolisme des acides aminés que trois d'entre eux sont ainsi capables de fournir du pyruvate, précurseur de l'acétyl-CoA : l'alanine, la cystéine et la sérine.

Cet acétyl-CoA étant la voie d'entrée principale dans le cycle de Krebs, il en est un effecteur allostérique capable de s'autoréguler.

Nous avions déjà signalé que la dernière étape de la glycolyse, étape permettant la synthèse de l'acétyl-CoA, était soumise à régulation (Fig. 29.11). L'acétyl CoA rétrocontrôle négativement sa propre synthèse en agissant sur la **pyruvate déshydrogénase**. Mais il est également capable d'activer la **citrate synthase**, enzyme contrôlant la première étape du cycle de Krebs.

Ainsi, l'action de l'acétyl-CoA est à la fois d'inhiber sa propre synthèse, mais également d'activer sa propre entrée dans le cycle. L'ensemble de ces effets est résumé dans la figure 32.10 ci-dessous :

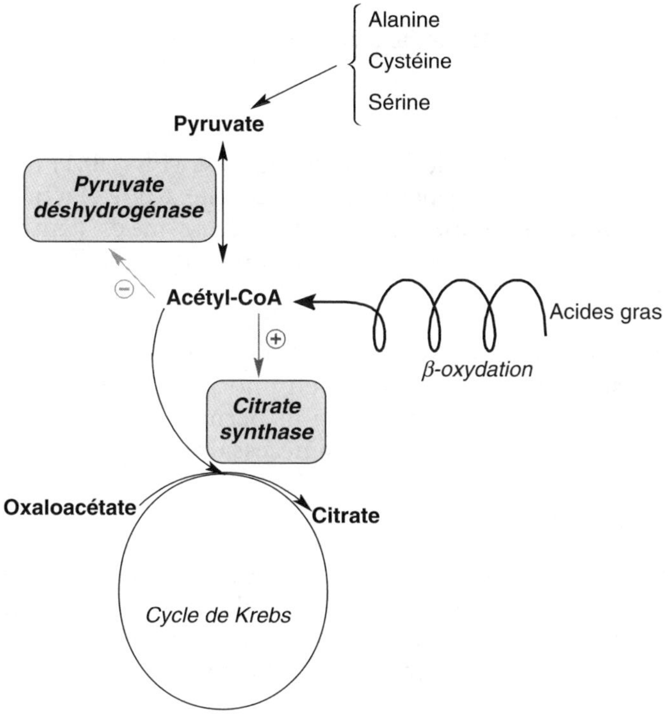

Figure 32.10 Étude du carrefour métabolique de l'acétyl-CoA.

3.2. Réactions anaplérotiques

Sont ainsi définies les réactions fournissant des intermédiaires du cycle de Krebs, et permettant donc de les maintenir à une concentration correcte pour la bonne exécution du cycle. Donc, même si ces intermédiaires sont utilisés dans des voies de biosynthèse, le cycle de Krebs continuera à fonctionner.

Production d'oxaloacétate

Il s'agit du métabolite le plus important du cycle, car sa synthèse permet de régénérer la capacité d'oxydation du cycle de Krebs. Il existe plusieurs voies de synthèse par des réactions de transamination ou de carboxylation.

Transamination de l'acide aspartique

L'**aspartate aminotransférase** (ou ASAT) catalyse le transfert du groupe amino NH2 de l'acide aspartique vers une molécule d'α-cétoglutarate, ce qui forme de l'oxaloacétate et du glutamate (Fig. 32.11).

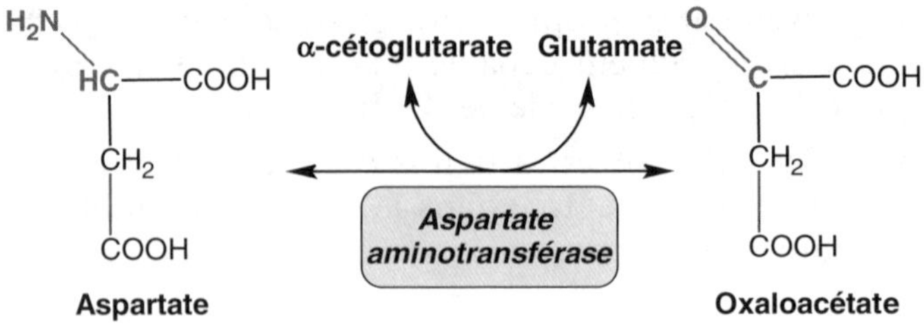

Figure 32.11 Formation de l'oxaloacétate à partir de l'asparate.

Carboxylation du pyruvate

Nous avons déjà étudié cette réaction lors de la néoglucogenèse (Fig. 30.1) qui permet par carboxylation du pyruvate de former de l'oxaloacétate. Cette réaction est catalysée par la **pyruvate carboxylase**. Il est à noter que cette enzyme est activée par l'acétyl-CoA, ce qui permet d'activer sa propre entrée dans le cycle de Krebs.

Remarque
Lors de l'étude de la néoglucogenèse, nous avions montré la possibilité de « remonter » la glycolyse en transformant l'oxaloacétate en phosphoénolpyruvate. Nous comprenons donc maintenant que cette réaction permet aux intermédiaires du cycle de Krebs d'être convertis en glucose si nécessaire.

Production d'α-cétoglutarate

Nous verrons que cet intermédiaire peut être formé à partir d'un acide aminé tel que le glutamate. Il est possible à d'autres acides aminés d'être transformé en glutamate et ainsi de contribuer également à la formation d'α-cétoglutarate : il s'agit de la proline, de l'histidine et de l'arginine d'une part, mais également de la glutamine d'autre part.

Remarque
Cette formation d'α-cétoglutarate à partir de glutamate est celle que nous venons de voir lors de l'action de l'aspartate aminotransférase qui permettait de transformer l'aspartate en oxaloacétate (Fig. 32.11). Nous verrons qu'il existe d'autres voies de synthèse dans le métabolisme des acides aminés.

Production de succinyl-CoA

La production de succinyl-CoA peut être obtenue à partir de quatre acides aminés : l'isoleucine, la valine, la thréonine et la méthionine (cf. Chap. 34, Métabolisme des acides aminés et cycle de l'urée).

Production de fumarate

Le fumarate peut être obtenu par le catabolisme des acides aminés aromatiques tels que la phénylalanine et la tyrosine (cf. Chap. 34, Métabolisme des acides aminés et cycle de l'urée).

3.3. Régulations enzymatiques du cycle de Krebs

Nous avons déjà abordé la régulation d'une partie du cycle au niveau de l'acétyl-CoA. Cette régulation concernait principalement l'entrée dans le cycle.

Il existe au sein du cycle trois enzymes clefs qui sont soumises à régulation :

- l'isocitrate déshydrogénase;
- la citrate synthase;
- l'α-cétoglutarate déshydrogénase.

Mais quelle que soit l'enzyme, le cycle de Krebs doit être activé en cas de déficit énergétique de la cellule Ces trois enzymes sont donc inhibées par l'ATP et activée par l'ADP. De même, elles sont inhibées par le NADH, H^+ car sa présence indique que les chaînes d'oxydation cellulaires ne tournent pas à plein régime, donc que la cellule n'est pas en grande demande d'énergie.

De plus, la citrate synthase et l'α-cétoglutarate déshydrogénase sont inhibées par leur produit de réaction, respectivement le citrate et le succinyl-CoA.

Synthèse

Je sais définir
- Réaction anaplérotique

Je connais
- L'importance du cycle de Krebs
- Les voies d'entrée du cycle de Krebs
- Les différentes étapes du cycle de Krebs
- Les trois enzymes clefs soumises à régulation

Je sais
- Relier le cycle de Krebs aux autres voies métaboliques
- Faire le bilan énergétique du cycle de Krebs
- Expliquer la régulation enzymatique du cycle de Krebs

Questions à choix multiples

1 Parmi les propositions suivantes, indiquez laquelle (lesquelles) est (sont) exacte(s).

❒ **a.** Le cycle de Krebs fonctionne aussi bien en aérobie qu'en anaérobie.

❒ **b.** Des molécules de dioxygène interviennent directement dans le cycle.

❒ **c.** Le cycle peut tourner dans les deux sens.

❒ **d.** Le cycle de Krebs est en contact avec de très nombreuses voies métaboliques.

❒ **e.** Ce cycle ne sert qu'à terminer les voies métaboliques en vue de la formation d'énergie.

2 Parmi les propositions suivantes, indiquez laquelle (lesquelles) est (sont) exacte(s).

❒ **a.** La production d'énergie par le cycle de Krebs se fait par l'intermédiaire des chaînes d'oxydation cellulaires.

❒ **b.** Le cycle de Krebs se déroule dans la mitochondrie.
❒ **c.** Le citrate est une molécule parfaitement symétrique.
❒ **d.** Le citrate est un acide car il possède deux fonctions acides carboxyliques.
❒ **e.** Chaque tour de cycle libère deux molécules de dioxyde de carbone.

3 Parmi les propositions suivantes, indiquez laquelle (lesquelles) est (sont) exacte(s).

❒ **a.** La formation de l'isocitrate est une réaction réversible.
❒ **b.** Cette réaction est une isomérisation.
❒ **c.** Cette réaction se fait en une étape catalysée par l'aconitase.
❒ **d.** L'aconitase reconnaît la « dissymétrie » de la molécule de citrate.
❒ **e.** Cette réaction produit une molécule de CoASH.

4 Parmi les propositions suivantes concernant le passage de l'isocitrate en succinyl-CoA, indiquez laquelle (lesquelles) est (sont) exacte(s).

❒ **a.** Cette seule transformation produit les deux molécules de dioxyde de carbone de l'ensemble du cycle.
❒ **b.** Cette seule transformation produit les deux molécules de NADH,H^+ de l'ensemble du cycle.
❒ **c.** Cette réaction passe par une intermédiaire qui est l'α-cétoglutarate.
❒ **d.** Le succinyl-CoA possède une liaison énergétique.
❒ **e.** L'α-cétoglutarate déshydrogénase est un gros complexe enzymatique.

5 Parmi les propositions suivantes concernant la formation de succinate à partir du succinyl-CoA, indiquez laquelle (lesquelles) est (sont) exacte(s).

❒ **a.** Cette étape permet la formation d'ATP.
❒ **b.** C'est la seule étape du cycle de Krebs qui permette la production directe d'une molécule énergétique.
❒ **c.** L'hydrolyse du succinyl-CoA s'accompagne d'une réaction de phosphorylation.
❒ **d.** Cette réaction est catalysée par la succinate synthétase.
❒ **e.** Le succinate est un diacide carboxylique.

6 Parmi les propositions suivantes, indiquez laquelle (lesquelles) est (sont) exacte(s).

❒ **a.** L'oxaloacétate est régénéré à partir du fumarate.
❒ **b.** Le fumarate formé dans le cycle est sous la configuration *trans*.
❒ **c.** Le malate est formé par une réaction d'hydratation.
❒ **d.** Seul un isomère spécifique du malate est formé.
❒ **e.** La succinate déshydrogénase est une enzyme qui possède le NAD comme co-enzyme.

7 Parmi les propositions suivantes, indiquez laquelle (lesquelles) est (sont) exacte(s).

❒ **a.** Le cycle de Krebs a pour but la formation d'énergie pour la cellule.
❒ **b.** L'ATP va activer le cycle.
❒ **c.** Si le citrate s'accumule, il bloque la glycolyse.
❒ **d.** Le bilan du cycle est la production finale de 12 molécules d'ATP.
❒ **e.** La plupart de ces molécules d'ATP sont produites directement dans le cycle.

8 Parmi les propositions suivantes concernant l'acétyl-CoA, indiquez laquelle (lesquelles) est (sont) exacte(s).

- ❒ **a.** Il s'agit de la forme activée de l'acétate.
- ❒ **b.** La liaison entre l'acétate et le co-enzymeA est une liaison ester.
- ❒ **c.** L'acétyl-CoA peut inhiber la citrate synthase et donc le cycle de Krebs.
- ❒ **d.** L'acétyl-CoA peut provenir de sources très variées comme les sucres, les lipides ou encore les acides aminés.
- ❒ **e.** L'oxydation totale de l'acétyl-CoA le transforme en deux molécules de CO_2.

9 Parmi les molécules suivantes, laquelle (lesquelles) est (sont) un (des) intermédiaire(s) du cycle de Krebs ?

- ❒ **a.** Succinate.
- ❒ **b.** Malate.
- ❒ **c.** Oxaloacétate.
- ❒ **d.** Pyruvate.
- ❒ **e.** Isocitrate.

10 Parmi les propositions suivantes concernant le cycle de Krebs, relevez la (ou les) propositions exacte(s).

- ❒ **a.** La première étape résulte de la condensation grâce à la citrate synthétase d'une molécule d'acétylCoA (2 atomes de carbone) et d'une molécule d'oxaloacétate (4 atomes de carbone) pour donner le citrate (6 atomes de carbone).
- ❒ **b.** Il permet de produire à partir d'une molécule de glucose entrant dans la glycolyse, deux molécules de $FADH_2$.
- ❒ **c.** Comme la glycolyse, le cycle de Krebs ne produit pas directement des nucléosides triphosphates.
- ❒ **d.** Trois enzymes allostériques, catalysant des réactions irréversibles, sont au centre de la régulation du cycle de Krebs : la citrate synthase, l'isocitrate déshydrogénase et l'α-cétoglutarate déshydrogénase.
- ❒ **e.** L'ATP est un inhibiteur allostérique de ces trois enzymes.

Corrigés

1 Bonne(s) réponse(s) : d.

a. Ce cycle ne fonctionne qu'en présence de dioxygène.

b. Le cycle ne peut avoir lieu qu'en présence de dioxygène, mais il n'y a pas d'intervention directe du dioxygène dans le cycle. Le dioxygène est nécessaire à la réoxydation des coenzymes d'oxydoréduction.

c. Ce cycle contenant une majorité de réactions irréversibles, il est donc irréversible et donc ne peut tourner que dans un seul sens.

e. Il sert également à fournir des molécules en vue de synthèses.

2 Bonne(s) réponse(s) : a., b. et e.

c. Les enzymes sont en effet capables de distinguer les atomes de carbone provenant de l'acétyl-CoA de ceux provenant de l'oxaloacétate.

d. Il possède trois fonctions acide carboxylique.

3 Bonne(s) réponse(s) : a., b. et d.

a. Même si l'équilibre est fortement déplacé vers l formation de l'isocitrate.

b. Puisque la fonction alcool portée par le carbone 2 passe sur le carbone 1.

c. La réaction est bien catalysée par l'aconitase, mais elle se déroule en deux étapes.

d. Elle agit ainsi sur la partie du citrate qui provient de l'oxaloacétate.

e. C'est l'étape précédente qui produit cette molécule.

4 Bonne(s) réponse(s) : a., c., d. et e.

b. Cette réaction produit bien deux molécules de NADH, H^+, mais il y a au total trois molécules produites dans le cycle.

d. Une liaison thioester.

e. Ce complexe est formé de près de 20 sous-unités.

5 Bonne(s) réponse(s) : b., c. et e.

a. Il ya formation d'une molécule de GTP.

b. Les autres molécules énergétiques sont formées *via* les chaînes d'oxydation cellulaires.

c. Ce qui permet de passer du GDP au GTP.

d. L'enzyme est la succinate thiokinase.

6 Bonne(s) réponse(s) : b., c. et d.

a. Il est formé à partir du malate.

d. Le L-malate.

e. Son co-enzyme est le FAD.

7 Bonne(s) réponse(s) : a., c. et d.

b. Au contraire, l'ATP va inhiber le cycle puisque la cellule aura besoin de fabriquer moins d'énergie.

e. La plupart sont produites dans les chaînes d'oxydation cellulaires.

8 Bonne(s) réponse(s) : a., b., d. et e.

b. Liaison ester entre la fonction thiol du co-enzymeA et l'acétate.

c. Il est au contraire capable d'activer la citrate synthase.

e. Par le cycle de Krebs.

9 Bonne(s) réponses(s) : a., b., c. et e.

d. Le pyruvate est le précurseur de l'acétylCoA qui intègre le cycle de Krebs.

10 Bonne(s) réponses(s) : a., b., d. et e.

b. Il produit une molécule de $FADH_2$ par tour de cycle, mais le glucose engendre 2 molécules d'acétylCoA.

c. La glycolyse produit des molécules d'ATP, contrairement au cycle de Krebs qui n'en produit pas directement.

e. Il est inutile de faire fonctionner ce cycle si la cellule possède suffisamment d'énergie.

Lipolyse et β-oxydation

33

Plan	Objectifs
1. La β-oxydation 2. Formation des acyls-CoA 3. Pénétration des acyls-CoA dans la mitochondries 4. Les quatre étapes de la β-oxydation 5. Bilan énergétique de la β -oxydation **Synthèse** **QCM** **Corrigés**	• Comprendre la réaction de β-oxydation • Connaître son bilan énergétique et savoir le comparer à celui de la glycolyse • Comprendre le rôle de la formation de l'acétyl-CoA

Tout comme la glycolyse permet la synthèse d'ATP à partir des sucres, la lipolyse permet cette même synthèse à partir des acides gras. Comme nous l'avons vu dans le chapitre consacré au stockage des graisses, les acides gras proviennent essentiellement de deux sources : hydrolyse des triglycérides du tissu adipeux ou issus de la digestion des aliments.

1. La β-oxydation

Cette voie métabolique permet la synthèse d'**acétyl-CoA** à partir des acides gras, eux-mêmes transformés au préalable en **acyl-CoA**. Comme nous l'avons déjà indiqué, les acides gras ont un nombre pair d'atomes de carbone, et leur dégradation passe par le décrochage successif de chaînons bicarbonés, les résidus acétyls CH_3-COOH.

C'est une voie strictement aérobie se déroulant dans les mitochondries et aboutissant à la production d'ATP.

2. Formation des acyls-CoA

Les acides gras sont dans un premier temps activés en **acyls-CoA** grâce à des **acyls thiokinases** appelées également **acyl-CoA synthétases**. Cette réaction se déroule dans le cytoplasme, sur la face externe de la mitochondrie (Fig. 33.1).

Grâce à l'hydrolyse d'une molécule d'ATP en pyrophosphate, l'acyl-CoA possède une liaison thioester riche en énergie.

Cette réaction est normalement une réaction réversible. Mais la présence d'une **pyrophosphatase** très active dans le milieu entraîne l'hydrolyse du pyrophosphate produit, ce qui déplace l'équilibre vers la production quasi-totale d'acyl-CoA.

Remarque
L'activation des acides gras sous forme d'acyl-CoA permet soit de dégrader ces derniers si la demande en énergie est importante, soit de permettre la synthèse des triglycérides ou de lipides plus complexes, tels les glycérophospholipides, si la demande en énergie est faible.

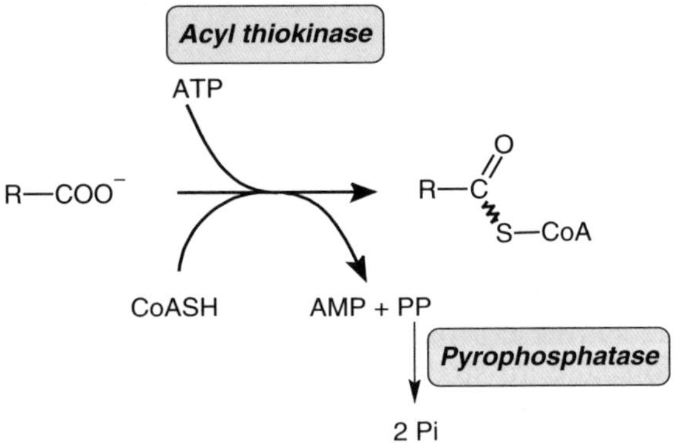

Figure 33.1 Activation des acides gras en acyls-CoA.

3. Pénétration des acyls-CoA dans la mitochondrie

Les acides gras activés sous forme d'acyls-CoA doivent maintenant pénétrer dans la mitochondrie. L'entrée se fait grâce à des enzymes et des transporteurs utilisant la carnitine comme coenzyme (Fig. 33.2). Ce coenzyme possède entre autre une fonction alcool secondaire qui pourra être estérifiée par un acide gras pour former une **acyl-carnitine**.

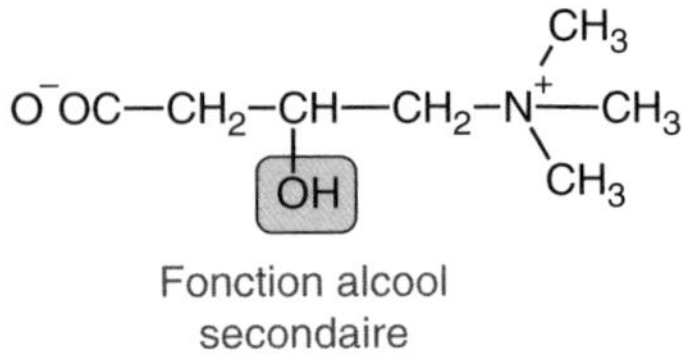

Figure 33.2 Structure de la carnitine.

L'acyl-CoA formé pénètre dans l'espace intermembranaire mitochondrial grâce à une **carnitine acyltransférase I (CAT I)** présente sur la membrane mitochondriale externe qui transfère alors le radical acyl sur la carnitine pour former un acyl-carnitine. Cette enzyme est la plus lente de la lipolyse, et contrôle donc l'étape cinétiquement limitante de toute cette voie métabolique.

L'acyl-carnitine parvient ensuite sur la face interne de la membrane mitochondriale grâce à l'**acyl-carnitine translocase (CT)**, ce qui permet sa prise en charge par la **carnitine acyltransférase II (CAT II)** qui reforme ainsi l'acyl-CoA. Le bilan final est donc la pénétration dans la mitochondrie de l'acyl-CoA (Fig. 33.3).

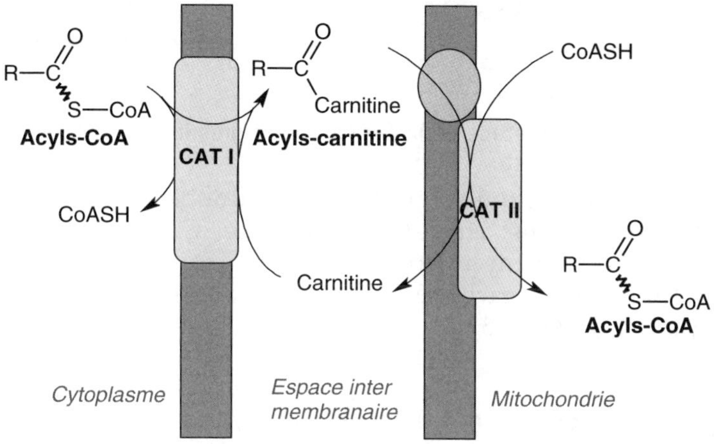

Figure 33.3 Entrée des acyls-CoA dans la mitochondrie.

Remarque

Certains travaux indiquent que les deux enzymes CAT I et CAT II sont localisées sur la face interne de la membrane mitochondriale. Il faut donc que les acyls-carnitine sortent de l'espace intermembranaire pour réagir avec la CAT II, ceci grâce à un transporteur spécifique. Quoi qu'il en soit, cela ne modifie en rien le bilan de l'action de ces enzymes, ni les réactions qu'elles catalysent.

4. Les quatre étapes de la β-oxydation

Il va falloir enlever successivement des **acétyls-CoA** à partir de l'acyl-CoA. Chaque décrochage d'un acétyl-CoA va impliquer quatre étapes qui se répéteront donc jusqu'à ce que tout l'acyl-CoA ait été réduit en fragments de deux atomes de carbone :

- une première déshydrogénation par une enzyme à FAD, ce qui génère donc une double liaison entre les carbones α et β;
- une hydratation sur la double liaison qui vient d'être créée ;
- une deuxième déshydrogénation par une enzyme à NAD^+ ;
- intervention d'un coenzyme A.

L'enzyme catalysant la première réaction est une enzyme tétramérique, l'**acyl-CoA déshydrogénase**, utilisant le FAD comme coenzyme (Fig. 33.4).

La double liaison produite dans cette première étape est sous la conformation *trans*. Le $FADH_2$ produit va ensuite intégrer les chaînes respiratoires pour générer de l'ATP.

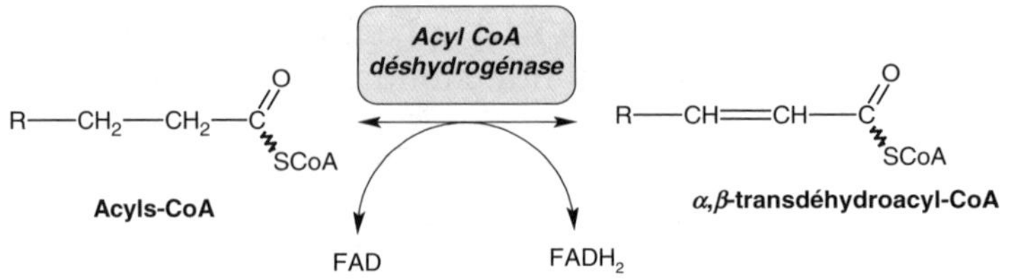

Figure 33.4 Première étape de la β-oxydation : première déshydrogénation.

La réaction d'hydratation qui se produit sur la double liaison qui vient d'être créée est catalysée par une **énoyl-CoA hydratase**. Cette hydratation peut en théorie greffer le groupement hydroxyle OH aussi bien sur le carbone α que sur le carbone β. En réalité, le carbone β doit être le plus oxydé, ce qui forme donc un **β-hydroxyacyl-CoA** (Fig. 33.5).

Remarque
Il semble qu'il existe deux types d'énoyl-CoA hydratase, l'une pour les acides gras à courte chaîne, l'autre pour les acides gras à longue chaîne.

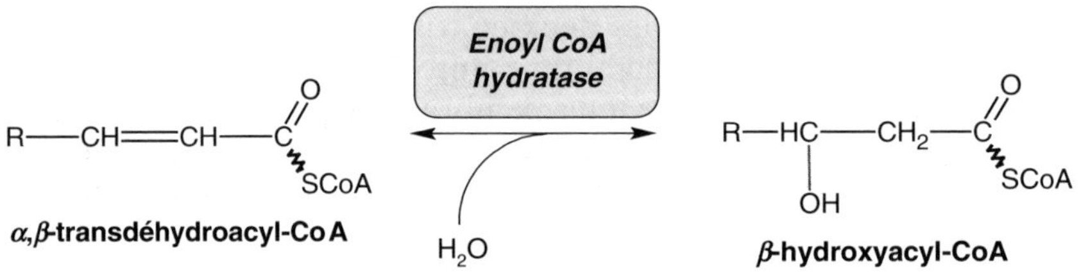

Figure 33.5 Deuxième étape de la β-oxydation : hydratation.

Ces énoyl-CoA hydratases sont dotées d'une activité d'isomérase. Elles sont donc capables de catalyser la réaction sur des doubles liaisons *cis* ou en *trans* (en isomérisant de *cis* vers *trans*), mais aussi sur des doubles liaisons entre les carbones β et γ (en les déplaçant entre les carbones α et β). Ceci permet donc d'oxyder également les acides gras insaturés.

Remarque
Certaines études montrent que ce seraient des isomérases spécifiques qui permettraient de placer les doubles liaisons des acides gras insaturés dans la bonne configuration et à la bonne place.

La seconde déshydratation est catalysée par une ***β*-hydroxyacyl-CoA déshydrogénase**, enzyme qui utilise le NAD^+ comme coenzyme.

Cette déshydrogénation, contrairement à la première, va générer un groupement carbonyle CO appartenant à une fonction cétone, soit un ***β*-cétoxyacyl-CoA** (Fig. 33.6).

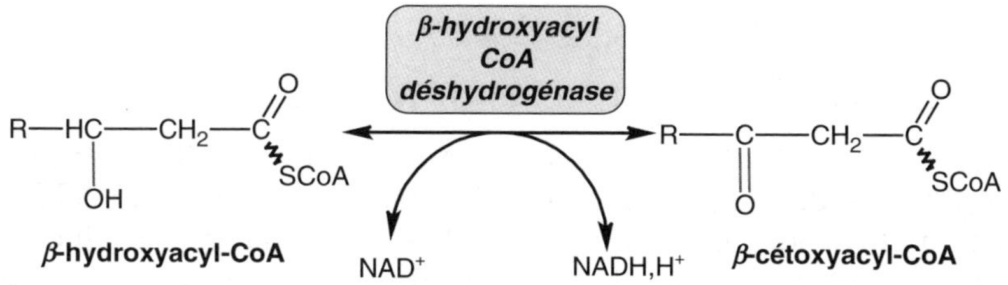

Figure 33.6 Troisième étape de la *β*-oxydation : seconde déshydrogénation.

Il ne reste plus qu'à couper la liaison entre les carbones *α* et *β* pour générer deux nouveaux fragments : un **acétyl-CoA** et un nouvel acyl-CoA plus court de deux atomes de carbones. Il faut donc l'intervention d'un nouveau coenzymeA, réaction catalysée par une ***β*-céto thiolase** (Fig. 33.7).

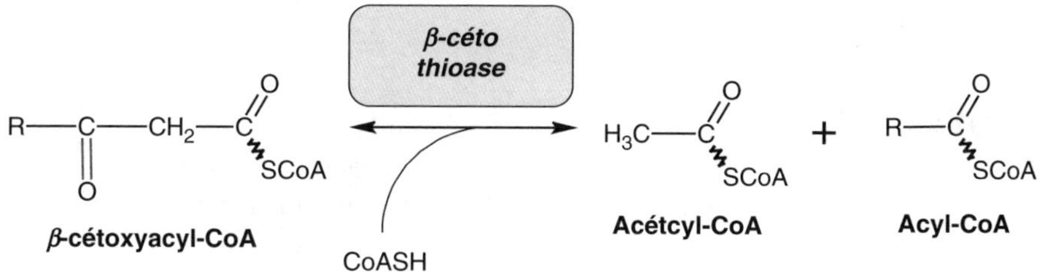

Figure 33.7 Quatrième étape de la *β*-oxydation : production de l'acétyl-CoA.

L'acyl-CoA nouvellement formé va de nouveau pouvoir subir une *β*-oxydation, et ainsi de suite jusqu'à avoir été entièrement découpé en fragments de deux atomes de carbone. Les acétyl-CoA produits rentrent ensuite dans le cycle de Krebs.

Cette dégradation des acides gras porte également le nom d'hélice de Lynen du nom de son découvreur, Feodor Lynen. On la représente en effet très souvent par une hélice où chaque tour correspond à la production d'un acétyl-CoA et d'un acyl-CoA amputé de deux carbones.

5. Bilan énergétique de la *β*-oxydation

Chaque tour d'hélice a donc généré une molécule de $FADH_2$, une molécule de NADH, H^+ et une molécule d'acétyl-CoA soit :

- une molécule de $FADH_2$ qui génère 2 ATP ;

- une molécule de NADH, H^+ qui génère 3 ATP ;
- une molécule d'acétyl-CoA génère dans le cycle de Krebs 12 ATP.

Si nous faisons le bilan énergétique pour la β-oxydation de l'acide héxanoïque (équivalent du glucose pour les glucides), nous obtenons donc :

- 2 molécules de $FADH_2$, soit $2 \times 2 = 4$ ATP ;
- 2 molécules de NADH, H^+, soit $2 \times 3 = 6$ ATP ;
- 3 molécules d'acétyl-CoA, soit $3 \times 12 = 36$ ATP.

Le bilan est donc de 46 ATP, auquel il faut retrancher 1 ATP correspondant à l'activation de l'acide gras en acyl-CoA. Le bilan est donc de 45 ATP produits. Si nous comparons au bilan énergétique de la dégradation du glucose qui est de 38 ATP, nous voyons que les lipides sont beaucoup plus énergétiques que les sucres.

De plus, comme nous l'avons déjà dit, le stockage des graisses sous forme de triglycérides permet un gain de place et de masse car ils sont stockés sous forme anhydre, contrairement aux sucres. Nous comprenons bien maintenant pourquoi l'organisme a choisi de stocker son énergie sous forme de graisse.

Synthèse

Je sais définir
- Lipolyse
- Carnitine
- β-oxydation

Je connais
- L'activation des acides gras
- Les quatre étapes de la β-oxydation

Je sais
- Faire le bilan énergétique de la dégradation des acides gras
- Expliquer à partir d'un acide gras les différents « tours » de l'hélice de Lynen qui aboutiront à sa dégradation complète

Questions à choix multiples

1 Parmi les propositions suivantes, indiquez laquelle (lesquelles) est (sont) exacte(s).

❒ **a.** La β-oxydation permet de récupérer de l'énergie à partir des acides gras.
❒ **b.** L'hydrolyse des acides gras du tissu adipeux est l'une des sources d'acide gras.
❒ **c.** La formation des acyls-CoA et leur oxydation se déroule dans la mitochondrie.
❒ **d.** L'acyl-CoA est une forme activée de l'acide gras.
❒ **e.** Les acyls-CoA synthétases utilisent le GTP comme molécule donneuse d'énergie.

2 Parmi les propositions suivantes, indiquez laquelle (lesquelles) est (sont) exacte(s).

❒ **a.** La carnitine est protéine permettant l'entrée des acyls-CoA dans la mitochondrie.
❒ **b.** Les acyls-CoA pénètrent directement dans la mitochondrie.
❒ **c.** La carnitine est liée aux acides gras par une liaison ester.
❒ **d.** L'entrée des acyls-coA dans la mitochondrie nécessite plusieurs enzymes.
❒ **e.** La formation de l'acyl-carnitine est l'étape la plus rapide de la lipolyse.

3 Parmi les propositions suivantes concernant la β-oxydation, indiquez laquelle (lesquelles) est (sont) exacte(s).

❒ **a.** L'acide gras est découpé en petits fragments de 2 à 4 carbones.
❒ **b.** Elle se déroule en quatre étapes distinctes.
❒ **c.** La double liaison formée dans la première étape est en configuration *Cis*.
❒ **d.** Cette formation de la double liaison correspond à une déshydratation.
❒ **e.** Le coenzyme de cette réaction est le NAD^+.

4 Parmi les propositions suivantes concernant les étapes de la β-oxydation, indiquez laquelle (lesquelles) est (sont) exacte(s).

❒ **a.** Lors de l'hydratation, c'est le carbone en béta qui porte la fonction alcool.
❒ **b.** Les doubles liaisons dans une mauvaise configuration ne peuvent pas être hydratées.
❒ **c.** Lors de la deuxième déshydrogénation, c'est le FAD qui sert de coenzyme.
❒ **d.** Cette deuxième déshydrogénation produit un groupement carbonyle.
❒ **e.** C'est le carbone en alpha qui se retrouve dans l'acétyl-CoA.

5 Parmi les propositions suivantes concernant la β oxydation des acides gras, laquelle (lesquelles) est (sont) exacte(s)?

❒ **a.** Elle fournit des molécules d'acylsCoA qui sont dégradées au niveau du cycle de Krebs.
❒ **b.** Le malonylCoA est le principal régulateur de la β oxydation agissant comme inhibiteur.
❒ **c.** Ce régulateur agit sur l'acylCoA déshydrogénase.
❒ **d.** L'oxydation de l'acide stéarique conduit à la formation de 8 molécules d'acétylCoA, de 8 molécules de $FADH_2$ et de 8 molécules de $NADH,H^+$.
❒ **e.** Le rendement énergétique (par atome de carbone) de la dégradation des acides gras est plus élevé que celui de la dégradation des glucides.

Corrigés

1 Bonne(s) réponse(s) : a. et d.

a. En produisant de l'acétyl-CoA qui rentre dans le cycle de Krebs.

b. Ce sont les triglycérides qui sont hydrolysés pour fournir les acides gras et le glycérol.

c. L'oxydation a bien lieu dans la mitochondrie, mais la formation des acyls-CoA est cytoplasmique.

e. La fourniture d'énergie lors de cette réaction est assurée par l'hydrolyse d'une molécule d'ATP.

2 Bonne(s) réponse(s) : c. et d.

a. C'est un coenzyme des transporteurs qui permettent l'entrée des acyls-CoA dans la mitochondrie.

b. Ils passent par un intermédiaire acyl-carnitine avant d'être retransformés en acyls-CoA.

c. En utilisant la fonction alcool secondaire de la carnitine.

e. C'est au contraire l'étape la plus lente.

3 Bonne(s) réponse(s) : b.

a. Il est découpé en fragments de 2 carbones pour former des acétyls-coA.

c. Elle est en configuration *trans*.

d. Il s'agit d'une déshydrogénation.

e. Il s'agit du FAD.

4 Bonne(s) réponse(s) : a., d. et e.

a. D'où le nom de β-oxydation des acides gras.

b. Une activité isomérase permet de la placer en configuration *trans*.

c. Le FAD est utilisé dans la première déshydrogénation, le NAD^+ dans la deuxième.

5 Bonne(s) réponses(s) : b. et e.

a. Ce sont les molécules d'acétylCoA qui sont dégradées dans le cycle de Krebs.

b. Cet intermédiaire de la biosynthèse des acides gras inhibe la β oxydation lorsque la biosynthèse des acides gras est en route.

c. Le malonylCoA agit sur la carnitine acyltransférase qui permet aux acylsCoA de pénétrer dans la mitochondrie.

d. L'acide stéarique possède 18 carbones, donc génère bien 8 molécules de NADH, H^+ et 8 molécules de $FADH_2$, mais libère 9 molécules d'acétylCoA.

Métabolisme des acides aminés et cycle de l'urée

34

Plan

1. Hydrolyse des protéines
2. Métabolisme des acides aminés
3. Les voies d'élimination de l'azote

Synthèse

QCM

Corrigés

Objectifs

- Connaître les sources d'acides aminés dans l'organisme
- Connaître le métabolisme des principaux acides aminés
- Lier ce métabolisme aux autres voies métaboliques
- Expliquer et comprendre l'élimination de l'azote dans l'organisme
- Connaître le cycle de l'urée

Les acides aminés de l'organisme sont issus soit du recyclage des protéines endogènes, soit de la dégradation des protéines exogènes issues de l'alimentation. L'organisme dégrade ces protéines pour en récupérer les acides aminés constitutifs et les utiliser suivant ses besoins.

Nous avons déjà vu dans le chapitre consacré aux acides aminés que ces derniers sont les précurseurs de nombreuses molécules tels que des neurotransmetteurs et des hormones (cf. Chap. 16, Acides aminés). Ils peuvent également permettre la fourniture d'énergie en permettant la production d'intermédiaires du cycle de Krebs.

1. Hydrolyse des protéines

1.1. Protéines alimentaires

Les protéines alimentaires doivent être hydrolysées pour libérer leurs acides aminés constitutifs afin que ces derniers soient absorbés par l'organisme. Ce rôle est dévolu aux **protéases** et aux **peptidases**. Certaines de ces enzymes ont été rencontrées lors de l'étude de la régulation des enzymes (cf. Chap. 26.2, Contrôle par clivage protéolytique). Il s'agit d'**endopeptidases** capables de cliver les liaisons peptidiques à l'intérieur de la chaîne protéique.

- **La pepsine**

  Synthétisée au niveau de la muqueuse gastrique, elle clive préférentiellement les liaisons où sont engagés les acides aminés aromatiques. Son pH optimal étant de 2, elle agit surtout dans l'estomac et au début de l'intestin.

- **La trypsine**

  Elle est secrétée par le pancréas et poursuit dans le duodénum le travail commencé par la pepsine. Son pH optimal est proche de 8, et elle clive préférentiellement les liaisons où sont engagés les acides aminés basiques.

- **La chymotrypsine**

  Elle est également produite par le pancréas. Son pH optimal est également proche de 8, et elle coupe les liaisons où sont engagés les acides aminés aromatiques.

Ces trois enzymes vont alors produire dans l'intestin des peptides de petite taille et un peu d'acides aminés libres. Des **exopeptidases** vont alors intervenir en hydrolysant les liaisons peptidiques situées aux extrémités.

- **Les carboxypeptidases**

  Elles hydrolysent la liaison peptidique du côté C-terminal.

- **Les aminopeptidases**

  Elles hydrolysent la liaison peptidique du côté N-terminal.

1.2. Protéines endogènes

Il existe deux grandes voies de dégradation pour les protéines endogènes : les lysosomes et le complexe du protéasome (cf. du même auteur *Biologie moléculaire*, Chap. 17.4, La dégradation des protéines)

Les **lysosomes** sont des organites remplis d'hydrolases agissant à pH acide. Ce système est globalement non sélectif et dégrade tous les types de protéines.

Le système du **protéasome** dégrade sélectivement les protéines qui ont été combinées avec l'**ubiquitine**, petite protéine servant de marqueur.

1.3. Acides aminés indispensables

Lors de la dégradation des protéines, il est indispensable que l'organisme trouve dans l'alimentation certains acides aminés qu'il ne peut pas synthétiser. Ces acides aminés qualifiés d'indispensables sont au nombre de 8.

Deux autres, l'histidine et l'arginine sont qualifiés de semi-indispensables car seuls les nourrissons ont besoin d'une source exogène.

Les 10 autres sont donc non indispensables et peuvent être synthétisés par nos voies métaboliques (voir tableau ci-après).

Indispensables	Non indispensables
Tryptophane	Aspartate
Lysine	Glutamate
Méthionine	Asparagine
Phénylalanine	Glutamine
Valine	Sérine
Thréonine	Tyrosine
Leucine	Cystéine
Isoleucine	Alanine
Histidine	Proline
Arginine	Glycine

À noter

Il existe un moyen mnémotechnique très connu pour retenir les acides aminés indispensables sous la forme d'une phrase :

(Hystérique), le très lyrique Tristan fait vachement méditer Yseult (en Argentine)

Les termes entre parenthèses concernent les acides aminés semi-essentiels.

2. Métabolisme des acides aminés

Les acides aminés subissent des réactions générales classiques permettant la synthèse d'autres molécules tels des médiateurs chimiques (cf. Chap. 17, Les dérivés d'acides aminés), la synthèse de glucose en remontant le cycle de Krebs et la glycolyse, la production de corps cétoniques très énergétiques pour des organes comme le cerveau, la dégradation sous forme oxydative pour permettre la production d'énergie, ou enfin l'élimination finale sous forme d'urée.

Les réactions subies sont des :

- **Décarboxylations**

  Elles produisent des amines qui pour la plupart ont été rencontrées dans le chapitre sur les dérivés d'acides aminés. Nous pouvons citer l'histamine (dérivée de l'histidine), la dopamine (dérivée de la phénylalanine ou de la tyrosine), la sérotonine et la mélatonine (dérivées du tryptophane).

Ces décarboxylations sont catalysées par des **décarboxylases**, utilisant souvent le phosphate de pyridoxal comme cofacteur (cf. Chap. 28, Les coenzymes).

- **Transaminations**

  Il s'agit des réactions qui permettent de transférer le groupement amino d'un acide aminé sur un α-cétoacide. Il n'y a ainsi pas de libération d'ammoniaque. Les **transaminases** utilisent également fréquemment le phosphate de pyridoxal comme coenzyme (Fig. 28.11).

Nous avons vu ce mode d'action lors de la conversion de l'aspartate en oxaloacétate lors de l'étude du cycle de Krebs (Fig. 32.10) par l'ASAT.

- **Désaminations oxydatives**

  Ces désaminations se produisent en deux étapes La première consiste à une déshydrogénation de l'acide aminé ce qui forme un iminoacide. La seconde correspond à l'hydrolyse de l'iminoacide en ammoniaque et en α-cétoacide. Il existe ainsi une voie qui permet de passer du glutamate à l'α-cétoglutarate grâce à la **glutamate déshydrogénase**.

2.1. Catabolisme général des acides aminés

Le catabolisme des acides aminés est particulièrement important car il permet de comprendre les interconnexions avec les autres voies métaboliques.

Ces interconnexions permettent ainsi de classer les acides aminés en différents groupes suivant les composés formés :

- **Premier groupe**

  Il comporte les acides aminés permettant la synthèse du pyruvate. Si l'organisme est en manque d'énergie, ce dernier sera transformé en acétyl-CoA, puis oxydé par le cycle de Krebs. Si l'organisme est à jeun, le pyruvate va « remonter » la glycolyse par la voie de la néoglucogenèse en formant tout d'abord l'oxaloacétate, puis au final du glucose.

  On y regroupe la sérine, l'alanine, la cystéine, la glycine et la thréonine.

- **Second groupe**

  On y place les acides aminés qui fournissent des intermédiaires du cycle de Krebs. Ces acides aminés interviennent donc également dans la synthèse de glucose.

  On y regroupe le glutamate, la glutamine, l'aspartate, l'asparagine, l'arginine, l'histidine, méthionine, isoleucine, méthionine, la valine, la phénylalanine et la tyrosine.

Les acides aminés de ces deux premiers groupes sont donc qualifiés d'acides aminés **glucoformateurs**.

- **Troisième groupe**

  Il comporte les acides aminés formant des corps cétoniques tel que l'acétoacétyl-CoA et l'acétoacétate. Ces corps cétoniques sont soit éliminés de l'organisme par les urines ou par les poumons (cétone), soit vont servir de source d'énergie pour des organes tels que le cerveau et le cœur.

  On y regroupe l'isoleucine, la lysine, le tryptophane, la phénylalanine et la leucine. Ces acides aminés sont donc qualifiés de **cétoformateurs**.

Remarque

La phénylalanine, la tyrosine et l'isoleucine font partie de deux groupes. Ils sont donc à la fois glucoformateurs et cétoformateurs.

2.2. Glycine et sérine

Ces deux acides aminés non indispensables sont étroitement liés car la sérine permet ensuite la synthèse de la glycine.

La sérine est formée à partir du **3-phosphoglycérate**, intermédiaire de la glycolyse, par une suite de trois réactions décrites dans la figure 34.1.

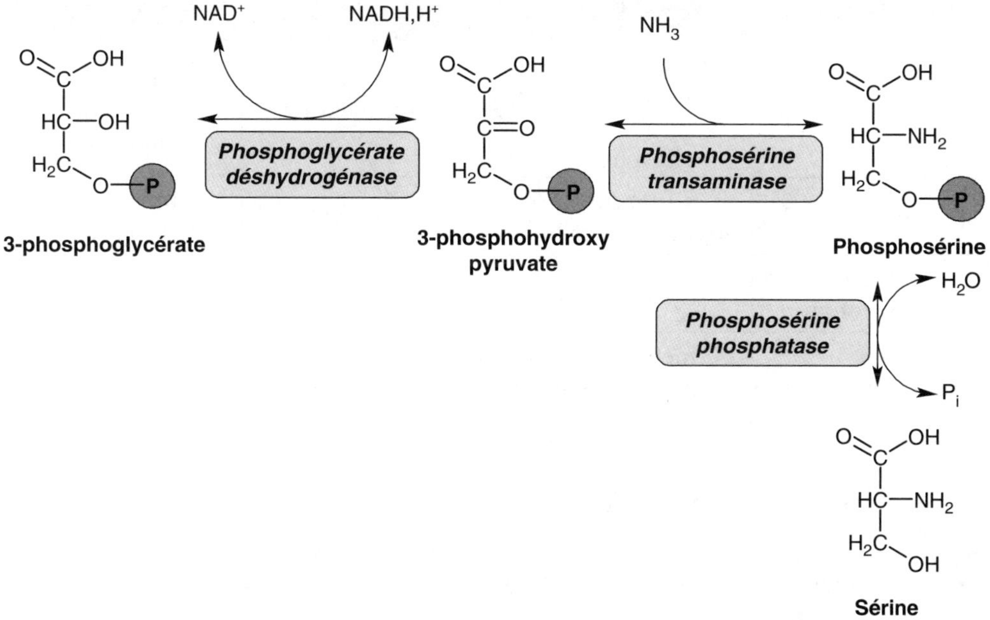

Figure 34.1 Formation de la sérine à partir du 3-phosphoglycérate.

La transformation de la sérine en glycine se fait alors en une seule réaction avec production de N5, N10-méthylène THF, molécule impliquée dans le transport des groupes méthyl (Fig. 34.2).

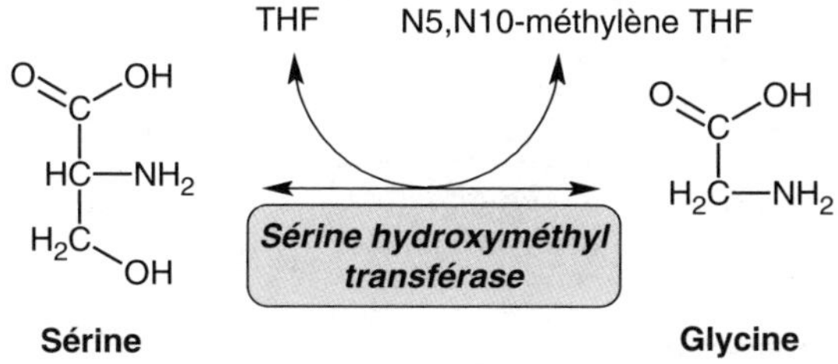

Figure 34.2 Formation de la glycine à partir de la sérine.

Les molécules de sérine et de glycine peuvent ensuite être converties en divers composés aux rôles très variables dont certaines ont déjà été rencontrées dans le chapitre 17 (Les dérivés des acides aminés). Ces molécules sont répertoriées dans le tableau ci-dessous :

Glycine		Sérine	
Molécule formée	**Rôle**	**Molécule formée**	**Rôle**
Créatine	Réserve énergétique dans le muscle sous forme de phosphocréatine	Acétylcholine	Neurotransmetteur de la plaque motrice
Glutathion	Lutte contre les oxydations cellulaires	Pyruvate	Entrée dans le cycle de Krebs
Acide glycocholique	Sel biliaire		
Acide hippurique	Permet l'élimination de l'acide benzoïque dans les urines		

2.3. Glutamate et glutamine

Nous avons vu précédemment que le glutamate avait comme précurseur l'α-céto-glutarate, intermédiaire du cycle de Krebs.

Dans l'étude du cycle de Krebs, nous avons montré que la transformation de l'aspartate en oxaloacétate par l'ASAT s'accompagnait de la transformation de l'α-cétoglutarate en glutamate (Fig. 32.10). Il s'agit de la voie des transaminases.

L'autre voie met en jeu une désaminase, la **glutamate déshydrogénase** (Fig. 34.3) qui est réversible contrairement aux autres désaminations oxydatives. Il arrive ainsi parfois que cette enzyme soit nommée l'**α-cétoglutarate déshydrogénase**.

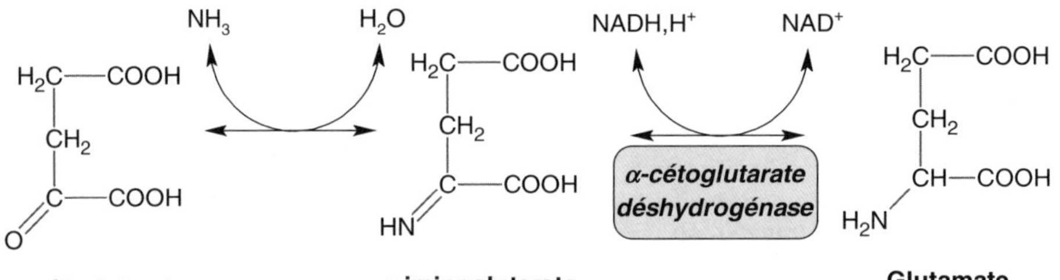

Figure 34.3 Transformation de l'α-cétoglutarate en glutamate.

La glutamine et le glutamate peuvent être interconvertis par la **glutamine synthétase** et la **glutaminase** (Fig. 34.4).

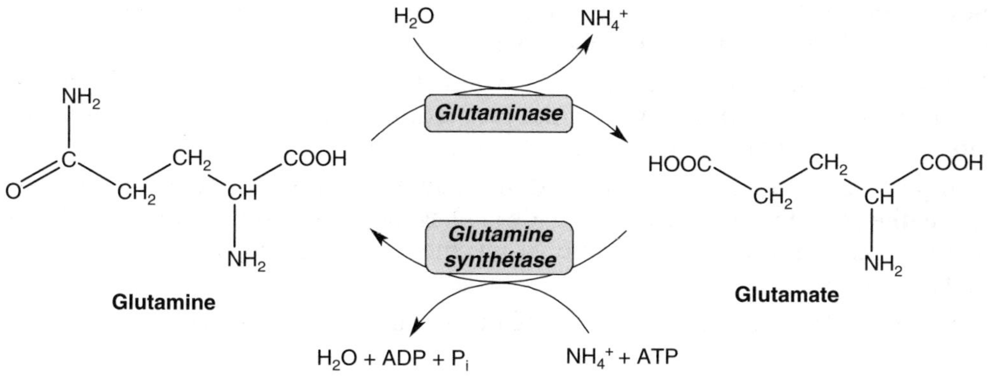

Figure 34.4 Interconversion glutamine ↔ glutamate.

Le glutamate peut ensuite conduire au **γ-semi-aldéhyde glutamate**, donnant lui-même le **Δ-5-pyrroline carboxylate (P5C)**. Ce dernier peut soit se cycliser pour former de la **proline**, soit être transaminé pour former de l'**ornithine**. Nous verrons dans le cycle de l'urée que l'ornithine conduit ensuite à l'**arginine** (Fig. 34.5).

Rappelons enfin que la glutamine représente la voie de transport de l'azote dans le sang, tout comme l'urée. Lorsque la glutamine arrive au niveau du rein, il y a production d'ammoniac NH_3 et élimination dans les urines. Tout ceci sera développé dans le paragraphe consacré aux voies d'élimination de l'azote.

2.4. Arginine

Comme nous le verrons dans le cycle de l'urée, l'arginine est le composé final qui sera transformé dans le réticulum endoplasmique en **urée** et en **ornithine** (Fig. 34.5) par action de l'**arginase**.

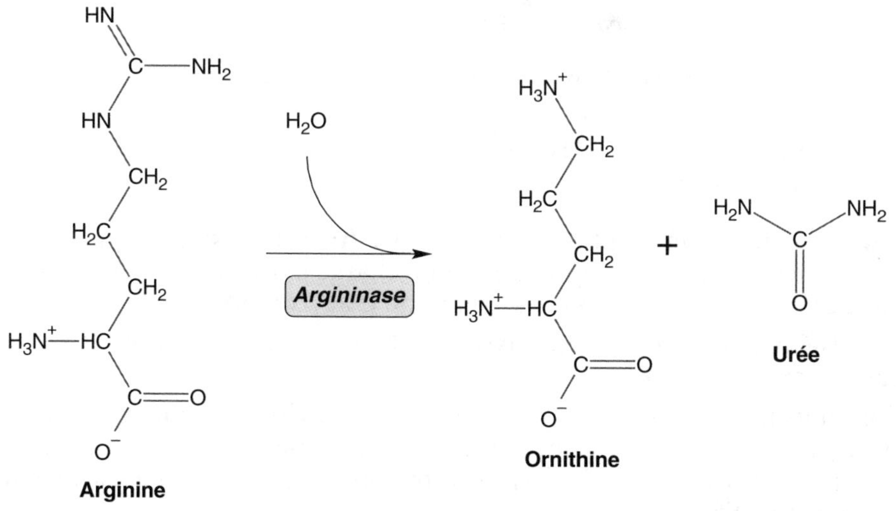

Figure 34.5 Transformation de l'arginine par l'argininase.

Sous l'action des bactéries intestinales, l'ornithine peut ensuite conduire à la formation de **putrescine** et de **cadavérine**.

Lors de la synthèse du monoxyde de carbone par les **NO synthases**, nous avions montré que deux étapes enzymatiques permettaient de transformer l'arginine en **citrulline** et en **NO** (cf. Chap. 18.2, Synthèse du NO).

L'arginine est également impliquée dans la synthèse d'un dérivé d'acide aminé, la **créatine**, qui donne dans le muscle de la **phosphocréatine** (cf. Chap. 17.9). Nous avons vu qu'un autre acide aminé, la glycine, est également nécessaire lors de cette synthèse.

L'ensemble de ces réactions est résumé dans la figure 34.6 ci-dessous :

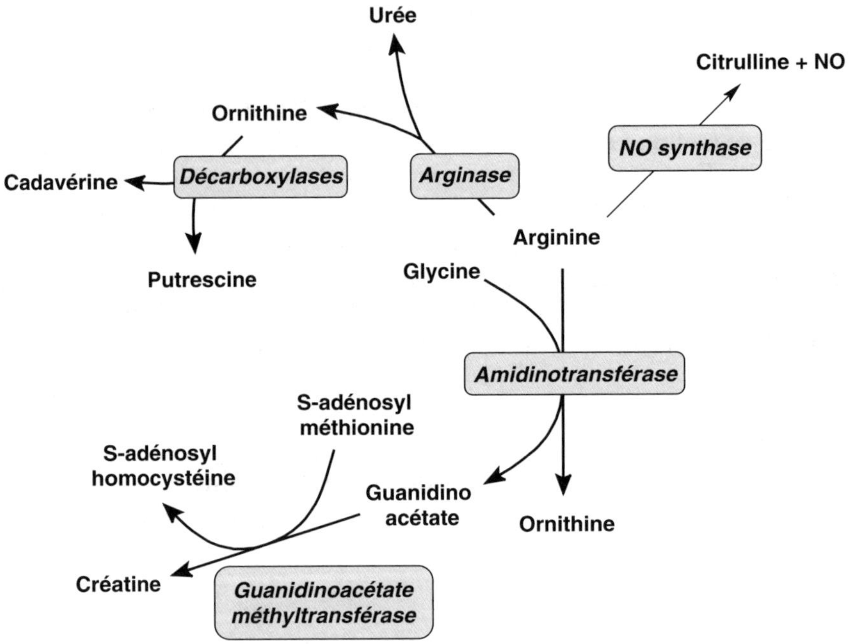

Figure 34.6 Voies métaboliques de l'arginine.

2.5. Acides aminés branchés : leucine, isoleucine et valine

Ces trois acides aminés subissent l'action de **transaminases**, ce qui forme des α-céto-acides. Ces derniers vont être pris en charge par une **déshydrogénase** commune aux trois acides aminés avec formation d'acyls-CoA.

Ces acyls-CoA vont ensuite être oxydés par une β-oxydation semblable à celle des acides gras.

Les produits finaux seront l'acétyl-CoA et le succinyl-CoA pour une entrée dans le cycle de Krebs ou la gluconéogenèse. Il y a également production d'acéto-acétate pour la production de corps cétoniques qui permettent à certains tissus de fabriquer de l'énergie.

Nous pouvons donc dire que la leucine est un acide aminé cétogène, la valine un acide aminé glucoformateur et l'isoleucine à la fois cétogène et glucoformateur (Fig. 34.7).

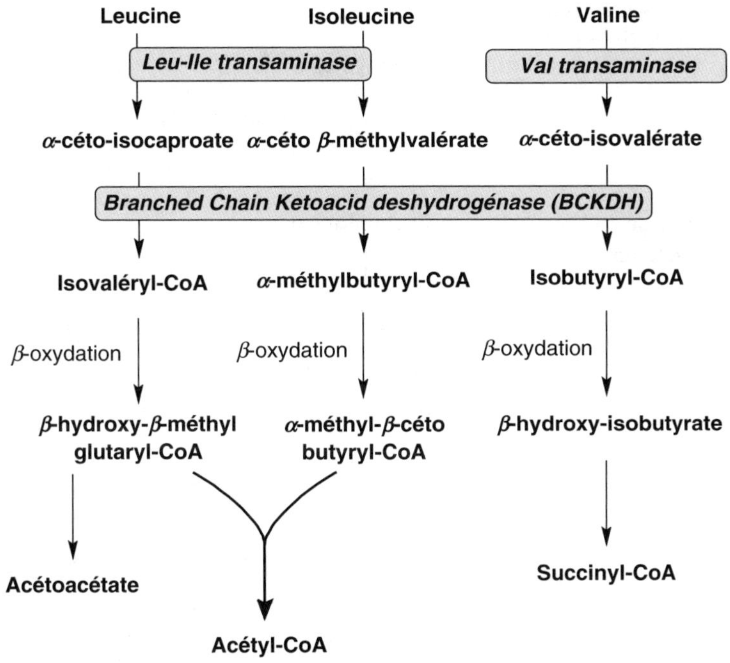

Figure 34.7 Métabolisme général des acides aminés branchés.

2.6. Acides aminés soufrés : méthionine et cystéine

La cystéine peut être synthétisée à partir de la méthionine **(*trans*-sulfuration)**. La réaction inverse n'étant pas possible chez l'homme, ceci explique le caractère indispensable de la méthionine. Nous verrons cependant que la méthionine peut être synthétisée à partir de l'**homocystéine** (voie de la **reméthylation**), qui ne peut pas être formée à partir de la cystéine. C'est donc cette homocystéine qui est réellement indispensable plutôt que la méthionine.

La méthionine est transformée en **S-adénosyl-méthionine** qui participe aux réactions de méthylations. Le groupe méthyl peut ainsi être transféré à diverses molécules lors de leur synthèse.

La cystéine pourra former du **pyruvate** puis de l'acétyl-CoA avant une entrée dans le cycle de Krebs.

La cystéine permet également la synthèse de la **taurine** (cf. Chap. 17.10) qui est combiné aux sels biliaires, mais qui joue également un rôle de neurotransmetteur.

Elle permet également la synthèse d'un coenzyme très important : le **coenzyme A**. Enfin, nous avons déjà rencontré la structure du **glutathion**, tripeptide, nécessitant du glutamate, de la glycine et de la cystéine.

Toutes ces réactions sont résumées dans la figure 34.8 ci-dessous :

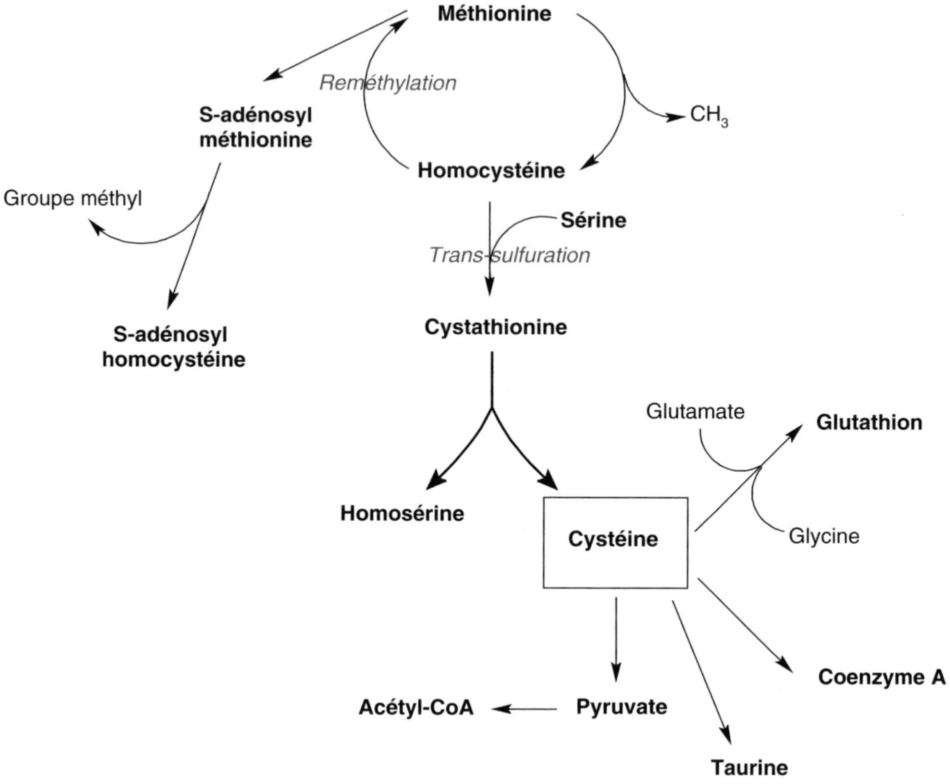

Figure 34.8 Métabolisme de la cystéine et de la méthionine.

2.7. Acides aminés aromatiques : phénylalanine, tyrosine et tryptophane

Nous avons déjà rencontré les liens entre la phénylalanine et la tyrosine dans la production des catécholamines (Fig. 17.2). Nous comprenons ainsi que si la phényl-alanine est indispensable, la tyrosine ne l'est pas puisqu'elle peut aisément être formée à partir de la phénylalanine. Cette réaction est très simple puisqu'il s'agit d'hydroxyler le noyau aromatique (Fig. 34.9). Cette réaction est catalysée par la **phénylalanine hydroxylase**, enzyme qui utilise la **tétrahydrobioptérine** (Fig. 28.5) comme co-enzyme. Nous avons vu lors de l'étude des coenzymes qu'un problème dans cette réaction entraîne la phénylcétonurie (cf. Chap. 28.2).

La tyrosine est ainsi le précurseur (Fig. 34.10) :

- des catécholamines qui sont des neurotransmetteurs ou des hormones (cf. Chap 17.2);
- du fumarate qui peut rejoindre le cycle de Krebs, puis former du glucose par la néoglucogenèse;
- de l'acéto-acétate qui rentre dans le métabolisme des corps cétoniques.

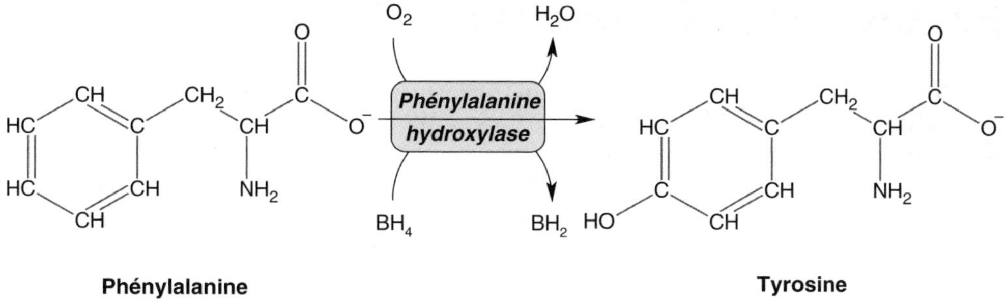

Figure 34.9 Hydroxylation de la phéylalanine en tyrosine.

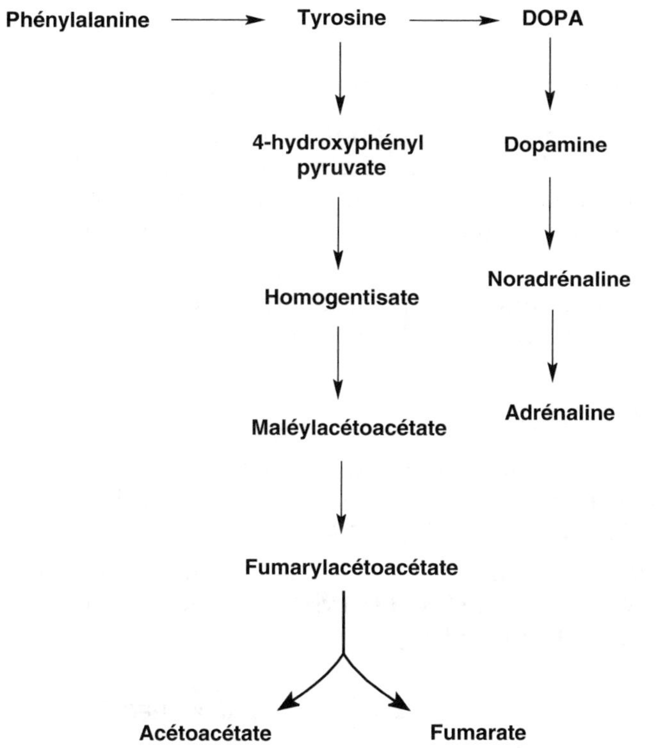

Figure 34.10 Métabolisme de la phénylalanine et de la tyrosine.

Concernant le tryptophane, nous avons déjà vu quelques-unes des molécules qu'il permet de former dans l'organisme :

- la sérotonine (cf. Chap. 17.3) ;
- la mélatonine (cf. Chap. 17.4) ;
- le NAD^+ et le $NADP^+$ (cf. Chap. 28.1, Les coenzymes).

3. Les voies d'élimination de l'azote

L'homme élimine principalement l'azote sous forme d'urée (environ 80 %) produite dans le foie. Mais on retrouve également des sels ammoniacaux (ions NH_4^+) et de l'acide urique formés au niveau rénal. L'ammoniac est en effet un produit très toxique, que seuls les animaux aquatiques peuvent produire. Son élimination se fait alors par simple diffusion dans le milieu extérieur. Pour les animaux terrestres notamment, la toxicité de l'ammoniac empêche sa formation et son transport dans l'organisme, d'où le choix de l'urée (chez les Mammifères) ou de l'acide urique (chez les oiseaux et les reptiles).

Nous allons étudier l'ensemble de ces voies métaboliques qui reprennent en partie ce que nous avons déjà dit concernant deux acides aminés importants : la glutamine et l'arginine.

3.1. Le cycle de l'urée : uréogenèse

Ce cycle regroupe toutes les réactions permettant la fixation de l'azote sous forme d'urée. Ce cycle se déroule exclusivement dans les hépatocytes, et évite la production d'ammoniaque toxique pour l'organisme. L'azote utilisé dans ce cycle provient soit de la glutamine, soit d'ions ammonium NH_4^+ produits dans les reins.

La glutamine amène l'ammoniaque jusqu'au foie où des réactions enzymatiques entre la mitochondrie et le cytoplasme vont permettre la synthèse de l'urée.

Dans la mitochondrie

La glutamine va céder un premier atome d'azote sous forme d'ammoniaque en se transformant en glutamate. Nous avons déjà parlé de l'enzyme responsable de cette réaction, la **glutaminase** (Fig. 34.4).

Cette molécule d'ammoniaque sera incorporée dans le **carbamyl phosphate**, par la **carbamyl phosphate synthétase I (CPSI)** ce qui nécessite des ions bicarbonates et 2 molécules d'ATP (Fig. 34.11).

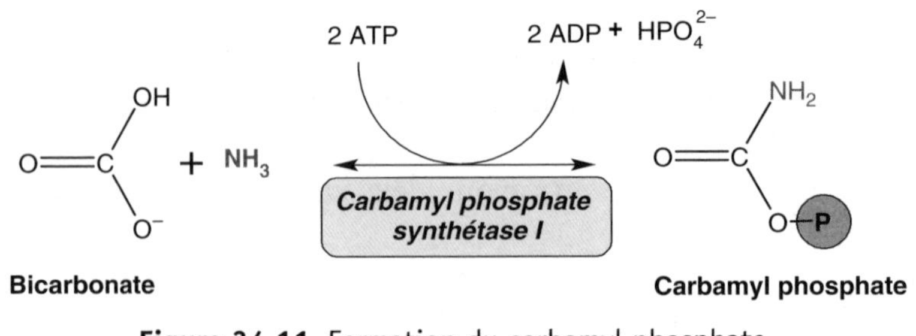

Figure 34.11 Formation du carbamyl phosphate.

Ce carbamyl phosphate évolue ensuite vers la **citrulline** grâce à l'**ornithine**, réaction catalysée par l'**ornithine carbamyl transférase (OTC)**. Cette enzyme n'est exprimée que dans les hépatocytes, ce qui explique que l'urée ne soit synthétisée que dans le foie. La citrulline va ensuite être exportée vers le cytosol (Fig. 34.12).

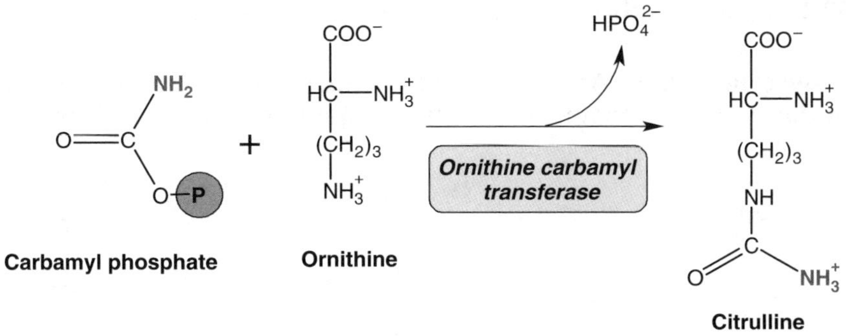

Figure 34.12 Synthèse de la citrulline.

Remarque
La CPSI est une enzyme allostérique activé par le **N-acétyl glutamate**, dérivé du glutamate. En effet, l'augmentation du taux de glutamate provenant de la glutamine active l'enzyme chargée de récupérer de cette même glutamine l'ammoniaque. Ainsi, l'augmentation de la glutamine active la synthèse de l'urée, donc l'élimination de l'azote dans les urines.

Dans le cytosol

Une fois dans le cytosol, la citrulline va se condenser avec l'aspartate pour former l'**argininosuccinate**. Cette réaction est catalysée par l'**argininosuccinate synthétase (ASS)**. Cette réaction nécessite une grande quantité d'énergie, fournie grâce à la liaison riche en énergie de l'ATP (Fig. 34.13).

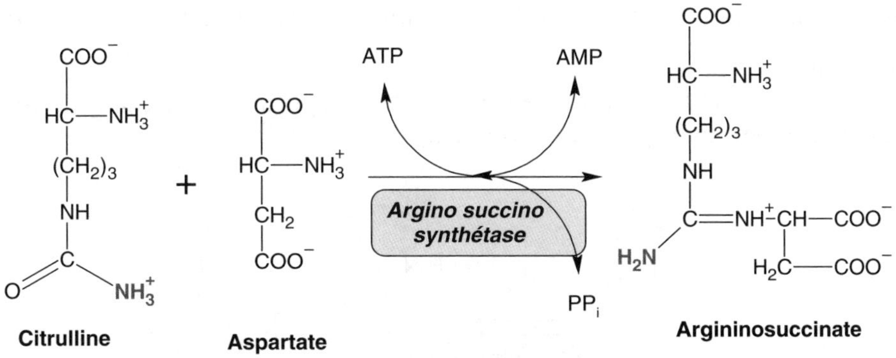

Figure 34.13 Synthèse de l'argininosuccinate.

Remarque
L'aspartate nécessaire à cette étape provient le plus souvent du glutamate formé dans la mitochondrie par une réaction de transamination catalysée par l'ASAT (Fig. 32.10). L'autre substrat de cette enzyme est l'oxaloacétate.

L'**arginosuccinate lyase (ASL)** va ensuite scinder l'arginosuccinate en **fumarate** et en **arginine**. Nous pouvons noter que le fumarate formé est d'isomérie *trans* (Fig. 34.14).

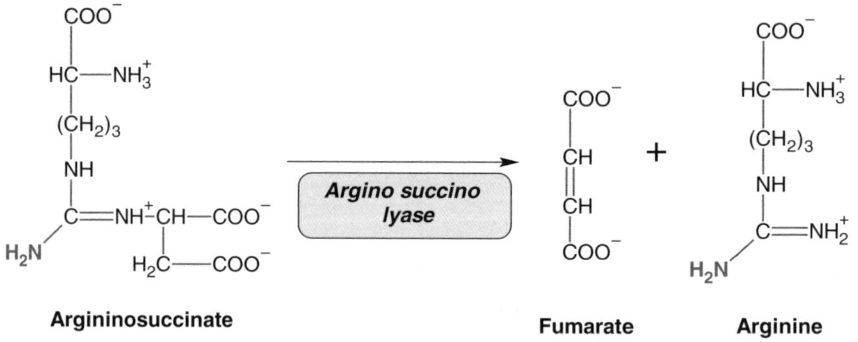

Figure 34.14 Synthèse de l'arginine à partir de l'argininosuccinate.

Ce fumarate sera ensuite dégradé par une **fumarase** pour former du **malate**, puis de l'oxaloacétate qui permettra de resynthétiser de l'aspartate. Il est à noter que ces deux étapes sont communes avec le cycle de Krebs.

Comme nous venons de le voir, l'oxaloacétate provient du malate, mais puisqu'il s'agit d'un des intermédiaires du cycle de Krebs, il provient également du pyruvate dont nous avons déjà vu les multiples sources (acides aminés, glucose…).

L'arginine sera ensuite prise en charge par une enzyme de la membrane du réticulum endoplasmique, l'**argininase**, qui forme de l'**urée** et de l'**ornithine** (Fig. 34.15). Cette ornithine va retourner dans la mitochondrie pour initier un nouveau cycle.

Remarque
Nous avons vu que l'ornithine peut permettre la synthèse de glutamate en passant par le **γ-semi-aldéhyde glutamate** (Fig. 34.5).

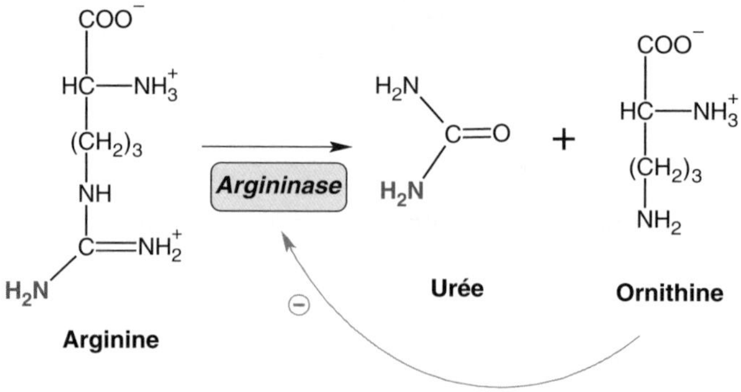

Figure 34.15 Synthèse de l'urée et de l'ornithine.

L'urée passe ensuite dans la circulation sanguine pour arriver aux reins et être éliminée dans les urines.

L'ensemble de ce cycle de l'uréogenèse est résumé sur la figure 34.16.

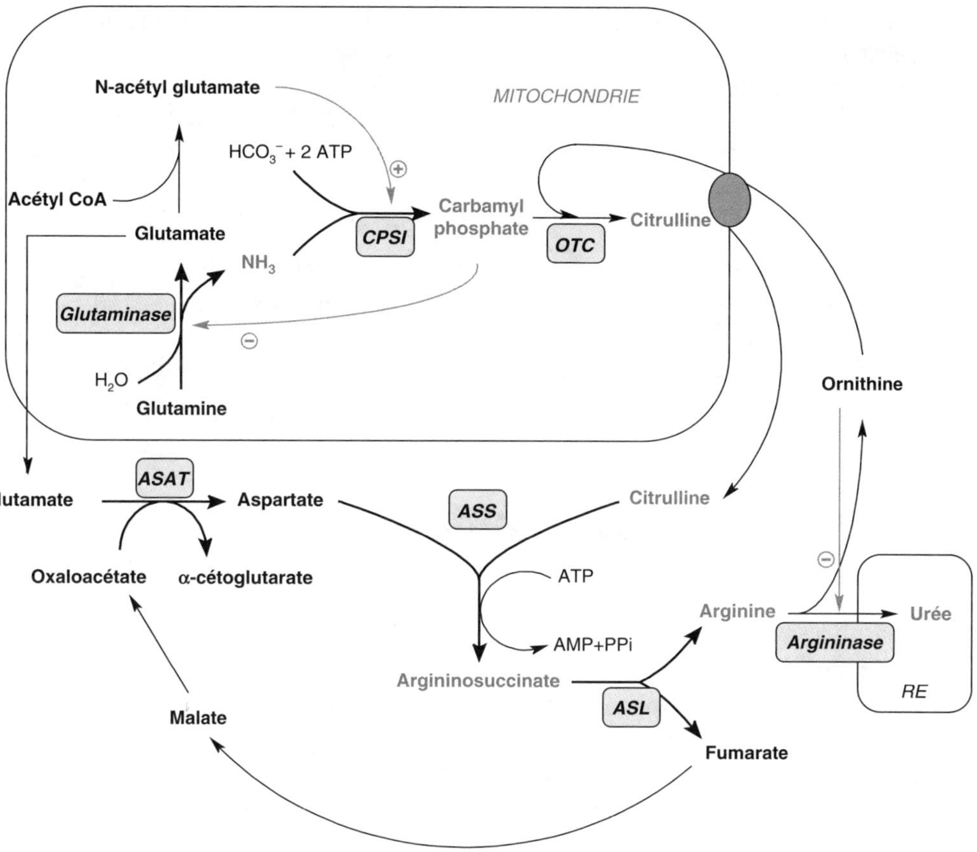

Figure 34.16 Cycle de l'urée.

3.2. Synthèse de l'ammoniaque

Comme nous l'avons déjà dit, la glutamine transporte l'azote sous une forme non toxique. Au niveau du rein, une **glutaminase** transforme la glutamine en glutamate avec production d'ions ammonium NH_4^+. Ces ions se retrouvent ensuite dans les urines, tandis que le glutamate retourne dans la circulation sanguine pour être capté par le foie.

Synthèse

Je sais définir
- Acide aminé indispensable et non indispensable
- Acides aminés glucoformateurs et cétoformateurs
- Transamination

Je connais
- Les sources d'acides aminés dans l'organisme
- La liste des acides aminés indispensables et non indispensables
- Le métabolisme des principaux acides aminés
- Le cycle de l'urée

Je sais
- Lier le métabolisme de certains acides aminés à d'autres voies métaboliques, notamment celles du glucose
- Expliquer les possibilités d'élimination de l'azote chez l'homme, en indiquant notamment le rôle du foie et des reins

Questions à choix multiples

1 Parmi les propositions suivantes concernant le cycle de l'urée, laquelle (lesquelles) est (sont) exacte(s) ?

❒ **a.** La carbamyl phosphate synthétase est une enzyme allostérique inhibée par le N-acétylglutamate.
❒ **b.** L'arginine est le précurseur direct de l'urée.
❒ **c.** L'urée doit être éliminée dans les urines du fait de sa toxicité pour le système nerveux.
❒ **d.** L'argino succino synthétase est une enzyme mitochondriale.
❒ **e.** La production journalière d'urée est de l'ordre de 15 à 30 g.

2 Parmi les propositions suivantes, indiquez laquelle (lesquelles) est (sont) exacte(s).

❒ **a.** Un iminoacide peut être formé par transamination.
❒ **b.** Les acides aminés glucoformateurs forment tous du pyruvate, transformé ensuite acétyl-CoA puis en glucose.
❒ **c.** Les acides aminés sont soit glucoformateurs, soit cétoformateurs.
❒ **d.** Les transaminases utilisent fréquemment le phosphate de pyridoxal comme coenzyme.
❒ **e.** Le tryptophane est cétoformateur.

3 Parmi les propositions suivantes, indiquez laquelle (lesquelles) est (sont) exacte(s).

- ❒ **a.** La sérine permet de synthétiser la glycine par un transfert de groupe méthyl.
- ❒ **b.** La glycine permet la synthèse du glucagon.
- ❒ **c.** La glutamine est le transporteur privilégié de l'azote dans le sang.
- ❒ **d.** Le glutamate peut être converti irréversiblement en glutamine.
- ❒ **e.** Le glutamate peut être formé à partir de l'α-cétoglutarate par la voie des transaminases.

4 Parmi les propositions suivantes, indiquez laquelle (lesquelles) est (sont) exacte(s).

- ❒ **a.** L'arginine peut être transformée par une suite de réactions en urée.
- ❒ **b.** Les acides aminés branchés peuvent être transformés en intermédiaires du cycle de Krebs.
- ❒ **c.** L'isoleucine permet la formation de corps cétoniques.
- ❒ **d.** La méthionine peut être synthétisée à partir de la cystéine.
- ❒ **e.** La synthèse de la cystéine à partir de la méthionine s'appelle la trans-sulfuration.

5 Parmi les propositions suivantes, indiquez laquelle (lesquelles) est (sont) exacte(s).

- ❒ **a.** Le coenzyme A est formé à partir de la cystéine.
- ❒ **b.** La tyrosine est formée à partir de la phénylalanine par une réaction de méthylation.
- ❒ **c.** La tyrosine est le précurseur de l'adrénaline.
- ❒ **d.** L'urée est une voie mineure de l'élimination de l'azote chez l'homme.
- ❒ **e.** La citrulline est synthétisée dans le cytosol.

6 Parmi les propositions suivantes concernant le cycle de l'urée, indiquez laquelle (lesquelles) est (sont) exacte(s).

- ❒ **a.** Le groupe NH_3 cédé par la glutamine est transféré directement dans la molécule de citrulline.
- ❒ **b.** Cette réaction à lieu dans les mitochondries des hépatocytes.
- ❒ **c.** Certaines étapes de ce cycle sont communes avec le cycle de Krebs.
- ❒ **d.** C'est l'uréase qui permet la synthèse de l'urée.
- ❒ **e.** Le rein assure la production d'ions ammonium éliminés dans les urines.

Corrigés

1 Bonne(s) réponses(s) : b. et e.

a. Le N-acétylglutamate, dérivé du glutamate, active la carbamyl phosphate synthètase.

b. C'est son hydrolyse qui produit l'urée et l'ornithine.

c. L'urée est non toxique contrairement aux ions ammonium qui le sont.

d. Cette enzyme est cytosolique.

2 Bonne(s) réponse(s) : d. et e.

a. Ce sont les réactions de désaminations oxydatives qui permettent de former des iminoacides.

b. Ils peuvent aussi former des intermédiaires du cycle de Krebs.

c. Trois acides aminés ont les deux caractères à la fois.

3 Bonne(s) réponse(s) : a., c. et e.

b. Il permet la synthèse du glutathion.

d. La réaction inverse est possible par la glutaminase.

e. Cette transformation est également possible par la voie des désaminases.

4 Bonne(s) réponse(s) : b. et e.

a. Une seule réaction catalysée par l'argininase suffit à transformer l'arginine en urée et en ornithine.

c. C'est la leucine qui permet cette formation sous forme d'acétoacétate.

d. Cette réaction n'est pas possible chez l'homme.

5 Bonne(s) réponse(s) : a. et c.

b. La réaction est une hydroxylation du noyau aromatique.

d. C'est au contraire la voie principale.

e. La citrulline est synthétisée dans la mitochondrie, puis sort vers le cytosol.

6 Bonne(s) réponse(s) : b., c. et e.

a. Il faut d'abord passer par un intermédiaire qui est le carbamyl phosphate.

c. La transformation du fumarate en malate, puis en oxaloacétate.

d. C'est l'argininase qui permet la synthèse de l'urée à partir de l'arginine.

e. C'est une autre voie d'élimination de l'azote, l'urée étant produite au niveau du foie.

Index

Symboles

1,3-bisphosphoglycérate 336
2,3-bisphophoglycérate (2,3 BPG) 338
2-phosphoglycérate 338
3-phosphoglycérate 337, 383

A

acéto-acétate 386, 388
acétylcholine 384
acétyl-CoA 73, 359, 360, 364, 373, 386, 387
acide
  aminé
    glucoformateur 382
    indispensable 380
    non indispensable 380
    semi-indispensable 380
  arachidonique 122
  ascorbique 23
  biliaire 61
  galacturonique 21
  gluconique 21
  glucuronique 21
  glycocholique 384
  gras 56, 60
    indispensable 60
    insaturé 374
    insaturé 57
    libre 131
    saturé 57
  hippurique 384
  hyaluronique (HA) 44
  L-iduronique 47
  linoléique 59
  neuraminique 22
  oléique 59, 60
  phosphatidique 86
  pyruvique 22
  sialique 22, 91
  tétrahydrofolique 325
  urique 390
  uronique 21
aconitase 360
acyl-carnitine 372
  translocase (CT) 373
acyl-CoA 73, 386
  déshydrogénase 374
  synthétase 372
acyl thiokinase 372
adipocyte
  blanc 72
  brun 73
adrénaline 355
affinité 254
alanine 348, 364
  aminotransférase 349
aldolase 335
aldolisation 216
aldose 2, 4, 12
amidon 30, 36
aminopeptidase 380
ammoniac 390
ammoniaque 393
amylo α 1-4, α 1-6 transglucosidase 354
amylopectine 37
amylose 36
ANF (Atrial Natriurétique Factor) 196
angiotensine 195
anhydrase carbonique 237
anomère 13
antéhypophyse 190
anticorps 251, 253
antigène 250, 253
anti-inflammatoire 126
apoprotéine 132
arginase 385
argininase 392
arginine 366, 385, 390, 392
argininosuccinate synthétase (ASS) 391
arginosuccinate lyase (ASL) 392
ASAT 365, 382, 384, 392
aspartame 196
aspartate aminotransférase 365, 366
ASS 391
α-tocophérol 142
avidité 254
AZT 292

B

BH4 323
β-oxydation 386
bradykinine 181, 194
Burk 279

C

cadavérine 386
caféine 293
calciférol 143
calcium 119, 144, 182
carbamyl phosphate 390
  synthétase I (CPSI) 390
carbone anomérique 13
carboxypeptidase 380
carnitine 372
carnitine acyltransférase
  I (CAT I) 373
  II (CAT II) 373
caséine 193
catécholamine 388
cellule T 258
cellulose 36
céphaline 86
céruloplasmine 48
cétoformateur 382

cétose 2, 4, 12
Chaîne
de jonction 255
légère 252
lourde 252
chitine 35
cholécalciférol 143
chondroïtine sulfate (CS) 45
chylomicron 133
chymotrypsine 380
Cis-aconitate 360
citrate 360
synthase 360, 365, 367
citrulline 386, 390
citryl-CoA 360
CMH 250
coagulation sanguine 119
coenzyme A 324, 387
complexe majeur d'histocompatibilité 257
configuration
cis 58
trans 58
conformation 13
corps cétonique 381, 382, 386
courbe doxygénation 233
Cram 3
CRBP 141
créatine 384, 386
kinase 307
cycle
de Cori 349
de Krebs 340, 375, 381, 382, 384, 386, 387, 388, 392
de lacide citrique 359
de lacide lactique 349
de lurée 385, 390
des acides tricarboxyliques 359
furannique 14
pyrannique 14
cyclisation 13, 15
cyclo-oxygénase 123
cystéine 364, 387

D

décarboxylase 381
décarboxylation 381
dermatane sulfate (DS) 45
désamination oxydative 382
déshydrogénase 386
desmosine 217
dextrane 38
D-glycéraldéhyde 4
DHA (dihydroxyacétone) 4
diacylglycérol 116
DIFP 290
dihydroxyacétone phosphate 335, 349
disaccharidase 330
disaccharide 29, 30
dopamine 381

E

effecteur
allostérique 364
allostérique 236
physique 288
effet
Bohr 236
Haldane 237
Pasteur 341
éicosanoïde 122, 127
élastine 217
endergonique 271
endopeptidase 379
endothéline 196
énergie dactivation 270
enképhaline 193
énolase 338
énoyl-CoA hydratase 374
entérocyte 76
enzyme 319
allostérique 311
de conversion 292
épimérie 5
épitope 254
équation de Michaelis-Menten 279
ergocalciférol 144
état
quasi stationnaire de Bodenstein 278
état
rel,ché R 236
tendu T 236
éthanol 340
éther de glycéride 88
éthylène glycol (antigel) 292
exergonique 271
exopeptidase 380
exorphine 193

F

FAD 322
fermentation
alcoolique 339, 340
lactique 339, 340
fibroïne 217
Fischer 3, 12, 13
FMN 322
fructosane 38
fructose 332
-1,6-bisphosphatase 347
-1,6-bisphosphate 333, 334, 347
-6-phosphate 334, 347
fucose 48
fumarase 362, 392
fumarate 362, 366, 388, 392
furane 14

G

galactane 38
galactosamine 21
globule rouge 338
glucagon 188, 355
glucide 54
glucoformateur 382
glucokinase 334
gluconéogenèse 386
glucose 348
-1-phosphate 353, 355
-6-phosphatase 348
-6-phosphate 334, 348
GLUT 332, 334
GLUT 2 348
glutamate 366, 384, 387, 390, 393
glutaminase 384, 390, 393
glutamine 366, 384, 390, 393
glutathion 189, 384, 387
réductase 189, 230
glycéraldéhyde-3-phosphate 335
déshydrogénase 336
glycérides 56, 64
glycérol 348
-3-phosphate 349
-3-phosphate déshydrogénase 349
kinase 349
glycérol 63

glycérophospholipide 85, 89
glycine 383, 386, 387
glycogène 353
phosphorylase 355
synthase 354
glycogène 36, 74
glycogénine 354
glycogénogenèse 353
glycolyse 333, 381, 383
glycophorine 47
glycoprotéine 47, 251, 257
glycosaminoglycanne
de sécrétion 46
de structure 44, 46
GMPc 182
γ-semi-aldéhyde glutamate 385, 392
guanyl cyclase 181

H

Haworth 12, 13, 14
HbS 238
HDL 134
hélice
de Lynen 375
hème 230
hémiacétal 13
hémicétal 15
hémoglobine 180, 190, 229
héparane sulfate (HS) 46
héparine 46
hétéroglycanne 43, 47
hexokinase 334
histamine 181, 381
histidine (His) 366
distale 232
HLA 250
homocystéine 387
homoglycanne 36
hyaluronidase 45
hydroxylysine 216

I

IDL 134
IgA 255
IgG 255
IgM 255
îlots de Langhérans 188
immunité 255
immunoglobuline 250, 258
inhibiteur 290, 296
compétitif 291
de létat de transition 295
irréversible 290
non compétitif 293
inositol -1, 4, 5- tris phosphate 116
insuline 188
interaction
hydrophobe 206
ionique 206
iode 36
isocitrate 360
déshydrogénase 361, 367
isoenzyme 306
isoleucine 366, 386
isomaltose 330
isomère de fonction 2
isoprène 140

K

kallicréine 194
katal 281
kératane sulfate (KS) 46
kératine 213
kinine 194
KM 279

L

lactate 340, 348
déshydrogénase 340, 349
lactico déshydrogénase 307
lactose 30
LCAT 134
LDL 134
lécithine 86
leucine 386
leucotriène 125
liaison
peptidique 203
Lineweaver 279
lipide V, 55
lipo-oxygénase 125
lipoprotéine 132
lithium 294
L-malate 362
lymphocyte
B 258
LTK 257
lysophospholipide 87
lysosome 380
lysozyme 43

M

macrophage 258
maladie
de Niemann-Pick 92
de Tay-Sachs 92
malate 347, 392
déshydrogénase 363
maltose 30, 330
mannane 38
mannosamine 22
mélatonine 381, 389
ménadione 145
ménaquinone 145
méthanol 292
méthionine 366, 387
méthotrexate® 293
micelle 61, 75
Michaelis-Menten 279
microglobuline 257
monosaccharide 2, 6
monoxyde
dazote 184
de carbone (CO) 233
morphine 192
muréine 43, 190
mutarotation des oses 15
myoglobine 229

N

N5, N10-méthylène THF 383
N-acétyl glutamate 391
NAD 321
NADP 321
NO 386
synthase 180, 386
noyau pyrrole 230

O

ocytocine 197
opiacé 192
opsine 141
ornithine 385, 390, 392
carbamyl transférase (OTC) 390
ostéomalacie 144
oxaloacétate 347, 359, 360, 363, 365, 392

PAF-Acéther 88
papaïne 251
pénicilline 190, 296
pepsine 380
peptidase 379
peptide 187
phénylalanine 366, 388
  hydroxylase 388
phénylcétonurie 324, 388
phosphate de pyridoxal 326
phosphatidylcholine 86
phosphatidyléthanolamine 86
phosphatidylglycérol 86
phosphatidylinositol 86
phosphatidyl inositol
    -4,5-bis phosphate 116
phosphatidylsérine 86
phosphocholine 91
phosphocréatine 386
phosphoénolpyruvate 338, 347
  carboxykinase 347
phosphoéthanolamine 91
phosphofructokinase-1
    (PFK 1) 334, 341
phosphoglucomutase 353
phosphoglycérate
  kinase 337
  mutase 338
phosphohexose iomérase 334
phospholipase 89
phosphorylation oxydative 73
phosphotriose isomérase 335
PIP2 86
plasmalogène 87
point de fusion 61
pont disulfure 207
porphyrine 230
proline 366, 385
prolylhydroxylase 23
prostaglandine 123
protéase 379
protéasome 380
protéine 379
  kinase 354
  kinase A 354
  oligomérique 313
  phosphatase de type 1 G 354
protéine
  globulaire 217
protéoglycanne 44, 47
putrescine 386
pyrane 14
pyrophosphatase 372
pyruvate 333, 339, 346, 347, 364,
    366, 382, 384, 387, 392
  carboxylase 347, 366
  déshydrogénase 340, 361, 365
  kinase 339

rachitisme 144
RBP 141
réaction anaplérotique 365
reméthylation 387
remnant 133
rénine 195
réticulum endoplasmique
  lisse 133
  rugueux 133
rétinal 140
rhodopsine 141
ribozyme 269

saccharose 30
S-adénosyl-méthionine
    387
saponification 63
savon 60, 75
série 59
  D 3
  essentielle 60
  L 3
  w3 59
  w6 59
  w9 59
sérine 364, 383
sérotonine 381, 389
sérum albumine 62, 131
SGLT 1 331
sialidase 48
sorbitol 22
spermacétie 62
sphingolipide 92
succinate 362
  thiokinase 362
succino-déshydrogénase 362
succinyl-CoA 361, 366, 386
sucres
  lents 331
  rapides 331
supéroxyde dismutase 143

Taq polymérase 289
tétrahydrobioptérine 388
thermogénine 74
thréonine 366
transaminase 384, 386
transamination 381
trans-fumarate 362
trans-sulfuration 387
tréhalose 31
TRF 197
TRH 197
triaconthanyl palmitate 64
triglycéride 72, 76
trypsine 380
trypsinogène 306
tryptophane 388
tyrosine 366, 388

ubiquitine 380
UDP-glucose 353
  pyrophosphorylase 353
urée 381, 385, 390, 392
uréogenèse 390, 393

vaccin 255
valine 366, 386
Viagra® 183
vitamine 140
  C 23
  D 143
  E 142
VLDL 134
Vmax 279

xylane 38

zwitterion 157, 161

76334 - (I) - OSB 80° - LUM - PPK

Imprimerie CHIRAT - 42540 Saint-Just-la-Pendue
Dépôt légal : mai 2018

Imprimé en France